Vascular Surgery in Oncology

血管外科与肿瘤诊疗学

原著 [巴西] Antonio Eduardo Zerati

[巴西] Kenji Nishinari

[巴西] Nelson Wolosker

主译 张福先 李拥军 戴向晨 周为民

中国科学技术出版社

·北 京·

图书在版编目（CIP）数据

血管外科与肿瘤诊疗学 / (巴西) 安东尼奥・爱德华多・泽拉蒂 (Antonio Eduardo Zerati) 等原著；张福先等主译 . -- 北京 : 中国科学技术出版社 , 2025. 5. ISBN 978-7-5236-1301-6

Ⅰ. R654.3；R73

中国国家版本馆 CIP 数据核字第 20256E1R12 号

著作权合同登记号：01-2025-0248

First published in English under the title
Vascular Surgery in Oncology
edited by Antonio Eduardo Zerati, Kenji Nishinari, Nelson Wolosker

---

策划编辑 刘　阳　黄维佳
责任编辑 刘　阳
文字编辑 周可欣
装帧设计 佳木水轩
责任印制 徐　飞

出　　版 中国科学技术出版社
发　　行 中国科学技术出版社有限公司
地　　址 北京市海淀区中关村南大街 16 号
邮　　编 100081
发行电话 010-62173865
传　　真 010-62179148
网　　址 http://www.cspbooks.com.cn

开　　本 889mm × 1194mm　1/16
字　　数 459 千字
印　　张 19.5
版　　次 2025 年 5 月第 1 版
印　　次 2025 年 5 月第 1 次印刷
印　　刷 北京盛通印刷股份有限公司
书　　号 ISBN 978-7-5236-1301-6/R・3450
定　　价 248.00 元

译校者名单

主　译　张福先　李拥军　戴向晨　周为民

译校者　（以姓氏笔画为序）

王　端　天津医科大学总医院
王世知　南昌大学第二附属医院
王祎煊　国家老年医学中心 / 北京医院
方华强　南昌大学第二附属医院
尹春艳　海南医学院附属三亚中心医院（海南省第三人民医院）
吕凡振　复旦大学附属中山医院厦门医院
朱仙花　南昌大学第二附属医院
刘　蒙　天津大学中心医院（天津市第三中心医院）
刘军乐　新疆维吾尔自治区人民医院克拉玛依医院（克拉玛依市中心医院）
刘诗琛　南昌大学第二附属医院
李　响　天津医科大学总医院
李　鹏　天津医科大学总医院
李　默　大连医科大学附属第二医院
李拥军　国家老年医学中心 / 北京医院
吴勇金　海南医学院附属三亚中心医院（海南省第三人民医院）
吴志远　国家老年医学中心 / 北京医院
邱佳聪　南昌大学第二附属医院
邸　亮　大连医科大学附属第二医院
张　滕　南昌大学第二附属医院
张明逸　重庆医科大学附属第二医院
张香三　海南医学院附属三亚中心医院（海南省第三人民医院）
张福先　首都医科大学附属北京世纪坛医院
张熙浩　国家老年医学中心 / 北京医院
苗雨晴　国家老年医学中心 / 北京医院
罗光泽　天津医科大学总医院
周为民　南昌大学第二附属医院
周江蛟　中南大学湘雅二医院

周志斌　南昌大学第二附属医院
赵　宁　国家老年医学中心 / 北京医院
赵文鹏　南昌大学第二附属医院
胡　路　首都医科大学附属北京世纪坛医院
钟志惟　南昌大学第二附属医院
顾兴智　海南医学院附属三亚中心医院（海南省第三人民医院）
侯本新　海南医学院附属三亚中心医院（海南省第三人民医院）
徐　创　天津医科大学总医院
徐颖奇　南昌大学第二附属医院
高　峰　深圳大学总医院
黄竞争　南昌大学第二附属医院
章文文　南昌大学第二附属医院
曾庆福　南昌大学第二附属医院
熊剑翔　南昌大学第二附属医院
潘红瑞　天津医科大学总医院
戴向晨　天津医科大学总医院
Mudassir Ahmad　中南大学湘雅二医院

内容提要

本书引进自 Springer 出版社，是一部专注于血管外科与肿瘤诊疗领域的实用专著，系统阐述了多学科协作在肿瘤诊疗学中的应用。全书共三篇 18 章，涵盖了血管外科与肿瘤诊疗的基础理论、前沿技术、临床实践及研究进展，详尽介绍了各种诊断方法、治疗策略和手术技术。本书内容实用，阐释系统，贴近临床，可为临床医生、肿瘤学家、血管外科医生及对血管外科和肿瘤治疗感兴趣的科研人员提供宝贵的参考资料。

主译简介

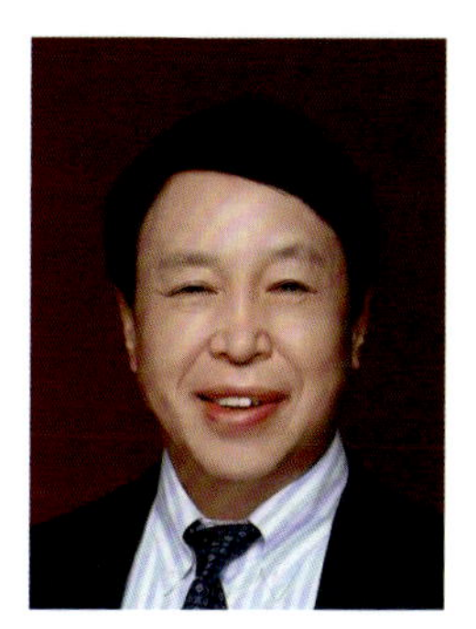

张福先

医学博士，主任医师（二级），北京大学医学部教授、首都医科大学教授，博士研究生导师。首都医科大学附属北京世纪坛医院原血管淋巴外科中心主任、大外科主任、血管外科主任，北京大学医学部博士研究生导师，首都医科大学博士研究生导师。中华医学会外科学分会血管外科学组委员，中国医师协会血管外科专业委员会原副会长，中国医师协会血管学外科专业委员会并发症学组组长，北京医学会理事，北京医学会血管外科专业委员会原副主任委员，北京医师学会血管外科委员会原副主任委员，海峡两岸医学交流学会血管外科学分会副主任委员，中国医疗保健国际交流促进学会血管外科专业委员会副主任委员，北京中西医结合周围血管外科学会原副主任委员，首都医科大学血管外科学系原副主任。（北京）无党派人士高级知识分子联谊会理事，中华医学会全国医疗技术事故鉴定专家，北京市医疗高级职称晋升评审专家，北京市医疗技术事故鉴定专家，《中国实用血管外科杂志》副主编，《中华普通外科杂志》通讯编委，《中华生物工程杂志》编委。擅长大血管疾病及周围血管疾病的诊断与治疗。1992 年留学日本，分别在东京大学第一外科周围血管外科、庆应大学大血管外科、北海道大学循环器外科留学和从事研究工作，并获医学博士学位。2008 年美国克里夫兰心血管外科中心访问学者。1996 年回国后，在北京世纪坛医院创建血管外科专业，随后又创建血管淋巴外科中心。已培养硕士研究生 30 人，博士研究生 25 人。获中华医学会科学技术进步奖 2 项，华夏科学技术进步奖 1 项，铁道部科学技术进步奖 2 项，北京医学会科学技术进步奖 1 项。2004 年获北京市总工会授予的“技术创新标兵”称号，2008 年获北京市卫生界“十百千”评选中的十层次人才。2010 年被评为北京世纪坛医院领军人才，2017 年获中国医师协会白求恩式好医生提名奖，2021 年获第五届由国内主流健康媒体评选的“人民名医・卓越建树”荣誉称号。主持国家自然基金课题 2 项、省部级课题 5 项，获国家专利 6 项。主编专著 5 部，主译专著 7 部，参编专著和研究生教材 10 余部，发表学术论文 130 余篇，其中 SCI 收录论文 30 余篇。

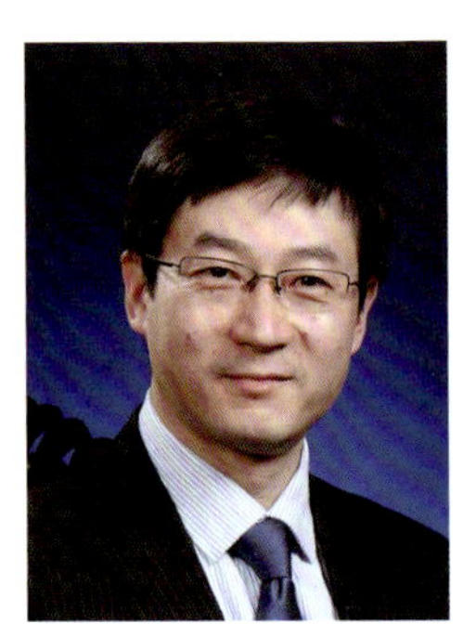

李拥军

医学博士，主任医师，国家老年医学中心/北京医院血管外科主任，北京协和医学院、北京大学医学部及中国科学院大学博士研究生导师。致力于外周血管疾病的诊疗和科研工作30余年，累计完成手术近8000余台，包括开胸联合开腹-主动脉置换/搭桥、复杂主动脉瘤/夹层/缩窄的腔内修复等各类复杂手术。担任中国医疗保健国际交流促进会血管外科学分会主任委员，中国医药教育协会周围血管疾病委员会名誉主任委员，中华医学会外科学分会血管外科学组委员，中国医师协会血管外科分会常委，北京医师协会血管外科分会副会长，国家自然基金评审委员会专家库成员，*Annal of Vascular Surgery* 副主编，*Chinese Medical Jurnal* 等多家期刊编委或审稿人等30多项学术和社会任职。荣获第四届“国之名医·优秀风范”称号，北京医学科技奖二等奖，天津市科学技术进步奖二等奖，华夏医学科学技术进步奖三等奖等省部级奖励7项，获得中国血栓防治“杰出贡献奖”等荣誉10余项。先后承担国家自然科学基金、参与国家重点研发计划等各类课题21项，参编专著8部，指南及共识9部，专利申请8项，以第一作者或通信作者身份发表论文100余篇。

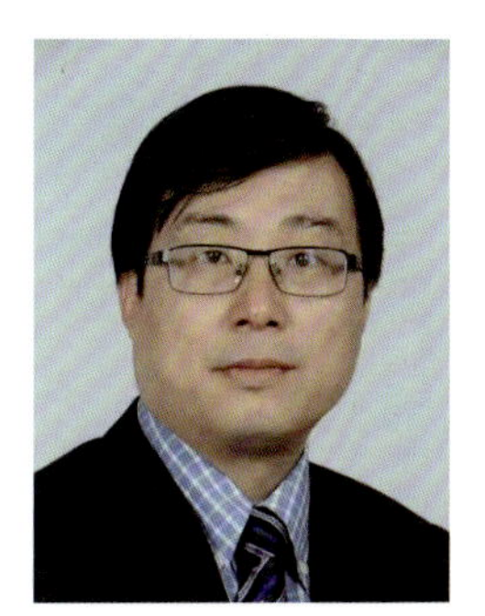

戴向晨

主任医师，教授，博士研究生导师，博士后合作导师。天津医科大学总医院副院长，天津市精准血管重建和器官功能修复重点实验室主任，天津医科大学总医院普通外科国家专培基地主任，天津医科大学总医院国家卫生健康委周围血管外科介入培训与进修基地主任，天津医科大学中西医结合学科学位委员会主任，天津医科大学总医院天津中西医结合旗舰科室学术带头人，天津医科大学总医院普通外科中心常务副主任。天津医学会外科学分会副主任委员兼血管外科学组组长，天津医师协会介入医师分会副会长，天津心脏学会副会长，中华医学会外科学分会血管外科学组委员，中国医师协会血管外科医师分会常委兼并发症学组副组长，中国医促会血管外科分会副主任委员，中国科促会血管外科分会副主任委员等学会职务。中华普通外科杂志、中华血管外科杂志、*J ENDOVASC THER* 等多个中英文血管外科领域期刊编委及审稿编辑等。首届天津名医，天津医科大学总医院学科领军人才，新世纪人才。承担国家自然科学基金及省部级课题17项，其中主持国家自然科学基金重大专项项目1项，国家自然科学基金面上项目2项，天津科技局重点支撑项目1项。主持及参加全国及国际多中心临床试验70余项。获国家专利10项。获天津市科学技术进步二等奖1项，天津医科大学科技成果奖1项，天津市引进新技术填补空白项目2项。主编或参编外科学著作6部，发表论文150余篇，其中SCI收录论文50余篇。

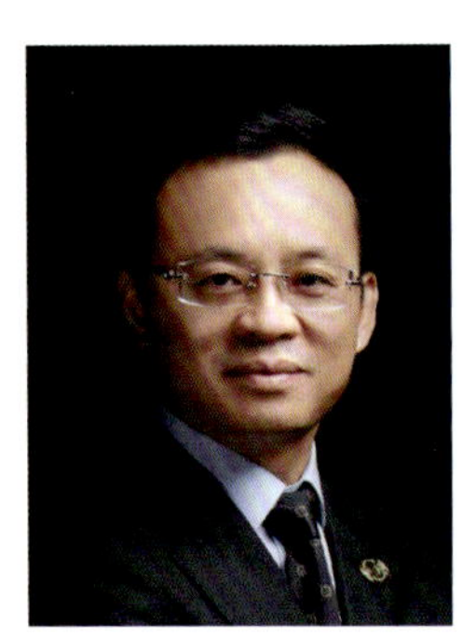

周为民

医学博士，主任医师，教授，博士研究生导师，博士后合作导师，南昌大学第二附属医院血管外科主任，南昌大学附属心脑血管病医院副院长。中华医学会外科学分会血管外科学组全国委员，中国医师协会血管外科医师分会常委及并发症学组副组长，中国医师协会腔内血管学专业委员会常委，江西省医学会血管外科学分会主任委员，江西省医师协会血管外科医师分会会长，江西省研究型医院学会血管医学分会主任委员，中国研究型医院学会理事，中国微循环学会周围血管疾病分会副主任委员，中共江西省委干部保健专家，中国卒中中心督导专家，江西省静脉血栓栓塞症（VTE）防治联盟外科主任委员，国家介入创新联盟江西联盟理事长，美国血管外科学会会员。主持国家自然科学基金 3 项、省级重大课题 4 项，获省级科技进步奖 6 项，入选“江西省卫生健康突出贡献中青年专家”，入选“2021 中国血管外科专家 50 强”。参编指南、专家共识 14 部，培养博士硕士 40 余人。发表学术论文 140 余篇，其中 SCI 收录论文 40 余篇（最高单篇影响因子 41.787）。

中文版序

在医学的广阔领域中，血管外科和肿瘤科是两个至关重要的独立学科。它们如同医学领域的双子星，各自闪耀着独特的光芒，近年来这两门学科发展都很迅速，拯救了无数血管疾病和肿瘤患者的生命。然而在今天，时代和患者给医生提出了更高的要求和愿望。血管外科和肿瘤科的联合意义深远，学科间的相互交织，给既往无法治疗的肿瘤患者带来了生的希望。使肿瘤治疗达到一个更高更新的水平，同时也开拓了血管外科的治疗范围。

由 Zerati、Nishinari 和 Wolosker 教授主编的 *Vascular Surgery in Oncology* 的中文版终于面世了，这是一部汇聚血管外科和肿瘤治疗领域知识的重要专著。由我国知名血管外科专家张福先、李拥军、戴向晨、周为民教授及其翻译团队将原文准确地转化为中文，使得这一宝贵的医学资源能够为中国读者所用。

本书涵盖了丰富的内容，包括血管外科和肿瘤治疗的基础理论、最新技术、临床实践及研究前沿。它为医生、研究人员和相关专业人士提供了一个全面且深入的学习资料，有助于他们更好地理解和应对这两个领域的挑战。

本书详细介绍了血管外科和肿瘤治疗的系统知识和各种诊断方法、治疗策略和手术技术。同时，书中还介绍了肿瘤治疗的不同方法，以及它们在不同肿瘤类型中的应用。这两个领域的研究进展对于提高患者的生存率和生活质量具有深远的影响。

本书的翻译质量对于忠与原作的精髓至关重要，翻译团队在翻译过程中做到准确、流畅、易读。他们的努力使这本书成为中文领域中不可或缺的参考资料，为推动血管外科和肿瘤治疗的发展做出了贡献。

我向大家推荐本书，相信《血管外科与肿瘤诊疗学》能够成为广大医学工作者和研究人员的宝贵工具，促进血管外科学和肿瘤学的学科创新和发展。同时，也希望它能够为患者和家属提供更多的信息，帮助他们更好地了解疾病和治疗选择。

愿本书的出版为血管外科和肿瘤治疗领域带来新的启发和进步，为人类健康事业贡献一份力量。

吴庆华

原书序

累及血管的癌肿管理

从生物学角度来看，正如 Judah Folkman 及其校友的开创性研究所证明的那样，癌症发展至侵犯血管后对肿瘤的进展至关重要。不管结局是好是坏，当肿瘤细胞与血管系统相互作用后，无论是通过选择已经形成的血管结构，还是通过肿瘤细胞和微环境细胞诱导血管生成的能力，都会导致肿瘤致癌物与生物体的所有系统相结合。

虽然药物或免疫细胞可以通过功能性血管系统到达靶向肿瘤，但通过功能失调的血管化，癌细胞暴露于间歇性缺氧状态，随后再氧化，有利于 DNA 损伤，突变和增加癌细胞基因组的不稳定性。肿瘤导致正常血液流动障碍，干扰淋巴循环并经常释放细胞碎片，激发血栓形成。肿瘤细胞释放的不同颗粒进入循环后可以破坏免疫系统，并为肿瘤的转移提供积极因素，其结果是促进肿瘤广泛性转移与扩散，最终导致 3/4 的癌症患者死亡。因此，维持正常的血管系统不仅是人体生理的需要，而且是必须要解决的问题。这也是血管外科医生在应用他们的专业知识管理癌症患者时所面临的挑战之一。

各专业学科的整合与协作是成功管理癌症患者的关键。为此，多学科团队需要在肿瘤患者诊治与护理中保持沟通。为此，Zerati、Nishinari 和 Wolosker 与许多同事编写本书的宗旨是完整诠释多学科协助诊治肿瘤问题。他们首先与来自肿瘤诊治的各个主要专业的专家进行讨论，这些专家描述了他们所在领域中面临的问题，然后编辑进行总结归纳，提出综合治疗的专业观点。同时，我们也诚挚地邀请读者参与这一有趣的话题讨论，这样，大家不仅可以了解血管外科的新进展与技术，也可以发现目前在该领域中存在的不足与空白，从而提出未来医学研究和攻略的关注点。显然，这是一部值得阅读和参考的专著，也希望类似的书籍能够不断涌现，为广大读者提供多学科相互交流和对话的契机。这对于提高肿瘤疾病的诊治水平和诊治效果至关重要。

Roger Chammas
Professor of Oncology, Deputy Dean
Faculdade de Medicina
da Universidade de São Paulo
Sao Paulo, SP, Brazil
张福光　译，李拥军　校

译者前言

当受中国科学技术出版社之约协商翻译本书时，曾经为如何准确地翻译书名 *Vascular Surgery in Oncology* 纠结了很久。因为细读本书全部内容后发现，该书包括肿瘤外科学（surgical oncology）、临床肿瘤学和肿瘤血液学（clinical oncology and oncohematology）、血管外科和腔内血管外科（vascular and endovascular surgery），其内容几乎涉及临床上所有专业的肿瘤疾病并高度概括和强调肿瘤疾病的现代治疗理念与原则。在血管外科方面，该书描绘了血管外科发展状态和各种技术的进步，强调血管外科在肿瘤疾病治疗中可以发挥的重要作用。显然，在肿瘤治疗学和血管外科学中，无论拿出哪方面的单一内容，都可以形成经典之作，但受篇幅的限制，当将两者合二为一时，就难于书写出彩，而这正是本书难能可贵之处。我理解该书想要诠释的理念是告诫从事肿瘤诊治的专业医生要充分重视累及血管肿瘤的管理，强调多学科协作综合治疗。而对于血管外科医生所寄予的希望是不要单纯被动受邀，协助外科医生完成肿瘤切除，重要的是要深层次思考如何维持正常的血管系统，保证人体生理需要，从而达到肿瘤疾病理想的治理效果。这无疑是对肿瘤专业医生及血管外科医生提出了更高的要求与期望。因此，我决定翻译出版这本书并将书名翻译为“血管外科与肿瘤诊疗学”。

四十多年前，国内临床上很少有单纯的肿瘤疾病诊治专科，在我大学毕业后进入临床工作时，有幸管理过很多肿瘤患者。那时在手术台上，前辈告诉我们肿瘤不能被切除的判断依据有三点：一是腹腔内广泛转移；二是肿瘤与周围组织和脏器固定且僵硬；三是肿瘤侵犯大血管或重要血管。如今这些都已成为历史。作为从事血管外科工作多年的医生，我曾多次被邀上台，协助各个专业医生切除侵犯大血管或重要血管的肿瘤，重建血液循环，这极大提高了肿瘤完整切除率。虽然如此，但目前临床上仍然存在一些问题，如有相当多的医生并不了解血管外科专业的发展与技术的进步情况，因此对于侵犯大血管或重要血管的肿瘤患者，不知道主动与血管外科医生沟通与合作来提高手术切除的成功率；血管外科专业并非在所有三级医院存在；一些肿瘤与受侵犯的大血管同时被切除，血运重建的患者与没有进行相同操作的患者相比，前者手术后生活质量明显提高，但中远期生存率两者相同。这些引发了我们思考，做这样具有相关并发症发生风险和延长操作时间的手术是否值得？

临床医学的魅力在于不断发现问题，迫使人们去思考、去探索、去创新，想办法解决问题。当旧的问题解决后，新的问题又出现。尽管每个问题的解决可能在短时内或需要漫长的时光，甚至是一个世纪，但每当解决一个问题，医学领域就会出现重大进步，同时也推动了人类文明社会向前发展。热爱事业、努力工作、刻苦钻研、不断探索是每个医务工作者应该具备的崇高责任感和使命感。让我们共同努力，为做好人们的健康卫士而奋斗。

目　录

上篇　肿瘤外科

中篇　临床肿瘤学与肿瘤血液学

下篇　血管和腔内血管外科

上　篇

肿瘤外科

Surgical Oncology

第1章　头颈部外科
Head and Neck Surgery

Alexandre Bezerra dosSantos　Luiz Paulo Kowalski　Hugo Fontan Köhler　Dov Charles Goldenberg
Ronaldo Nunes de Toledo　André Ywata de Carvalho　著
刘　蒙　张福先　刘军乐　顾兴智　译　　胡　路　吴勇金　张香三　尹春艳　校

一、上呼吸道和消化道相关的癌症

上呼吸道及消化道（upper aerodigestive tract，UAT）包括口腔、咽、喉、鼻、鼻窦和唾液腺。UAT 的癌症是全球第六常见的癌症[1]，绝大多数是鳞状细胞癌（squamous cell carcinoma，SCC）。尽管人类乳头瘤病毒（human papillomavirus，HPV）与癌症的相关重要性已被深刻认识，特别是在口腔和口咽部，但主要的危险因素还是认定为吸烟和饮酒[2]。常见的临床表现为慢性溃疡性病变或淋巴结肿大，吸烟患者尤甚。但也可能出现其他症状，如持续咳嗽、声音嘶哑、吞咽困难或疼痛或呼吸困难。活检是必要和强制性的，通常在局部麻醉下，通过细针穿刺取材来评估肿大的淋巴结。

约 90% 的病例是鳞状细胞癌，起源于最初的异常增生直到癌性浸润，其中一些与 HPV 相关。其他肿瘤包括疣状癌、梭形细胞癌、唾液腺恶性肿瘤、肉瘤、淋巴上皮瘤和黑色素瘤等和其他少见肿瘤。在初步诊断后，下一步是根据 AJCC/UICC 分期系统对病变进行分期。组织学诊断、原发肿瘤的部位和分期、肿瘤的生物学行为等因素决定了初始治疗计划。治疗方法选择是手术切除或放疗，有时需要与化疗相结合。在现代先进理念指导下；多学科团队的联合，根据患者具体情况进行综合治疗是必要的。由于相关部位的淋巴引流丰富，除了切除原发病变外，我们必须经常注意颈部淋巴结的管理，在进行颈部清扫的同时还要关注淋巴链的入路变化。

头颈部是一个血管结构非常丰富的解剖部位。近年来，在非手术治疗的初始阶段完成后，外科介入与干预大量增加，由于肿瘤病变常与颈部血管关系密切，特别是在手术中有时需要做颈动脉和颈静脉剥离或重建，以及上颌动脉或头臂干与原发病变一并切除，因此需要血管外科医生的参与和帮助。

（一）口腔和嘴唇

1. 流行病学　嘴唇是消化道的入口，是维持口腔功能的关键，在发音和面部表情方面也发挥着重要作用。阳光照射是最重要的危险因素，特别是在下唇，约 95% 为鳞状细胞癌，其临床行为与皮肤癌相似。口腔从嘴唇开始，包括硬腭和上牙弓，再往下包括下颌牙槽结构和口腔舌头，口腔底部和口腔黏膜。由于这些解剖部位持续暴露于吸入和摄入的致癌物中，如烟草、酒精和槟榔等，因此它是头颈部癌症最常见的发生部位。

2. 临床评估　唇部肿瘤通常为外生性或溃疡性，有时伴有过度角化和白斑，通常有较低的淋巴结转移发生率，在口腔中，肿瘤表现为溃疡性、外生性或内生性病变。白斑和红斑是癌前病变，有不同的风险可以进展到恶性肿瘤，与唇部不同，口腔肿瘤具有较高的局部转移风险。

3. 组织学 SCC 具有典型的组织学进展，从原位癌到浸润性癌，仍然从高分化到低分化和肉瘤样类型，一个重要的组织学特征是其浸润深度（depth of invasion，DOI），这与淋巴结转移的风险和较差的生存率有关。

4. 分期 最新修订的 AJCC 分期（第 8 版）包括了浸润深度，增加了表面尺寸和局部范围的原发性肿瘤分期（表 1–1）。

5. 治疗 手术是治疗的选择，手术计划必须包括病变切除，使用局部、区域或远处皮瓣，重建解剖功能。转移阳性病例或晚期原发肿瘤需要选择性的进行颈部清扫，切除边际必须始终由冰冻结切片确认。手术也是口腔内肿瘤的治疗方式，包括肿瘤完全切除（冰冻切片）、颈部淋巴结清扫和血管重建。手术入路可能是“经口腔”，通过面颊或遮阳皮瓣入路联合或不联合下颌骨切除（边缘或节段）或甚至下颌骨切开以获得足够的手术视野和入路。手术创面的闭合通常基于维持面动脉和静脉血液循环基础上，从原位闭合到局部或区域转移皮瓣，如胸大肌，或带腓骨的游离微血管皮瓣进行骨重建等。

由于颈内动脉侵犯而被分类为 T_{4b} 的晚期病例，通常不适合手术治疗，但有时判断这种累及有些困难，特别是在复发性放疗后的病例中，图像可能不太清楚。目前包括颈动脉切除在内的根治性肿瘤切除术越来越多地在临床上被采用，关于颈动脉的处理方式可以根据病变情况选择，如在动脉壁上剥离肿瘤、结扎或切除后重建等。在肿瘤切除时有或无颈动脉处理的病例，术后并发症或死亡率各不相同，我们需要适当地选择病例，同时必须权衡并发症的风险，因为这对最终结果影响很大[3]。这些更激进的干预通常不会改变患者的生存率，但可以改善一些特定病例的生活质量[4]。

（二）咽

咽是一个管状器官，连接从鼻腔到喉部的气道和从口腔到颈部食管的消化通道，它分为三个相邻的解剖区域：鼻咽部、口咽部和下咽部。其中每个区域都有不同的解剖特征，具有特定的生理功能和特定的肿瘤行为。咽部最常见的恶性肿瘤是鳞状细胞癌，尽管烟草和酒精摄入仍然是最重要的病因，但鼻咽部的 EBV 和口咽部的 HPV 等病毒暴发越来越多地被证明与这些肿瘤相关。

1. 诊治流程

(1) 口咽

解剖学：在口腔的后面，包括软腭的上部和中间部分，以及两侧的扁桃体窝，侧壁，下面。舌头的后 1/3，被称为舌底，它与会厌的舌面相

表 1–1 唇口腔癌的 TNM 分期（T）

Tx	原发肿瘤
Tis	原位癌
T_1	肿瘤≤2cm，浸润深度≤5mm
T_2	肿瘤≤2cm；浸润深度＞5mm、≤10mm，或肿瘤＞2cm、≤4cm，浸润深度≤10mm
T_3	肿瘤＞4cm 或任何肿瘤的浸润深度＞10mm
T_{4a}	邻近组织的侵入（下颌骨或上颌骨的皮质骨、上颌窦或皮肤）
T_{4b}	侵犯咀嚼间隙、翼状板、颅底及颈内动脉

改编自 AJCC Staging Manual

连，并在终止于后壁。

临床特征：舌底和扁桃体是原发肿瘤最常见的部位，主要是因为扁桃体和软腭的发病率显著上升，这归因 HPV 相关 SCC 的发病率，颈部淋巴结转移非常常见。在 HPV 阳性病例即使原发肿瘤很小，有时也会发生囊性转移。从流行病学的角度来看，HPV 相关癌症见于没有大量吸烟或饮酒史的年轻人群。

组织学：大多数病变仍然是与烟草和酒精消费相关的鳞状细胞癌，HPV 相关肿瘤有一些特殊性，具有基底样形态外观，较少未分化和无角化。免疫组织化学用于检测 p16 蛋白（HPV 感染的替代标志物）。

分期：第 8 版 AJCC/UICC 分期系统将口咽癌分为“HPV（p16）阴性” 和“HPV（p16）阳性”，因为 p16 蛋白作为 HPV+ 病例的标记物具有重要性提示，其阴与阳结果患者间预后差异很大（表 1–2 和表 1–3）。除了不存在原位病例外，肿瘤的 T 分类仍基于表面尺寸，但 HPV 阳性病例具有不同的淋巴结转移特点，通常体现在淋巴结的侧边和体积上，但没有淋巴结的外展跳跃。

治疗：相比之下，口咽部更容易接受放射治疗，即使在晚期肿瘤中也如此，最终可以与化疗相联合，最大的优势是不需要操纵下颌骨获得帮助。因此，非手术治疗已成为首选治疗方法，特别是在 HPV 阳性病例中。但小的病变可能通过手术切除或将放射治疗作为单一的治疗方法。

近年来，经口腔内镜或机器人入路的新进展已被应用，特别是在复发性疾病或其他组织学肿瘤中，更大的开放入路，通过下颌骨切开术或下颌骨切除术，保留用于治疗复发性的晚期肿瘤与骨累及。颈部淋巴结必须常规评估，根据 N 状态在手术规划中设计放射领域，因为这类肿瘤有高频率的淋巴结转移。在颈动脉受累的特殊情况下，

表 1–2　口咽癌 TNM 分期（p16 阴性）

Tx	原发肿瘤
Tis	原位癌
T_1	肿瘤最大尺寸＜2cm
T_2	肿瘤＞2cm，最大尺寸≤4cm
T_3	肿瘤＞4cm 或延伸至会厌舌面
T_{4a}	侵犯喉部、舌外肌、翼状内侧肌、硬腭或下颌骨
T_{4b}	侵犯外侧翼状肌、翼状板、外侧鼻咽、颅底或包围颈动脉

改编自 AJCC Staging Manual

表 1–3　cN 为 HPV p16 阳性口咽癌

Nx	无局部淋巴结
N_0	无区域淋巴结转移
N_1	一个或多个同侧淋巴结，＜6cm
N_2	对侧或双侧淋巴结，＜6cm
N_3	淋巴结＞6cm

改编自 AJCC Staging Manual

通常是复发性疾病，Baylor 大学医学中心的一系列研究报道称，原发肿瘤患者整体切除同时伴有颈动脉切除术患者的 5 年总生存率为 10%，其中 6 例与癌症相关死亡，3 例因其他原因死亡[5]。

早期的 12 例患者(包括初次治疗和抢救)中，1 例术后死亡和 2 例发生与癌症相关的死亡，其他几例患者随访时间很短。由于可以改善血管通畅率和抵抗感染率，作者认为应用大隐静脉移植是重建颈动脉的治疗选择[6]，如图 1–1 中的另一个例子所示。然而，有人在 1994 年发表文章对肿瘤联合颈动脉切除方法提出疑问，这位作者报道了采用上述方法治疗了 7 名患者的结果显示，手术后死亡率为 29%，没有长期幸存者[7]。

(2) 喉咽部

解剖学：当 UAT 延续到颈部食管时，咽的下半部分开始于会厌尖端的水平，结束于环状软骨的边界。它分为三部分，即梨状窦两侧、后壁和环后区。

临床特征：常见症状为吞咽困难、吞咽痛、耳痛、声音嘶哑或呼吸困难，同时常伴有可触及的颈部淋巴结，特别是有大量烟酒消费史的患者。柔性光纤检查可以提供充分的初步临床评估证据。

组织学：组织学上，这些肿瘤是中度至低分化的 SCC，预后差，部分原因是黏膜下扩散的趋势很大。

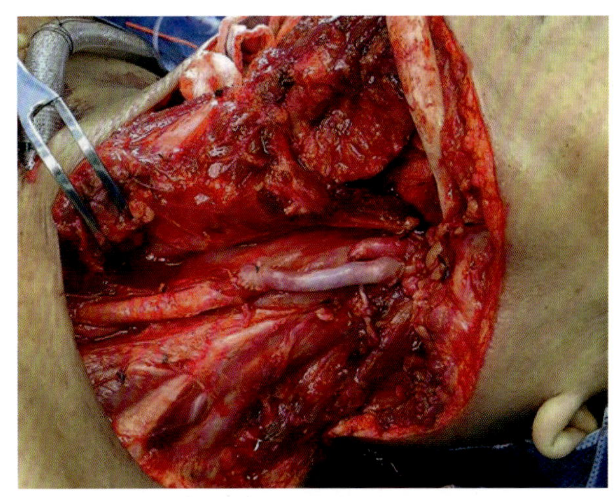

▲ 图 1–1 大隐静脉移植物重建颈动脉

分期：下咽肿瘤的分期与局部范围和下咽、口咽或喉内不同部位的侵袭有关，喉部功能与分期系统密切相关，局部播散多发、早发(表 1–4)。

治疗：早期病变，相当罕见，可以通过外部放射治疗或内镜切除作为最终治疗。在过去的 20 年中，在喉保存治疗的背景下，需要全喉切除术的下咽癌患者可以接受放化疗，但大多数患者还是需要手术治疗，即咽喉切除术和颈部清扫，然后进行术后放疗，伴或不伴化疗。黏膜下扩散往往意味着需要进行环咽切除术，甚至咽与咽食管切除术。重建可采用局部或区域皮瓣、肌皮瓣或远端游离皮瓣，如大腿前外侧游离皮瓣，胃转位或空肠移植物也可以使用。

表 1–4 下咽癌 TNM 分期

Tx	原发肿瘤
Tis	原位癌
T_1	下咽的一个亚位点或最大尺寸≤2cm
T_2	肿瘤＞2cm 但≤4cm，侵袭下咽的一个以上亚部位或邻近部位，但未固定半喉
T_3	肿瘤＞4cm，半喉固定或延伸至食管黏膜
T_{4a}	侵犯甲状腺 / 环状软骨、舌骨、甲状腺、中央隔室软组织，浸润食管肌层
T_{4b}	侵犯椎前筋膜、纵隔结构，包裹颈动脉

改编自 AJCC Staging Manual

因为下咽恶性肿瘤的侵袭性，预后非常差，颈动脉受累被认为是手术治疗的绝对禁忌证。

(3) 鼻咽部

解剖学：鼻咽部起始于鼻腔后缘，延伸至软腭自由缘的水平，并包含一些亚点作为穹窿，外侧壁（包括 Rosenmuller 窝和咽鼓管开口）和后侧壁。

临床特征：通常的初始症状是鼻塞、鼻出血、耳痛、单侧或双侧中耳积液。是否有脑神经病变，取决于病变的位置和程度，虽然最初的表现可能是颈部淋巴结转移。临床评估包括软硬鼻内镜检查和颈椎状况。

组织学：许多原发性肿瘤可能发生，如 SCC、小唾液腺肿瘤、脊索瘤、软组织肿瘤、骨肿瘤和 Waldeyer 环淋巴瘤，但最重要的原发肿瘤是 EBV 相关癌（Epstein-Barr 病毒），从组织病理学角度来看，它是淋巴细胞浸润周围的未分化癌，历史上称为“淋巴上皮瘤”。世界卫生组织将这些癌分为角化型、无角化型和未分化型。

分期：局部延伸到邻近的软组织（咽旁间隙）和骨（颅底）定义了 T 分期，根据 AJCC/UICC 分期系统，虽然邻近肌肉的侵袭发生在分期的早期，但只要颈部转移也可发生在早期（表 1–5）。最终，鼻咽部 SCC 不同的分类，基于特定的临床行为。

治疗：鼻咽癌对放射治疗有很高的敏感性，结合化疗，形成最初的治疗选择。手术入路应根据局部、残留或复发疾病，以及治疗复发性颈部淋巴结疾病来确定。小的和局部的病变可以在内镜下处理，当需要开放通道时，根据病变的解剖定位有许多选择，包括经腭，通过内侧上颌切除术，或上颌摆动，有时合并下颌切开术进行颞下窝入路。当主要血管结构受损时，不需要手术。上颌动脉是颈外动脉的最后分支，上颌神经丛出血通常很严重，鼻咽癌放射治疗的特殊情况是颈动脉爆裂综合征，此时必须采用血管内治疗来处置[8]。

（三）喉部

1. 解剖 喉部位于上呼吸道和消化道部位，并由此延续呼吸道与消化道，正是这个缘故，使喉部在呼吸、吞咽和说话中都起着重要的作用。它分为声门上区、声门下区和声门区。基于胚胎学发展，淋巴引流、症状和治疗管理的差异对临床疗效和预后具有深远意义。它是 UAT 中第二常见的 SCC 部位，与烟草和酒精暴露有因果关系。

2. 临床特征 声门区域是迄今为止最常见的受影响部位，主要症状是持续的声音嘶哑，肿瘤位于声门上区能引起吞咽困难，声门下区能引起早期呼吸困难。在晚期病例中，它引起呼吸阻塞，需要气管切开术。声门上区淋巴引流非常丰富，因此，淋巴结转移常见，是疾病初期的许多倍，声门癌则相反，淋巴引流不良。

3. 组织学 绝大多数肿瘤是与烟草有关的 SCC，但也可能出现其他类型组织学，如肉瘤（软骨肉瘤）或小唾液腺肿瘤。

4. 分期（表 1–6）。

5. 治疗 治疗的选择是放射治疗、手术或两

表 1–5 鼻咽癌 N 分期

Nx	累及局部淋巴结
N_0	无区域淋巴结转移
N_1	累及单侧淋巴结，咽后淋巴结，＜6cm，在环状软骨的尾端上方
N_2	累及双侧淋巴结，＜6cm，在环状软骨的尾端上方
N_3	累及单侧或双侧淋巴结，＞6cm，延伸环状软骨尾缘以下

改编自 AJCC Staging Manual

表 1-6 喉癌 TNM 分期

Tx	原发肿瘤无法评估
Tis	原位癌
T_1	肿瘤局限于声门上的一个亚区，或局限于声门（T_{1a} 单侧声带受累，T_{1b} 双侧声带受累）而声带功能正常，或侵犯声门下区
T_2	肿瘤侵犯声门上多个亚区，无喉固定；肿瘤侵犯声门上或声门下或声带功能受损，或肿瘤自声门延及声门下区
T_3	肿瘤局限于喉部，声带固定和（或）侵犯以下任一区域：环状软骨后区，会厌前间隙，声门旁隙，或甲状软骨内侧
T_{4a}	侵犯甲状软骨外侧及喉外组织
T_{4b}	侵及椎前间隙、颈动脉或纵隔

改编自 AJCC Staging Manual

者的组合。合理的选择基于同等疗效的生存结果，并取决于以下因素：原发肿瘤和淋巴结的位置和范围，以及患者和医生的因素。早期声门 SCC 可通过内镜切除或孤立放疗治疗，特别要关注的是前合骨。只要肿瘤还在生长，内镜下切除就不可行，此时，我们考虑垂直的开放式部分喉切除术，如前外侧喉切除术或半喉切除术，切除杓状体，或者是在该水平的环骨舌骨瓣上喉切除术或声门上喉切除术。切除面积越大，说话和吞咽功能受影响就越大，采用气管切开术的可能性就越大。对于较大的肿瘤，需要全喉切除术，此时可以考虑选择喉部保留治疗方案，包括放疗或放化疗。但如果最初的非手术治疗失败，或者有大量软骨或喉外受累，全喉切除术将是唯一的治疗选择。这种补充治疗适用于更晚期的病例。但在头颈部，喉部是第一个有"器官保存"概念的器官，试图避免全喉切除术，并试图通过化疗和放疗方案来控制它，效果很好，特别是在声门癌中，效果更好。但当最初的方法失败时，我们仍然可以选择外科手术，包括对颈部进行放疗的患者。其中一个范例是颈动脉的潜在受累，在特定情况下，这不是手术的禁忌证，可以进行包括整体颈动脉切除术和人造血管或大隐静脉移植重建。与其他类型的肿瘤相比，在颈动脉重建后在通畅率和功能上通常是好的，在没有淋巴结转移和喉部原发肿瘤的情况下，治疗结果更好[9]。

在颈动脉切除术方面，一些临床实践显示，整体切除累及颈内动脉后的 5 年生存率为 49%（95%CI 39%～59%），无术后死亡率。与其他系列不同的是，重建是用聚四氟乙烯（polytetrafuoroethylene，PTFE）人造血管完成的。作者分析统计合并颈动脉切除术患者和接受非手术治疗患者的生活质量和生存时间，前者是后者的 3.12 倍。因此，在没有其他保守治疗能提供任何治愈或缓解希望的情况下，肿瘤联合颈动脉切除方法被认为可以在可接受的手术并发症发生率和改善生活质量的情况下，可以获得良好的疗效及局部控制[10, 11]。但有一种特殊的情况是喉切除术后的造口复发外科治疗，这种情况的结果很差。在罕见的情况下，需要进行外科抢救，为了使胸壁前纵隔水平的气管造口成熟，通常需要切除胸骨柄，分离大血管中膜，最终通过头臂动脉干下方做新造口，并使用一个大皮瓣，通常是胸肌岛状皮瓣，用于纵隔（和动脉）覆盖[12]。

（四）鼻窦 / 颅底

1. 流行病学　鼻窦的恶性肿瘤是罕见的，通常，在最初诊断时已经涉及不止一个部位了。

2. 临床特征　通常是无症状的，在出现症状之前，可能主要在充满空气的腔中发展，通常是鼻塞（尤其是单侧无过敏史的老年患者）、鼻出血或硬腭、上牙龈或面部软组织肿胀或肿块，更严重的病例可能出现牙齿松动、局部或区域麻痹、复视或突出、牙关紧闭或脑神经紊乱。初步诊断是通过鼻内镜和放射成像进行的（CT 和 MRI）。

3. 组织学　最常见的恶性肿瘤是鳞状细胞癌，其次是唾液腺癌、黑色素瘤、肉瘤和感觉神经母细胞瘤。良性病变和间质肿瘤也可能发生。

4. 分期（表 1–7）。

表 1–7　鼻腔及鼻窦癌 TNM 分期（T）

Tx	原发肿瘤
Tis	原位癌
T_1	肿瘤局限于上颌窦黏膜，无骨侵蚀
T_2	骨侵蚀，延伸到硬腭和（或）中鼻道
T_3	侵犯上颌窦后壁、皮下组织、眶内壁底、翼状窝、筛窦
T_{4a}	侵犯眶前、颊皮肤、翼状板、颞下窝、筛板、蝶窦或额窦
T_{4b}	侵犯眶尖、硬脑膜、脑、颅中窝、三叉神经（V_2）上颌部以外的脑神经、鼻咽部或斜坡

改编自 AJCC Staging Manual

5. 治疗　从历史上看，手术切除伴有或不伴有术后放疗或放化疗是标准的治疗方法，近年来，其他选择包括诱导化疗、全身化疗或动脉内化疗，然后再进行手术或放射治疗。

有几种可能的手术方法供选择，但出血一直是一个很大的问题。颈外动脉的分支，特别是上颌内动脉的蝶腭部分支，以及颈内动脉（眼动脉），还有静脉引流，形成密集的神经丛等，这些都可能是重要潜在的出血来源。一个非常重要的因素是颅底部潜在受累，它可分为三个部分。颅前窝常受鼻腔肿瘤的影响，如经筛板累及筛骨区，能发生这些情况一般是感觉神经母细胞瘤，或累及眼眶和泪器的肿瘤，如晚期皮肤恶性肿瘤等。颅中窝可能受神经源性肿瘤的影响，如神经鞘瘤和神经纤维瘤，或沿神经周围延伸的肿瘤，如唾液腺样囊性癌，甚至肉瘤和副神经节瘤等。颅后窝可能发生斜坡血管瘤和脊索瘤。这些病例很复杂，需要在一个多学科的团队努力下完成颅面切除术治疗，在大多数病例中，辅助治疗指的是放射治疗，许多时候需要全身化疗。在颅底肿瘤切除和伴有颈动脉切除术的患者中，术后死亡率为 11.1%，并发症发生率为 16.7%。所有患者均因癌症进展或进一步治疗出现的并发症死亡，无长期幸存者。当前的风险和长期的结果使作者认为这种选择是不理想的[13]。

（五）未知来源的颈部肿瘤与管理

1. 流行病学　约 10% 的颈部转移性 SCC 患者没有可识别的原发肿瘤来源，必须全面评估 UAT，特别是口咽部（扁桃体和舌底）、喉（声门上区）、鼻咽部和下咽。

2. 临床特征　原发肿瘤的检查包括全身麻醉下的体格检查和内镜检查，以寻找原发肿瘤病灶。诊断通过细针穿刺活检，p16 染色和补充检查，特别是 PET 扫描。

3. 淋巴结分期　根据 AJCC/UICC，淋巴结分期考虑部位、数量、大小和向外延伸和扩展情况（extranodal extension，ENE）进行分类。在头颈部鳞状细胞癌的临床分期中；口腔、HPV 阴性口咽部、下咽、喉部、鼻窦炎、唾液腺和非黑色素瘤皮肤癌 UAT 的 SCC 临床 N 期是相同的（表 1–8）。

对于口咽部的 HPV 阳性癌症，由于总体预后较好，在第 8 版 N 分期发生了变化，如先前在口咽部所示。

4. 治疗　颈部管理是整体治疗选择的一部分，淋巴结状态影响决策，如果放疗或放化疗是治疗指征，则应明确后续治疗时，颈部相应外科干预通路，以便在某些情况下通过外科介入来挽救或治疗局部复发。然而，在初次手术入路的情

表 1-8　颈部淋巴结转移癌 TNM 分期（N）

Nx	局部淋巴结
N_0	无区域淋巴结转移
N_1	单个同侧淋巴结，最大尺寸≤3cm，ENE（–）
N_{2a}	单个同侧或对侧淋巴结 3～6cm，ENE（–）
N_{2b}	多发同侧淋巴结，＜6cm，ENE（–）
N_{2c}	双侧 / 对侧淋巴结，＜6cm，ENE（–）
N_{3a}	淋巴结＞6cm，ENE（–）
N_{3b}	转移伴 ENE（–）

ENE. 扩展情况
改编自 AJCC Staging Manual

况下，根据原发肿瘤的特点，应始终关注颈淋巴结转移情况。

对于 N_0 病例，可能需要启动前哨淋巴结定位程序，特别是对口腔底部的病例。相对较高的隐匿转移发生率证明选择性颈部清扫是正确的，通常包括第一颈椎淋巴引流层，如肩胛舌骨上、颈静脉周围淋巴结或后外侧颈部淋巴结清扫。对于 N^+ 病例，颈部清扫必须是根治性的，包括颈内静脉、胸锁乳突肌和脊副神经及所在的 5 个颈椎节段。同时也要考虑到各个节点状态和受影响的结构功能。

根据 AJCC 癌症分期手册 [14]，颈内动脉的包膜如果发生在原发性肿瘤的直接累及，或者发生在不可切除的淋巴结疾病或非常晚期的头颈部癌症中，则属于 T_{4b} 期。由于手术并发症的发病率和不良的肿瘤预后，导致这些患者不被认为是手术治疗的候选人。这些考虑使得颈内动脉或颈总动脉切除术被认为是一种特殊的手术，并且仅被限制在文献中报道的经验中。一组 58 例患者因颈淋巴结转移导致颈动脉闭塞而切除颈动脉经验报道；其中 41 例接受同时颈动脉重建，在这个亚组中，术后脑卒中发生率为 20%。随访 12 个月后，疾病特异性和总生存率均为 50%[15]。

对于侵袭颈动脉的晚期鳞状细胞癌患者的积极手术治疗可以导致一些适应证选择好的患者达到治愈。大隐静脉移植物具有低感染和高通畅率的良好结果，提示是这些病例中颈动脉重建的有效替代物。在一组采用大隐静脉移植物重建颈动脉患者中，5 年生存率为 12.9%，大隐静脉移植物由于其高通畅率和抗感染能力，被认为是优于 PTFE 移植物 [16]。文献中报道了最大一组 51 例患者；围术期死亡率低，1 例死亡（2%），2 例脑卒中（3.9%）。2 年的总生存率为 82%，其中 5 名患者死于疾病进展 [17]。

Zhang 等报道了一种不同的方法。他们对 31 名患者进行了颈动脉切除术，但没有做血管重建，其中大多数患者在先前的脑血流测试评估后患有颈动脉体肿瘤，他们提出，由于无须对移植物通畅的关注，这种方法可能比重建手术有更少的并发症 [18]。最近的一项 Meta 分析统计了 24 篇文章中 357 名接受颈内动脉或颈总动脉切除术和重建的患者；在 274 例（77%）患者中，首选的重建技术是自体移植物，其中 13 篇文章指出在钳夹颈动脉期间选择性使用转流，3 篇文章提示从未使用转流。总体 30 天死亡率为 3.6%。在 20 篇文章中，提取了一年总生存率数据，为 52.4%，因发表期限不同，差异明显。在 1981—1999 年发表的文章中，这一比例为 37.0%；在 2001—

2016年发表的文章中，这一比例为65.4%[19]。颈动脉切除术术后并发症发病率高，5年生存率参差不齐，为了提高治疗效果和术后生存率，合理的患者选择是成功的关键，同时多学科肿瘤委员会的讨论也是必需的。

二、甲状腺癌

超过90%的滤泡源性肿瘤（乳头状癌和滤泡癌）被认为是分化良好的，尽管死亡人数没有改变，但其发病率在全球范围内呈增长趋势。这是因为这类肿瘤在常规检查中可以尽早被发现及这些肿瘤具有的惰性行为特征。但另一方面，甲状腺髓样癌是一种未分化和侵袭性较强的肿瘤，占所有病例的不到5%，大约20%的病例可能与遗传性癌症综合征有关。未分化的癌症是间变性癌，这种癌症非常罕见，但迄今为止是甲状腺中最具侵袭性的恶性肿瘤。

（一）分化型甲状腺癌

乳头状癌和滤泡癌是非常有惰性的疾病，常见于年轻人，通常无症状。最初的正确评估是通过集中在甲状腺和颈部淋巴结的体格检查中进行的。测量甲状腺功能（特别是促甲状腺激素）和颈部超声检查，细针穿刺甲状腺结节和可疑淋巴结，是完成诊断和治疗计划的第一步。甲状腺肿瘤的分期基于AJCC/UICC于2016年发布的第8版。评估最重要的因素是患者的年龄，如果小于55岁会更好。甲状腺向外增长和阳性侧颈淋巴结也是关键因素。最初由放射学评估与超声检查开始，但如果怀疑延伸到咽后淋巴结、喉部、气管、颈食管或颈动脉，则可能需要CT或MRI。

治疗 外科手术，有时与放射性碘（^{131}I）相结合，是推荐的治疗方法。可以根据患者和肿瘤特征相关的预后因素进行风险组分类，每位患者必须考虑建立合理的个体化手术方案。早期情况可行单侧甲状腺叶切除术，但双侧受累、甲状腺外展、高危病例、有放射照射史或家族甲状腺癌或广泛的区域淋巴结转移者应行全甲状腺切除术。术中必须检查纵隔室的淋巴结（舌骨和胸骨上切迹之间的C_6水平及相关区域），如果淋巴结呈阳性或甲状腺外展，则必须进行纵隔室淋巴结清扫。近年来，内镜或视频辅助，甚至远程访问机器人在治疗甲状腺肿瘤中发挥重要作用，技术的改进源于美学原因（手术患者基本上没有颈瘢痕），但无论如何，必须始终尊重标准是，在不损害肿瘤完整切除的逻辑与结果下进行相关的保护患者美观的操作。

局部晚期甲状腺癌可扩散到纵隔上淋巴结和咽旁淋巴结，累及喉返神经、喉、气管或食管，分期为T_{4a}，对这类病变通常可切除。椎前筋膜的侵犯或颈动脉或纵隔大血管的被累及属于T_{4b}期，理论上这些病例被认为是不能进行手术切除的。在某些情况下，颈总动脉的有限侵犯可以作为一并切除和重建的候选，但通常需要做颈动脉球囊闭塞试验后进行[20]。根据风险分类使用^{131}I计划完成治疗；如患者年龄、远处转移的存在否、甲状腺外增长、肿瘤大小和淋巴结状态等因素。

（二）未分化癌

治疗 对于甲状腺髓样癌，建议行甲状腺全切除术合并中央淋巴结清扫术，侧颈剥离术在N^+病例中进行，但也可用于更晚期的肿瘤或术前降钙素水平较高的患者。如果累及上纵隔并累及颈总动脉或纵隔血管，手术是禁忌的。极具侵袭性的未分化甲状腺癌，最常见于老年患者，预后极差，除最终只能行姑息性气管切开术外，通常无手术指征。

三、唾液腺

唾液腺分为大唾液腺（腮腺、颌下腺和舌下唾液腺）和小唾液腺，为400～600个，分布在整个口腔黏膜下，从嘴唇到食管和气管。唾液腺肿瘤是罕见的，约占头颈部所有肿瘤的5%。大多数是良性的。

（一）临床特征

腮腺和下颌骨肿瘤表现为无症状的结节性肿块，面部无损害，而小的唾液腺肿瘤表现为黏膜下肿块，有时有溃疡。明确诊断或怀疑恶性肿瘤，需进行细针活检穿刺。诊断成像研究，如超声检查或 CT，则用于手术计划制定。

（二）组织学

最常见的是多形性腺瘤，主要发生在腮腺。嗜瘤细胞瘤、Warthin 瘤和肌上皮瘤是其他良性病变，但也可能发生许多其他类型的病变，而且并不罕见，最终的诊断是通过免疫组织化学研究做出的。最常见的恶性肿瘤是黏液表皮样癌和腺样囊性癌。一般来说，它们是低级别恶性肿瘤，往往有一个惰性过程。但高级别肿瘤具有很强的侵袭性，有局部和远处转移的风险，预后差。

（三）分期（表 1-9）

表 1-9　大唾液腺癌 TNM 分期

T_0	原发肿瘤
Tis	无原发肿瘤证据
T_1	原位癌
T_2	肿瘤<2cm，无实质外延伸
T_3	肿瘤>4cm 和（或）肝实质外延伸
T_{4a}	侵犯皮肤、下颌骨、耳道和（或）面神经
T_{4b}	侵犯颅底和（或）翼状板和（或）包裹颈动脉

改编自 AJCC Staging Manual

（四）治疗

良性或恶性涎腺肿瘤的治疗是外科手术，先完整切除，然后进行颈部清扫。对于腮腺肿瘤，保留面神经是强制性的，但在神经受累和牺牲的情况下重建可主要通过神经移植进行。在颌下腺，局部颈部清扫可能足以改善局部控制情况。高级别和高分期的肿瘤有很高的淋巴结转移风险，必须考虑颈部清扫。对于腮腺晚期恶性肿瘤，可行听道切除术和乳突切除术。晚期病例可采用放射治疗辅助控制肿瘤局部及局域性进展。颈动脉侵犯通常是手术切除的禁忌证，因为颈动脉与颅底接近，并且无法到达远端控制点，然而这对于最终血管重建是必要的。

四、血管异常：血管肿瘤和血管畸形

血管异常的管理涉及多学科的团队来治疗不同组的先天性和后天性疾病，血管异常是一组与血管形成细胞结构增生或血管结构发育异常有关的疾病。良性或恶性血管肿瘤和血管系统畸形被认为是广义的血管异常[21, 22, 27]。

血管异常和分类一直是主要问题，这些是容易导致诊断错误和向患者提供预后与治疗错误信息的原因之一[23, 24]。Mulliken 和 Glowacki 的开创性研究开启了当今了解血管异常的认知时代，国际血管异常研究协会（International Society for the Study of Vascular Anomalies，ISSVA）分类是目前使用最广泛的分类[24]（表 1-10）。经过几十年的国际讨论和改进，所有参与血管异常治疗的专业人员，包括外科医生、儿科医生、血液学家、皮肤科医生、放射科医生、病理学家、遗传学家和研究人员等，都认同了这种分类[25]。目前对血管异常的分类主要分为两大类：血管肿瘤和血管畸形。血管肿瘤包括良性肿瘤（如婴儿血管瘤、先天性血管瘤、化脓性肉芽肿）、交界性肿瘤（如血管内皮瘤、丛状血管瘤），以及恶性肿瘤（如血管肉瘤、上皮样血管内皮瘤等）[21, 22, 24, 26, 27]。理论上，血管瘤是指由血管生成障碍引起的真正良性肿瘤。血管畸形被认为是血管系统的先天性畸形，包括动脉、静脉、淋巴或毛细血管畸形及其组合。此外，它们可以细分为高流量和低流量病变，许多与已知的基因突变和复杂综合征有关。

（一）血管肿瘤

1. 婴儿血管瘤　婴儿血管瘤（infantile hemangioma，IH）是儿童最常见的良性血管瘤，白种人新生儿发病率约为 5%，以女性为主，发病率是男性的 3～5 倍。约 80% 在出生后的第 1 个月被发现，发病的首选位置是颈面部，占总体发生率约 60%[25, 27]。低出生体重、早产多胎儿和高龄产妇是危险因素[28]，婴儿血管瘤的皮肤（非内脏）形式可波及深部软组织和扩展。它们可以是浅表性

表 1-10 ISSVA 分类（2018）

血管肿瘤	血管畸形			
	单 纯	混 合	主要冠名血管	与其他异常有关
• 良性婴儿血管瘤 • 先天性血管瘤 • 局部性或边缘性 Kaposiform 血管内皮瘤 • 恶性血管肉瘤 • 上皮样血管内皮瘤	• 毛细管（C） • 淋巴管（L） • 静脉（V） • 动静脉瘘（A）	• CVM、CLM • LVM、CLVM • CAVM • CLAVM、其他	• 异常的起源 • 长度与直径、瓣膜、持续存在性	• Klippel-Trenaunay 综合征 • Parkes-Weber 综合征 • Sturge-Weber 综合征 • Mafucci 综合征 • CLOVES • CLAPO • FAVA • 其他

（仅皮肤）、深部（累及软组织、深入皮肤）或混合性。当影响一个解剖单位或大面积时，它们可以是局部或节段性的。节段性 IH 和多发性皮肤血管瘤（超过 5 处）与视神经血管瘤有更大的相关性，增加了并发症发生率和死亡率[28]。此外，节段性 IH 与并发症及其他结构异常增加了治疗需求性。

婴儿血管瘤具有典型的三期表现[29]。繁殖期（通常长达 12 个月）有一个快速的增长，能够承担相当大的尺寸与儿童的大小成比例，并潜在地造成功能和审美障碍。临床表现为实心、可压缩性、温热、病灶清晰。在 20% 的病例中，由于其大小或位置，生长可引起人体功能损害，并可能发生溃疡，导致疼痛、出血和继发感染。在结合期，随着内皮细胞的减少和纤维脂肪组织的替代，体积和颜色发生变化，这一过程的生物学特征是诱导细胞凋亡[30, 31]。增生期的结束和稳定退化期的开始各不相同，病变的大小也各不相同。当自发消退停止时，累及性血管瘤在损伤部位，可能会留下后遗症，如残余肿块、皮肤萎缩和毛细血管扩张等[32]。不同阶段的 MRI 表现不同。在增殖期，T_1 时，IH 与肌肉组织呈相等或低信号。可以通过注射对比剂显示均匀强化。T_2 序列表现为高信号，呈分叶状肿块。在对合期，序列 T_1 和 T_2 中，观察到可变的脂肪含量。在缠结期，IH 表现为无血管病变。T_1 表现为高信号病变（与脂肪相似），注射对比剂后无强化。T_2 表现为低信号（与脂肪相似），在梯度研究中无血流迹象。

婴儿血管瘤可影响气道，通常为浅表、单侧和声门下。症状通常在出生后 6～12 个月出现，Drolet 等和 Metry 的研究表明，典型的临床表现为声音嘶哑、喘鸣伴进行性阻塞性呼吸衰竭，可能需要气管切开术[21, 27]。脸颊、嘴唇、下颌骨和颈部（被称为“胡须区”）的血管瘤分布与上呼吸道伴随损伤的高发生率之间存在一定的关系。研究明确了在诊断位于“胡须区”的皮肤血管瘤时可采用上呼吸道纤维镜检查[33, 34]。在一些综合征中，由于其严重程度，如大脑后皮质畸形、颈 - 面血管瘤、动脉异常、心脏异常、眼异常和胸骨异常并存等，IH 存在最显著的 PHACES 综合征。

2. 其他血管肿瘤 先天性血管瘤：先天性血管瘤是良性的，在出生时就存在并完全发育。根据其出生后的演变，它们又分为三种类型，即快速对合、部分对合和非对合。与 IH 不同，先天性血管瘤不表达 GLUT1 标志物[35]。

Kaposiform 血管内皮瘤和蔓状血管瘤：因为有局部侵袭性或边缘性行为，它可能与 Kasabach-Merrit 现象（溶血性贫血、血小板减少症和凝血功能障碍）有关。组织学是典型的，梭形细胞增生，podoplanin 等标志物呈阳性[36]。

3. 治疗 绝大多数 IH 具有向完全消退的良好演化过程，在这些情况下，推荐的治疗行为是保守，但必须包括临床监测、照片记录和心理支持。主动治疗的指征可分为急诊指征和择期指征，治疗方式包括临床药物治疗和手术治疗。对于特殊情况下的良性肿瘤（功能损害，如视觉轴梗阻、气道梗阻和充血性心力衰竭）和交界性和恶性肿瘤（需要治疗病变本身和全身并发症，如 Kassabach-Merrit 现象）适用紧急治疗。相对治疗适应证是对因病变生长中有潜在畸形的病例，以减少未来可能发生的潜在并发症。目前婴儿血管瘤的临床治疗是基于使用全身口服 β 受体阻滞药，通过低不良反应的疗效巩固了它的适应证[37]。全身口服皮质类固醇现在被认为是第二种治疗方法，涉及皮质类固醇和其他药物，如 α-IFN，而这类药物很少用于局灶内注射。在卡波西样血管内皮瘤的病例中，最近的研究表明，使用 mTOR 抑制药，如西罗莫司（雷帕霉素），是有效的。

血管瘤的手术治疗必须遵守严格的技术准则。切除病变后的后遗症不应大于自发性退变所造成的后遗症，可以进行部分切除，有效解决问题，尽量避免复发。在危险地区由于死亡的威胁或功能损伤的危险而出现紧急情况时，建议及早治疗。在选择性的情况下，一些潜在血管瘤也可以考虑[38、39]，或者在鼻子、嘴唇和耳朵等生长中有可能毁容的部位血管瘤。对于浅表损伤首选局部内通路，或减少或隐藏瘢痕的通路，通常利用已经在美容面部手术中使用的经典方法[31]。β 受体阻滞药的大规模使用改变了治疗状况，对手术总数及其复杂性产生影响，使婴儿血管瘤的手术和临床管理有了新的视角，通过将药物治疗作为新辅助指征，可以减轻病变、促进切除或延缓手术时机。

（二）血管畸形

近年来，分子生物学和遗传学的研究进展为血管畸形提供了新的解释。多个体细胞和生殖细胞基因突变，以及异常蛋白质基因编码的变化被认为与特定血管病的发生、发展相关[40–42]。

血管畸形的临床表现是多种多样的(图 1–2)。超声检查是最简单且侵入性最小的影像学检查方法。多普勒超声检查可以提供重要的血流动力学信息，只是这种检查往往带有检查者的主观性，因而缺乏特异性。相比而言，血管 CT 检查具有更强的特异性。MRI 具有极高的灵敏度和特异性，它可以非常准确地区分肿瘤和血管畸形，并对血管畸形进行分型诊断。在 T_1 成像上静脉畸形通常呈现与肌肉组织的等信号影，而在 T_2 成像上呈高信号影。在 T_1 和 T_2 成像上均有静脉流空效应，使用钆剂造影，能区分静脉源性或淋巴管源性病变。在诊断高流量病变时，血管 MRI 能提供与血管造影相媲美的影像，并且具有无创的优点。

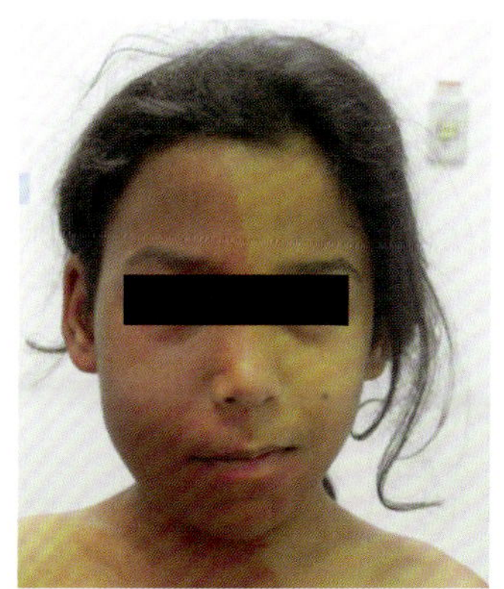
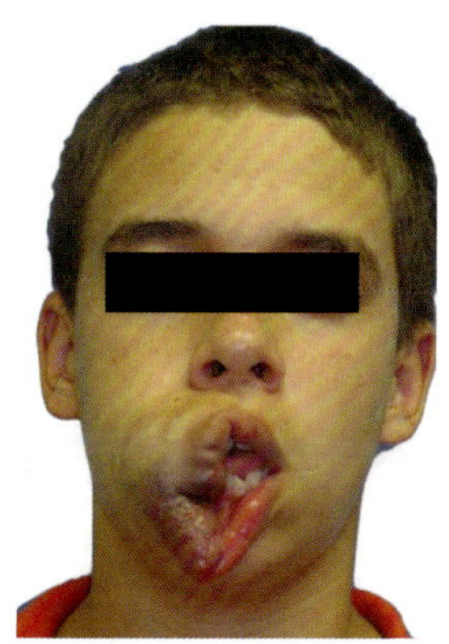
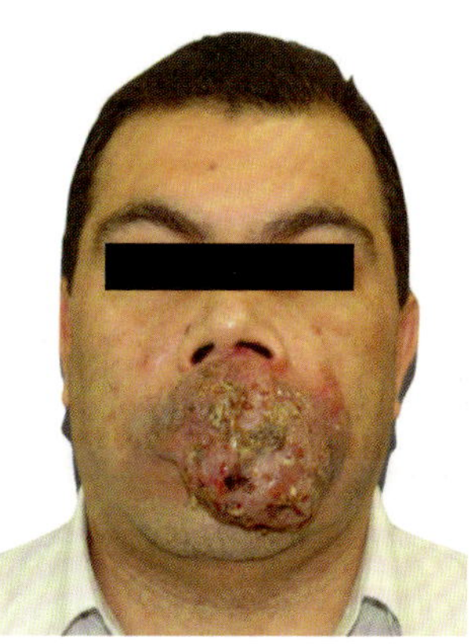
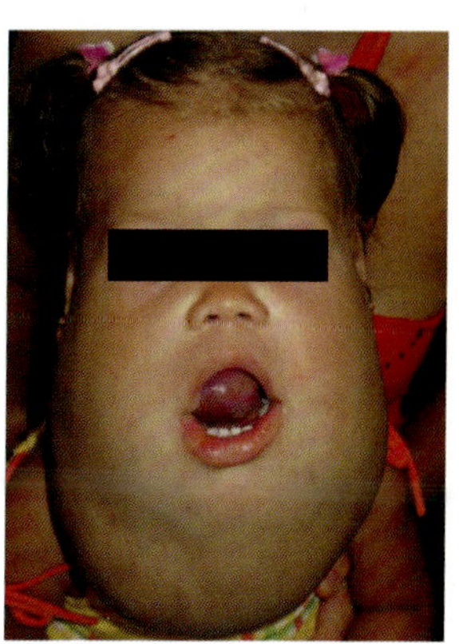

▲ 图 1–2 血管畸形的类型：毛细血管畸形、静脉畸形、动静脉畸形和淋巴管畸形

随着非侵入性检查技术的不断进步和广泛应用，仅仅为了明确诊断而进行的动、静脉造影在临床上用的越来越少了。然而，作为超选择性栓塞术和硬化治疗方法，动、静脉造影的临床价值变得越来越重要了。

1. 低流量血管畸形

(1) 毛细血管畸形：毛细血管畸形（capillary malformation，CM）的特征是真皮浅层动静脉之间的直接血管通道，形成了毛细血管网状扩张畸形，血管壁为薄层内皮细胞，也被称为“葡萄酒色斑”。毛细血管畸形属于先天性病变，表现为轮廓分明的扁平状斑块，男女发病均等，该病不会随着患者年龄的增长而消退，相反，往往伴随患者的成长而呈比例变大。病变区的颜色从淡粉色到暗红色不等，随着时间的推移，颜色会越来越深、越来越浓，可以表现为局灶性分布，也可呈广泛性分布，通常有按皮节分布的特点。

CM 与某些综合征有关。Sturge-Weber 综合征（*GNAQ* 基因突变）表现为面部毛细血管畸形，累及三叉神经眼支和上颌支分布区域，同时存在颅内和同侧眼脉络膜血管系统的异常发育。Sturge-Weber 综合征可能出现某些神经症状，如癫痫发作、偏瘫或神经运动发育迟缓等，也可能表现为由于出血和视网膜脱离引起的青光眼和失明等眼部症状。手术切除病变的毛细血管畸形虽然可行，但手术后遗症风险限制了其应用。激光治疗，是目前通用的方法 [43]。

真皮层血管内的血红蛋白对激光具有选择性吸收特性，可用于皮肤的美白治疗，而黑色素对能量的吸收可导致皮肤受损及色素沉着。波长为 577～585nm 的脉冲染料激光 FPPdl 是目前用于毛细血管畸形治疗的最常用激光之一。

(2) 静脉畸形：静脉畸形（venous malformation，VM）的发病部位和病变程度因人而异，有的一出生就存在，也有的在出生后一段时间才表现出来。静脉畸形可以是由多个相互连通的静脉湖（*PIK3CA* 基因突变）或静脉血管直接扩张（*TEK/TIE2* 基因突变）而成 [44]。病变具有可压缩性，受压时变小，随着压力解除而缓慢再充盈；可随体位的变化而变化，Valsalva 动作可以使静脉畸形更加明显。一旦有局部静脉炎形成，在体表可以触及硬性结节。

面部静脉畸形，常常累及口唇及眼眶周围，并且可能与颅内血管系统相连，产生相应的症状。口腔的静脉畸形，会引起局部解剖扭曲并影响牙齿咬合。更广泛的病变可导致瘀血引起的消耗性凝血障碍。最近的研究显示，患者体内 D–二聚体和纤维蛋白原水平的变化，可能提示存在局部血管内凝血。Bean 综合征（蓝色橡皮泡痣综合征）和 Klippel-Trenaunay 综合征（淋巴 – 毛细血管畸形）均有静脉畸形的存在 [45]。

静脉畸形的治疗可以选择手术切除或静脉腔内硬化治疗，后者通过经皮穿刺静脉造影来进行，可以同时观测其侧支循环情况。最常用的硬化剂是无水酒精、聚多卡醇（可与博来霉素联用）和十四烃基硫酸钠。硬化剂的使用需经专门培训，避免血管外注射引起的大量组织坏死。治疗方法有多种组合，可以是外科手术为主，也可以先期行硬化剂局部注射治疗后再手术切除。有些血流缓慢、灌注压较低的静脉畸形，可采取分段、一点点切除的策略 [46]。

(3) 动静脉畸形：与其他血管畸形相比，动静脉畸形（arteriovenous malformations，AVM）相对罕见 [47]，而且表现各异，使得建立标准化治疗方案颇具挑战，很多时候都要采取个体化治疗方案，在超大病灶更是如此 [48]。现在的共识是，治疗动静脉血管畸形需要多学科团队协作，至少应包括外科医生和介入放射科医师 [30, 48–51]。

未经妥善处理的 AVM 会逐渐增大并可能对患者造成伤害，严重时可能出现致命大出血。治疗上需要考虑病变位置、面部损害、既往出血史、功能损害及美观因素等综合信息。治疗工作由多学科的协作团队开展，组成人员应包括整形外科医生、头颈外科医生、介入放射科医生、麻醉师、病理学家和心理学家等。常规手术风险较高，而单纯的血管内栓塞治疗往往无法维持疗效，因此，联合采用超选择性栓塞（superselective embolization，SSE）与手术切除成为更为可行的方法。在超选择性栓塞过程中，通常采用永久性栓塞材料，如生物胶（丙烯酸蛋白胶）、金属弹簧圈、Onyx 胶（乙烯 – 乙烯醇聚合物 + 二甲亚砜 + 钽粉）或乙醇，并力求从病灶远端开始逐步彻底栓塞[52–54]。

复杂动静脉畸形的治疗，可能需要多次栓塞，以切实控制出血或遏制疾病进展，为手术切除创造最佳条件。在手术前 72h 进行超选择性术前栓塞，有助于减少术中出血[30]。

术前栓塞常使用可吸收颗粒，其栓塞部位较接近病灶近端，而超选择性栓塞则更深入至病灶内部，两者具有一定的区别。术前栓塞的目的是为了减少术中出血，理想情况下，是通过择期手术，将病灶完整切除。对于较小的颅外病变，血管内栓塞或许能取得一定效果；但对于大型动静脉畸形，仅能暂时抑制其生长及减少出血。有时，即使初始栓塞看似成功，也可能因周围组织代偿性血供增加或对侧血流补偿，导致未能实现预期的血管闭塞效果，并且伴随有新生血管形成，增加了手术难度。因此，有必要采取更为积极的栓塞措施，但这也可能导致局部组织缺血或坏死，对手术技巧要求极高。即便经过根治性切除，术后复发问题仍然棘手，这与手术切缘血管再生相关联。基因突变相关药物的研发成功，为这类疾病提供了更有前景的替代治疗方案[55, 56]。

(4) 淋巴管畸形：从组织学上讲，淋巴管畸形（lymphatic malformations，LM）是充满淋巴液的大小不等的囊肿，囊肿壁由内皮细胞构成[57]。淋巴管畸形分为微囊型、巨囊型和混合型，临床表现与病变的大小有关，有些患儿一出生就患病或者出生后不久开始显现。微囊型淋巴管畸形囊内出血时局部皮肤呈现青紫色，巨囊型淋巴管畸形囊内出血临床表现各异。淋巴管畸形位于头颈部者占 60%～75%，其次是腋窝和纵隔区，可能与这些区域丰富的淋巴系统分布相关[58–60]。

淋巴管畸形最常见于颈底部，这其中又以面部下半部分最为多见，耳、舌、口唇及口腔黏膜均可受累。这类疾病可导致局部组织肥大或畸形，表现为诸如巨舌症、巨唇症，下颌肥大等[61]。口腔底部、口咽和颈部的广泛病变通常会使气道受损。颈部淋巴管畸形可压迫咽部、纵隔和气管，导致呼吸困难[58]。面部淋巴管畸形，常导致气道阻塞和严重的扭曲变形。靠近骨骼的淋巴管畸形，会引起骨性肥大，导致牙齿咬合不全及关节紊乱等。超声和 MRI 对确定病变的部位、大小和范围及手术预期效果，有重要参考价值。非浅表的淋巴管畸形，首选 MRI 检查确定病变的范围，T_1 加权像呈中等信号，T_2 加权像为高信号，使用对比剂无强化表现。由于血红蛋白降解，伴有出血的巨囊型淋巴管畸形，T_2 加权像呈现低信号[60]。

历史上，淋巴管畸形的一线治疗方法是手术切除。手术效果肯定，但手术切除范围过大，麻醉风险较高，还有高复发率和高并发症的弊端。因此，临床上期待更加微创的治疗方法。近几年，硬化治疗已经成为一种很有前景的替代方法[62]。与手术相比，硬化剂治疗对病变周围神经和血管的损伤小，没有瘢痕，没有手术不能完全切除相关的复发问题[61]。在微囊型淋巴管畸形的治疗中，抽出内容物并注射硬化剂，如博来霉素和多西环素等，已经显示出令人鼓舞的治疗效果。

（三）青少年鼻咽纤维血管瘤

尽管希波克拉底在公元前 5 世纪就已经描述了青少年的鼻腔肿瘤，但直到 1940 年，这些肿瘤才被命名为血管纤维瘤。目前，该病被称为青少年鼻咽纤维血管瘤（juvenile nasoangiofbroma，JNA），占头颈部所有肿瘤的 0.05%～0.5%，发病率为 1：150 000[63–66]。丹麦的一项研究确定，JNA 的年发病率为 0.4/100 万，中位年龄 15 岁。然而，当仅考虑高危人群（10—24 岁的男性青少年）时，JNA 的年发病率为 3.7/100 万[67]。

JNA 主要在青春期发病，以 10—25 岁、男性多见，10 岁之前发病少见。由于女性，尤其是绝经后的成年女性发病少见[68]，所以说 JNA 是专门或主要影响青春期男孩的疾病[65-67]。也有少女或孕妇罹患该病的散在报道[69, 70]。女性或成年男性的 JNA 患者，以及位于鼻中隔或鼻序窦的类似病变，有可能是血管瘤性息肉、上颌窦后鼻孔息肉或血管瘤，须从组织学和遗传学角度进行仔细评估、鉴别。这些属于非典型性 JNA 病例，有着不同于典型 JNA 的临床表现，前者术中出血较少[71, 72]。

19 世纪以来，研究者对 JNA 的病因进行了长达 150 多年的探索。起初，人们认为 JNA 起源于纤维组织，但随着研究深入，在 20 世纪时观点转变为更倾向于血管源性。尽管如此，关于 JNA 的确切起源仍然存在争议，并未达成一致意见。还有理论认为 JNA 起源于上颌内动脉末端的副神经节，或异位血管组织，甚至可能是错构瘤[73]。通过组织学和电子显微镜的深入研究，学者们进一步发现 JNA 不是严格意义上的肿瘤，而更像是一种原因不明的血管畸形[74]。此外，研究还揭示了 JNA 与胚胎发育过程中第一鳃弓动脉系统的潜在关联，特别是与位于翼管内的血管有关。这一发现有助于解释为何 JNA 偏好在鼻咽部位发生[73]。然而，这些并不能解释 JNA 病例的所有临床特点，也不能解释为什么这种疾病主要影响青春期男孩。

多项遗传学研究证实 JNA 中雄激素受体的存在，并且通过免疫组织化学方法进一步确定该肿瘤对雄激素具有依赖性，这就解释了为什么该病多见于男性青少年。然而，相关研究结果并非完全一致，还存在一定的矛盾之处。尽管大多数研究文献均支持 JNA 中雄激素受体表达水平显著增高[67, 72, 73, 75]，但在寻找雌激素受体和孕激素受体表达方面却存在差异，这可能是由于研究中使用了不同的单克隆抗体所产生的技术性差异[75]。对 JNA 中雄激素受体表达及对 Y 和 X 染色体变化的研究显示，Y 染色体显著缺失，而 X 染色体显著增加，这一变化可能暗示着雄性激素在疾病发展过程中的重要作用。此外，研究还发现了 β-catenin 信号通路在 JNA 中存在过度表达的现象，β-catenin 被认为是雄激素受体的一个共同激活因子，在 JNA 发病中发挥作用[73]。

数据表明，使用抗雄激素药物和雌激素可以缩小 JNA 病灶。尽管并非所有情况下都能在 JNA 病灶中检测到雌激素受体，但雌激素可以通过其对雄激素的拮抗作用达到治疗效果[76]。

从组织学上看，JNA 是一种纤维组织内的富血管肿瘤，没有包膜。据观察，JNA 可能起源于鼻咽、蝶腭孔区域或靠近翼管开口的翼腭窝内侧组织[65, 66]。对 72 名 JNA 患者的 CT 分析显示，其起源于蝶腭神经节后面的隐窝中，该隐窝由靠近翼管开口的腭骨蝶突和翼骨内侧板形成。当 JNA 向鼻腔内侧生长时，CT 影像上在蝶腭孔的后缘可以看到病灶的存在。因此，尽管存在一些争议，JNA 似乎确实起源于蝶腭孔附近，并向内延伸到鼻腔，向外侧延伸到翼腭窝和颞下窝，向上延伸到眶下裂，向后侵犯蝶窦[77]。JNA 呈黏膜下生长，可致一些患者发生局部骨破坏，甚至可以侵犯到邻近颅骨，尤其是中颅窝[63, 64]。

JNA 的典型症状是单侧鼻塞，多表现为男性青少年的反复流鼻血。累及颞下窝或眼眶的晚期病变可导致肿胀、面部畸形、斜视、眼球突出及复视等[64]。鼻镜或鼻内镜可发现鼻腔后部延伸至鼻咽的病变。

鉴于 JNA 血供丰富，活检有大出血风险，因而禁忌。JNA 主要通过病史询问、查体、鼻内镜及 CT、MRI 检查而确诊[77]。

影像学检查可以清晰显示病变范围及与相邻结构的毗邻关系。CT 影像上呈现以蝶腭孔为中心的异质性病变区，增强 CT 可进一步明确诊断。翼腭窝肿瘤的生长会使上颌窦的后壁向前弯曲突出，被称为鼻窦征或 Holman-Miller 征（图 1-3A）。病变在翼腭窝内横向生长，穿过翼上颌裂，到达颞下窝、眶下裂，累及三叉神经的上颌神经（V_2）并侵犯眶尖（图 1-3B），通过眶上裂蔓延到颅中窝。病变从翼腭窝向后生长，沿着翼管（图 1-3C）可直接侵犯翼骨基底和蝶翼，从而侵犯海绵窦和颅中窝[77, 78]。

JNA 的 MRI 成像中，病灶在 T_1 加权像上表现为低至等信号强度，在 T_2 加权像上表现为等至高信号强度，有显著的异质性分布。增强 T_1 加权像上，病灶内存在流空效应及强化表现[79]（图 1-3D）。MRI 成像在评估颅内侵袭程度和术后复发方面优于 CT[78]。JNA 的主要鉴别诊断是炎性息肉、血管瘤样息肉、血管周细胞瘤、淋巴瘤和横纹肌肉瘤等。

JNA 的分期主要基于影像学检查，目前还没有达成统一共识。已经提出的分期有多个版本，其中使用最多的是 Chandler 等[80, 81]提出的匹兹堡分期。匹兹堡分期的理念兼顾了影像学检查和术前栓塞的综合考量。该分期与术中失血量、病变能否全部切除及肿瘤复发概率有很强的关联性，是预测手术难度的良好指标[82]。动脉造影有助于诊断，但更多用于了解肿瘤的血供及术前栓塞[82]。JNA 的主要血供来自上颌内动脉及其终末分支，根据肿瘤的大小不同，可能会有翼管动脉、咽升动脉和对侧颈外动脉系统的血管参与供血[64]。小肿瘤病灶通常仅通过上颌内动脉供血，主要来自蝶腭动脉、腭降动脉和上牙槽动脉[66, 79]。然而，随着肿瘤的生长会使蝶窦、咽旁间隙及颅内受累，咽升动脉、脑膜中动脉和面动脉等开始参与肿瘤供血。此外，研究发现颈内动脉，尤其是翼管支，以及对侧颈外动脉参与肿瘤供血[83]的比例可以高达 40%[84]。

手术是 JNA 治疗的最佳方式，可选择内镜手术、开放手术或联合手术。手术面临的最大挑战在于减少术中出血、确定手术路径、降低复发率及如何控制肿瘤的生物学行为等[65]。JNA 血供丰富，已经有术中发生致命大出血的报道[85]。

曾经被广为应用的经硬腭进路、硬腭加颊侧切口进路、经鼻侧切开术、Le Fort Ⅰ型上颌骨

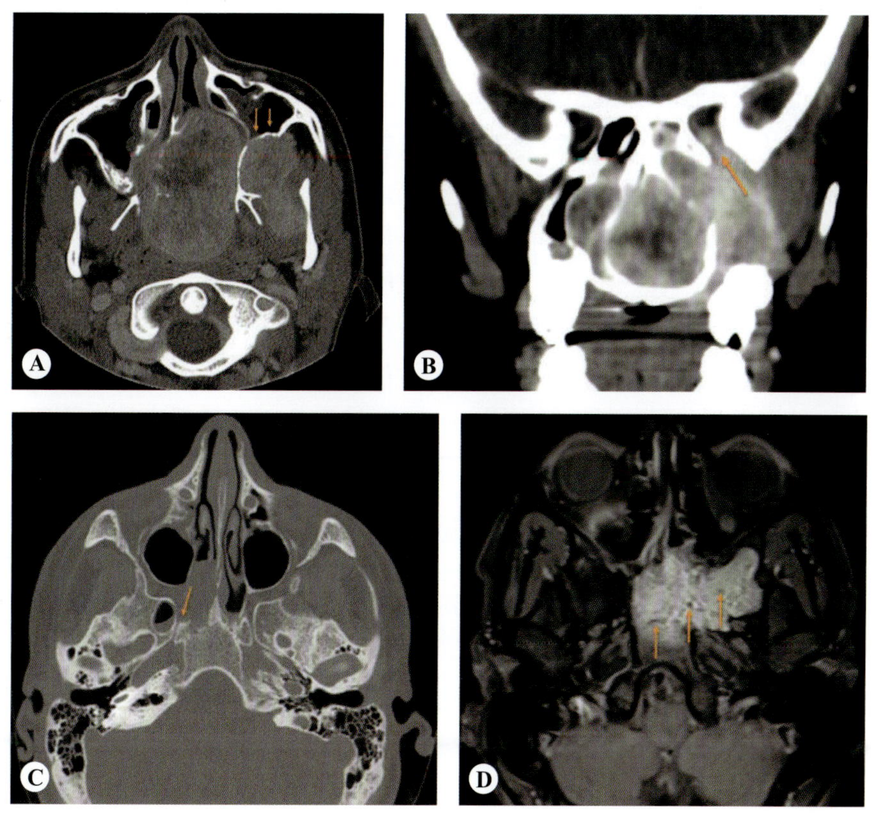

▲ 图 1-3 **A.** 青少年鼻咽纤维血管瘤（JNA）（轴向）**Holman-Miller** 征（箭）；**B.**（冠状）**JNA** 侵犯眶下裂（箭）；**C.**（轴向）显示病变累及翼管；**D.** 增强 T_1 加权像上病灶内存在流空效应（箭）

切除术、颅颌联合进路手术，已逐渐被内镜入路所取代，内镜手术在过去 20 年得到广泛发展和使用，甚至已用于延伸至颞下或颅内的肿瘤治疗 [86]。与内镜手术相比，开放手术除了面部瘢痕外，还会导致上颌神经（ V_2 ）走行区和眶下区感觉异常、分泌性中耳炎、咀嚼肌痉挛及泪道狭窄等 [64]。学习曲线对内镜手术结果有重大影响，与最初报道相比，近期手术的并发症更少，复发率或不完全切除率更低 [78]。

随着手术技术的不断进步，影像诊断手段的持续发展及对颅底解剖知识的深入探究，使得手术治疗效果得到显著提升。在内镜手术领域，手术器械设计、摄像技术的迭代升级与手术策略的日益优化，共同推动了 JNA 的适应证的拓宽。相较于传统手术，内镜手术在减少术中出血量、缩短住院周期、降低术后并发症发生率、抑制肿瘤复发风险等方面展现了更多优势 [87]。

大多数研究者一致认为，手术前 24～48h 对病灶实施栓塞治疗，可显著减少术中出血 [63, 64, 67, 78]。曾经有争议认为，由于难以确保将所有供应肿瘤的血管进行了栓塞，可能会增加 JNA 术后复发的风险 [88]。现在医学界已达成共识，即术前栓塞不仅有助于实现病灶的完整切除，还能够有效降低肿瘤复发的可能性，这一原则在采用内镜手术技术时体现得尤为明显 [65]。

文献报道 JNA 术后复发率存在显著差异，部分数据甚至超过 50%[88]。有研究表明，JNA 术后高复发率可能与多种因素相关联，包括但不限于肿瘤诊断时已处于较晚期阶段、围术期大出血、选择传统开刀手术、手术团队尚不成熟等因素相关。大多数复发见于术后 2 年内，因此建议用 MRI 进行定期随访 [64, 67]。需要注意的是，一些小的残余病灶有可能自行萎缩或保持无症状状态 [77, 88]。当肿瘤有复发趋势或出现临床症状时，首选手术治疗。

肿瘤复发的主要原因之一是原发病灶未能得到彻底切除 [89]。多项研究一致表明，术后复发与病变侵犯翼突基底及翼管区域的程度密切相关 [65, 77, 82, 89]。即使在显微镜辅助下进行精细手术，也不能确保完全去除可能隐藏于松质骨内的残余病灶。术前影像学检查可以评估 JNA 对翼管的侵袭情况（图 1-3C），在缺乏明确影像学依据的情况下，通过术中活检病理结果也能确定是否有肿瘤残留。数据显示，即便手术医生认为已将肿瘤完整切除，在实际操作中仍有高达 20% 的病例发现翼管内有肿瘤残存 [89]。因此，为了降低复发风险，无论术前影像学检查是否显示受到肿瘤侵犯，均建议对所有病例在肿瘤切除后常规进行翼管清理。该项手术操作，有望缩短手术时间并从根本上减少甚至杜绝肿瘤的复发 [89, 90]。由于内镜技术能更便捷地对该区域病灶进行清扫，因此，可以显著降低术后肿瘤的复发率，即使对于病情进展到晚期的病例，也表现出较低的复发概率 [64]。

JNA 的放射治疗并不常用，但在特定病例中能够稳定病情，甚至缩小肿瘤体积。一项针对 55 例接受放射治疗患者的系列研究显示，给予 30～35Gy 的辐射剂量，足以控制其中 80% 病例的发展 [91]。对于有较大病灶残留且有症状的患者，放射疗法特别是伽马刀治疗具有明显益处，可以改善症状。当病变侵及海绵窦、视神经等重要组织结构，或拟行开颅手术的患者，推荐使用伽马刀稳定病情。另外，对于有多次复发风险及肿瘤进展的高危患者，也应当考虑接受放射治疗 [64, 77, 78]。

尽管 JNA 不被认为是一种全身性疾病，但有报道称，在少数复发、有症状且不适合手术或放疗的患者，联合使用长春新碱与放线菌素 D 或多柔比星与达卡巴嗪进行化疗，取得了较好的治疗效果 [78]。也有关于使用贝伐单抗、西罗莫司、依托泊苷、塞来昔布和沙利度胺进行化疗的报道，但临床效果并未取得一致性 [92]。

对于青春期后且不具备手术指征的 JNA 患者，或者作为术前缩小肿瘤体积以提高手术成功率的新辅助治疗手段，激素疗法展示出一定的治疗效果。作为一种具有抗雄激素作用的药物，在

JNA 的治疗中，氟他胺显示出很有希望的前景，但由于其可能带来的不良反应问题，目前并未广泛应用于常规治疗方案中[79, 89]。

最后，文献中有多例关于 JNA 自发性消散的报道，其中甚至包括了那些已经侵犯到颅内的病例[77, 83]。研究发现，随着患者年龄的增长，JNA 病灶中的纤维化成分会逐渐增多，这一变化有助于肿瘤体积的自然消减[77]。

对于治疗后的 JNA 患者，建议采用鼻内镜和 MR 进行定期随访，前 2 年每 6 个月 1 次，以后每年 1 次，至少随访 5 年[66, 67]。

（四）头颈部副神经节瘤

副神经节是由源自神经嵴的非神经细胞组成，广泛分布在人体各处，与自主神经系统密切关联。交感副神经节与肾上腺髓质及骨盆、腹膜后、椎旁和椎前神经链的交感神经关系密切。副神经节肿瘤通常会产生儿茶酚胺，发生于肾上腺髓质的称为嗜铬细胞瘤。与交感神经链相关的称为肾上腺外嗜铬细胞瘤或交感神经副神经节瘤（北美神经内分泌肿瘤学会，神经内分泌肿瘤诊断和管理共识指南：嗜铬细胞瘤、副神经节瘤和甲状腺髓样癌，2010 年）。副交感神经副神经节主要分布在头部和躯干，通常沿着迷走神经和舌咽副交感神经分布，在颈总动脉分叉处的颈动脉体也有分布。副交感神经副神经节的肿瘤很少产生血管活性物质，分为颈部副神经节瘤和颞骨副神经节瘤。

头颈部副神经节瘤（head and neck paraganglioma，HNPG）的年发病率为 1/100 000～30/100 000，占头颈部肿瘤的 3%。胚胎发育上，副神经节瘤起源于与自主神经系统共同迁移的神经嵴细胞[93]。这类肿瘤因其原始解剖位置而命名，其中以颈动脉体副神经节瘤（carotid body paragangliomas，CBPG）最为常见[94]。其他常见的是鼓室、颈静脉和迷走神经副神经节瘤[95]，喉部、甲状腺和食管等部位非常罕见[96, 97]。

1. 颈动脉体副神经节瘤的临床表现与放射学评估 HNPG 的临床表现差异很大，可能在头颈影像学检查中偶然被发现[98]，也可能出现临床症状才来就诊。CBPG 最常见的临床症状是下颌角下方的搏动性肿物、听力减退、声音嘶哑、吞咽困难及脑神经麻痹等。查体可以发现，肿块在水平方向上是可推动的，但在垂直方向上不可推动，临床称为 Fontaine 征。与嗜铬细胞瘤不同，具有激素活性的 HNPG 会产生去甲肾上腺素，可能表现为头痛、心悸、多汗、发作性高血压等，尽管临床症状具有高度的特异性，但这种情况非常罕见[99]。

CT、MRI、超声、血管造影及核素扫描均可用于诊断 HNPG。

CT 影像上 CBPG 中表现为下颌角附近颈动脉间隙内肿物，导致颈内动脉和颈外动脉侧向分离，这被认为是最具标志性的影像学特征。肿物在增强 CT 表现为明显的均匀强化，提示其血供丰富，如果有瘤内坏死或出血，肿物会异常增大，增强 CT 时强化不明显[100]。CBPG 在 MRI 表现为 T_1 加权成像呈等或略低信号，在 T_2 加权成像为高信号。肿瘤内部见多发蜿蜒迂曲及点状血管流空信号，是该病 MRI 上一个特征性表现，称为“胡椒盐征”，提示肿瘤血管内血流速度较快。“盐”是指由于血流缓慢或出血而引起的高信号区域，“胡椒”指 T_1 和 T_2 加权像上肿瘤血管的多个流空信号[101]。

血管造影曾是 CBPG 诊断的重要手段，但是现在仅在术前栓塞或保守治疗时应用。检查可发现血管增生显著，供血动脉粗大且繁多，肿瘤浓染，快速排空等[102]。

特定的多普勒超声模式可用于确诊 CBPG，通常作为初诊时首选的检查手段，但制定 CBPG 手术方案时，通常依据 CT 和（或）MRI 影像所见[103]。

在 Shamblin 分类中，必须记录所有患者术前影像学检查的重要发现。这最初是根据手术记录建立的，揭示了分型与手术风险的明确关系。

- Ⅰ型：肿瘤局限于颈动脉间隙。
- Ⅱ型：部分包裹颈动脉。

- Ⅲ型：肿瘤完全包绕至少一条颈动脉[104]。

通过术前MRI检查，能够确定肿瘤与颈内动脉的最大接触范围，并据此对肿瘤进行Shamblin分类。Ⅰ型的最大接触范围为180°，Ⅱ型在180°～270°，Ⅲ型超过270°[105]。

迷走神经副神经节瘤通常起源于迷走神经的下神经节，即两个迷走神经节靠下的下一个，也可以沿迷走神经及其分支的任何部位发生。临床上，这种肿瘤通常表现为位于下颌角后方颈部的一个肿块，初期可能并无其他症状。神经功能障碍通常出现于疾病的晚期，往往预示恶性病变。与颈动脉体瘤不同的是，迷走神经副神经节瘤会将颈动脉体及颈动脉推向前方，但不会导致血管分散。CT和MRI所见与CBPG相同。这些肿瘤可能会通过颈静脉孔向上侵入后颅窝，因此，影像学检查时应包括这些结构，确保进行全面评估[106]。

核素成像无助于HNPG手术方案的制定，其主要价值在于多灶性或转移性病灶的筛查。适用于恶性肿瘤高危基因突变患者，或无法进行基因检测的年轻患者[107]。

最常用的核素扫描包括^{123}I/^{123}I-MIBG闪烁成像和^{111}In-DTPA闪烁成像。对于副交感神经副神经节瘤而言，^{111}In-DTPA优于^{131}I-MIBG，两者的灵敏度分别为89%～100%和18%～50%[108]。对于HNPG患者而言，首选^{111}In-DTPA（欧洲核医学实践指南/2019年核医学与分子影像学会关于嗜铬细胞瘤和副神经节瘤放射性核素成像程序标准）。PET在副神经节瘤患者中的应用日益增多。最常用的示踪剂是^{18}F-FDG和^{18}F-FDOPA。值得注意的是，所选择的示踪剂可能受到潜在肿瘤基因突变的影响。理想情况下，副神经节瘤综合征1型、2型和3型用^{18}F-FDOPA扫描，而4型用^{18}F-FDG扫描[109]。其他示踪剂，如^{68}Ga-DOTATATE/^{68}Ga-DOTATOC PET，适用于SDHB基因突变患者的术前检测[110]。

尽管大多数患者属于非功能性HNPG，但如果忽视了功能性HNPG，将给患者造成不幸。因此，应对所有HNPG患者进行生化检测。根据其起源不同，这些肿瘤可能分泌任意组合的儿茶酚胺，但由于其分泌呈阵发性，单做一次检测可导致高达30%的患者误诊。为此，应检测血液循环中持续释放的代谢产物。多项研究显示，测定甲氧基肾上腺素优于直接测量母体儿茶酚胺[111]。美国内分泌学会建议，对于嗜铬细胞瘤和副神经节瘤的初步筛查测试，采用检测血浆游离甲氧基肾上腺素或尿液甲氧基肾上腺素（嗜铬细胞瘤和副神经节瘤：内分泌学会临床实践指南）[126]，辅以多巴胺和血浆3-MT检测，以确定肿瘤的生化表型[112]。

HNPG疑似患者，影像学检查可作为确诊依据，无须进行术前活检。术前活检可引起肿瘤出血的风险，导致颈部肿胀、压迫呼吸等，对于具有激素活性的肿瘤患者，此类操作更是被严格禁止。若怀疑存在转移性病灶，需进行^{123}I-MIBG或^{68}Ga-DOTATATE/^{68}Ga-DOTATOC PET的功能性成像以明确诊断，无须进行病理学检查[113]。

2. 颈动脉体副神经节瘤的治疗 HNPG的治疗必须综合考虑现有医疗条件、并发症风险及患者自己的意愿。一般来讲，观察、手术和放射治疗均可作为一线治疗方案。

患有多种伴发疾病、不宜接受高风险手术，或者不愿接受手术治疗的患者，可以选择观察治疗。一项回顾性研究发现，HNPG生长缓慢，其倍增时间为0.6～21.5年（中位时间4.2年），约40%的患者在随访中肿瘤增长不足20%[114]。有些学者认为，早期手术的术后并发症风险较低，因此，对于适合手术的患者，应避免采取观察策略[115]。然而，另一些观点则主张只有最大直径小于3cm的ShamblinⅠ或Ⅱ级病变才适合选择观察治疗。

手术是治疗HNPG的主要手段，手术的关键在于术中精细解剖，彻底切除肿瘤。切口可以选择沿胸锁乳突肌前缘，或沿颈部皮肤皱褶做水平切口，基于美观考虑，我们倾向于选择后者（图1-4A）。接下来，解剖并修复肿瘤下方和上方的颈总动脉及其分支。最后，在血管外膜下将肿瘤从血管壁剥离。理想情况下，应将瘤体周围的神经和血管完好无损地分离出来（图 1-4B），结扎并牵拉颈外动脉有助于颈内动脉的显露、剥离，但非必要不建议。在某些情况下，特别是对于 Shamblin Ⅲ级肿瘤患者（图 1-4C），可能需要使用自体静脉或人工血管进行血管修复或重建。如果术前血管造影显示侧支循环良好，可以不使用临时转流器，直接用大隐静脉移植物完成血管重建，如果侧支循环不好，则需要使用临时转流器（图 1-4D）。

考虑到颈淋巴结是最常见的转移部位，有学者建议在进行颈动脉体或迷走神经副神经节瘤手术时，实施预防性颈部淋巴结清扫术。然而，此类研究的病例术较少，缺乏足够的文献证据支持预防性颈部淋巴结清扫术优于治疗性颈淋巴结清扫。CBPG 的胚胎起源为第三鳃弓，对应于颈部Ⅱ和Ⅲ淋巴引流区，可能作为该理论的例证。大多数外科医生会切除可疑的淋巴结，在充分显露肿瘤及颈动脉时，也会选择切除邻近淋巴结。一般情况下，并不推荐常规进行系统的颈淋巴结清扫术[116]。

对于功能性 HNPG 的患者，应在栓塞和手术前使用抗高血压药物。首选 α 受体阻滞药，其次是 β 受体阻滞药，来控制心律失常、心动过速或心绞痛。如血压控制不充分或无法耐受 α 受体阻滞药的不良反应，可以加用钙离子拮抗药。术前治疗是为了避免术中发生高血压危象，适当扩容可以对抗儿茶酚胺引起的血管收缩导致的血容量减少，从而避免肿瘤切除后出现低血压。对于非功能性 HNPG 的患者，无须使用上述药物[117]。

与所有的手术一样，HNPG 切除术也有并发症风险。一项 183 例 CBPG 手术患者的研究中，36 例出现术后并发症，占比 19.7%。最常见的并发症是脑神经功能障碍，涉及 16 例患者（8.7%），其中 10 人（5.5%）出现长期后遗症；其次是其他头颈部神经损伤，涉及 12 例患者（6.5%）；3 例患（1.6%）者出现术后血肿；2 例（2.0%）患者术后脑卒中；无术后死亡病例[20]。日本的一项多中心调查显示，在 94 例接受手术的患者中，有 55 例发生了术后并发症，其中包括一例脑卒中。最常见的是第Ⅹ对脑神经麻痹[118]。另一项来自英国的多中心研究显示，并发症的发生率为 33%，死亡率为 1%。主要的并发症为脑神经麻痹，占所有患者的 19%[103]。

是否有必要进行术前栓塞（presurgical embolization，PE）一直是个争论的焦点。对此，文献证据是矛盾的。不同研究显示，PE 本身导致脑卒中的风险低于 1%～2%[119]，其主要预期效果是减少术中出血和缩短手术时间。有些报道认为此举无效[120, 121]；也有一些报道显示，PE 能够显著降低术中失血量[122, 123]，但仅限于直径超过 3cm 的肿瘤患者[124]。一项 133 名患者的队列研究中，PE 确实减少了失血量，但对手术时间或

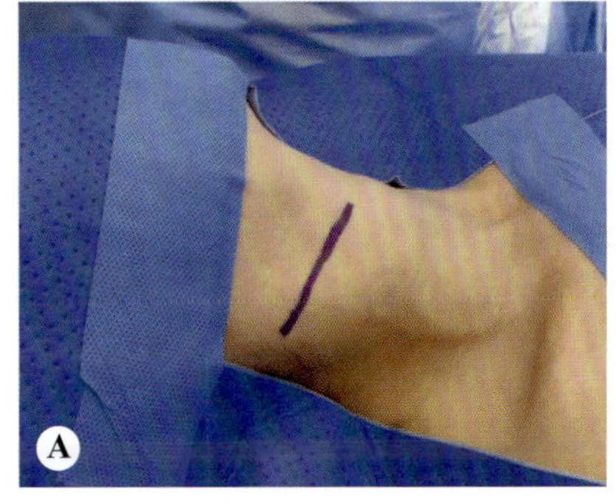

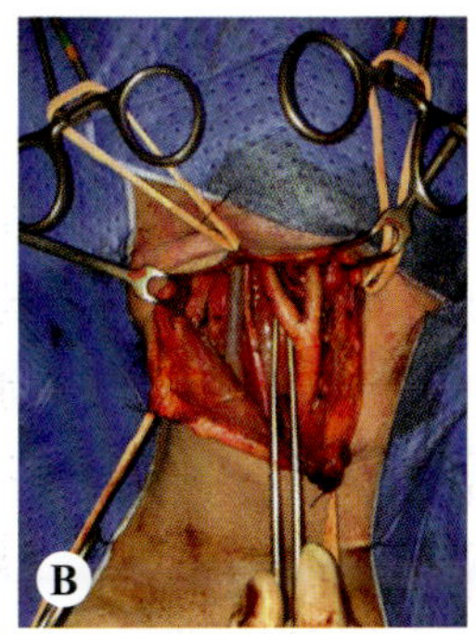

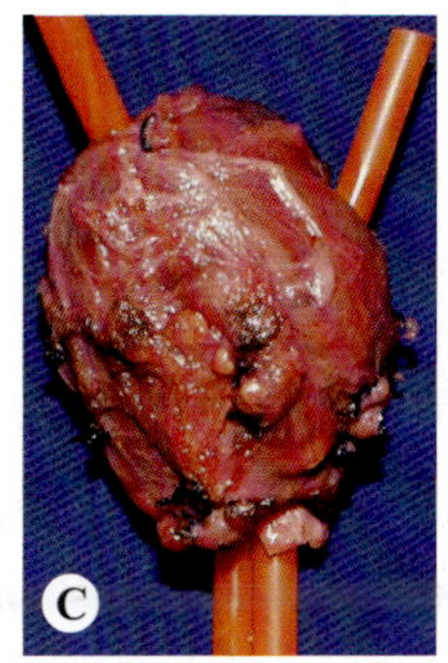

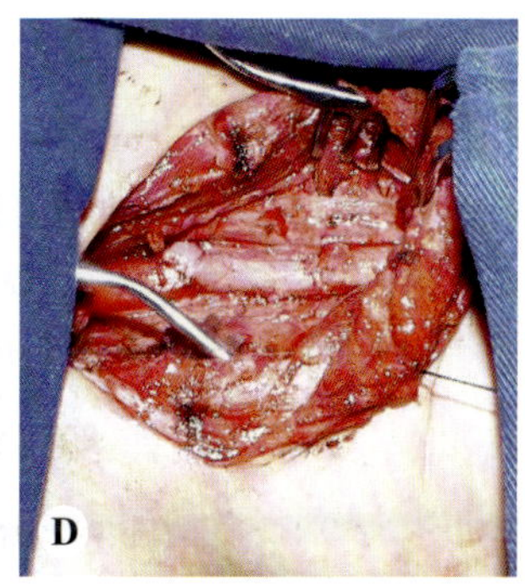

▲ 图 1-4 颈动脉体瘤手术展示

A. 沿颈部皮肤褶皱做切口；B. 肿瘤切除后，保留了重要的神经血管结构；C. Shamblin Ⅲ肿瘤，颈动脉体被包裹；D. 颈动脉体瘤切除后，利用大隐静脉移植物重建颈内动脉

术后并发症并无影响[125]。日本的一项系列研究表明，接受PE治疗的Shamblin Ⅰ和Shamblin Ⅱ患者，手术出血无显著增加，而Shamblin Ⅲ患者PE后，手术出血反而增加了[118]。其他研究显示，无论是否进行PE，手术失血量和手术时间均无显著差异[126]。一项包括25篇已发表论文的Meta分析表明，PE显著减少了手术失血量和手术时间，但该研究被认为有较高的偏倚风险。术后指标，如脑神经麻痹、脑卒中和住院时间，则是否不受PE的影响[127]。

放射治疗（radiotherapy，RT）简称放疗，是局部治疗HNPG的方法。RT的目的是控制肿瘤生长和巩固治疗效果。对于HNPG，既可采用外照射放疗，也可采用立体定向放射治疗，根据影像学评估确定其治疗范围。将治疗后肿瘤的继续生长定义为局部复发，在一项131例患者、156个肿瘤病灶的研究中，局部复发率为3.2%[128]。HNPG放疗的并发症主要有口腔黏膜炎、放射性皮炎、分泌性中耳炎、长期听力下降、垂体功能减退症、口干症及颈动脉狭窄等。

核医学方法不仅可以用于诊断，也可以用于治疗。一项针对30名转移性副神经节瘤和嗜铬细胞瘤患者的研究显示，7名患者出现部分缓解，20名患者病情稳定，副交感神经副神经节瘤的中位无进展生存期为91个月[129]。一项纳入20名转移性肿瘤患者的Ⅰ期临床试验，评估了^{131}I-MIBG的治疗效果，结果显示10%的患者完全缓解，65%的患者病情稳定，15%的患者病情进展。该试验未观察到剂量限制性毒性反应，表明该技术具有良好的耐受性和安全性[130]。

另一种选择是肽受体放射性核素疗法，使用^{177}Lu标记的生长抑素类似物，可以使50%～70%的患者症状改善，避免肿瘤进展[131]。

双侧肿瘤的治疗通常分阶段进行。对于双侧CBPG患者，先进行一侧手术，术后评估迷走神经功能后，再行另一侧手术。若同时切除双侧病变，可能导致双侧声带麻痹及压力反射丧失，并出现术后72h内严重且持续的低血压，随后可能伴有间歇性高血压和头痛。由于可能会引发双侧喉麻痹的并发症，对于双侧迷走神经副神经节瘤的治疗，建议选择非手术方式对其中的一侧病变进行处理[132]。

3. 恶性颈动脉体副神经节瘤 头颈部恶性副神经节瘤给医生提出了多重挑战。最常见的转移部位包括颈部淋巴结、肺、中轴骨和肝脏[213]，但到目前为止，对于是否需要评估头颈部副神经节瘤患者的全身转移及应采用何种方法进行评估，尚未达成共识。

恶性副神经节瘤的诊断，并非依据其影像学或病理学表现，而是看肿瘤是否发生了转移。因此，严格意义上讲，没有任何一例副神经节瘤，能够被毫无争议地断定为良性[133]。使用病理学标准来区分良性或恶性副神经节瘤，鲜有成效。美国军事病理研究所将有“局部广泛侵袭或转移”的病例视为恶性，这与世界卫生组织先前的声明不符，世界卫生组织认为只有非副神经节器官的转移才能作为恶性病例的证据[134]。基于病理学特征（如组织结构特点、细胞或核异型性、坏死现象、血管或神经侵犯及Ki-67染色）制定的评分系统，最初是为嗜铬细胞瘤量身定做的，并不适合评估头颈部副神经节瘤患者[135]。

从临床上讲，有几个恶性肿瘤的指标，应该在术前进行评估。病灶的恶性风险与原发部位有关。在一项回顾性研究中，不同部位发生恶性肿瘤的概率依次为鼻窦副神经节瘤（24%）、迷走神经副神经节瘤（10%）、颈静脉－鼓室副神经节瘤（5.1%）、颈动脉体副神经节瘤（1.4%）及喉原发性副神经节瘤（1.4%）[136]。另外，在一项包含84个肿瘤的临床研究中，发现疼痛症状及发病年龄小于45岁，均与恶性肿瘤有显著关联[137]。一些特定的基因突变会增加恶性风险，应作为手术前评估的一部分，尤其是针对年轻患者，必须重视。

恶性HNPG患者术后放疗的依据主要基于回顾性研究的结果，缺乏有力的统计学支持。在一项包括26名副神经节瘤和15名嗜铬细胞瘤患者的临床研究中，术后辅助RT或者接受姑息性RT的患者中，95%患者症状得到了改善，中位生存期为11.4年[214]。美国国家癌症数据中心报道，辅助放疗使患者获得了比单独手术治疗更长的中位生存期（45个月），而仅接受手术治疗的患者中位生存期为12个月。该数据中心记录HNPG的5年生存率为59.5%，其中颈部转移患者的预后显著优于远处转移患者（颈部转移5年生存率76.8%，远处转移5年生存率11.8%）[138]。

虽然射频消融术主要用于转移性嗜铬细胞瘤的治疗，但该技术也可能有助于缓解包括与代谢活性产物相关的症状。在对这类患者进行射频消融治疗时，特别注意高血压的控制[138]。最后，所有副神经节瘤患者均需进行长期随访，从原发肿瘤治疗到发生转移的中位时间为8年[139]，但也有长达32年无病生存期的报道[140]。然而，目前文献中尚未就如何进行此类随访达成一致意见。对于功能性肿瘤患者，建议每年检测甲氧基肾上腺素和嗜铬粒蛋白A的水平。在存在SDHx基因突变的患者中，也应该考虑进行此类检测。对于非功能性HNPG，应常规使用嗜铬粒蛋白A作为监测指标。此外，针对头颈部区域，建议每年进行影像学横断面检查[141]。

4. 颞骨副神经节瘤 在颞骨区域，副神经节瘤最常见的发病位置紧邻颈静脉孔，靠近颈内静脉的外膜，其次是中耳区域，位于鼓室岬附近的迷走神经耳支（Arnold神经）或舌咽神经鼓室支（Jacobson神经）附近[142]。尽管在组织学角度上，这些肿瘤被认为是良性的，但它们可能具有局部侵袭性，会累及神经和（或）血管结构，在这些情况下可能导致多种功能障碍，如影响言语、吞咽、听力及面部运动能力等。副神经节瘤很少被定性为恶性，这种恶性与否不是组织病理学概念上的，而是根据其是否出现非神经内分泌组织如淋巴结、肺部、颅骨、颌骨、脊柱或皮肤等部位的转移而界定[142]。

在颞骨中，颈静脉副神经节瘤比鼓室副神经节瘤更为常见，但后者却是中耳最常见的肿瘤[143]。在某些情况下，难以界定其确切起源，故统称为颈静脉–鼓室副神经节瘤。对于这类肿瘤，最常采用的分类方法是由Moe等[144]提出的与手术指征相关的分类体系：①鼓室型；②扩展至乳突或下鼓室的鼓室型；③颈静脉孔型（根据肿瘤与颞骨岩部颈内动脉的关系细分为C_1～C_4）；④累及颅内型（细分为De硬膜外型或Di硬膜内型）。

副神经节瘤的临床表现与其病变体积大小和位置密切相关。一般来说，患者会出现搏动性耳鸣和听力下降。当脑神经受累时，可能出现吞咽困难、声音嘶哑、舌运动功能障碍和萎缩，以及颈部肌肉萎缩等症状。若影响到面神经，则可能发生渐进性面瘫。关于颈静脉–鼓室副神经节瘤的查体，除了同行研究报道所见，通过耳镜检查能发现鼓膜后方红色、搏动性肿物，可占据外耳道[142]。

副神经节瘤的诊断基于患者的临床表现和影像学检查结果来确定。禁忌做术前活检，只有当肿瘤经外耳道突出，可能与其他肿瘤混淆时才偶尔进行活检[142]。MRI和CT均可用于副神经节瘤的诊断，通常互为补充。CT能够清晰显影中耳及颈静脉孔区域的骨骼结构并进行评估[142, 145]。在CT影像上，肿瘤通常表现为均匀一致、边界清晰且增强显影明显的病灶。在颈静脉孔部位，可呈现典型的颈静脉孔扩大，边缘呈不规则的骨质吸收、破坏的征象[143]（图1–5A）。

MRI主要关注肿瘤邻近软组织及颅底神经血管结构的评估[143]。在T_2加权像上，病变区域通常表现为高信号，对于较大病灶，常出现经典的“胡椒盐”征，其中低信号和高信号区域交织分布，代表着血流速度较低和较高的区域（图1–5B）。在T_1加权像上，病灶呈现低信号强度，在使用钆对比剂增强后信号显著提升，并且存在“信号流空效应”，应用顺磁性对比剂对于确定肿瘤与周围组织之间的界限非常有价值（图1–5C）。然而，这一征象并非副神经节瘤的特异性标志，其他富血供肿瘤（如甲状腺癌和肾癌）的转移也可能出现类似表现。血管 MRI 能够很好地评估动脉（颈动脉）和静脉结构（颈内静脉、乙状窦和横窦）。相较于 CT，在评估神经、血管结构，区分肿瘤、炎性组织及水肿、积液等方面，血管 MRI 具有更好的敏感性和特异性 [143]。

数字血管造影检查（图 1-5D）对小于 10mm 的肿瘤，比 MRI 更为敏感。此外，血管造影可同时进行术前栓塞，显著减少术中出血，方便手术 [142, 143]。

应与以下疾病进行鉴别诊断：施万细胞瘤、脑膜瘤、软骨肉瘤、软骨瘤、癌、脊索瘤、动脉瘤样骨囊肿、中耳胆脂瘤、淋巴管瘤、炎性肉芽肿、转移瘤、横纹肌肉瘤、组织细胞增多症、血管畸形、类癌肿瘤及黑色素瘤等。

副神经节瘤的治疗，必须充分考虑患者的年龄、肿瘤的生长速度、并存的其他疾病及病灶周围神经、血管受累程度。治疗方案因人而异，包括完全切除肿瘤，以期实现治愈，或者利用放疗来控制其发展；在某些情况下，也可以部分切除肿瘤，联合术后放疗，以减少与手术相关并发症，当然，有些肿瘤部分切除的患者不接受或不需要联合术后放疗 [146]。此外，特定病例，需要进行密切观察、影像随访。

手术切除是副神经节瘤的首选治疗方法，只要能完整切除肿瘤，就能完全治愈患者。对于鼓室或鼓窦－乳突部的副神经节瘤，手术入路相对简单，可以通过耳内途径进行，常常需要行外耳道重建术，有时可能还要进行乳突切除术。附着在鼓岬处的肿瘤也可以完整切除，达到根治效果，出血风险较低，听力损失 [传导性和（或）神经性] 及面瘫的发生率也较小。这类手术局部止血相对容易，术中出血通常不多，往往不需要进行术前栓塞 [147]。

颈静脉球副神经节瘤由于血供丰富，可能出现术中大出血，手术极具挑战性。必须在手术前 2～5 天进行术前栓塞。

即使对于经验丰富的医疗团队，术前对肿瘤进行了栓塞，颈静脉球副神经节瘤手术仍有较高的颅底神经、血管损伤的发生率，这可能导致面部和脑神经的严重损伤。如果在术前已经有一条脑神经部分受损，则术中发生其他脑神经损伤的风险会显著增加 [148]。同样，颅内肿瘤的存在，大大增加了手术过程中脑神经损伤的风险 [149]。术后脑脊液漏可能导致脑膜炎及其后遗症风险。对此，必须早发现、早处理；必要时，采取腰大池外引流术、伤口外用生物胶或加压包扎等方法进行处理。对于高流量脑脊液漏，需要再次手术修复。伤口裂开和感染的发生率相对较低，可通过局部换药和使用抗生素治疗。

手术首选 Fisch A 颞下窝入路 [150]。这种入路方法可以充分显露乳突和上颈部区域，使得术者能够解剖乙状窦前后的硬脑膜，横窦、乙状窦静

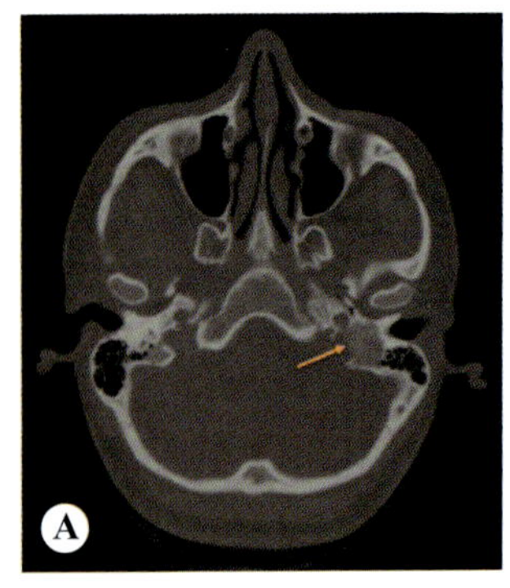

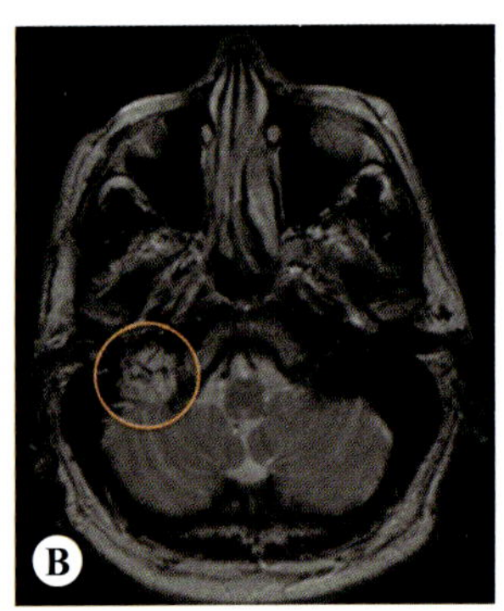

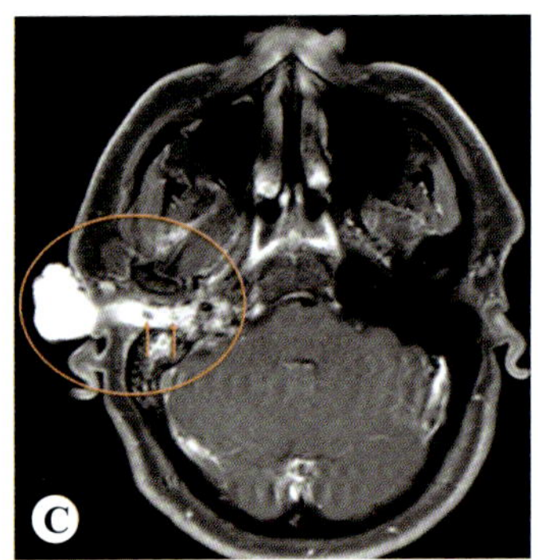

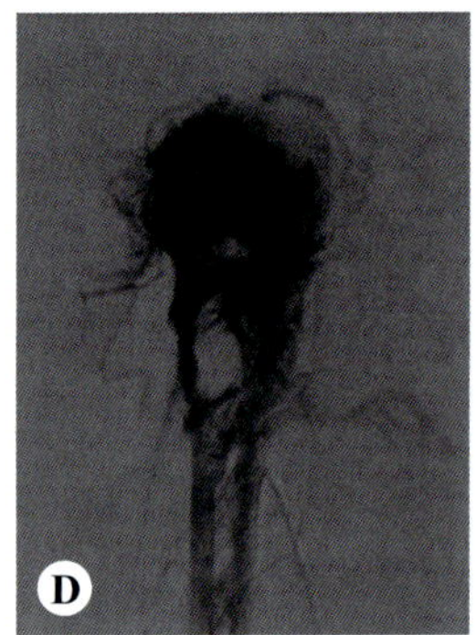

▲ 图 1-5 **A.** 显示左侧颈静脉孔处的颈静脉孔扩大，边缘不规则骨质吸收、破坏的 CT 图像；**B.** T_2 加权像，显示高信号病灶和“胡椒盐”征；**C.** MRI T_1 加权增强像，显示位于颈静脉孔并延伸至外耳道的病变，以及“信号流空效应”；**D.** 副神经节瘤血管造影

脉、颈静脉孔及颈内动脉岩骨段，并且还能处理颈部区域的神经血管束。特殊情况下，如肿瘤侵犯颅内时（通常在颅后窝），可以扩展该入路直接打开硬脑膜进行手术。

在侵袭性且快速生长、存在脑神经和（或）脑组织受累、50岁以下年轻肿瘤患者，手术治疗效果肯定。为了控制肿瘤生长和降低脑神经相关并发症风险，目前通用做法是减瘤术联合术后辅助放疗。对于老年患者或临床状况不佳且有肿瘤相关症状的患者，也可以选择减瘤术联合术后辅助放疗。然而，副神经节瘤放疗的指征仍存在争议，这是一个悬而未决的问题，有待未来通过长期对比、分析来寻找答案[151, 152]。

放疗旨在控制肿瘤生长而非治愈，主要通过常规分割放疗或立体定向放疗（伽马刀）来进行。肿瘤细胞本身对辐射并不太敏感，放疗控制肿瘤生长的作用机制目前仍有争议，放疗可能并非直接作用于肿瘤细胞本身（事实上它们对辐射并不十分敏感），而是通过诱发肿瘤供养血管纤维化，减少肿瘤的营养物质供给来实现的。放疗可以对目标病变精准定位，对周围正常组织的辐射损伤很小，其最大优势在于降低术后并发症的发生率[151, 152]。时至今日，放射仍主要适用于无法手术切除或不能耐受手术的老年患者。

老年患者或不能耐受手术的患者，以及无症状患者，仅需进行定期影像学随访即可。如果发现肿瘤生长或出现临床症状，则需要采取相应治疗措施，通常选择放疗。建议这类患者每年或每2年进行一次CT、MRI等影像学检查[142]。

5. 遗传性副神经节瘤 遗传性副神经节瘤多见于发病年龄较早、存在多个原发性肿瘤及有家族史的患者。据统计，大约35%的HNPG患者存在一个或数个与该病有关的基因突变[142]。

随着人们对副神经节瘤和嗜铬细胞瘤遗传途径的深入了解，通过自动数据分析将该类疾病分成两个基因簇：簇1和簇2。簇1进一步细分为1A和1B两个亚型[153–155]。簇1基因代表肿瘤发展的假性低氧通路，包括*PHD2*、*VHL*、*SDH*变异体、*IDh*、*HIF2A*、*MDH2*和*FH*等基因。此簇肿瘤特点为血管生成增多和VEGF及其受体表达增强。簇1A包含SHDx相关肿瘤；簇1B包含与HIF2A和VHL相关肿瘤。簇2肿瘤与激酶信号传导通路的异常激活相关，簇2进一步细分为2A、2B、2C和2D 4个亚型。其中，簇2A肿瘤与*RET*、*MAX*、*NF1*和*TMEM127*基因突变相关；簇2B和2C呈散发性肿瘤；簇2D肿瘤则与任何已知PGL基因突变均不相关[156]。

根据基因突变结果，确定了几种遗传性副神经节瘤相关综合征。

- 1型副神经节瘤综合征（SDHD，簇1）：该综合征表现出一种有趣的“亲源依赖效应”，但母系基因极少与肿瘤发展相关联（Founder effect at PGL1 in hereditary head and neck paraganglioma families from the Netherlands.American Journal of Human Genetics 1998 179）。其最显著特征是高达79%的患者存在多个原发性肿瘤的风险，这些肿瘤可能同时出现，也可能是相继出现，91%～98%的患者可能出现HNPG[157]。
- 2型副神经节瘤综合征（SDHAF2，簇1）：患者HNPG的发病率接近100%，但这类患者中尚未有其他部位原发性副神经节瘤或恶性肿瘤病例的报告[136]。
- 3型副神经节瘤综合征（SDHC，簇1）：患者通常表现为单一肿瘤，多个原发性肿瘤的发生率在19%～31%，SDHC基因突变患者发展为HNPG的风险几乎为100%[158]。与其他综合征相比，阳性家族史占比12%～25%，出现率非常低[159]。
- 4型副神经节瘤综合征（SDHB，簇1）：患者HNPG的风险在27%～31%，并且多个原发性肿瘤的风险为8%[142]。在SDHB基因突变的病例中，恶性肿瘤的发生率为20.6%～41%[160]；相较于其他基因突变的患者，SDHB突变肿瘤患者的特异性生存率较差[161]。
- 5型副神经节瘤综合征（SDHA，簇1）：在副神经节瘤中所占比例不足3%，罕见有家族史[162]。

FH 和 MDH2 基因突变：大约 1% 的副神经节瘤患者存在 FH 基因突变，但 FH 基因突变患者发生恶变的风险为 40%。尚未在 HNPG 患者中发现 MDH2 基因突变病例[154]。

- von Hippel-Lindau 综合征（von Hippel-Lindau disease，VHL）：HNPG 的发生率为 0.5%[163]。
- 神经纤维瘤病 1 型：通常与非头颈部的副神经节瘤相关，通常是激素活性肿瘤[164]。

家族性副神经节瘤综合征的特点见表 1–11。功能性肾上腺外副神经节瘤也是 Carney 三联征的一部分，后者还包括胃肉瘤和肺软骨瘤[165]。

HNPG 的基因型与其生化表型相关。去甲肾上腺素能表型 HNPG 主要产生去甲肾上腺素，并以去甲肾上腺素和甲氧基去甲肾上腺素（去甲肾上腺素的代谢产物）水平升高为特征，这类患者通常包含有簇 1 基因突变。建议对所有去甲肾上腺素能表型的患者，常规进行簇 1 基因突变筛查[166]。肾上腺素能表型具有簇 2 突变，病变通常位于肾上腺髓质内，并且分化良好，但在 *TMEM127* 突变患者，可能出现肾上腺外其他部位发病的情况[167]。多巴胺能表型在 HNPG 患者中较为常见，此类肿瘤会释放多巴胺，同时可能伴有或不伴有去甲肾上腺素或甲氧基去甲肾上腺素水平的升高。3–MT 的检测对诊断该表型非常重要，SDHB 和 SDHD 基因突变与该表型关联密切[168]。

SDHB、SDHC 和 SDHD 突变的无症状携带者应当每 3 年定期进行头、颈、胸、腹部及盆腔的 CT 检查，对于 SDHB 和 SDHD 突变携带者建议缩短检查间隔。SDHC 和 SDHAF2 突变携带者只需进行头、颈部的 CT 检查[169]。

五、其他状况

（一）鼻出血

鼻出血是一种常见的临床病症，大多数情况下具有自限性，并不需要特别的医疗干预。根据美国国家健康统计中心的数据，每 200 个急诊患者中就有 1 个鼻出血患者，60% 的人在一生中至少经历过 1 次鼻出血事件；然而，只有 6% 的鼻出血病例需要住院治疗[170]。

有研究表明，鼻出血有昼夜节律性，多见于清晨时分。另外，在邻近傍晚还有一个小的发病高峰。其他如蛛网膜下腔出血或主动脉瘤破裂等，也有类似的双峰模式，这些与血压的生理昼夜节律有关[171]。鼻出血的发病年龄也具有双峰特征，多发生于 5—15 岁及 65—85 岁[172]。在儿童和青少年时期，男女之间的发病率基本相当；然而，20 岁以后，男性鼻出血发病率约为女性的 2 倍。50 岁以后，这一差距明显缩小，可能与女性在更年期前的激素保护相关[172]。尽管鼻出血有年龄的双峰分布，但不同于老年患者，年轻人鼻出血症状往往较轻，很少需要住院或更专业的治疗[170]。鼻出血可分为鼻腔前部出血和鼻腔后部出血，其中前部出血占 90%，后部出血占 10%。鼻腔前部出血通常与鼻中隔下部及前 1/3 处的小柱后静脉或 Little 区的 Kiesselbach 静脉丛相关，几乎所有自发性鼻出血都发生在这一区域，轻微的鼻部创伤、打喷嚏、擤鼻涕、抓挠鼻孔或鼻黏膜干燥等均可诱发鼻出血，冬季尤其突出[170, 173]。大多数年轻患者曾有过鼻出血的经历，甚至反复多次发作，这些情况可能与身体劳累、高温或鼻窦炎、过敏性鼻炎等炎症反应相关[173, 174]。鼻中隔偏曲会增加鼻中隔受到创伤或空气涡流冲击的风险，对于反复发作的鼻出血，可能需要行鼻中隔矫正术[175]。

鼻腔前部出血可以通过双指压鼻、局部使用血管收缩剂、鼻腔填压、硝酸银或三氯乙酸化学药物止血或双极电凝止血[175]。鼻腔后部出血多见于成人或老年人，其出血量远大于鼻腔前部出血。老年人动脉血管中层退化而变得脆弱，高血压、动脉硬化和凝血障碍的发生率也较高，这些都增加了鼻出血的风险[172]。由于出血点通常起源于动脉，并且定位困难，鼻腔后部出血更加难以控制，存在血液吞咽或误吸引发窒息的风险。鼻腔后部出血与蝶腭动脉及其分支密切相关，往

表 1-11　家族性副神经节瘤综合征临床特征汇总

类　别	突　变	发生率	确诊年龄（岁）	头颈部病变	外显率	肾细胞癌	其他肿瘤
PGL1	SDHD	35%	35	85%	75%（40 岁）	8%	GIST/ 垂体
PGL2	SDHAF2	1%	30	100%	75%～100%（45 岁）	—	—
PGL3	SDHC	10%	38	接近 100%	未知	罕见	GIST
PGL4	SDHB	52%	30	20%～25%	40%（40 岁）	14%	GIST/ 垂体
PGL5	SDHA	2%	不确定	30%～60%	14%	—	GIST/ 垂体

GIST. 胃肠道间质瘤

往发生于鼻中隔后部，尤其是靠近下鼻甲、中鼻甲及接近蝶腭孔附近的鼻腔侧壁[176]。

鼻出血分为原发性和继发性两类。原发性鼻出血是特发性的，约占所有鼻出血病例的 85%。原发性鼻出血与环境关系密切，如气候干燥、冬季及使用取暖设备导致鼻黏膜脱水，这会增加鼻腔干燥和鼻出血的风险。继发性鼻出血具有明确的病因，可能源于创伤、医源性因素、代谢异常、血管畸形、获得性或遗传性凝血障碍、使用抗凝血药、炎症性疾病或肿瘤性疾病等[176]。此外，对于反复发作的鼻出血患者，要除外充血性心力衰竭，心力衰竭可导致静脉压升高，这是鼻出血的又一个危险因素[177]。

鼻出血的治疗，不同医疗机构之间差异很大，多根据医生个人经验，而非广泛标准化共识。总体而言，治疗效果取决于对出血点的正确识别。接诊鼻出血患者，早期识别重症病例至关重要，务必遵循急救的 ABC 原则：保持气道通畅（airway）、维持呼吸（breathing），以及确保循环稳定（circulation）[178]。大量鼻出血的救治，要建立静脉通路，检查并纠正凝血功能障碍，同时完成备血。使用表面麻醉和血管收缩剂，有助于确定出血点。鼻腔前部出血，通常可以通过烧灼或鼻腔填塞来治疗。鼻腔后部出血，需吸引器辅助下清除血液和血凝块，鼻内镜下定位止血。鼻中隔后出血，可选择双极电凝止血。若无法识别或电凝止血失败，则予鼻腔填塞，将患者送至手术室进一步处理。单纯鼻腔填塞治疗止血，填塞物应保留 2～3 天[178]。

一直以来，鼻腔填塞都被作为治疗鼻腔后部出血及不适合电凝止血的首选方案，仅在鼻腔填塞失败时才考虑手术治疗[178-180]。然而，随着内镜技术的普及，手术指征变得更加灵活[181]。由于鼻腔填塞有高达 50% 的失败率，并且给患者带来疼痛、吞咽困难的极大不适，存在局部和全身感染风险，可能导致鼻中隔穿孔、鼻腔粘连、额窦和颅底并发症、鼻翼坏死等，同时还要考虑住院和抗生素使用等情况，许多医疗机构减少了鼻腔填塞的使用指征。

鼻出血的手术治疗已有近百年历史，最早记录见于 1925 年，通过结扎颈外动脉治疗鼻出血。此后，陆续出现了一些经上颌窦结扎上颌内动脉治疗鼻出血的报道，但这项技术直到 1965 年才由 Chandler 等完成标化并推广[182]。20 世纪 70 年代末，Prades 介绍了显微镜在鼻部手术中的使用，展示了蝶腭动脉结扎术。之后不久，Neto 和 Stamm 报道了通过鼻腔使用显微镜技术，解剖和电凝鼻腔内蝶腭动脉的分支来治疗鼻出血[183]。

1992 年首次报道了内镜技术在鼻出血中的应用[184]，自此，内镜下鼻出血的治疗得到了广泛开展，并且疗效显著[175, 179, 185]。事实上，显微镜在鼻部手术中的应用几乎已被放弃，如今提到手术时，默认是内镜手术。对比发现，手术治疗效果明显优于鼻腔填塞法，前者的有效率在

90%～100%，后者最高为 80%[175, 179, 185]。一项内镜手术治疗鼻出血的回顾性研究显示，手术过程迅速，平均耗时不足 1h，同时取得了超过 90% 的高成功率。大多数医疗机构采用双极电凝止血法处理蝶腭动脉分支，但也有一些机构使用血管夹来控制出血。与该手术相关的并发症报告较少，大多数为轻度并发症，如鼻痂形成、上颚麻木感、无症状的鼻中隔穿孔、泪液分泌异常及术后鼻窦炎等[175, 181]。

蝶腭动脉结扎治疗鼻出血失败的原因之一是出血来自筛前动脉。鼻内或鼻外结扎筛前动脉，通常能够有效控制复发性鼻出血[179, 181, 184]。通过对鼻腔后出血的深入研究，人们对筛前动脉有了全新的认识。内镜的使用有助于确定患者的出血点，令人惊讶的是，许多病例的出血来自鼻中隔的筛前动脉分支[185, 186]。与筛前动脉相关最常见的出血部位位于上鼻中隔，靠近中鼻甲腋的突起，称为 S 点。由于出血流经鼻腔侧壁，此处出血很容易被误认为来自鼻腔侧壁的出血[186]。尽管在手术初期，曾报道蝶腭动脉结扎止血的成功率超过 90%，然而，在对患者进行长期随访发现，复发病例呈增多趋势，导致许多患者不得不寻求再次临床干预[187]。这一现象可能部分归因于手术过程中未能准确识别出血点，其中就包括那些与筛前动脉相关的隐性出血点。

近年，鼻出血的血管栓塞治疗日渐增多，其疗效与传统手术相当[188-190]。数据显示，经皮血管栓塞控制鼻出血的成功率高达 90%～100%，其优点是治疗过程无须全身麻醉[181, 188, 189]。当然，栓塞治疗也有一些严重的并发症风险，如脑卒中、视力损害、眼肌麻痹、皮肤坏死及面神经麻痹等[191]。

现状是，鼻出血的常规治疗仍是传统手术，只有在少数情况下才进行血管栓塞[191]。大多数栓塞治疗的患者是术后再次出血，或者是不能耐受麻醉的重症病例[178, 180, 191]。栓塞治疗也是血管畸形（如假性动脉瘤）和血管化肿瘤的首选方法[191, 192]。

鼻出血的患者应在治疗后的两周内遵循以下原则：避免擤鼻子、抠挖鼻孔内干燥血痂或参加剧烈体育运动等。在打喷嚏时应张开嘴巴，避免鼻腔内压力骤升。使用抗凝血药的患者应与医生一起评估暂时停药的可能性，高血压患者应严格控制血压。复发性鼻出血的患者，应坐下并前倾身体，避免吞咽血液，在鼻梁上外敷冰块，并按压鼻孔止血等。如果出血量大或者上述措施未能见效，应立即急诊就医[180]。

（二）颈动脉爆裂综合征

颈动脉爆裂综合征（carotid blowout syndrome，CBS）是颈部肿瘤相关的一种罕见但致命并发症，发生率不足 5%[193]。其主要危险因素包括肿瘤晚期、既往接受过肿瘤治疗、酗酒、手术中出血量超过 700ml、游离皮瓣重建，以及液体超负荷（24h 内超过 4000ml）等，可使患者术后死亡的风险增加 5 倍[194]。约 58% 的晚期头颈部肿瘤患者可能出现肿瘤相关的急性出血，系肿瘤侵犯颈部或纵隔血管所致。出血得到控制的姑息治疗患者，可以延长生存期并提高生活质量[195]。CBS 的其他主要因素还包括软组织坏死，尤其是放疗后的软组织坏死，颈部淋巴结转移，颈清后的局部并发症，以及咽瘘等。最常见的临床表现是急性出血，约 50% 的患者会在大出血发生前出现局限性的先兆出血症状[196]。

随着技术的不断进步，血管腔内治疗已取代传统外科结扎术，成为头颈部肿瘤患者首选的治疗方法[215]。一项 37 名头颈部恶性肿瘤导致 CBS 患者的连续入组研究发现，51% 的出血来自颈总动脉，29% 来自颈外动脉，19% 来自颈内动脉。所有患者均接受了手术治疗，其中 38% 的患者接受了血管腔内栓塞术，30% 的患者植入了血管内支架，22% 的患者选择了传统的外科结扎术，10% 的患者实施了原位血管重建手术。围术期脑缺血并发症的发生率为 10.8%，在治疗后的随访中，29.7% 的患者 7 天（范围为 6～49 天）后发生了新的出血事件[197]。

CBS 发病急、可危及生命，须立即救治，对于这类患者的抢救程序如下。

- 仰卧位抬高上半身。
- 持续压迫出血点。
- 开放安全气道，经口气管插管或环甲膜切开术（外科 / 经皮）。
- 吸氧。
- 建立静脉通道，采集血液标本；静脉输液。
- 病情稳定，增强 CT 检查，确定出血点。
- 立即转运到手术室手术。

血管造影是确定出血点的首选检查。最常见的征象是对比剂外溢或假性动脉瘤形成，占 66% 的患者，以及对比剂浓染，表明肿瘤或黏膜血供丰富。血管造影有高达 6% 的患者不能明确出血点[198]。

CBS 的救治极具挑战性，手术治疗发生神经系统后遗症的风险约 40%，术后死亡率约 60%[199]。血管腔内技术的进步为治疗带来了新的希望，提高了治疗效果[200]。血管介入栓塞是控制头颈部肿瘤患者急性出血的一种安全、有效的治疗方法。一项 51 例患者的队列研究显示，血管介入栓塞术后 24h 成功率高达 91%；术后 127.5 天，有 12 名患者（占 23.5%）出现再次出血症状；平均住院 7.4 天；栓塞后平均生存时间为 132.5 天，病死率 66.6%[201]。

与传统结扎术相比，弹簧圈栓塞和球囊阻断治疗头颈部急性出血，显著降低了并发症的发生率。球囊阻断治疗的 CBS 患者中，术后即刻或迟发性神经系统后遗症的发生率为 15%，这是由于 Willis 环代偿不完全或急性颈动脉闭塞导致的异位栓塞所致[202]。这也促进了药物涂层支架用于 CBS 治疗的研发和应用。药物涂层支架通过无创技术植入到血管破损处，扩张并修复病变血管，恢复脑部血流。这样既控制了急性出血，又降低了缺血性并发症的发生率，但文献报道，该手术并发症发生率仍高达 27%[203]。对于球囊阻断治疗失败的患者，药物涂层支架植入术是首选治疗方案，可以降低神经系统后遗症风险[204, 205]。药物涂层支架植入术的并发症有脑卒中、迟发性再出血、血栓形成和感染等[206–208]。

一项纳入 266 名患者的系统性回顾，将栓塞与支架置入术做了对比研究，结果显示前者新发出血事件显著降低（9.1% vs. 31.9%，$P<0.001$），脑卒中发生率较高（10.3% vs. 2.5%，$P<0.002$）[209]。

经皮动脉栓塞术（transcutaneous arterial embolization，TAE）在血管造影的同时进行，并发症的发生率较低[210]。TAE 适用于曾接受过血管结扎、血管解剖变异或迂曲等不适合内镜下止血的患者[211]。

头颈部肿瘤患者一旦需要血管介入治疗，通常已处于疾病晚期，往往提示预后不良。头颈部肿瘤出血急诊救治的患者，1 年总体生存率为 38%[212]。

作者评论

脑静脉回流在维持脑灌注和颅内压方面至关重要。脑部血液经深、浅静脉系统回流，其中主要经颈内静脉回流，其他还有椎静脉、翼静脉丛和眶静脉丛等[216]。

颈内静脉是最常被切除且无须重建的深静脉，既可以连同肿瘤一并切除，也可以作为自体血管移植物，完成其他部位血管的重建[217, 218]。

在行双侧根治性颈淋巴结清扫术时，可能要对双侧颈内静脉进行切除，即使双侧颈内静脉切除术是分期进行的，也可能导致患者大脑和面部的血液回流严重受阻，导致颅内压增高，出现面部水肿、咽喉肿胀、失明、脑卒中乃至死亡等严重的不良后果[219]。

有学者建议尽一切努力来重建双侧或单侧颈内静脉，以减少上述不良现象。

1984 年，Takeichi 等[220] 对两名甲状腺癌患者进行了双侧颈内静脉重建手术。其中一例患者利用自体大隐静脉旁路移植，重建了单侧颈内静脉血流，围术期发生了颈内静脉闭塞，导致面部肿胀和呼吸困难，进行了气管切开治疗。18 个月后，该例患者再次使用 PTFE 人工血管完成了对侧颈内静脉重建术，但术后 6 个月人工血管闭塞。值得注意的是，该患者面部肿胀，在术后1个月消失。

另一名患者接受了双侧根治性颈淋巴结清扫术，一侧颈内经脉使用PTFE人工血管进行重建，另一侧将颈内静脉远端与颈外静脉完成了吻合。围术期，人工血管出现了闭塞，患者出现轻度面部肿胀，1个月后肿胀症状消失。

1985年，Leafstedt等报道了螺旋形大隐静脉移植物的应用[221]。首先将大隐静脉纵向剖开，然后将之以螺旋形缠绕在一个刚性模具上，并将血管边缘连续缝合，得到大小适中的管状结构。在三名接受单侧颈内静脉重建的患者中，术中颅内静脉高压即刻下降，术后无任何不适症状。

2000年，Katsuno等[222]报道了四例单侧颈内静脉重建术，所有患者术后均未出现静脉相关并发症。手术类型有三种：A型，将颈内静脉远端吻合到颈外静脉上；B型，用自体大隐静脉完成颈内静脉远、近端之间的植入吻合；C型，用自体大隐静脉完成颈内静脉远端与颈外静脉之间的植入吻合。

Kamizono等[223]还报道了另一种重建方式，即颈内静脉与颈前静脉的端–端吻合术。由于重建后的血管通畅，并且保留了颈外静脉，该患者术后并未出现面部肿胀症状。

最近，Daurade等[224]报道了双侧根治性颈淋巴结清扫术患者，同期完成了双侧颈内静脉重建。该患者利用右侧颈外静脉对右侧颈内静脉进行补片修补重建；利用左侧颈外静脉完成左侧颈内静脉远、近端之间的植入吻合重建。该患者术后未出现并发症，术后1个月复查影像学资料显示颈内静脉通畅良好。

第2章 胸外科

Thoracic Surgery

Ricardo Mingarini Terra Eserval Rocha Júnior 著
李 默 邸 亮 译 张福先 高 峰 校

一、肺癌

肺癌是最致命的恶性肿瘤。它每年造成200多万人死亡，几乎占到所有因癌症死亡人数的20%[1]。高死亡率与早期诊断率低有关，只有16%的病例在诊断时表现与原发病相同。大多数伴有远处转移的患者，5年生存率约为5%[2]。如果诊断较早，可以进行有效的外科手术治疗，5年生存率为70%～90%[3, 4]。

肺癌的主要危险因素是吸烟。它与80%的肺癌死亡有关，烟草是血管外科医生熟悉的"病原体"，因为它与血管病变和循环系统疾病有关[5, 6]。[其他病因，如致癌物的职业暴露（砷、石棉、镉）、燃烧化石燃料造成的污染、已存在的呼吸系统疾病慢性阻塞性肺病（chronic obstructive pulmonary disease，COPD）、肺结核]和家族史，这些正在作为影响较小的预测因素进行研究[7, 8]。据估计，10%～15%的肺癌死亡病例发生在没有烟草接触史的患者身上。这一人群在亚洲大陆发病率较高，主要由中年妇女组成[1, 9]。

（一）诊断

早期缺乏典型症状是延误诊断的主要原因之一。如果出现症状，它们与晚期疾病进展导致的胸腔内器官和胸壁侵犯有关。咳嗽、咯血和呼吸困难可能与支气管树受侵及转移性胸膜疾病继发胸腔积液有关。纵隔结构受侵可导致上腔静脉综合征，从而造成面部和上肢瘀血。中央型肺癌和肺上沟肿瘤可引起喉返神经及上胸部其他神经结构的侵犯，导致声音嘶哑和Horner综合征。多见于小细胞肺癌（small cell lung cancer，SCLC）患者，副肿瘤综合征可能提示隐匿性肺癌，如神经综合征，如Lambert-Eaton肌无力综合征[10]。

由于早期无典型症状，相当多的病例是在常规体检、感染性肺部疾病检查或择期手术术前评估时意外诊断的。使用定期低剂量CT的人群筛查显示，55岁以上、吸烟者或大量接触烟草的人群死亡率降低了20%。我们可以看到，筛查的人群与血管外科患者有着相似的特征，血管外科医生在对这些患者进行术前评估时应予以注意[11, 12]。

临床实践中经常发现孤立的肺结节。它的存在常常是偶然发现的，这引起了日常工作不涉及胸部恶性肿瘤工作医生的疑问。根据炎性疾病的肺结节人群发病率、恶性和良性疾病之间的诊断概率不同。在此发现前评估的关键因素是患者的危险因素、病变大小及其放射学特征。＞8mm，毛刺状边缘，位于上肺叶，具有磨玻璃样混浊成分的肺癌高危因素的患者，其恶性程度高，应交由胸外科医生评估[13]。

在文献报道的低风险肺癌患者中，＜1cm的结节可以不定时的进行胸部CT（胸部X线断层摄影技术）随访。然而，平均建议每次CT间隔3～6个月，一旦磨玻璃结节成分生长出实性成分，则需要进行组织切片活检[13]。

（二）诊断技术

在可疑的肺结节面前，我们有三种组织样本获取的选择：支气管镜检查、经皮影像引导活检和手术活检。根据病变的特点选择最好的活检方式，才能提高活检的阳性率。微创手术是首选，但由于免疫组化和细胞遗传学对治疗策略的实际重要性，需要考虑足够的组织样本量。

在支气管内存在肿瘤成分的中央型肺肿瘤时，建议进行支气管镜检查。胸部CT可显示肿瘤在气道内投影，并且是>2cm的中央型病灶，该方法活检的诊断准确率接近80%[14]。对于没有腔内成分的病变，可以使用活检钳进行简单的经支气管肺组织活检或使用支气管内超声进行活检。单纯经支气管肺组织活检不能直接看到病变，因此诊断准确性较低。超声引导下经支气管针吸活检（endobronchial ultrasound-guided transbronchial needle aspiration，EBUS-TBNA）通过超声波定位病变，并对病变进行细胞学取样，得到更精确的结果，但它不能提供组织分析，需要经过训练的病理学家进行细胞学评估[15]。内镜手术更多的是在患者轻度镇静的情况下在门诊部完成的，同时也有较低的并发症发生率。

周围病变大于1cm时，影像引导下的胸部活检是怀疑为肺癌患者的首选诊断选择。成像方法可以是CT或简单的经胸超声（USG），通过芯针活检或细针穿刺抽吸获得组织。它的灵敏度（90%）高，特异性（97%）也很好，因为使用芯针活检时，获得了相当多的病理组织[16]。并发症包括气胸（10%～15%）和出血（1%），严重肺气肿和完全磨玻璃病变的患者需要注意，因为他们气胸的发生率更高，而诊断准确性更低[17]。该手术的发病率和死亡率也较低，局部麻醉下具有良好的耐受性，术后30min即可出院[18]。

外科手术是获得诊断的最后手段。作为最具侵入性的方式，它需要全身麻醉、胸部切口和胸腔引流管。随着电视胸腔镜手术的问世，通过小切口，胸膜腔和肺的高质量可视化可以实现，而术后的疼痛也会降低。外科手术可以同时进行分期、可切除性评估和病变活检，对于不能进行微创手术的病例应保留传统手术的机会[16]。

（三）组织学

肺癌根据其组织学特征、预后和治疗选择分为两大类：非小细胞肺癌（non-small cell lung cancer，NSCLC）（约85%的病例）和小细胞肺癌。其他较为罕见的亚型，类癌、原发性肺肉瘤和原始神经外胚层肿瘤（primitive neuroectodermal lung tumors，PNET）只占少数。

非小细胞肺癌可分为腺癌、鳞状细胞癌、腺鳞癌、大细胞癌和肉瘤样癌。最常见的亚型是腺癌，约占所有病例的38.5%。其发病率呈上升趋势，与非吸烟患者的发病情况有直接关系[19, 20]。其原始病变为不典型腺瘤样增生，原位生长为腺癌，进而发展为微浸润腺癌，直至浸润性形成。这一演变过程与放射学具有相关性，磨玻璃病灶对应浸润前形态，实性肺结节对应浸润形态。腺癌普遍的亚型会影响其侵袭能力。贴壁型腺癌是最惰性的，具有较低侵袭能力，只有7%的淋巴结转移机会。微乳头型腺癌侵袭性最强，较强的侵袭能力使得淋巴结转移率达到76%[13, 19]。

鳞状细胞癌是第二常见的非小细胞肺癌亚型，其发生与香烟引起的慢性气道炎症有很大关系。吸烟与鳞状细胞癌关系密切，无烟政策显著降低了鳞状细胞癌的发病率，腺癌成为最常见的非小细胞肺癌[21]。

在显微镜下进行的肺癌形态学分析必须辅以免疫组织化学评估，以精确地定义肿瘤亚型。腺癌由甲状腺转录因子1（TTF1）和Napsin A标记，而p64、CK-5和CK-6标记鳞状细胞癌。也建议通过分子检测进行基因研究，因为当存在基因突变（如最常见的两个基因：*EGFR*和*KRAS*）时，特定的突变可能引导特定的靶向治疗[19,21]。

小细胞肺癌是一种起源于神经内分泌肺细胞的侵袭性肺肿瘤。它导致了近15%的肺癌病例，并与吸烟有关。因为这种肿瘤的快速进展特点，绝大多数病例被诊断时已为转移性疾病。随着肿瘤生长速度的提高，它往往浸润纵隔淋巴结，产生巨大的纵隔肿物。组织病理学评估与神经内分泌肿瘤一致，显示嗜色粒蛋白A、突触素、神经细胞黏附分子（neural cell adhesion molecule，NCAM）和高级别Ki-67[19,22]。

（四）分期

诊断之后，下一步就是分期。如果使用正确，它有助于制定合适的治疗方案，不仅可以提高生存率，还能提高生活质量。一个大型国际数据库根据基于TNM分期[3,23]（表2–1）的病变特征，建立预后数据。该数据库由AJCC、国际癌症控制联盟和国际肺癌研究协会维护和实施。

评估肿瘤大小（T）、淋巴结转移（N）和远处病变（M）是正确分期的必要条件。肺癌的扩散主要是通过淋巴和血行途径发生的。肺门和纵

表2–1　肺癌TNM分期

Tis	原位癌（腺癌或鳞状细胞癌）
T_1	肿瘤最大径≤3cm，未侵犯肺胸膜或主支气管
T_{1min}	肿瘤浸润部位达5mm
T_{1a}	肿瘤最大径≤1cm
T_{1b}	肿瘤最大径>1cm但≤2cm
T_{1c}	肿瘤最大径>2cm但≤3cm
T_2	肿瘤最大径>3cm但≤5cm，或有脏胸膜或主支气管浸润，或引起阻塞性肺不张
T_{2a}	肿瘤最大径>3cm但≤4cm
T_{2b}	肿瘤最大径>4cm但≤5cm
T_3	肿瘤最大径>5cm但≤7cm，或在相同肺叶有伴发结节，或侵及胸壁、膈神经/壁层胸膜
T_4	肿瘤最大径>7cm，或在同一侧的另一叶有结节或侵及大血管、横膈、食管、喉返神经、气管、隆突/纵隔
N_0	无淋巴结转移
N_1	同侧肺门或肺内淋巴结转移
N_2	同侧纵隔淋巴结或隆突下淋巴结转移
N_3	对侧纵隔淋巴结或颈、锁骨上淋巴结转移
M_0	无远处转移
M_1	有远处转移
M_{1a}	恶性胸腔积液或心包积液，对侧肺转移肿瘤
M_{1b}	胸腔外器官有单发转移灶
M_{1c}	胸腔外多发转移（单器官或多器官）

改编自IASLC—Lung Cancer Staging System 8 Ed[23]

隔淋巴结是淋巴播散的第一个部位，而肾上腺、脑、肝和骨是血行播散的主要部位。

胸部 CT 可预览纵隔病变及影响肾上腺的病变。然而，正确的第一步是进行 PET-CT 扫描。CT 发现纵隔淋巴结大于 1cm，临床怀疑为恶性病变，灵敏度约为 51%。通过 FDG 测量组织摄取，结合正电子发射可将敏感度提高到 74% 左右，当简单的断层扫描为中央型病变或＞3cm 的肿瘤有疑问时，需要进行全身检查。当出现神经系统症状或病变＞2cm 时，应进行脑 MRI 检查[24, 25]。

尽管有很高的特异性，纵隔摄取 PET-CT 并不能确定淋巴结是否累及。为了证实，必须进行有创性的分期检查，以获得细胞学或组织样本，以明确恶性细胞的存在。

进行有创性的分期程序选择是 EBUS-TBNA。尽管只获得细胞学样本，并且是一种依赖于检查者的方法，它的灵敏度和特异度（分别为 94.6% 和 96.3%）接近于淋巴结取样的金标准程序，即纵隔镜检查。EBUS-TBNA 是一种支气管镜检查，可在轻度镇静状态下在门诊进行。其最大的问题是需要专业人员和训练有素的病理团队来进行细胞学评估[25, 26]。

纵隔评估的金标准是纵隔镜检查，纵隔镜检查是一种在全身麻醉下通过颈部小切口引入纵隔镜进行的侵入性手术。从纵隔链中采集淋巴结，使组织采样具有更大的代表性，用于病理解剖分析。该手术的并发症发生率低于 0.5%，但需要手术切口、住院治疗和更复杂的麻醉操作[27]。纵隔镜检查和 EBUS-TBNA 都不能安全地评估所有纵隔淋巴结链，而且这些方法无法到主动脉弓旁（6 组）和主、肺动脉窗淋巴结（5 组）。必要时，可进行左侧胸腔镜检查（videothoracoscopy，VATS）或扩展电视纵隔镜检查（videomediastinoscopy，VMLA）以获取这些淋巴结链。

值得一提的是，分期并不是定义治疗的指南，而是评估患者预后的统一方法。局限性疾病和早期肿瘤患者的 5 年生存率为 77%～92%，而纵隔淋巴结的累及则使生存率降低到 13%～56%[3, 23]。

（五）非小细胞肺癌的治疗

非小细胞肺癌的远期疗效较好的治疗方法是手术切除。肺切除术后，早期 NSCLC 的 5 年生存率接近 80%[3]。纵隔淋巴结是否转移是关乎手术是否获益的关键因素。N_2 期疾病患者在接受手术治疗时无病生存期没有任何获益，他们被认为是局部晚期疾病。有时纵隔淋巴结转移较少，只有一组淋巴结累及，可以在术前接受新辅助化疗或术后紧跟着进行辅助治疗。对于局部进展期纵隔淋巴结病变较多的病例，治疗包括化疗和放疗[28–30]。

肺叶切除术和纵隔淋巴结切除术是手术的金标准。对于单纯磨玻璃病变且无淋巴结转移（N_0）的早期病例，可以进行解剖性亚肺叶切除术。该手术可以通过传统的开胸手术或微创手术（可视胸腔镜或机器人）进行，具有相同的肿瘤学结果[31, 32]。淋巴结切除术在补充分期和确定辅助治疗的方案起着重要作用。在手术切除后提示淋巴结转移或肿瘤＞4cm 时，应采用基于顺铂的双联辅助化疗进行全身治疗，5 年生存率可提高 4%～5%[28, 30]。

然而，对于由于缺乏临床条件或患者对手术方法存在分歧而无法进行手术切除的早期肿瘤，可以从定向消融放射治疗（stereotactic ablative radiotherapy，SABR）中获益，在这种情况下，其结果与手术切除相似[30, 33]。

对于晚期不可手术切除的患者应接受同期的化疗和放疗的抗癌治疗，以获得更好的生存效果。老年人或身体虚弱的患者可以先进行化疗，然后再进行放射治疗，效果相似。化疗方案以顺铂为基础的双药联合方案，放疗采用 30～33 天 60～66Gy 剂量[30]。

免疫疗法是一种很有前景的治疗局部晚期疾病的方法。随机对照研究最初显示，在化疗后使用度伐利尤单抗作为巩固疗法后，生存率有所增加。这种药物可以作为 PD-L1 抑制药，PD-L1 是存在于肿瘤细胞中的一种配体，可以抑制对肿瘤的自然免疫反应。随后，其他药物被研制成功，那武利尤单抗，帕博利珠单抗和阿替利珠单抗被FDA批准使用。帕博利珠单抗已经作为一线药物用于PD-L1表达大于或等于50%的初治的转移性肿瘤的患者[34, 35]。

（六）SCLC的治疗

考虑到这种组织学类型的侵袭性，只有5%的病例在早期被诊断，平均2年生存率只有20%～40%。早期（$T_{1,2}N_0$）患者预后最好，5年生存率约为50%[19, 22]。

对于T_1或T_2期病变，经纵隔镜检查分期证实未累及纵隔淋巴结患者，可以手术治疗。在这组患者中，手术切除可能有利于生存，但术后应进行包括4个周期铂类辅助化疗。如果病理分期为非预期的N_1或N_2淋巴结转移，辅助治疗还必须包括旨在充分控制局部疾病的放射治疗。手术风险高的患者应将化疗和伴随的放疗作为一种治疗方式。接受治疗性三联或双联治疗的患者如果对初始治疗有良好反应，应接受预防性颅脑照射[23, 30, 36]。

N_2或N_3分期患者仍无远处转移的证据，建议接受治疗包括联合化疗和放疗的有效治疗方案。如果他们对最初的治疗有良好的反应，还必须进行预防性的头部照射[23, 25, 30, 36]。

对于转移性疾病的局部治疗，无论是放疗还是手术，都是不适合的。此处应进行姑息性化疗，如果对治疗有良好反应，也应进行预防性颅脑照射[23, 30, 36]。

二、肺癌和静脉血栓形成

相较于心房黏液瘤，归因于肿瘤栓塞所致的急性动脉栓塞是一个更为罕见的事件。然而，肺癌却是肿瘤动脉栓塞的第二大常见原因。在一项对104名受肿瘤动脉栓塞影响的没有心房黏液瘤的患者进行的回顾中，几乎76%的患者患有肺癌，其中58%是原发性肺癌。在原发性肺癌中，腺癌是最相关的亚型，而在转移性肺部疾病中，肉瘤是最常见的[44]。

提出两种机制解释与肺癌相关的肿瘤栓塞：一是肺静脉受侵犯导致肿瘤颗粒栓塞，二是左肺肿瘤直接侵犯主动脉。他们在文献中描述了这两种情况，肺静脉侵犯在高达92%的病例中存在。其发生可能是自发的（54%），但很大一部分（46%）与手术中肿瘤处理有关。几篇病例报道阐述了手术肺切除术中或术后几个小时的血栓栓塞形成。在这种情况下，频繁在开胸手术中应用硬膜外麻醉，可掩盖初期症状，延迟诊断。

胸部增强CT检查并不总是用于肺肿瘤的术前评估。当怀疑血管结构侵犯时，应评估其检查指征，但有时也需要额外的检查。USG通常作为肺切除术的术前评估，对评估肿瘤侵犯肺静脉的敏感性也很低。在71%的病例中，经胸超声只能诊断四条肺静脉中的两条。另外，经食管超声心动图具有较高的评估所有肺静脉的能力，诊断非常敏感；然而，这是一种更具侵入性且未被广泛应用的方法[46, 47]。

主要栓塞点为髂动脉的主动脉分支（50%）和大脑动脉分区（30%）[47]。最常见的症状是由于脑缺血引起的神经信号变化，或由于急性动脉阻塞引起的下肢症状：皮肤苍白、疼痛和无脉。急诊栓子切除术，甚至锁骨下双股分流术都被记录过，但预后通常不是很好，特别是在术后早期病例中。一些术中技术被推荐来防止这一事件的发生：减少对肺的操作，早期的肺静脉结扎，甚至当它射入到心房时安装体外循环来进行心脏切开和肿瘤切除术。然而，由于这些事件的低发病率和缺乏高度的证据，目前还没有制定预防方案。

三、肺上沟瘤–Pancoast综合征

起源于肺尖的肿瘤，从上胸廓狭窄处侵入胸膜壁层、肌肉组织、血管和神经，称为Pancoast肿瘤。1924年，放射科医生Henry Pancoast首次正式描述了这些病变，这些病变很难治疗，对胸外科医生来说是一个挑战，胸外科医生经常需要血管外科和神经外科团队的多学科帮助。肺上沟瘤占肺肿瘤的3%～5%，多见于男性和60岁以

上的患者。其最常见的病因是 NSCLC，其中鳞状细胞癌是最常见的亚型，这也解释了 NSCLC 与吸烟的密切关系[48, 49]。

上沟肿瘤并不是一个具有特定解剖学起源的实体。它们是一种特殊的肿瘤疾病，发生在胸腔的顶部，肋椎关节沟，并通常侵入该区域的结构，如第一肋骨、壁层胸膜、胸内筋膜、椎体、臂丛神经、星状神经节和锁骨下血管，形成一个有特点的症候群，即 Pancoast-Tobias 综合征。

（一）诊断

Pancoast-Tobias 综合征的特征是放射到上肢 C_8、T_1 和 T_2 严重的疼痛，上肢肌肉萎缩，以及与病变同侧眼睑上睑下垂、瞳孔缩小和面部无汗的 Horner 综合征。这些症状是继发于臂丛分支和星状神经节的侵犯或压迫。在早期，大多数患者是无症状的，由于肿瘤位于肺外周，不直接影响气管 – 支气管树的中心结构，故咳嗽、咯血、呼吸困难等呼吸道症状少见。因此，这类病变往往在疾病晚期才能被诊断，进一步降低预后，影响治疗效果[50]。

这种诊断很难通过简单的胸部 X 线来实现，因为经常发生在病变上叠加软组织影像的病例。对于临床检查，CT 通常是首选的影像学检查，能够提供重要的信息，包括肿瘤大小、范围、邻近结构的累及及纵隔淋巴结的临床状态。为了更好地表现胸顶部血管走行和纵隔结构，应进行静脉注射对比剂的胸部 CT 检查。虽然很重要，但其在鉴别邻近胸顶部血管结构侵犯的准确性仅为 63%，MRI 应经常用于精确界定病变范围，具备能够更好地描述臂丛神经、椎孔浸润、锁骨下血管结构的能力，胸部 MRI 准确率达 94%，是确定 Pancoast 肿瘤[51]的范围和可切除性的首选检查。

（二）分期

组织学分型有助于确定合适的治疗方案。大多数病例在 CT 或 USG 引导下经皮穿刺活检可确诊，灵敏度约为 95%。考虑到与 Pancoast 综合征相关的 NSCLC 预后不良和纵隔淋巴结累及（N_2 期疾病），即使在 PET-CT 上没有纵隔病变摄取，也始终建议进行有创纵隔分期检查。因此，此类患者应始终接受 EBUS-TBNA 或纵隔镜检查。除全身 PET-CT 外，颅脑 MRI 也常规用于研究中枢神经系统的转移[3, 23]。

根据 TNM（表 2–1），Pancoast 肿瘤因侵犯胸壁而归为 T_3，或因累及或椎体血管而归为 T_4。即使 PET-CT 阴性，纵隔淋巴结受累的比例仍在 20% 左右。虽然锁骨上淋巴结的侵袭被归类为 N_3 疾病，但一些报道认为 Pancoast 肿瘤的累及表现类似于 N_1 疾病，因为肿瘤靠近淋巴结链导致局部区域累及。单侧 N_3 累及患者的 5 年生存率为 14%，而 N_2 累及患者的 5 年生存率为 0%。锁骨下血管受累也意味着预后不良，报道生存率约为 30%，即使与纵隔淋巴结受累无关[3, 23]。

（三）治疗

Pancoast 肿瘤的标准治疗包括以顺铂为基础的化疗和伴随放疗作为诱导治疗，在疾病稳定或局部消退的情况下再进行根治性手术。Southwest Oncology Group（SWOG 9416）和 Japan Clinical Oncology Group（JCO 9806）发表的相关研究表明，当手术前进行化疗加放疗时，完全切除率和 5 年生存率有所提高，这一治疗方法是标准化的。对于 T_3N_0 和 T_4N_0 的患者，完成该治疗的患者 5 年生存率约为 54%，多数病例的复发是由于远处病变的出现[52, 53]。完全切除的可能性通常是限制手术治疗的因素。锁骨下血管的侵犯是一个相对的禁忌证，这取决于手术团队的专业水平。如果没有重大的功能障碍，锁骨下静脉可以被切除和结扎，而不需要修复或进行重建。而锁骨下动脉在可能的情况下，可以被切除，并用人造假体血管或同种异体血管移植重建，甚至颈总动脉也可以被切除重建。因此，当这种类型的切除可行时，手术团队必须通过使用超声多普勒（US-Doppler）来评估对侧动脉的通畅性，并检查是否存在动脉粥样硬化，从而制定手术策略。侵犯 T_1 神经根以上臂丛神经的病变通常被认为是不可切除的，因为其切除会导致上肢的功能丧失[28]。

四、原发性肺动脉肉瘤

原发性肺动脉肉瘤（primary pulmonary artery sarcoma，PPAS）是一个罕见的实体肿瘤，只有约400例文献描述，但因其临床表现与肺栓塞相似，使其成为一个重要的鉴别诊断。临床和影像学的相似性可能导致诊断延误和诊断依据不足，3%～4%的病例被诊断为慢性肺栓塞而被误诊，实际上是PPAS从而诊断失败[54]。

（一）病因

这些肿瘤大多起源于肺动脉干背侧。它起源于内膜和内膜下的全能间充质细胞。特殊的是，明显的腔内生长发生在任何腔外成分被发现之前。血管内肿瘤的存在促进了远端肺栓塞的发生，包括血栓栓塞和肿瘤形成过程，导致周围性肺转移和梗死。他们描述了12种与PPAS相关的不同组织学类型的肉瘤，其中最常见的是平滑肌肉瘤（20%）。尽管性别与组织学亚型没有关系，但年轻患者似乎更容易出现炎性肌纤维母细胞瘤和未分化亚型，而老年患者横纹肌肉瘤和脂肪肉瘤的发病率更高[54, 55]。

（二）诊断

患者发病年龄为43—67岁，平均年龄52岁左右。该病没有性别相关性，具体的危险因素尚不清楚。从发病到确诊的平均时间约为100天，最常见的临床症状为呼吸困难，74%的患者有此症状。咳嗽、胸痛、发热、体重减轻和右心衰竭的体征是临床表现的一部分。PPAS的诊断通常是肺动脉栓塞的误诊，患者接受抗凝治疗，甚至在22%的病例中行栓子切除术。因此，在出现全身症状、抗凝治疗难及症状持续时间较长的情况下，应提高对PPAS的临床怀疑。影像学表现通常相似，患者经常进行增强CT、MRI和经食管超声心动图检查。与PE不同的是，PPAS CT可表现为肿瘤扩大性生长导致血管扩张，存在血管外肿瘤成分，不均一的病变伴出血性衰减，肺远端病变可能是转移灶[56]。由于对应用钆剂的MRI检查更敏感，PPAS信号与PE患者有所不同。经食管超声心动图可显示血管壁的侵犯情况，量化右心室受累情况。同时，由于肿瘤病变通常比血栓栓塞病变有更大的FDG摄取，PET-CT可以作为CT评价的补充[56, 57]。

（三）治疗

报道的中位生存期为528天。主要的影响预后因素是出现症状和正确诊断之间的间隔时间。当从诊断到出现症状之间的时间加倍时，死亡率增加46%[54]。另一个影响预后的因素是正确治疗前的诊断策略和侵入性手术。没有怀疑PPAS诊断而进行探查性手术或栓子切除术的患者治疗后生存期较短。尽管有时会延迟肿瘤的诊断，但对可疑PE进行抗凝治疗并没有作为单一的影响预后因素，从而对整体生存率产生负面影响。由于这是一种很少有报道的罕见病因，因此有条理的治疗指南很难制定。一些报道了最多病例的中心建议，对耐受治疗的病情稳定的患者使用双倍剂量的多柔比星和异环磷酰胺进行诱导化疗。根治性手术切除在无病生存方面已显示出益处，在文献报道中44%的患者可实现根治性手术。在接受根治性手术切除的患者中，56%需要全肺切除，22%需要肺叶切除，这表明术前需要仔细的准备和充分的肺切除计划。对于靠近对侧肺动脉主干的中央型肿瘤的根治性切除，在对侧肺动脉内放置血管内支架可防止大出血，便于根治性切除，并可避免体外循环[54, 55, 58]。在接受完全切除的患者中，仅有9%的患者出现局部复发，23%的患者出现向远处转移的进展。报告指出基于蒽环类药物和一些烷基化剂组成方案的辅助化疗，虽然在防止局部复发方面没有任何好处，但它通过防止距离进展对总生存有积极的影响[58]。

（四）姑息治疗

肿瘤减容手术有时会被推荐，因为它也被证明可以延长生存期，而且最好在诱导化疗之前进行。对于局部复发的病例，一些报道显示使用放射治疗的结果是有效的，但不作常规推荐使用[58]。血管内支架置入肺动脉可缓解血管阻塞症状，控制肺动脉高压，但远期效果较差[59]。

五、纵隔肿瘤

纵隔肿瘤包括广泛的恶性肿瘤，具有不同的组织学亚群和临床表现。由于靠近大血管和重要结构，这些肿瘤的生长导致一系列症状，如上腔静脉综合征和 Horner 综合征。因为血管的重建或切除手术并不罕见，复杂的手术切除需要多学科联合。几乎 2/3 的纵隔肿瘤是良性病变，包括支气管源性囊肿、食管重复性囊肿、心包囊肿、甲状腺肿等。鉴于前纵隔淋巴瘤、胸腺瘤和畸胎瘤的发生率[60]，恶性病变在前纵隔更常见（56%）。在这一点上，我们将讨论最常见的影响前纵隔和中纵隔的恶性病变，这些病变可能累及血管，需要多学科治疗。

（一）胸腺肿瘤

胸腺肿瘤占所有前纵隔肿瘤的 50%。它们占所有纵隔肿瘤的 20%。尽管如此，它仍然是一种罕见的肿瘤，几乎占所有恶性肿瘤的 1.5%，发病率为 0.15/100 000[61]。胸腺肿瘤的组织病理学包括两种类型的胸腺上皮性肿瘤：胸腺瘤和胸腺癌。最常用的组织学分类是从 1999 年开始，由世界卫生组织提出。它根据淋巴细胞的优势和上皮细胞的异型性程度来识别 6 种类型的胸腺上皮肿瘤。分型分为 A、AB、B_1、B_2、B_3 和 C，其中 A 亚型是异型程度最低、预后最好的亚型。C 亚型为胸腺癌，病变细胞异型性高，邻近组织侵袭能力强，预后较差[62]。

1. 胸腺瘤　胸腺瘤是最常见的胸腺肿瘤。它在两性之间的发病率相似，在 30 岁之后普遍存在，在 70 岁左右达到高峰。作为一种发展缓慢的肿瘤，其症状很模糊，通常与晚期疾病或继发性副肿瘤综合征有关。40% 的患者伴有肿块增大的症状，近 30% 的患者伴有全身症状。最常见的表现是胸痛、咳嗽和呼吸困难[63, 64]。最常见的鉴别诊断是淋巴瘤，考虑到与胸腺瘤相反，淋巴瘤是一种非手术性疾病，应努力进行正确的鉴别诊断。有时由于影像学表现相似，两种疾病的鉴别是基于典型症状和相关症状的临床猜想，这些症状也称为胸腺瘤副瘤综合征。通常与自身免疫反应有关，最典型的例子是重症肌无力（myasthenia gravis，MG），约有 30% 的病例出现[65]。其他常见的关联是纯红细胞发育不全和低丙球蛋白血症[66]。然而，一些病例的诊断是偶然的，在胸部 X 线检查支气管肺炎疾病时，甚至在择期手术的术前评估中发现纵隔增大时，可以发现前纵隔病变。最好的影像学检查是增强 CT。前纵隔边界清楚的圆形肿块，均匀的软组织衰减，静脉注射对比剂后均匀增强，这几乎是胸腺瘤的典型特征。大的肿块可出现局灶性钙化、坏死及因其生长而导致的出血，使胸腺癌的鉴别变得困难。CT 通常优于或等同于 MRI，而且它更容易进行，更容易获得，也更便宜。MRI 的使用是为了在 CT 上评估囊性病变或进一步明确血管和心脏组织的侵犯[67]。

典型的胸腺瘤转移模式是局部播散到邻近结构和胸膜腔的“种植播散转移”，但仍有约 10% 的病例可转移到淋巴结和远处。肿瘤切除是最显著的预后因素，局部区域扩散对完成手术后的疾病分期有重要意义。局部区域传播和疾病分期最常用的分类是 Masoka 分类法[68, 69]。它测试的是相邻结构的微观和宏观侵犯，自 1981 年创建以来，经过了一些修改，但没有失去其基本概念[70]（表 2–2）。与其他胸腺肿瘤不同，最常用的胸腺瘤分期并非在术前，不评估淋巴结状态，其主要特征是术中和病理解剖学评估。根据 TNM 分期模式进行分类的方法现已经被提出，并增加了根据 CT 标准进行术前评估的功能，这可能由于肿瘤侵袭或手术切除不完全的风险较高，同时也可以检测淋巴结情况（表 2–3）。这种分类旨在更好地进行术前分期，便于多学科决策是选择直接手术还是化疗放疗等非手术治疗[71–73]。

影像学提示不完全切除的因素，包括肿瘤>8cm，轮廓分叶或不清，钙化，纵隔脂肪浸润，累及肺实质，大血管侵犯或绕行。

胸腺瘤的治疗方法是手术切除，而完全可切除性的评估则取决于相关手术团队的专业知识。

表 2-2　胸腺恶性肿瘤的 Masaoka-Koga 分期

Ⅰ	肿瘤具有完整的包膜
Ⅱa	显微镜下浸润包膜
Ⅱb	肉眼可见侵及胸腺或周围脂肪组织，或与纵隔胸膜或心包粘连但未穿透
Ⅲ	肉眼可见的侵犯邻近器官（如心包、大血管、肺、膈神经）
Ⅳa	胸膜或心包转移（与原发肿瘤分离病变）
Ⅳb	淋巴或血行转移（淋巴结受累）

Masaoka 分期系统[70]

表 2-3　胸腺上皮性肿瘤的 TNM 分期

T_1	肿瘤有包膜或纵隔脂肪浸润，最大限度延伸到纵隔胸膜
T_{1a}	纵隔胸膜浸润阴性
T_{1b}	纵隔胸膜浸润阳性
T_2	心包浸润
T_3	侵犯心包外肺血管、腔静脉、无名静脉、胸壁、肺或膈神经
T_4	侵犯主动脉、心肌、气管、心包内肺血管
N_0	无淋巴结转移
N_1	胸腺周围淋巴结转移 – 前纵隔淋巴结转移
N_2	深部纵隔淋巴结或颈部淋巴结转移
M_0	无远处转移
M_1	远处转移（血行或种植转移）
M_{1a}	胸膜或心包部位的种植转移
M_{1b}	远处转移（血行）

Tx、Nx. 当 T 分期及 N 分期无法被评估时
改编自 IASLC Staging Handbook in Thoracic Oncology[73]

作为该病的主要预后决定因素，即使面对导致血管和邻近器官切除的极端病例，完全切除也总是需要的。但考虑到手术风险高，此类病例应在多学科会议上讨论，包括胸外科团队、其他外科专业（血管外科、心血管外科、整形外科）、放射科和临床肿瘤团队。

对于不能切除的肿瘤，应避免前期手术，并在对病变进行经胸穿刺活检以确定组织学类型后，开始诱导蒽环类化疗。如果新辅助治疗反应良好，并且病变可以切除，那么手术加辅助放疗和化疗是必要的。如果不能切除，则应采取的最好的治疗方法为放疗和化疗[74]。

入路必须提供足够的胸腔内结构的可视化，便于血管控制，最大限度地减少肿瘤操作和胸腔内播散的可能性。对于初始阶段（Masaoka Ⅰ期和Ⅱ期），只要手术团队有一定的专业知识及经

验，可以通过胸腔镜或机器人辅助手术进行微创切除。传统的手术入路是胸骨正中切开术，可以是完全劈开胸骨或部分劈开胸骨。它提供了前纵隔的广阔视野，有助于对大血管和心脏区域血管的控制。肺门侵犯或更多侧纵隔结构时，可采用胸骨－开胸联合切口（Masaoka 入路或半开胸切口），甚至双侧开胸（翻盖式切口）[74–76]（图 2–1）。

即使病变累及上腔静脉血管结构，由于位置接近和较薄的血管壁，使其很容易受到影响。在这种情况下，我们环周进行完整切除以获得满意的结果。血管壁的一周累及范围决定了血管切除的范围，如果肿瘤累及血管壁超过 30%，则应行完全切除后重建。对于重建，聚四氟乙烯（PTFE）假体是一种选择，但生物材料如牛或猪心包也可以使用。一些专业的中心报道了冷冻保存的尸体来源的同种异体主动脉移植的重建，认为其具有更强的坚固性、更低的感染率、更强的生物相容性和更少扭曲的可能性[75]。在切除结束时，应用金属夹标记边缘，以指导术后可能的放疗。手术边缘的冰冻切片活检存在高假阴性率，不应常规进行[76]。辅助治疗以放疗为基础，适用于根据分期、病变完全切除和组织学亚型等主要因素选择的病例。它也适用于 R_1 和 R_2 切除或即使实现了 R_0 切除的晚期患者（Masaoka Ⅲ和ⅣA）。临床研究表明，在 Masaoka Ⅰ期患者中，放疗没有任何益处。在 Masaoka Ⅱ期的病例中，当囊外侵犯（ⅡB 期）或侵袭性组织学改变（B_2 和 B_3 期）可以考虑使用。对于 R_0 或 R_1 切除，不需要辅助化疗[74]。

2. 胸腺癌　胸腺癌是胸腺上皮组织的异质性肿瘤，目前分为七种不同的组织学类型：基底细胞样、鳞状细胞样、黏液表皮样、肉瘤样、小细胞、透明细胞和淋巴上皮。它们在胸腺上皮恶性肿瘤中只占很小的比例（15%），鉴于其罕见性，回顾性研究和病例研究是预后和治疗评估的最佳基础方法[62]。其流行病学与胸腺瘤相似，40—60 岁为发病高峰。其最常见的解剖部位是前纵隔，与次胸腺综合征也有很高的相关性。由于这些肿瘤具有极大的侵袭性，患者通常在疾病的晚期才被诊断出来，其症状通常是由纵隔结构受到侵犯造成的。胸腺癌与胸腺瘤使用的分期方法是相同的，但它体现了对使用 TNM 系统分期的偏好，因为在胸腺癌病例中淋巴结累及的发生率更高。文献中有证据表明，Masaoka-Koga 分期不足以准确定义预后，唯一预后较差的孤立因素是大血管侵犯[69, 71]。手术完全切除也是治疗的金标准，但考虑到较高的淋巴结播散率（20%），常规推荐系统性淋巴结切除术。辅助放射治疗可从 Masaoka Ⅰ期开始，建议在Ⅲ期和Ⅳ期或任何病理解剖评估显示 R_1 或 R_2 切除的阶段进行。即使完全切除，特别是在没有诱导化疗的情况下，从Ⅱ期开始就应考虑辅助化疗[78]。

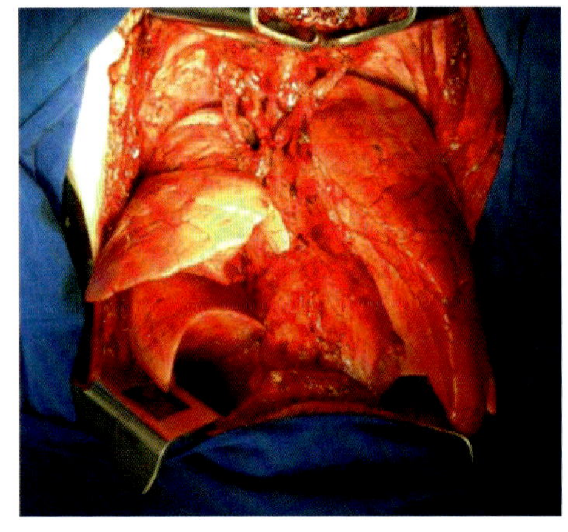
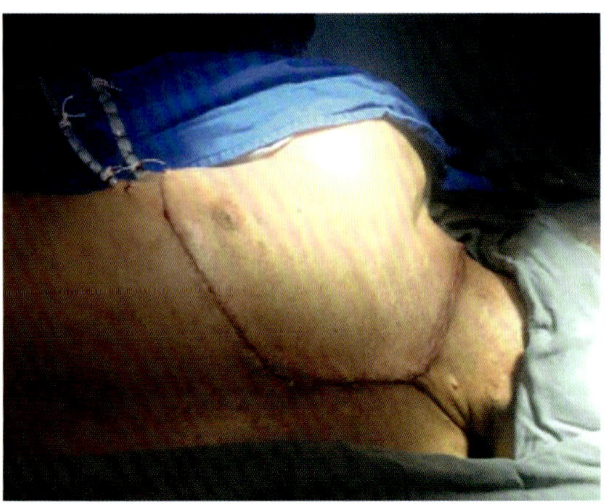

▲ 图 2–1　翻盖式切口，良好显露纵隔血管。**Masaoka** 入路的一个手术画面

（二）纵隔生殖细胞瘤

性腺外的生殖细胞肿瘤是一种罕见的肿瘤，在所有生殖细胞肿瘤中占不到5%。主要的腹膜外部位是纵隔和腹膜后，其起源是胚胎时期生殖细胞通过中线不完全迁移的理论。原发性纵隔生殖细胞肿瘤仅占所有原发性纵隔肿瘤的10%～15%，而恶性肿瘤的发生率约为4%[79]。它们通常发生在前纵隔，可分为良性成熟畸胎瘤、半精细胞瘤和非精细胞瘤。尽管其组织学与性腺肿瘤相似，但其预后和治疗具有特殊性，需要单独研究[80]。

1. 畸胎瘤　该肿瘤由两个或两个以上胚胎细胞层的细胞组成，包括内胚层、中胚层和外胚层。大多数情况下，它的组织分化良好，在这种情况下，它被称为成熟畸胎瘤，即一种良性、缓慢生长的病变，几乎没有恶性潜能。良性畸胎瘤在两性之间的发病率相似，但恶性畸胎瘤在男性中占主导地位。它可能出现在任何年龄，但发病率较高的是年轻人。尽管发病率低，但它是前纵隔肿瘤的第二大常见病因，仅次于胸腺瘤[80, 81]。通常诊断是意外发现的，因为大多数病例是无症状的。出现的症状是由病变生长和纵隔结构受压造成，咳嗽、呼吸困难和胸痛是最常见的。更特殊和罕见的症状，如通过咳嗽排出毛发的行为或胸膜腔积脓导致的发热与肿瘤破裂和其内容物渗漏到胸膜、心包腔或气管树有关。胸部X线片显示纵隔增宽，通常需要做CT扫描补充检查。胸部CT是放射诊断的首选检查，可以显示脂肪含量、软组织衰减、钙化和液体。当影像学提示，并且病灶尺寸不大时，可进行活检，并且应行完整的手术切除。完整的手术切除是推荐的治疗方法。邻近结构侵犯的可能性很低，血管重建通常不需要。当组织病理学检查提示恶性变或未成熟畸胎瘤时，可进行化疗和辅助放疗[82]。

2. 精原性肿瘤　一半的恶性生殖细胞肿瘤是精原细胞瘤。原发性纵隔精原细胞瘤与性腺精原细胞瘤在组织学上是相同的，但考虑到它们的位置，它们的行为和预后是有差异的。它们通常位于前纵隔，起源于精子生殖细胞。它们可增大体积，浸润中纵隔，经淋巴系统扩散至纵隔淋巴结，并经血行转移至肺、肝、骨。纵隔压迫会引起症状，多达20%的患者会出现上腔静脉综合征[79, 81]。

诊断通常通过经胸穿刺活检和解剖病理评估。这种肿瘤很少引起AFP或β-hCG的改变，除非它含有非精原细胞瘤成分。LDH可能升高，但无诊断意义。有时免疫组化评估是必要的，通过人胎盘碱性磷酸酶PAPL标记来确认诊断。影像学表现为相对均匀的肿块，软组织衰减，少量钙化，增强缓慢（图2-2）。值得一提的是，由于原发性纵隔肿瘤的发生率较低，建议进行睾丸物理检查或阴囊USG检查。精原细胞瘤对放化疗有积极的反应，预后良好，长期生存率为60%～80%。因此，初期治疗应包括以顺铂为基

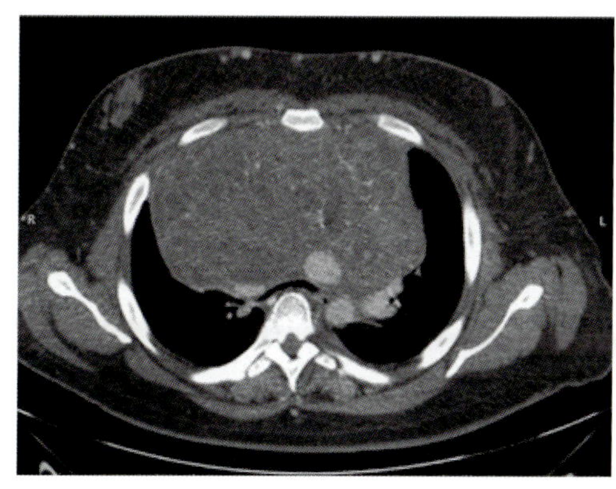

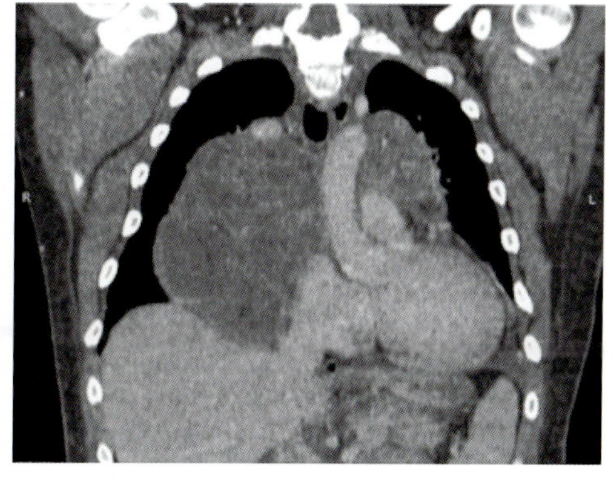

▲ 图2-2　原发性大精原性瘤

础的化疗和相关的放疗。在此治疗后，若有残余病灶，则需要根治性切除，以更好地控制疾病和延长生存期[79, 83]。

3. 非精原性肿瘤　它包括一组来自原始生殖细胞的恶性肿瘤。包括卵黄囊肿瘤、胚胎癌、畸胎癌和绒毛膜癌。与精原性肿瘤相比，它们几乎只存在于年轻男性患者中，预后较差，平均长期生存率为 45%[79]。临床表现与精原细胞瘤相似；然而，约 80% 的患者在诊断时存在转移性疾病，这会导致较高的呼吸道症状发生率。与副瘤综合征的相关性约为 6%，最常见的是恶性血液病，如白血病或骨髓增生异常综合征。其与 Klinefelter 综合征的相关性已有报道，在该人群中发病率约为 18%[83]。这种由于前纵隔肿瘤与 AFP 和 β-hCG 升高相关，对非精原性肿瘤具有高诊断特异性，因此无须病变活检即可做出诊断。在放射学评估中，由于邻近结构的侵袭能力不明确，它表现为前纵隔的一个体积庞大的肿块，不均匀。当怀疑有血管结构或心肌侵犯时，胸部 MRI 表现可有提示[84]。标准的治疗是基于顺铂的化疗，结果良好，但效率低于精原性肿瘤患者。约 30% 的患者对化疗无反应，二线大剂量卡铂加依托泊苷可能会增加治疗有效率，但是骨髓抑制更加严重。对于残留疾病的患者，辅助手术是必要的。血清学标记为阴性的患者手术效果较好，这表明化疗对恶性成分的破坏。考虑到纵隔结构的侵犯及偶尔需要复杂的血管重建和肺切除，手术切除通常是困难的，据报道，主要与呼吸系统并发症有关的死亡率约为 4%[85, 86]。

作者评论

胸部肿瘤和周围血管系统与吸烟有重要联系。吸烟是导致最常见的肺癌和动脉粥样硬化的最关键的危险因素，是动脉粥样硬化尤其是阻塞性疾病的主要原因。因此，动脉粥样硬化性动脉疾病的患者与肺癌共存并不是一个罕见的事件。胸部肿瘤和循环系统疾病事件之间的交叉发生在静脉领域，典型的是通过静脉血栓形成。癌症与静脉血栓栓塞（venous thromboembolism，VTE）之间的关系是众所周知的。约 20% 的深静脉血栓形成新病例发生在肿瘤形成的患者身上[87, 88]。在一项对 63 000 名 VTE 诊断的癌症患者进行的回顾性研究中，肺癌患病率最高，在这些患者中占 17%，其次是胰腺癌（10%）[89]。除了静脉血栓栓塞的高风险外，肺癌患者静脉血栓栓塞发作的复发风险也较高。例如，这一风险可达到非癌症患者的近 7 倍，乳腺癌患者的近 4 倍[90]。此外，与乳腺癌患者相比，肺癌患者在药物治疗过程中出血的风险几乎是前者的 2 倍[90]。由于早期诊断困难，肿瘤的生长会对胸腔内的其他结构产生影响。从循环系统的观点来看，在局部晚期纵隔肿瘤中最常见的事件之一是上腔静脉综合征。在这种综合征中，VCS 静脉回流因外压或静脉血栓形成受损，或两者兼有。SVC 血栓形成可由肿瘤侵袭或其他与癌症相关的情况引起，如高凝状态和静脉导管的存在。如果肿瘤的局部作用（外部压迫、侵袭）一直是 SVCS 的主要原因，那么该事件与静脉导管的关联增加了其发生的频率，目前为 20%～40% 的病例发生[91]。在 60%～85% 的病例中，SVCS 继发于胸腔内肿瘤形成的过程，其中非小细胞肺癌最常见（50%），其次是小细胞癌（25%～35%）和非霍奇金淋巴瘤（non-Hodgkin lymphoma，NHL）（10%～15%）[91–93]。在 CPPC 患者中，发生 SVCS 的风险更大，其发生率高达 10%；在非小细胞肺癌患者中，SVCS 约占 2%，但这是一种比 CPPC 更常见的组织学类型[94–96]。其他较少见的肿瘤也可引起 SVCS，如胸腺肿瘤、纵隔细胞性瘤、间皮瘤和其他实体瘤的转移[97–100]（图 2–3）。

症状的轻重可能随着梗阻的进展速度而变化。侧支静脉在数周内形成，使血液流入右心房，降低胸腔静脉高压。侧支循环的主要途径来自奇静脉、内乳静脉、胸外侧静脉、椎旁静脉和食管系统静脉。急性血栓事件可以加重患者先前得到良好代偿的压迫症状。

主要的体征和症状是面部和（或）上肢水肿。

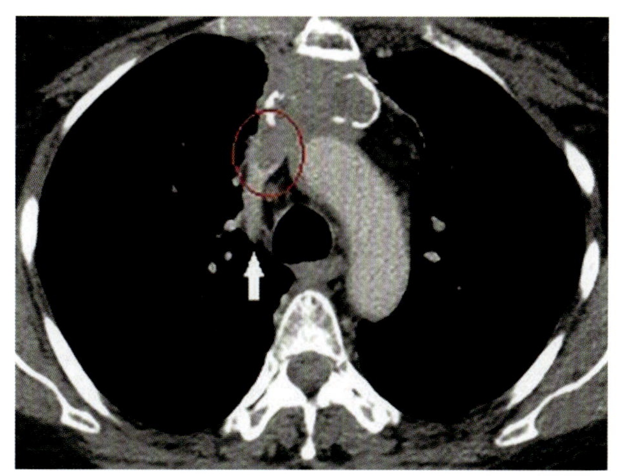

▲ 图 2–3 胸腺肿瘤侵犯上腔静脉（红圈）。奇静脉扩张（白箭）

当患者躺下时，呼吸困难和面部水肿会加重。咽部和喉部的肿胀除了会引起咳嗽、声音嘶哑、喘鸣和吞咽困难外，还会加重呼吸困难。呼吸困难可能不是继发于静脉阻塞，而是气道压迫的结果。头痛、精神错乱和视力改变可提示脑水肿。体格检查除可发现面部和上肢水肿外，还可发现面部充血和颈部肿胀、胸壁静脉曲张。

根据表 2–4 所示的建议，可以对上腔静脉阻塞继发临床影响的严重程度进行分级。

（三）诊断

胸部 X 线：以纵隔增大和胸腔积液增多为最常见的变化。

表 2–4 上腔静脉恶性综合征严重程度分级（引自 Yu et al.[124]）

评 分	结 果	预计发病率（%）
0	无症状：上腔静脉梗阻的影像学检查	10
1	轻度：头部或颈部水肿（血管扩张），发绀，充血	25
2	中度：头部或颈部水肿伴功能障碍（轻度吞咽困难、咳嗽、头部、下颌或眼睑轻度或中度运动障碍、眼水肿引起的视力障碍）	50
3	重度：轻度或中度脑水肿（头痛、头晕），轻度 / 中度喉水肿，或心脏储备功能减退（屈身后晕厥）	10
4	危及生命：显著脑水肿（意识不清，麻痹），显著喉水肿（喘鸣），或显著血流动力学损害（无诱发因素的晕厥，低血压，肾功能不全）	5
5	致命：死亡	<1
评 分	**调查结果**	**预计发病率（%）**
0	无症状：X 线上腔静脉阻塞无症状	10
1	轻度：头部或颈部水肿（血管扩张），发绀，充血	25
2	中度：头部或颈部水肿伴功能障碍（轻度吞咽困难、咳嗽、头部、下颌或眼睑轻度或中度运动障碍、眼水肿引起的视力障碍）	50
3	重度：轻度或中度脑水肿（头痛，头晕），轻度 / 中度喉水肿，或心脏保留功能减弱（屈身后晕厥、低血压、肾功能不全）	10
4	危及生命：严重的脑水肿（意识不清，肿胀），明显的喉部水肿（喘鸣），或明显血流动力学损害（晕厥，无诱发因素，低血压，肾功能不全）	5
5	致命：死亡	<1

CT/CTA：用于评估梗阻的水平和范围，除了侧支循环的发育程度以外。它在调查 SVCS 的原因方面也很重要。

MRI：与断层扫描相比，更详尽、更昂贵且不易获得的检查，是提供类似的信息的另外一种选择。

静脉造影术：对生命危急的患者，能够提供静脉梗阻的即刻治疗。

（四）治疗方法

治疗的选择取决于症状的严重程度和压缩综合征的原因（肿瘤的组织学类型、程度、预后）。根据一些研究，肿瘤原因的 SVCS 诊断后的平均生存期为 6 个月，实体肿瘤患者的死亡率高于血液肿瘤患者[101-103]。一般措施包括卧位抬高，如果有伴随的静脉血栓形成且无其他禁忌证的情况下进行全身抗凝治疗。使用糖皮质激素可能对正在接受放疗以预防或减少气道水肿的患者有效，或患有糖皮质激素反应性肿瘤（如淋巴瘤和胸腺瘤）的患者有效。如果淋巴瘤的组织学诊断尚未被证实，皮质类固醇的使用可能会掩盖这一诊断，影响以后的检查结果。明显的喉水肿和脑水肿引起的昏迷是紧急情况，需要立即通过血管内通道再通治疗。对于单纯压迫（无血栓形成）的患者，支架血管成形术可帮助更直接地缓解症状。如果伴有血栓形成，机械溶栓和（或）药物溶栓可以帮助再通和更好地暴露适合支架置入的节段[104]。支架成形术的技术成功率大于 95%，约 90% 的患者症状得到缓解[102, 105-108]。复发率为 0%～40%（平均 13%）[109]。使用球囊扩张、自扩张或组织覆盖支架（假体内支架）的似乎对结果没有任何影响[102, 104, 106, 110-115]。一些研究表明，涂层支架的使用提高了支架的通畅度，但并未提高技术成功率或患者生存率[105, 116]。支架成形术的并发症发生率高达 7%，其中最可怕的是肺栓塞、上腔静脉破裂和支架移位[117]。支架植入后无相关血栓形成的患者的抗血栓治疗的维持尚不明确。我们建议阿司匹林和氯吡格雷联合的抗血小板治疗 3 个月，3 个月后继续维持第一种药物。在非急诊患者中，化疗是有反应性肿瘤的首选治疗方案，如 CCPC、NHL 和生殖细胞癌，治疗 1～2 周后症状缓解[118]。对于对化疗反应较弱的肿瘤，放疗是放射敏感组织类型的替代治疗方法。放射治疗通常可在 72h 内改善症状，但这段时间也可长达 4 周。一篇比较肺癌患者（CPPC、CPNPC）治疗方案的文献综述显示，95% 的患者接受支架血管成形术治疗后症状缓解[95]。在诊断为 CPPC 和 SVCS 并接受化疗、化疗 / 放疗和放疗的患者中，临床改善率分别为 84%、94% 和 78%[95]。对于非小细胞肺癌患者，60% 的患者在化疗或放疗后症状改善[95]。至于 SVCS 症状的复发，支架治疗的患者的复发率为 11%，化疗或放疗的患者的复发率为 17%～19%[95]。手术整体切除肿瘤并使用自体或人工替代品重建 SVC 是一种高发病率和死亡率的手术，这些患者通常预后较差[119]。因此，对于化疗和放疗无反应的肿瘤患者，如胸腺瘤或胸腺癌，甚至是正在接受生殖细胞肿瘤切除术的患者，这种手术很少被推荐[119-123]。

第3章 胃肠外科

Gastrointestinal Surgery

Flavio Roberto Takeda　Ulysses Ribeiro Junior　Fabio Ferrari Makdissi　Marcel Autran Machado
Carlos Frederico Sparapan Marques　Caio Sergio Rizkallah Nahas
Rodrigo Ambar Pinto　Sergio Carlos Nahas　著
Mudassir Ahmad　译　　周江蛟　侯本新　校

一、食管 / 胃

（一）食管

食管的解剖结构特别独特，因为它的走向从颈部到腹部都与血管和气道器官关系密切。食管癌是最难通过手术治疗的癌症之一，这是因为食管与其他器官的解剖关系[1, 2]。食管癌通常通过上消化道内镜活检来确诊，它主要有两种组织学类型：鳞状细胞癌和腺癌（贲门的腺癌 –AEGJ）[3]。SCC 主要与酒精、吸烟、食管失弛缓症、食管腐蚀性狭窄及同时性头颈部肿瘤相关，而食管腺癌主要与胃食管反流病和肥胖相关[4, 5]。不幸的是，在圣保罗大学（Hospital das Clínicas da Faculdade de Medicina da Universidade de Sao Paulo，ICESP）只有 1/3 的鳞状细胞癌病例和一半的随访病例是可治愈的食管肿瘤。在这些病例中，可切除比例不到一半[6]。

食管的解剖结构分为上、中、下三部。上部靠近气管、锁骨下动脉和无名动脉和静脉；中部靠近远端气管、隆突、左主支气管和降主动脉；最后，下部靠近降主动脉[7]。

诊断后，食管癌通过如下方法分期：①颈部、胸部和腹部的 CT（用于评估肿瘤的浸润程度和淋巴结状态）；②支气管镜（仅在 SCC 病例中进行）；③ ^{18}F-FDG-PET/CT 有可能提高淋巴结分期的准确性；④超声内镜用于评估潜在的早期可切除病变，通过黏膜下切除术，并分析可疑的淋巴结[8]。

分期后，对于 T_2 以上和（或）淋巴结阳性的肿瘤，需要采用多模式新辅助治疗[9]。在 CROSS 试验后，局部晚期 SCC 和腺癌均需要使用顺铂与紫杉醇以及总辐射剂量为 41.4Gy（每天剂量为 1.8Gy）和每周化疗[10]。然而，在 FLOT 试验后，食管胃交界部晚期腺癌的肿瘤治疗包括四个周期的围术期化疗，方案为氟尿嘧啶加亚叶酸、奥沙利铂和多西他赛。需要进行更多的前瞻性随机试验来确定哪些患者群体可能从化疗或同步放化疗中受益，如 Neo-AEGIS 和 ESOPEC 试验[11]。

1. 外科治疗

(1) 经膈手术：根据最近的共识，对于食管胃交界部 I 型肿瘤（远端食管的腺癌）[12]，根治性经膈食管整块切除术（图 3–1）并扩大淋巴结清扫术和胃近端切除术并胃成形术重建是首选的手术方法。这种方法可实现下后纵隔和上腹部（如在 Barrett 食管中）的扩大淋巴结清扫。然而，它不能实现充分的心下部、胃大弯和幽门周围淋

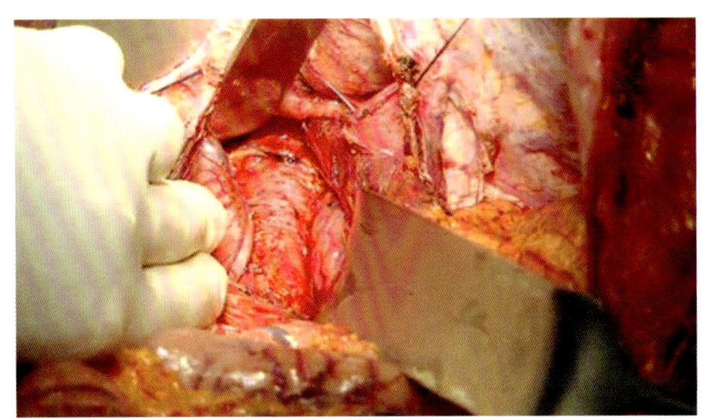

▲ 图 3-1 食管胃交界处腺癌患者经膈行食管切除及淋巴结清扫术后

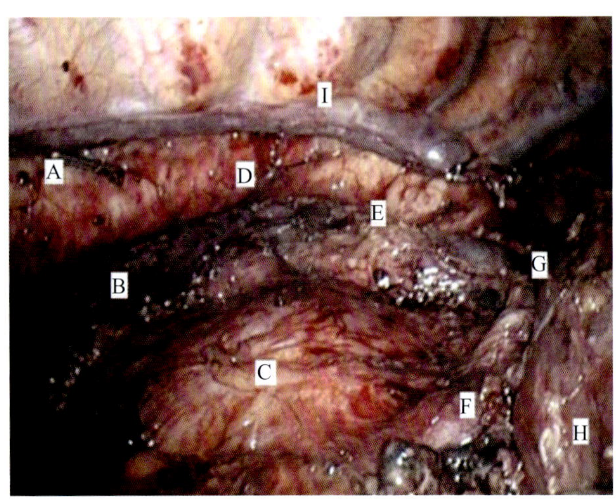

▲ 图 3-2 食管胃交界处腺癌患者经胸腔镜下行食管切除术合并淋巴结切除术后的最终纵隔图

A. 离断的胸导管；B. 左侧胸膜；C. 左心房；D. 降主动脉；E. 左支气管；F. 右支气管；G. 隆突；H. 食管；I. 椎旁静脉

巴结清扫[13]。对于Ⅲ型肿瘤（贲门下胃癌）患者，进行远端食管和全胃切除和 Roux-Y 重建术。然而，这种技术的成功与术中冰冻切片分析密切相关，术中冰冻切片分析可能有 10%～21% 的假阴性结论[14, 15]。因此，次全食管切除术后胸腔内吻合口漏的高发可导致死亡率的增加[16]。对于Ⅱ型肿瘤（贲门癌）患者，一些团队倾向于实施扩大胃切除与经胸骨上方远端食管切除；然而，在作者单位，这些病例通过经横膈肌途径的食管切除和近端胃切除进行治疗[17]。

(2) 胸腔镜手术：在选择性左支气管插管后，将患者置于俯卧位。从纵隔下部开始向上部进行食管的分离。解剖食管和食管下淋巴结，包括主动脉周围、横膈上和心包周围的淋巴结。继续分离后，切除左右隆突下淋巴结，显露右侧和左侧支气管在隆突的起始部位（图 3-2）。

胸腔镜手术方法适用于扩大胸部和复发性神经淋巴结清扫。考虑到临床实际情况（如肺部疾病和心肺并发症），该法是 SCC 的首选。对于 AEGJ，比较研究显示胸腔镜食管切除术中获取的淋巴结数量较多，然而在总生存率和无病生存率方面没有明显改善。此外，这组患者的肺部并发症，如肺不张和肺炎，比经纵隔的（胸膜外途径）手术的发生率更高[12]。

最近的研究讨论了颈部食管胃吻合术中食管切开的颈部微血管增压吻合（SAFE 术），改善了颈部吻合的血流灌注，并有可能降低吻合口漏发生率[18]。自从使用靛青染料和荧光透视法广泛评估食管胃吻合口的灌注以来，这个研究打开了减少食管切除术后并发症（主要是吻合口漏）的新视角。

2. 不可切除肿瘤　该种情况，局部晚期食管肿瘤更可能侵犯周围解剖结构，这取决于肿瘤在食管中的分段位置和外侵程度。然而，如果食管肿瘤侵犯邻近器官，即使在多模式治疗下，也被视为姑息治疗。最常见的器官之一是降主动脉 / 胸主动脉（图 3-3），它可能导致食管 – 主动脉瘘并伴有剧烈的咯血。这种特别情况下行胸部内主动脉腔内修复术（thoracic endovascular aortic repair，TEVAR）正在讨论中：首先，控制潜在的出血；其次，证明延长患者生存期的有效模式[19]。

（二）胃

腺癌是胃恶性肿瘤中较为常见的一种，占所有病例的约 94%。术前分期包括临床观察和影像学方法的使用。肝大、腹水、Virchow 淋巴结（位于左锁骨上方）肿大、脐部结节和左腋淋巴结检查的肿大都是晚期疾病的迹象[20]。

对全腹部和胸部的 CT 检查是胃癌分期的首选方法，因为它对评估腹膜、肝脏和肺转移更为

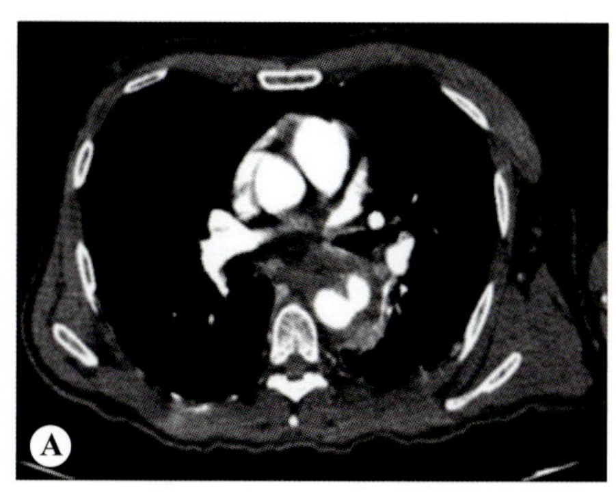

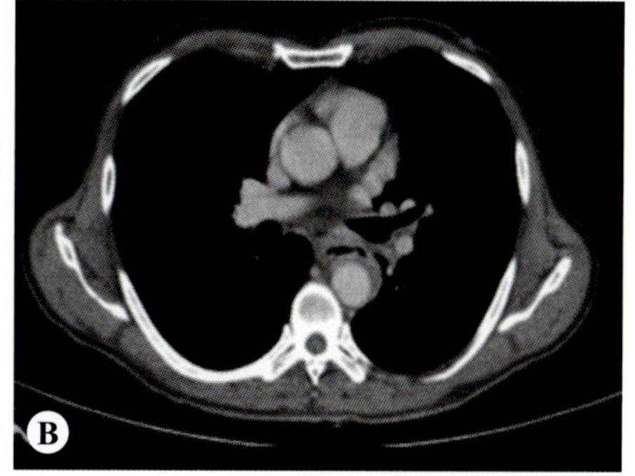

▲ 图 3-3 食管癌的胸部 CT 分期

A. 胸部食管癌侵犯胸主动脉并引起主动脉夹层；B. 食管癌侵犯胸主动脉超过 180°

灵敏[21]。胃切除术和 D_2 淋巴结清扫术是一种经过验证的治疗胃癌的金标准术式[22]，当打算采用除该法外的治疗方法时，术前评估胃壁的侵犯水平是至关重要的。为此，必须依赖高度可靠的分期方法，以避免进行不必要的治疗，这可能对患者极其有害。内镜超声检查是实现此目的的一个有效方法[23]。

PET-CT 在胃癌患者中尚未证明其用途，并且只应在怀疑远处转移存在的情况下进行。在未分化型胃癌患者中，PET-CT 的用途更低[22]。

诊断性腹腔镜允许观察腹膜壁和内脏的表面，以寻找通常无法通过 CT 检查发现的小于 5mm 的转移性病变[22]。该方法还允许进行腹膜灌洗，这对于分析患者的预后很重要，同时允许进行腹腔镜超声，以提高肝转移瘤诊断的敏感性[24]。

胃癌分期可以遵照 UICC/AJCC 指南进行。自 2010 年起，日本胃癌协会（Japanese Association of Gastric Cancer，JGCA）一直与 AJCC 分类保持一致，是为保证胃癌研究在西方和东方的标准化[22]。值得注意的是，在 2016 年 12 月发布的第 8 版中，T、N 和 M 参数没有变化，但 AJEG 癌症分期有一个概念上的变化。以前，所有 Siewert Ⅰ、Ⅱ和Ⅲ型肿瘤都遵循食管癌分期（当肿瘤中心距离 JEG 上至 5cm 时），现在，中心位于 JEG 上 2cm 以上的 Siewert Ⅲ型肿瘤，即使涉及食管，也遵循胃癌分期。

医学研究已达成共识，根治性胃切除仍是治疗胃腺癌的最佳治疗方法。手术技术和胃切除术及淋巴结清扫的范围取决于以下因素：肿瘤位置、胃壁浸润深度和组织学类型。足够的胃肿瘤及其淋巴引流区域切除范围以获得阴性切缘是根治术的客观要求。胃壁的肿瘤浸润程度、淋巴结转移和远处转移的发生是胃癌患者最重要的预后因素。

通常情况下，D_2 淋巴结清扫的胃切除术由于其合理的并发症发生率和死亡率是治疗胃癌的首选方法，并且有大家认可的较好的肿瘤治疗结果[25]（图 3-4）。然而，为了提高术后生活质量，过去几十年中开发了包括微创或功能保留手术在内的多种新技术。图 3-5 中的流程图显示了 JCGA（2014）对各种临床胃癌治疗的建议[26]。

1. 内镜治疗　内镜治疗的绝对指征包括分化

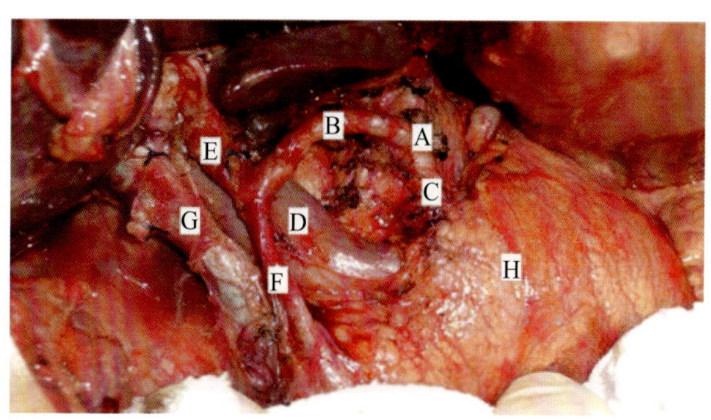

▲ 图 3-4 D_2 淋巴结清扫的全胃切除术后

A. 胃左动脉；B. 肝总动脉；C. 脾动脉；D. 门静脉；E. 肝固有动脉；F. 胃十二指肠动脉；G. 胆总管；H. 胰腺

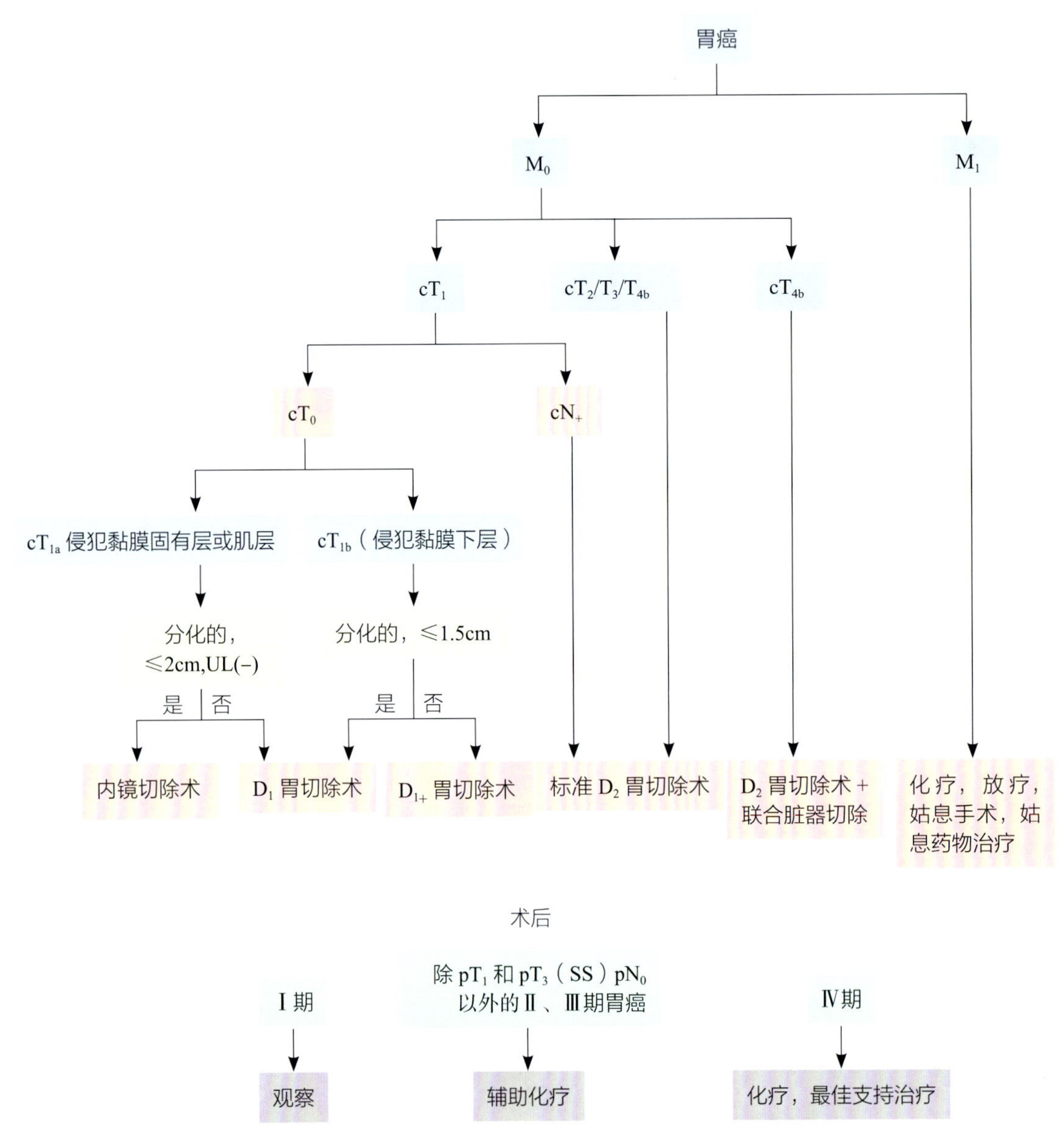

▲ 图 3-5　日本胃癌协会 **2014** 年对胃癌治疗的建议

型的组织类型，无溃疡，cT_{1a}，并且直径≤2cm，通过黏膜切除或黏膜下切除进行治疗。接受内镜切除（EMR 或 ESD）的患者应特别小心随访。当满足以下所有标准时，切除被认为是根治性的：整块切除，肿瘤<2cm，分化的组织学类型，浸润深度仅限黏膜，水平和垂直切缘阴性，以及无淋巴血管侵犯[27]。

2. 外科治疗　自 2010 年以来，日本指南已被修订适应简化和国际化使用。淋巴结清扫及胃切除术的定义被简化：包括淋巴结清扫（D_1、D_2 和 D_3），胃切除范围（全切或次全切），而不论肿瘤的解剖位置。D_3 淋巴结清扫概念不清未获得推荐。D_1 淋巴结清扫如超过 14 枚淋巴结，则被认为 D_2 淋巴结清扫。当前的推荐如下[22]。

- 对于非早期肿瘤（$cT_{2\sim4}$ 或 cN_+），胃切除术 +D_2 淋巴结清扫。
- 对于 T_1 肿瘤，D_1 或 D_{1+} 是可选项。
- D_1：T_{1a} 不符合 EMR/ESD 标准或 $cT_{1b}N_0$≤1.5cm

的不同分期。

- D_{1+}：其他较 cT_1N_0 分期更差但不满足 D_2 分期的肿瘤。

D_2 淋巴结清扫被认为是胃癌治疗的金标准。当外科医生对术前分期有疑问，或当其无法获取回声内镜或适当的解剖病理学检查时，应采用这种方法。对于潜在可治愈的 $T_{2\sim4}$ 肿瘤及 T_1N_+ 病变的情况下，D_2 淋巴结清扫是其适用范围。

3. 多模式治疗

(1) 西方试验：在 20 世纪 90 年代末，两项极为重要的随机研究被发表。一项是 INT0116，比较了仅手术与手术加化疗（亚叶酸钙和氟尿嘧啶）及放疗的疗效，尽管纳入病例接受 D_2 淋巴结清扫的数量不足，结果显示在术后接受放化疗组的生存率有增加趋势[28]。另一项是 MAGIC 试验，比较了仅手术与接受围术期化疗（表柔比星、顺铂和氟尿嘧啶）的患者，显示接受术前化疗的组中生存率提高了 13%[29]。

2012 年，荷兰研究团队发表了 CROSS 试验，显示当进行化疗（卡铂和紫杉醇）和术前放疗时，可切除性提高了 23%，总生存率提高了 13%，并且病理完全缓解为 29%[9]。

(2) 东方试验：相比之下，在东方国家发表了两项随机研究，每项研究中都有超过 1000 名患者。第一项日本 ACTS-GC 试验在胃切除术或食管切除术后使用 S_1 辅助化疗，并进行了 D_2 淋巴结清扫，结果显示其存活率增加了 10.6%[30]。另一项发表的研究是 CLASSIC 试验，它显示，在术后 6 个月内接受卡培他滨和奥沙利铂辅助治疗的患者在 3 年内的生存率增益为 15%，前提是进行了适当的 D_2 淋巴结清扫[31]。然而，Siewert Ⅲ型肿瘤的纳入比例远大于Ⅰ型和Ⅱ型。

在韩国 ARTIST 试验中进行的一项对照随机研究未能证明放疗联合化疗在其辅助及新辅助治疗中的获益[32]。由于淋巴结清扫更为广泛，似乎在手术后没有必要用放疗来补充。

在日本，5 年的预后估计为 40%～60%，优于西方国家的 20%，但这一事实是由于由西方初诊时 $T_{3/4}$ 病例高达 65%[33]。在西方国家，肿瘤更多位于近端位置，即食管胃交界处，大多为未分化的印戒细胞型。在东方国家，大多数肿瘤位于中远端，为肠型，治疗较早（与诊断时间一致），因此从技术角度看，无论是与癌症分期还是并发症相关，都更有利于外科治疗。

二、胰腺 / 肝脏

（一）概述

外科手术仍然是大多数消化道肿瘤疾病治疗的金标准，然而，根据一些肿瘤的位置，与血管结构的关系可能成为根治性切除的障碍。在某些情况下，小肿瘤可能与重要的血管结构连接致密，为了保护这些结构，肿瘤的切除边缘可能会很小甚至受限，导致早期的局部复发。例如，发生在肝门区的胆管癌（Klatski 肿瘤），它们常与门静脉和（或）肝动脉的主干有密切关系。另一个例子是胰腺腺癌，根据其位置，可能导致邻近的肠系膜上静脉、门静脉、肠系膜上动脉、肝动脉甚至腹腔干和腹主动脉受累。原发性或继发性肝肿瘤也可能出现血管侵犯，可能需要切除和重建。

新的系统性（化疗）和局部（放射外科）治疗相关的技术进展，使得带有血管侵犯的局部晚期肿瘤治疗取得了进展。现代化疗方案，由于其控制残留癌灶的能力，允许技术上可切除的肿瘤外科手术适应证的变化：从阴性切缘到技术上可切除可能阴性切缘。然而，扩大切除术由于肿瘤学的要求，必须扩大外科切除边界，它们可能依赖于复杂的血管重建，伴随着并发症发生率和死亡率增加。

在本章中，我们将讨论血管外科在肝胆胰肿瘤外科治疗中的适用性。

（二）胰腺

胰腺癌是全球第 14 位最常见的癌症，也是癌症死亡的第 7 大原因。它在发达国家更为常见，全球发病率正在上升[34-36]。美国，它是癌症相关死亡的第四大原因；这在十岁以上人群中的比例仍在增加，主要相关风险因素包括吸烟、肥胖、2 型糖尿病、酗酒和家族史[37]。

腺癌及其亚型占所有胰腺癌的 90%，呈现高致死率，治愈概率低，即无病生存率和总生存率低。与大多数恶性肿瘤相比，胰腺癌的 5 年生存率在过去 40 年中有所提高。尽管如此，外科切除术是治疗这种肿瘤的唯一可能治愈方法，辅助化疗的加入已被证实可以提高生存率[38-41]。

不幸的是，在相当数量的患者中，在疾病晚期才进行诊断，已经伴有局部晚期或转移性疾病。胰腺癌分期分类如表 3-1 所示。据估计，50%～80% 的患者在诊断时呈现这种状况，其 5 年生存率仅为 3%[37]。这一事实是由于初始症状不明显，延误了诊断，以及与主要血管的解剖关系密切，导致其早期受累。最新数据表明，新辅助治疗使用放化疗策略有益，可以进一步提高生存率，但需要更有说服力的研究来确定哪一组患者将获得更好的结果[42.43]。即便是接受了新辅助治疗和外科切除的患者，5 年总生存率也才大约 28%[44]。外科切除为胰腺癌患者提供了最佳生存机会，因此越来越推荐对在一定范围内侵袭的局部病变采取积极的切除；然而，不到 30% 的初诊胰腺癌患者符合外科切除的条件[45]。

NCCN 自 2006 年开始胰腺导管腺癌基于解剖学标准，特别是肿瘤对静脉和动脉的侵犯程度，采用的交界可切除的定义。尽管这一概念已被广泛用于临床试验的招募和治疗方式的选择，但其定义却不统一；不同学会已发布了各自的定义，但尚无明确的国际共识。因此，通常认为，交界可切除的定义往往是主观的，受到外科医生和医疗机构经验的影响。最近，在 2016 年仙台举行的第 20 届国际胰腺病学会议上，就这一定义寻求共识，考虑到与肿瘤有关的解剖和生物学方面，以及患者的临床方面。对于交界可切除胰腺腺癌的解剖学定义，理解为在初步治疗策略中使用手术时，肿瘤具有高风险的阳性肿瘤切缘（R_1、R_2）。交界可切除胰腺癌的生物学定义是当有发现胰腺外转移性疾病或其可能性证据增加（但不是确定性）时，考虑采用肿瘤标记物 CA-199（＞500U/ml）和通过活检或 PET-CT 评估是否存在受影响的淋巴结。临床交界可切除定义是与患者有关的因素（包括一般情况和并发疾病）在手术后存在高发病率和死亡率的风险[46]。因此，许多医疗机构已开始将新辅助化疗作为这些交界可切除胰腺肿瘤的治疗措施。在新辅助治疗后，当没有解剖学禁忌证，没有发展转移性疾病，并且患者一般情况可接受时，这些患者将考虑进行胰腺切除[47-49]。

另一个有趣的分析是，胰腺肿瘤中的血管侵犯是否是癌症更具侵袭性的结果？比较胰十二指肠切除术（pancreaticoduodenectomy，PD）是否联合门静脉切除重建时，肿瘤的平均大小、分化程度和影响患者的淋巴结数量均无差异。同样，也没有更长的住院时间、术后并发症和死亡率、生存率差异。这些事实表明，血管侵犯主要与肿瘤位置有关，而非生物学行为[50-52]。

尽管有争议，但几个中心已开始为最初可切除的胰腺癌提供新辅助治疗，这代表着治疗模式的转变，因为报道提示可以显著改善的生存率[48]。目前化疗方案（FOLFIRINOX、吉西他滨 – 白蛋白紫杉醇、吉西他滨 + 多西紫杉醇 + 卡培他滨）具有最大缓解率，而使最初不可切除的患者变成可切除。有越来越多的报道揭示了新辅助治疗对切缘状态、淋巴结阳性和肿瘤反应的积极作用。新辅助治疗允许选择有生物反应性肿瘤的患者进行切除，特别是对于接近可切除但需要达到根治而进行复杂血管重建的患者。

1. 胰腺头和胰腺钩突的肿瘤　对于位于胰腺头部和钩突的肿瘤，推荐的手术是胰十二指肠切除术。已提出不同的技术模式，可用于重建这些切除后的消化、胆道和胰管；然而，这不是本章的关注重点。胰头癌或钩突癌可能影响的主要血管结构是门静脉和（或）肠系膜上静脉及肠系膜上动脉。

目前，当影响肿瘤完整切除的障碍仅仅是血管侵犯时，可进行血管切除以在 PD 中获得阴性

表 3-1　胰腺癌分期分类（AJCC 第 8 版）

阶段	TNM	
0	$TisN_0M_0$	• 癌症局限于胰腺导管细胞的上层，未侵入更深层组织。未在胰腺外扩散。这些肿瘤有时被称为原位癌（Tis） • 未扩散至邻近的淋巴结（N_0）或远处（M_0）
ⅠA	$T_1N_0M_0$	• 癌症局限于胰腺内，并且直径≤2cm（T_1） • 它未扩散到附近的淋巴结（N_0）或远处的部位（M_0）
ⅠB	$T_2N_0M_0$	• 癌症局限于胰腺内，2cm＜直径≤ 4cm（T_2） • 它未扩散到邻近的淋巴结（N_0）或远处的部位（M_0）
ⅡA	$T_3N_0M_0$	• 癌症局限于胰腺内，并且直径>4cm（T_3） • 它未扩散到附近的淋巴结（N_0）或远处的部位（M_0）
ⅡB	$T_1N_1M_0$	• 癌症局限于胰腺内，并且直径≤2cm(T_1)，并且已扩散至不超过 3 个邻近的淋巴结(N_1) • 它未扩散到远处的部位（M_0）
	$T_2N_1M_0$	• 癌症局限于胰腺内，2cm＜直径≤4cm（T_2），并且已扩散至不超过 3 个邻近的淋巴结（N_1） • 它未扩散到远处的部位（M_0）
	$T_3N_1M_0$	• 癌症局限于胰腺内，并且直径>4cm（T_3），并且已扩散至不超过 3 个邻近的淋巴结（N_1） • 它未扩散到远处的部位（M_0）
Ⅲ	$T_1N_2M_0$	• 癌症局限于胰腺内，直径≤2cm（T_1），并且已经扩散至 4 个或更多邻近的淋巴结（N_2） • 它未扩散到远处的部位（M_0）
	或	
	$T_2N_2M_0$	• 癌症局限于胰腺内，2cm＜直径≤4cm（T_2），并且已扩散至 4 个或更多邻近的淋巴结（N_2） • 它未扩散到远处的部位（M_0）
	或	
	$T_3N_2M_0$	• 癌症局限于胰腺内，并且直径>4cm（T_3），并且已扩散至 4 个或更多邻近的淋巴结（N_2） • 它未扩散到远处的部位（M_0）
	或	
	T_4 任何 NM_0	• 癌症已生长超出胰腺并侵入邻近的主要血管（T_4）。癌症可能已经扩散或未扩散到邻近的淋巴结（任何 N） • 它未扩散到远处的部位（M_0）
Ⅳ	任何 T 任何 NM_1	• 癌症已扩散到远处部位，如肝脏、腹膜（腹壁的内膜）、肺或骨骼（M_1）。它可以是任何大小（任何 T），可能已经或未扩散到邻近的淋巴结（任何 N）

切缘（R_0）。如果血管重建可行或血管侧支循环可以代替，可以进行血管切除。一些胰腺外科医生将肠系膜上静脉受累视为胰腺癌切除的禁忌证。在血管肿瘤侵犯的情况下，如果不切除受累血管段，后腹膜切缘将受影响。接受切除且手术切缘阳性的患者的生存率与仅接受放射治疗的非手术治疗患者相似。对于局部晚期肿瘤进行切除，如果仅涉及静脉，可增加生存期长达2年。2009年，美国肝胰胆管协会/外科肿瘤学会达成共识，门静脉切除与原位重建成为有脾脏－肠系膜－门静脉侵犯的胰腺腺癌的标准治疗。一些回顾性研究表明，对于接受 R_0 切除的适当选择的患者，门静脉切除后的并发症发病率、死亡率和生存率与不需要切除的胰腺癌外科治疗患者相似[53-55]。对22项回顾性队列研究的Meta分析，未发现在门静脉或肠系膜上静脉切除与无血管切除重建的患者的围术期并发症和1年或3年生存率有差异。但如预期，静脉切除组手术时间和失血量有所增加[56]。但不幸的是，由于缺乏随机化，这些研究存在选择偏倚的风险。然而，联合静脉切除的胰腺切除术可在特定患者必须进行以获得阴性切缘时发挥作用。

在PD中进行的动脉切除和重建也是胰腺切除术的一部分；然而，由于手术技术难度、高并发症和死亡率，对此类术式的热情有所减少[57]。涉及接受胰十二指肠切除术的患者进行或不进行动脉切除的研究Meta分析发现，进行动脉重建的组别在围术期死亡率和第1年及第3年的结果更差。因此，肠系膜上动脉或腹腔干的侵犯在许多中心仍是切除的禁忌证[58]。另一个需要考虑的方面是，腹腔干和肠系膜上动脉，尤其是其近端部分，被密集的自主神经丛所包围。因此，当这些血管被肿瘤侵犯时，广泛的周神经侵犯通常会难以获取成功的阴性切缘。

随着外科技术的改进和专业中心可用的新外科技术，合理选择的患者再次采用动脉切除，取得了更好的结果[59]。除了外科技术上的进步外，全身化疗的进步也导致了更好的缓解率和提高了生存率。胰腺肿瘤进行血管切除的主要指征是基于在局部晚期疾病的患者进行根治性手术的前景，即在没有转移性疾病的情况下获得阴性切缘。阳性的外科肿瘤学切缘与较差的预后相关，因此，在胰头癌的患者中，可能需要切除受侵犯的胰周围血管，以在PD中获得阴性切缘[60]。对血管解剖学的研究和肿瘤学侵犯的程度对临床和外科治疗规划至关重要，因为这是判断可切除性的重要标准，具有重要的预后价值[61, 62]。因此，胰腺癌的可切除性主要取决于肿瘤与血管接触的程度，通过CT或MRI进行静脉对比评估。这些检查的序列必须包括动脉和门静脉期。在评估胰腺癌影像学可切除性的各种标准中，NCCN提出的标准最为广泛使用，并用于将胰腺癌分类为可切除、临界可切除或不可切除[63]。目前，多层螺旋腹部增强CT是评估可切除性最佳的检查。MRI和PET-CT主要用于评估胰腺外病灶，主要是肝脏和淋巴结。

胰腺头部肿瘤在以下情况被认为是可切除的。解剖上与肠系膜上静脉（superior mesenteric vein，SMV）、门静脉（portal vein，PV）、肠系膜上动脉（superior mesenteric artery，SMA）、腹腔干（celiac trunk，CT）和肝总动脉（common hepatic artery，CHA）无接触，或者当仅有与PV或SMV的单侧接触时。交界可切除的定义是根据SMV/PV的单独受累或与动脉侵袭的解剖因素而进行分类。肿瘤与肠系膜上动脉和（或）腹腔干接触在180°以下且不呈现狭窄或变形被认为是可切除的；肿瘤与肝总动脉接触，但不与肝总动脉和（或）腹腔干接触；肿瘤与肠系膜上静脉和（或）门静脉接触，包括双侧狭窄或闭塞，但不超出十二指肠的下边界。

以下情况被认为无法切除。局部进展性肿瘤，包括双侧SMV/PV狭窄/闭塞，超过十二指肠的下边界；肿瘤与SMA、CA的接触/侵袭180°或以上；肿瘤与CHA，肝固有动脉（hepatic artery，PHA）和（或）CA的接触/侵袭；肿瘤接触或侵袭主动脉。需要注意的是，大约50%的疑似静脉侵袭肿瘤，在后来的组织学评估中被诊断为仅与门静脉有炎性粘连[51, 64, 65]。

(1) 肠系膜 – 门静脉受累：如前所述，局部进展的胰腺头部肿瘤，在合理限度内部分切除肠系膜上静脉和门静脉，对于这些血管受累的肿瘤进行根治性切除是被认可和鼓励的。尽管肿瘤学结果支持这种方法，但一些研究显示术后并发症的增加，如感染、出血、心肺并发症，以及手术时间较长和围术期输血及死亡率的增加[66–69]。尽管如此，这些尚未达成共识，许多作者已经证明了有无门静脉切除的两组之间的死亡率相似[64, 70–74]。

肠系膜 – 门静脉重建的最佳方式取决于达到阴性切缘所需的切除范围。有三个选择：侧切除加原位血管缝合术[75]，有无补片都可；端 – 端吻合术[76]；或者人工血管置入（图 3–6）[77]。需要注意的是，在累及血管周径超过 30° 的情况下不应尝试侧侧血管缝合术。在这种情况下，应选择使用补片甚至端对端吻合术。

所有类型的静脉重建可能会有问题，如部分或完全血栓形成，可能导致严重并发症。因此，需要小心避免肠系膜引流的血流动力学显著狭窄。脾静脉结扎可以进行，但是只要有可能，就应避免，因为可能导致左侧门静脉高压。

(2) 肠系膜上动脉：与胰头部和钩突部的腺癌相关的最容易受累的动脉是肠系膜上动脉。肿瘤从动脉的外膜分离与局部复发有关，因为它具

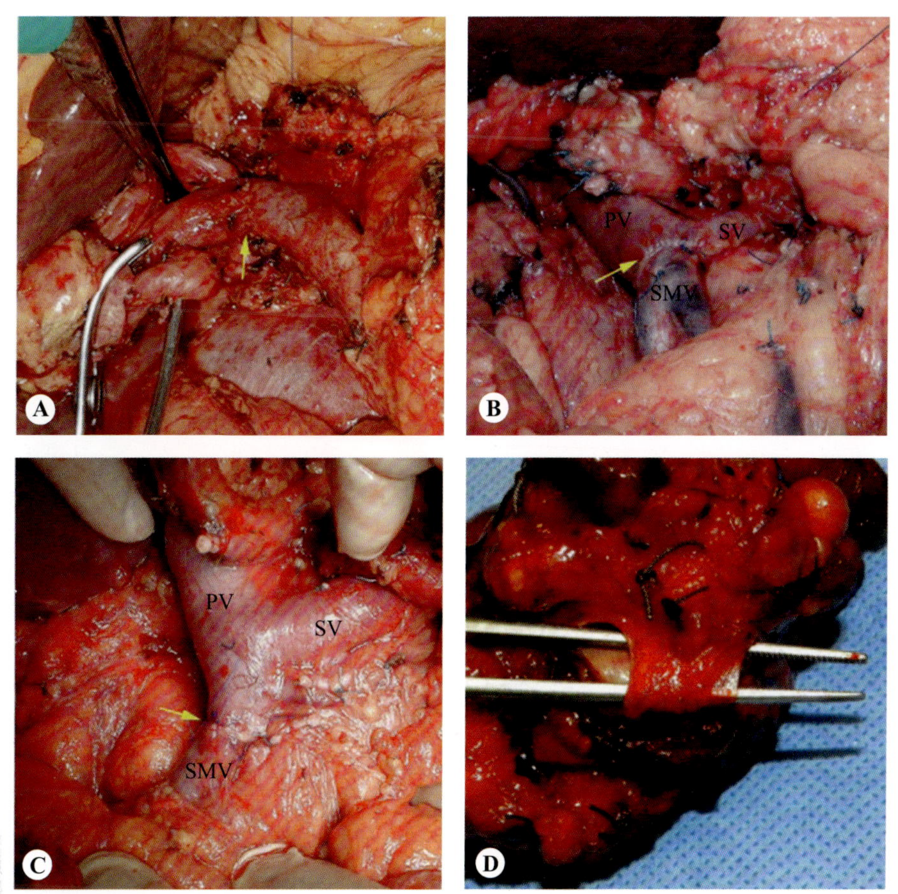

▲ 图 3–6　胰十二指肠切除术中的门静脉切除

A. 部分静脉切除并进行原位血管缝合术（箭）；B. 在肠系膜 – 脾脏 – 门静脉汇合部位的切除，并进行端 – 端重建（箭）；C. 肠系膜上静脉切除并进行端 – 端原位重建（箭）；D. 手术标本显示连同门静脉整块切除

SMV. 肠系膜上静脉；PV. 门静脉；SV. 脾静脉

有不够的肿瘤切缘，生存获益受限。因此，为了达到手术根治性，可能需要动脉切除；然而，动脉切除在胰腺切除中仍然是一个有争议的话题。过去的数据表明，肠系膜上动脉的切除和重建在实施时伴随着高并发症发生率和死亡率。

虽然这些过去的数据并不支持这种对胰腺肿瘤的激进手术方法，但最近的数据表明，在精心挑选的组别中动脉切除有益处[58, 78–80]。实际上，在选定的患者中我们也将这种治疗方式考虑在内（图 3–7）。过去 5 年间为达到胰腺癌的根治性切除意图的动脉切除的数据与 20 年前相比已有所变化。有趣的是，许多中心报告了在选定的病例中并在新辅助治疗后进行动脉切除的患者，5 年生存率为 20%，这比以前的结果有所提高，中位生存期可达 53 个月[81]。

(3) 肝动脉受累：当胰头癌近胰腺上缘时，肝动脉可能受到累及。在这种情况下，肝动脉的血流需重建。这可以通过原位端－端吻合术（图 3–8）或使用任何可用的动脉，如中结肠动脉或脾动脉搭桥来完成[82]。

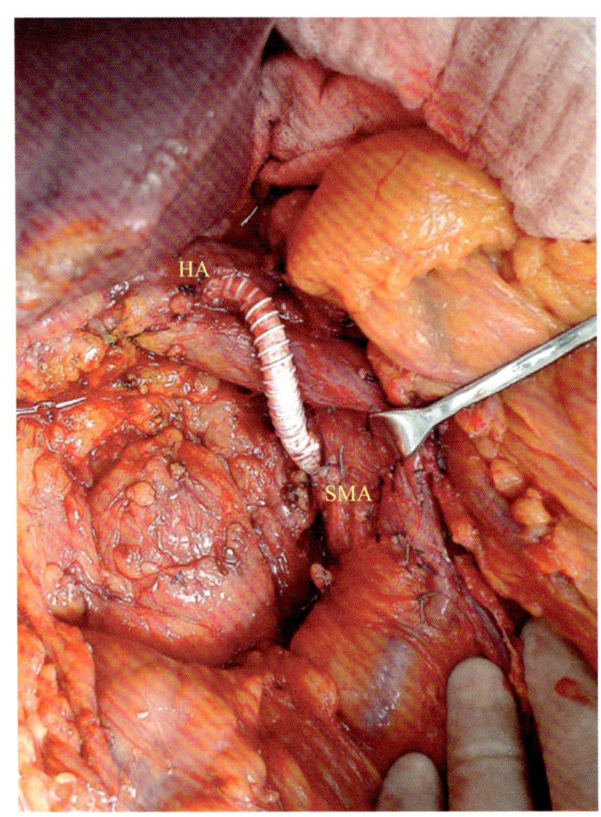

▲ 图 3–7 肝动脉与肠系膜上动脉间的 PTFE 人工血管搭桥
HA. 肝动脉；SMA. 肠系膜上动脉

2. 位于胰腺颈部和体部的肿瘤　位于胰腺颈部远端的胰腺肿瘤通常采用远端胰腺联合脾切除术治疗，无须重建消化道或处理胰腺残端。因此，与胰十二指肠切除术（近端胰腺切除）相比，此类手术没那么复杂。

远端胰腺肿瘤的静脉肿瘤侵犯通常涉及脾静脉和（或）脾动脉，其切除通常是可行的，并且没有大的并发症。无论肿瘤－血管侵犯情况如何，脾静脉和脾动脉的切除在这些肿瘤中都是常规操作，既是为了扩大肿瘤切除边缘，也是为了进行适当的淋巴结清扫。因此，还必须同时进行脾切除。特别情况病例是脾－肠系膜－门静脉交汇处和腹腔干动脉受累时。

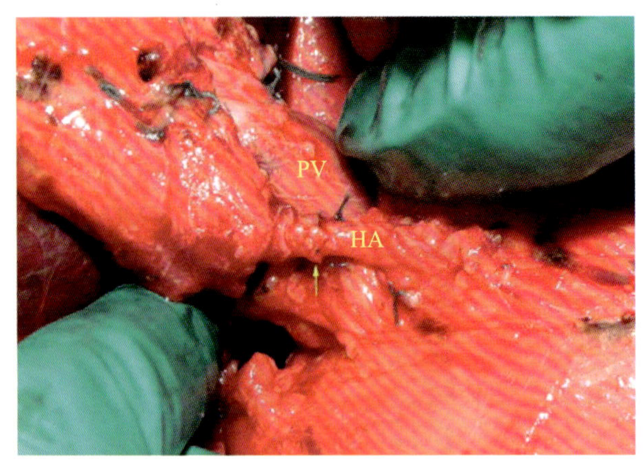

▲ 图 3–8 肝动脉的端－端吻合（箭）
PV. 门静脉；HA. 肝动脉

鉴于脾－肠系膜－门静脉交汇处受累，需要进行肠系膜－门静脉重建，通常可以通过类似于上述近端胰腺切除术的左侧原位吻合技术实现。

部分患者肿瘤局部晚期，无远处转移，并且腹腔干有动脉侵犯，而主动脉、肠系膜上动脉和胃十二指肠动脉等其他主要动脉未受累。根据大多数国际指南，局部晚期胰腺肿瘤中的腹腔干动脉侵犯是手术的禁忌证；然而，一小部分患者可能从远端胰腺切除术联合腹腔干切除（DP-CAR）

中受益[83-85]。这种手术与之前描述的局部晚期胃肿瘤切除术相似，以前被称为改良 Appleby 手术。远端胰腺切除配合腹腔干动脉切除的适应证和效果的依据仍然有限，缺乏多中心对照研究。一个多中心的欧洲研究评估了 68 名接受此手术的患者的短期和肿瘤学结果，观察到 90 天内的死亡率为 16%，平均生存时间为 18 个月[84]。大多数早期死亡（90 天）的病例都有手术相关的缺血并发症。与预期的一样，在比较小的胰腺中心联合腹腔干的远端胰腺切除术的 90 天死亡率更高（18% vs. 5.5%）[85]。鉴于以上数据，作者认为有相对合理生存获益时应采取策略降低死亡率，考虑 4 个主要方面：选择临床情况更好的患者；将该手术限制在经验丰富的大胰腺手术的中心进行；通过辅助治疗表现至少具有稳定而选择具有更好生物行为的肿瘤，避免无效手术；加强减少切除腹腔干引起的生理和缺血影响的研究[85]。

从理论上讲，在远端胰腺并腹腔干切除术（改良 Appleby）后，肝脏通过肠系膜上动脉经胰头内的胃十二指肠动脉交通维持其动脉灌注。为了提高安全性和手术疗效，已经提出了几项改进：术前肝动脉[86, 87]栓塞；胃左动脉[88]栓塞；保存左胃动脉[89, 90]，通过结肠中动脉重建左胃动脉[91]；使用人工血管搭桥重建肝动脉[92, 93]。尽管有这些技术支撑，但在 DP-CAR 术后 90 天内的死亡率仍然很高，高达 17%[84, 85, 94, 95]。胰腺癌涉及腹腔干的外科治疗应被视为特殊情况，应选择性应用于患者。这些患者应当是合适的临床情况，没有远处转移，并且肿瘤生物学行为较好。此类病例应始终要应用新辅助化疗，既用于缩小局部肿瘤，也用于排除具有更侵袭进展更快的肿瘤。新辅助治疗期间如患者有局部或远处转移的进展，则不适宜高并发症发生率和死亡率的复杂手术。在准备进行腹腔干动脉切除时，可考虑将那些从胃左动脉和肝总动脉起源的动脉，以促进供应肝脏和胃的侧支循环动脉建立。如果肝动脉是起源于肠系膜上动脉，则切除腹腔干动脉时则不需要重建。

腹腔干受侵，建立肝动脉血流：每当需要切除腹腔干动脉时，应确保肝动脉血流。通常，肝脏动脉灌注从肠系膜上动脉通过胃十二指肠动脉逆行流动到肝动脉来维持。然而，当这种流量不足时，应重新建立肝动脉血流。有几种技术可以实现这一点。可以在肝动脉和腹腔干的残端之间进行直接的端端吻合（图 3-9），或者在肝动脉与另一动脉血管之间使用人工血管搭桥[92]（图 3-10）。

（三）肝脏

1. **肝门部胆管癌**　肝门部胆管癌或 Klatskin

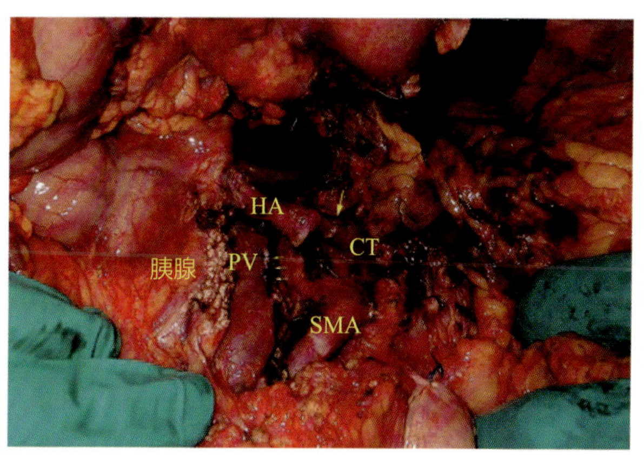

▲ **图 3-9　使用腹腔干的残端行端－端（箭）重建肝动脉。门静脉部分切除并进行了侧向血管缝合**

HA. 肝动脉；CT. 腹腔干；PV. 门静脉；SMA. 肠系膜上动脉

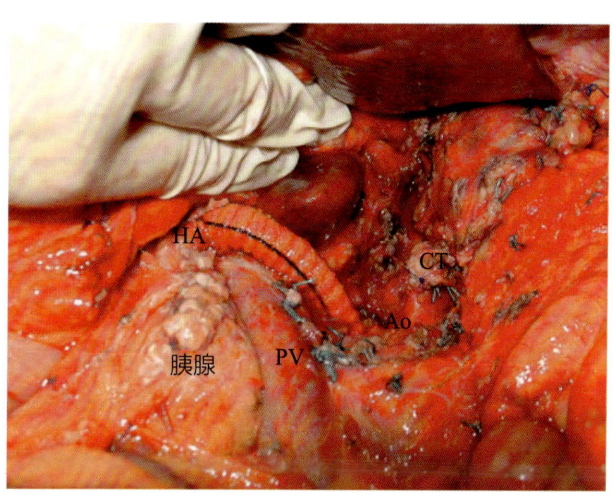

▲ **图 3-10　用 PTFE 人工血管腹主动脉和肝动脉搭桥重新建立血流**

HA. 肝动脉；CT. 腹腔干；Ao. 主动脉；PV. 门静脉

肿瘤是一种起源于胆管的癌症，影响主要的右肝管和（或）左肝管及肝总管。这些肿瘤可以根据胆管受累的部位按照 Bismuth-Corlette 分类分为Ⅰ型、Ⅱ型、Ⅲ a 型、Ⅲ b 型和Ⅳ型(图 3-11)[96]。这种分类的目的是指导外科治疗（表 3-2）。由于这类肿瘤位于肝门或围肝门区，它们与主要的肝脏血管结构（肝动脉和门静脉）密切相关。因此，尽管 Bismuth 分类今天广泛使用，但它对外科方案指导上过于简单，因为它没有考虑血管受累和肿瘤浸润。根据 AJCC 第 8 版的肝门部胆管癌分期分类考虑了血管受累（表 3-3）。

外科切除是唯一提供治愈机会的治疗方式；然而，即使在早期肿瘤中，它通常也是一项挑战性手术。手术必须始终以根治性目的（R_0）进行，为此，术前手术计划必须审慎。在大多数肝门部胆管癌中，肿瘤肝外胆管浸润性生长，大多数情况下胆管增厚。肝脏肿块形成时可能很小，沿肝内导管内生长，直到形成大的肿块。肝内生长通常表现为浸润性特点，影像学检查很难清晰确定肿瘤边界。这些肿瘤的另一个特点是淋巴和神经周围常受累。因此，术前评估必须考虑肿瘤的纵向和横向浸润、淋巴结转移的存在、血管浸润及可能的解剖变异。

肝门部胆管癌的肿瘤学特点决定了外科治疗的基本原则。这些特征意味着需要切除胆道，通常与包括尾状叶在内的肝切除及完整的区域性淋巴结清扫相结合，目的达到阴性边缘。胆管冰冻切片活检是必需的，以检查边缘是否阴性。因此，外科切除应旨在肿瘤切除且肿瘤学切缘阴性，同时保持足够动脉和门静脉灌注的肝体积，以便患者不会发展术后肝衰竭。胆道重建采用 Roux-en-Y 式肝胆管空肠吻合术。

肿瘤对门静脉和（或）肝动脉及门静脉分支的侵犯可能需要进行切除和血管重建，以获得阴性边缘，同时保持对侧保留肝脏的灌注。

研究表明，仅对肝外胆道进行切除与手术切缘阳性和淋巴结清扫不充分的风险增加相关。因此，肝切除术应被视为肝门部胆管癌的标准治疗，当需要行根治性切除时有时需要门静脉切除。扩大的肝切除术结合肝外胆道切除、淋巴结清扫、对侧门静脉切除和原位重建，可能为一些晚期肝门部胆管癌患者提供长期生存[97]。

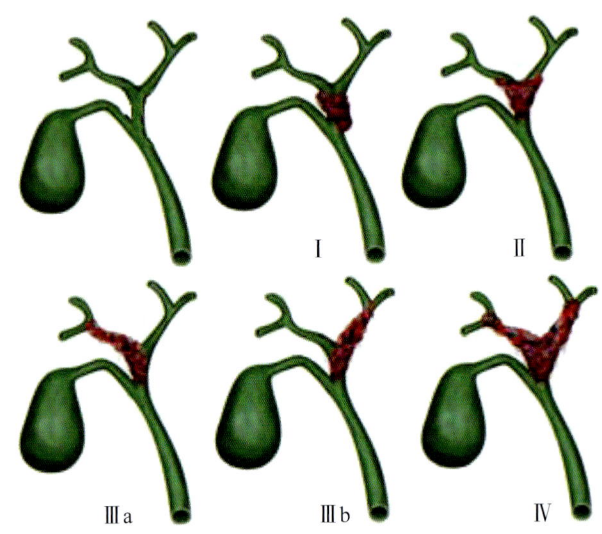

▲ 图 3-11　肝门部胆管癌的 Bismuth-Corlette 分类[65]

表 3-2　Bismuth-Corlette 分类

类　型	介　绍
类型Ⅰ	限于肝总管，低于右肝管和左肝管汇合处的水平
类型Ⅱ	涉及右肝管和左肝管的汇合处
类型Ⅲa	为类型Ⅱ并延伸至右肝管
类型Ⅲb	为类型Ⅱ并延伸至左肝管
类型Ⅳ	延伸至右肝管和左肝管的两个分叉处

影像检查对评估可切除性至关重要。可切除性的决定必须在手术前做出，因为在进行肝外胆管切除这一不可逆转的手术步骤之前，外科医生无法准备认识到不可切除性，甚至是手术根治性的不可能性。目前，使用静脉对比的 MRI 和 CT 检查能够充分评估胆管内疾病的范围和血管受累情况。门静脉或肝动脉的侵犯是重要发现，因为它们可能是不可切除的指示。

CT 是评估肿瘤学扩展、与解剖结构的关系及手术规划的极佳方法。这种方法能充分评估与

表 3-3　根据 AJCC 第 8 版的肝门部胆管癌分期

原发肿瘤（pT）
- Tx：无法评估原发肿瘤
- T_0：没有原发肿瘤的证据
- Tis：原位癌 / 高级别异形增生
- T_1：肿瘤局限于胆管内，扩展至肌肉层或纤维组织
- T_2：肿瘤侵犯胆管壁外的周围脂肪组织，或肿瘤侵犯邻近的肝实质
  - T_{2a}：肿瘤侵犯超出胆管壁至周围脂肪组织
  - T_{2b}：肿瘤侵犯邻近的肝实质
- T_3：肿瘤侵犯门静脉或肝动脉的单侧分支
- T_4：肿瘤侵犯主门静脉或其双侧分支，或共同肝动脉；或单侧二级胆管小叶与对侧门静脉或肝动脉受累

区域淋巴结（pN）
- Nx：无法评估区域淋巴结
- N_0：无区域淋巴结转移
- N_1：1～3 个阳性淋巴结，通常涉及肝门、胆囊管、共同胆管（胆总管）、肝动脉、胰十二指肠后和门静脉淋巴结
- N_2：4 个或更多阳性淋巴结，来自 N_1 所描述的部位
- 备注：区域淋巴结已在 N_1 标准中列出

远处转移（pM）
- M_0：无远处转移
- M_1：远处移转

分期分组
- 0 期：$TisN_0M_0$
- Ⅰ期：$T_1N_0M_0$
- Ⅱ期：$T_{2a\sim b}N_0M_0$
- ⅢA 期：$T_3N_0M_0$
- ⅢB 期：$T_4N_0M_0$
- ⅢC 期：任何 TN_1M_0
- ⅣA 期：任何 TN_2M_0
- ⅣB 期：任何 T 任何 NM_1

血管结构的关系及肝门区血管的肿瘤侵犯情况。MRCP 也有助于评估肝内胆管树。隐匿性转移必须排除时，可使用 PET/CT 完成分期。腹腔镜是评估腹膜种植转移的另一种方法，通常在手术前立即进行。微小腹膜种植是切除的禁忌证，常常无法通过诊断性影像方法诊断。

肝门部胆管癌外科治疗的主要禁忌证包括远处转移，包括非区域性淋巴结、肝转移、对第二级胆管分支的双侧肿瘤侵犯、肝动脉干和（或）双侧肝动脉和（或）右侧和左侧门静脉和（或）门静脉的侵犯、肝动脉或门静脉侵犯至第二级对侧胆管分支、肝动脉或门静脉侵犯伴对侧肝萎缩。在细致筛选的患者中，可考虑进行血管切除并进行原位重建，以实现外科根治性。

面对梗阻性黄疸，术前需要减压胆道引流；然而，关于术前减黄存在争议并引发讨论。术前胆道引流的需求并非已达成共识，但在需要大量肝切除的肝门部肿瘤中，残留部分肝的引流被广泛认可。这可以通过内镜逆行胆管造影并支架植入或经皮肝胆管穿刺引流实现[98]。胆道引流的主要指征是胆管炎的治疗和预计大范围肝切除术，以及剩余肝体积少于 40% 的患者，如果有显著胆汁淤积（胆红素高于 10mg/dl）持续时间较长（超过 2～3 周）。在这些情况下，应优先引流的将来

打算保留那一侧的剩余肝脏，因为长期的胆汁淤积不利于肝脏再生。

术前对拟切除的肝叶门静脉进行栓塞，用于诱导拟保留残肝部分的代偿性肝肥大，适用于肝体积不足的患者。如前所述，肝门部胆管癌的外科切除必须包括阴性切缘，为此经常需要广泛的肝切除术。术前门静脉栓塞可能允许在术后残肝体积不足而被认为不可切除的患者进行阴性切缘切除。在胆汁淤积存在的情况下，对残余肝体积的关注尤为重要。

对于 Bismuth Ⅰ型肿瘤，外科手术包括整块切除肝外胆管和胆囊，并保持胆道切缘阴性，同时进行区域性淋巴结清扫，然后进行 Roux-en-Y 肝管空肠吻合术的胆道重建。在Ⅱ型、Ⅲ型和Ⅳ型病变中，尾状叶分支常常受累，因此，在外科患者中应包括尾状叶切除。对于Ⅲ型肿瘤的外科治疗，为了实现无肿瘤学切缘，需要在右侧或左侧进行更大的肝切除。可能行根治性切除的Ⅲ型和Ⅳ型肿瘤要在有经验的中心和精心挑选的患者中进行。因此，复杂手术，如大范围联同血管的肝切除，不应成为治疗肝门部胆管癌的绝对禁忌证。为了获得无瘤切缘，避免肿瘤扩散，一些作者主张进行大范围肝组织伴门静脉切除，随后进行原位静脉重建[99, 100]（图 3-12）。

Ⅲ型和Ⅳ型肿瘤在有这些手术经验的中心可能进行根治性切除。积极的技术，如多个肝段的切除伴随门静脉的切除（肝门区块切除）以获得阴性切缘，不应成为切除的禁忌证。

因肿瘤侵犯需要切除和血管重建，曾被认为是肝门部胆管癌外科治疗的禁忌证。然而，手术技术和围术期护理的改进使得更广泛和复杂的手术成为可能，这些手术与血管切除相关，取得了可接受的结果。肝门部胆管癌可能的切除和血管重建包括门静脉切除、肝动脉切除，以及门静脉和肝动脉的联合切除。一些中心采用门静脉切除伴随原位重建，以获得外科根治性切除和残肝部分的门静脉血流重建[99, 100]。一些作者主张进行门静脉切除伴随原位重建，以避免门静脉解剖时可能的肿瘤显露，这被称为“无触碰技术”[99-104]。

2. 门静脉受累 当需要切除残肝部分灌注的门静脉时，通常可以进行端对端重建（图 3-12）。这种吻合术必须保持宽松且无张力。由于肝十二指肠韧带淋巴结清扫常规进行，门静脉从胰腺平面大部分解剖开，允许无张力的吻合。当无张力吻合无法实现时，可能需要使用补片或人工血管搭桥。

3. 肝动脉受累 由于肝左右动脉的固有解剖因素，向右侧侵袭的胆管癌（Bismuth Ⅲ a）很少导致左肝动脉受累。因此，当提出在右侧进行扩大的肝切除时，左肝动脉的肿瘤侵犯并不常见。然而，当预计进行左侧扩大肝切除时，右肝动脉可能被肿瘤侵犯[105]。必须确保肝动脉的远侧残端适合重建。因动脉吻合口狭窄或血栓形成，未达到理想的动脉重建会导致严重并发症，特别是感染性并发症，如术后肝脓肿和肝坏死[106]。首选的动脉重建方式是通过肝固有动脉与肝右动脉之间的端 – 端吻合，替代方案是使用脾动脉、胃十二指肠动脉、胃左动脉或人工血管搭桥。

三、结直肠癌

总体而言，2018 年度结直肠癌（colorectal cancer，CRC）发病率排第三，但死亡率排第二，估计有 881 000 人死于 CRC[107, 108]。在巴西，2020—2022 年，约有 40 000 人将死于 CRC[109]。遗憾的是，发病率、住院率和死亡率都还在上升[110]。

在圣保罗大学医学院肿瘤医院 / 研究所 –ICESP/HCFMUSP，2008—2018 年，在接受治疗的 103 000 名患者中，25% 患有消化道肿瘤，其中 45% 是 CRC。10 年间，因这些患者共产生了 260 000 次医疗咨询和约 8500 次结直肠手术。

（一）发病机制

结肠和直肠起源于内胚层，覆盖有单层柱状上皮细胞；因此，腺癌占结直肠肿瘤的 96% 以上，这是本章治疗的重点组织病理学类型[111]。

结直肠腺癌的癌变与三条主要途径相关，其

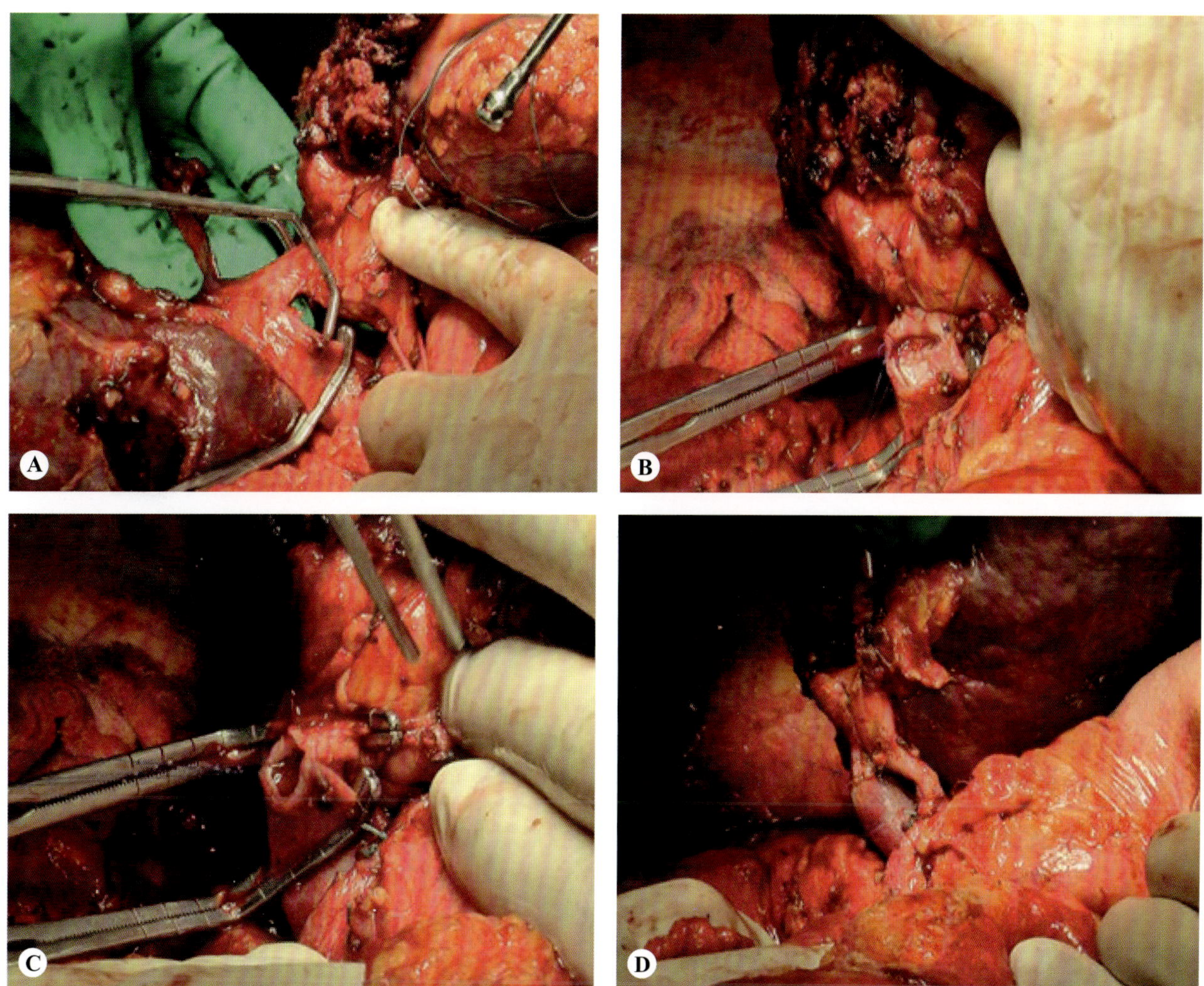

▲ 图 3-12 肝门部胆管癌右三肝切除术中门静脉的切除和重建。不接触无瘤技术（Neuhaus et al.[68]）
A. 近端（主干）和远端（左侧）门静脉夹闭；B. 主干与左侧门静脉之间的端对端吻合，后层使用连续缝合；C. 主干与左侧门静脉之间的端对端吻合，前层使用连续缝合；D. 门静脉重建后的最终视图

中散发性腺瘤–腺癌途径最为常见[112-116]。年龄45岁以上、个人或CRC家族史、酒精滥用、吸烟、炎症性肠病和放疗史是与CRC相关的主要因素[116, 117]。

（二）分期和治疗计划

已建立的TNM分期系统同样适用于CRC[118]。分期可以评估预后，还可指导治疗。

CRC的分期包括以下步骤：体格和直肠检查分别配合结肠镜和胸腹部及盆腔的CT。对于直肠癌，强烈推荐进行盆腔MRI以进行适当的局部分期[119]。可检测人血清CEA用于长期随访[120]。

正确而详细的分期可预测淋巴结转移、远处转移、局部复发和生存的风险。特别需要指出的是，直肠癌可在淋巴结转移风险高低之间分类，并在预后好坏、局部复发和远处转移之间进行分类[121-123]。根据病情严重程度指导治疗。对于较低分期，可以提供较不那么激进的治疗方式；而对于更高分期，通常需要更复杂的包含可能先行放化疗（chemoradiotherapy，CRT）的治疗方式[124-128]。

在两种情况下推荐手术前进行CRT：对于高风险的低位直肠病变需进行腹会阴联合切除术，以及预测预后不佳需要降低局部复发的病例[129]。最新的加强化疗的CRT方案，显示可提高治愈机会的趋势[130]。CRT也可用于分期更高病例的姑息治疗（如不可切除的远处转移）。在专门的癌症中心，这些病例会在多学协作诊疗会议讨论，包括放射学、放疗、肿瘤学和外科，旨在为这些濒危的患者提供最佳治疗[131]。

结直肠壁中肿瘤浸润的深度（T 分期）和在更高分期病例对邻近器官或组织的侵犯（T_{4b}）可以在术前分期中高度准确地评估[127]。这种评估在一半以上的病例中是准确的[132, 133]。治愈与手术切除和无瘤切缘（R_0）及整块或部分切除受侵器官有关。尽管手术是唯一可以治愈的方法，但手术也明显与并发症发生率、死亡率和术后功能障碍相关[134–136]。

为了最大程度减少风险，建议：①根据肿瘤形态了解每个结直肠肿瘤的特殊性；②多学科包括放射科、泌尿科、妇科、整形外科、骨科和血管外科等外科专业协作，进行全面的术前手术规划；③评估并发症、手术风险和更复杂病例可能需要的术前调理。

（三）结肠腺癌：外科治疗和血管并发症

结直肠的解剖结构由其胚胎起源决定。同样，淋巴结引流区域遵循胚胎学原则。

右结肠，来自中肠的血液灌注和淋巴引流与肠系膜上动脉相关。左结肠，来自后肠的血流灌注和淋巴引流与肠系膜下动脉（inferior mesenteric artery，IMA）相关。

直肠分为近端和远端。前者也起源于后肠，因此血流灌注和淋巴引流上同左结肠。其最远端部分起源于尾肠，与会阴血管的灌注和引流相关[137]。

右侧结肠腺癌：腹膜内，与重要的血管结构相关，包括肠系膜上动脉和肠系上膜静脉。这些血管意外或计划性损伤与高并发症发生率和死亡率相关，需要由擅长血管重建的专业外科团队立即修复[137, 138]。

最近议论的全结肠系膜切除术（TMcE）涉及对肠系膜上动脉和肠系膜上静脉的更大切除，目的是进行扩大的 D_3 淋巴结清扫[139]。其精确定义和肿瘤学价值仍在讨论中[140–142]。建议涉及整个小肠灌注和引流重要血管的切除应由受过血管外科培训的团队进行。相反，血管外科医生应该做好应召准备，以修复这些重要血管的任何损伤，因为 TMcE 正日益普及。

左结肠肿瘤与肠系膜下动脉和肠系膜下静脉（inferior mesenteric vein，IMV）相关。由于肿瘤学和（或）手术需要，这些血管通常在其起源处被结扎[137]。当进行细致的解剖时，它们很少发生严重并发症。腹腔镜/机器人手术的出现，以及其他止血方式的同时使用（超声刀、血管切割闭合器联合金属或树脂结扎夹的使用），要求结直肠外科医生掌握其正确使用。腹腔镜手术步骤中的严重血管损伤偶然与能量装置的不当使用相关。上段/高位直肠和直肠乙状结肠交界处的肿瘤处理与左结肠肿瘤类似。

腹膜外直肠癌的手术治疗方法是全直肠系膜切除术（total mesorectal excision，TME）。这种治疗通常先行新辅助放化疗。与其他器官、神经和血管的关系，加上在不可扩张的骨盆内的局限，使得直肠肿瘤的外科治疗尤其是 CRT 后更加困难[143]。

TME 要求牵拉/反牵拉技术，通过直视或腹腔镜视野下的解剖、切割和电凝使用，以几乎无血的方式将直肠从盆腔中切除[144]。直肠系膜筋膜/骨盆腔内筋膜之间平面的解剖标志是盆腔自主神经：上腹部下丛、右和左腹部下神经、右和左下腹部丛/神经血管束。TME 实现无瘤环周切缘。实现远端无瘤切缘和在肠系膜下动脉起源部位高位结扎的同时，TME 切除了直肠癌灶及整个淋巴结引流区域。TME 是直肠癌的首选外科治疗，因为它结合了肿瘤学最优切除及其他另外两个重要因素：神经保护和骶前血管损伤减少[145]。这样它符合现代肿瘤外科的要求，即切除肿瘤及其淋巴引流，同时功能障碍将最小化[146]。

按 TME 计划进行的手术操作，严重的血管损伤很罕见。并发症率和死亡率都很高的骶前静脉丛损伤主要与直肠后区手动钝性分离有关[147]。这些损伤在 TME 中越来越少见。在骶前血管损伤的情况下，修复技术包括从专门设计的钉子到将盆腔用纱布压迫并计划性后期在处理等多种技术[148, 149]。

血管问题通常与 T_{4b} 局部晚期病变有关，这些病变需要超出常规 TME 平面的手术，以获得外科无瘤切缘。在这些情况下，血管损伤更为常见，要控制损伤需要外科技巧、良好的视野照明和适合于骨盆腔侧壁位置的外科材料。术前影像信息关于可能涉及的较大血管结构，如内静脉和髂动脉或其分支的可能受累，使得外科团队中需要血管外科医生的参与。

内侧髂内淋巴结清扫也日渐兴起。尽管是否应常规进行或根据 CRT 后 MRI 复评结果决定仍有争议，通常这种治疗发生在已经接受过放疗的区域[150, 151]。这种放疗照射过的组织增加了淋巴结清扫的难度，其中的平面更加粘连。应考虑这一特点进行髂内血管的解剖和损伤的修复。此外，如果手术可能出现可疑阳性切缘，术后有辅助放疗指征。在这些情况下，任何损伤的修复方式也应个体化。

我院不进行术中放疗；然而，如果计划的话，任何血管修复都应该考虑这种可能性来治疗局部晚期肿瘤。

（四）最常出现血管并发症的肿瘤类型

术中血管相关并发症主要与肿瘤分期晚而非与其组织学类型相关。无论是由于对血管结构的局部侵犯、淋巴结转移、新辅助或姑息性放化疗需要，这种晚期疾病都是最具挑战性的。疾病晚期的进展可出现出血或缺血性症状。

（五）由肿瘤直接侵犯引起的血管并发症

结直肠肿瘤很少直接侵犯血管结构而导致严重、危及生命的急性出血或缺血。然而，在面对这些晚期病例时，做治疗决策前应首先关注分期。因远处转移而预后不佳时适合姑息性治疗，虽然不能达到根治，但微创治疗（如血管或放射介入）可以控制出血或缺血症状而无术中术后并发症和死亡风险。手术仅适用于少数病例，在保守治疗无效时，遵循伦理学原则并就预后进行多学科讨论后决定。

（六）结直肠腺癌治疗引起的血管并发症

1. 非手术治疗 由于患者全身情况差或病期晚预后不佳，或者患者拒绝而无法进行根治性外科切除手术的情况下，只能化疗、放疗或同步放化疗[152]。因此，本章不会讨论与这种非手术治疗相关的血管并发症。

2. 放化疗后手术 对于术前分期较晚预后差或位置低靠近肛门括约肌的结直肠肿瘤患者，推荐新辅助治疗[122]。新辅助治疗具有肿瘤学优势，如缩小肿瘤体积、降低晚期肿瘤的分期和提高阴性切缘率[130, 153–159]。对于位于腹膜后的直肠肿瘤，当今根治性治疗措施包括新辅助放化疗后的手术[159]。腹膜内的结直肠肿瘤情况则不同。

有局部晚期甚至 T_{4b} 的肿瘤侵犯邻近器官，有时穿孔甚至盆腔脓肿。只要有以上情况，均是新辅助治疗指征。在这种情况下，通常 TME 手术平面受损[134]。因此，如果想要根治性切除，在 TME 层面以外手术就是必要的[160]。因此操作靠近髂内血管则血管损伤风险会增加。建议术前进行包含放射科在内的多学科讨论精准确定邻近器官和深部结构可能的侵犯部位和深度。最后即使是进行根治性切除，也可以计划在预测切缘较小的时候进行增强的定向放疗。

在详细的局部分期和个性化的 QTRT 之后，应建立由结直肠外科、泌尿科、妇科、血管、整形和骨科组成的多学科外科团队。这避免了临时召集人员且可对手术方案整体规划，包括手术入路选择、时间和特殊器械的协调以减少术中发生并发症的可能性。

治疗方案的规划涉及患者全身情况的准备和包括营养矫正、血象异常和贫血时的调整。日益推荐对这些患者进行术前支持治疗。术前必须与患者及其家属坦诚交流，解释可能的风险和相关的功能障碍，包括替代治疗方案。

四、未来展望

术前影像领域新技术的应用和发展，使带有解剖 / 灌注信息的肿瘤 3D 模型重建和打印成为可能，了解和可视化肿瘤与重要血管结构和相邻器官的解剖关系，实现更清晰、真实和个性化的术前规划，正在研究并值得期待。

同样，在同一屏幕上可能实现与术前通过放射学获得的影像实时融合的影像导航手术也在紧锣密鼓的研究中并同样值得期待。其他术中放疗、止血和分离更精细的机器人技术，以及使用对比剂能够实时显示创面完全血管化已经成为现实，并在不久的将来帮我们在治疗结直肠肿瘤过程中减少术中和术后血管并发症。

作者评论

对于以根治为目的接受腹腔内肿瘤切除的患者，可能需要进行内脏血管重建。在静脉部分，肠系膜上－门静脉系统的重建和通畅是毋庸置疑的。

在这一区域，经过整块切除后，可以通过原位端端吻合、原位缝合、带补片的静脉成形术和人工血管搭桥来进行恢复。生物替代物具有更高的组织相容性，因此理论上具有较低的感染和血栓形成风险。这些替代品包括牛心包、同种异体移植、左肾静脉、颈内静脉、髂外静脉、股静脉、大隐静脉和腹膜。在合成替代物中，最常用的是PTFE人工血管，其优点是直径和长度多样，并且随叫随用。

Song W等进行的Meta分析包括了257名接受移植重建的患者和570名未接受移植（即端端吻合或侧楔形切除）的患者，所有人均接受了胰腺肿瘤切除手术。长期（≥6个月）来看，移植组的血栓形成率较高，根据所用移植物（自体静脉或假体）的类型进行的亚分析显示，与没有移植物的组相比，自体替代物的血栓形成发生率更高[161]。腹膜可用作该区域的替代物，既可作为补片，也可作为管状移植物。其主要优点是生物相容性好、易于获得、可灵活修复大小缺陷，以及无须其他切口即可获得自体移植物。

在Lapergola等[162]进行的系统综述中，替代物被用于94名患者，其中66名（70.2%）是恶性肿瘤。补片在70名患者中使用，管状移植物在24名患者中使用。获得腹膜的部位包括腹直肌后鞘、膈肌、镰状突、肾前和肋下韧带。受影响的静脉包括肠系膜上－门静脉（45名，47.9%）、下腔静脉（40名，42.5%）、肝静脉（8名，8.5%）和门静脉左支（1名，1%）。术后死亡率为5.3%（5名）。在85名报告了随访时间的患者（90.4%）中，随访时间在7天至47个月之间。80名患者（94.1%）的重建保持通畅且维持，5名（5.9%）出现狭窄，补片组和管状组的通畅率无差异。

第 4 章 泌尿外科

Urology

Arie Carneiro Alan Roger Gomes Barbosa 著

张明逸 张熙浩 吴志远 李拥军 译 张福先 校

一、泌尿系统肿瘤的发生率

泌尿系统肿瘤是一种较为常见的肿瘤类型。其中前列腺癌是男性第二常见的肿瘤，约占所有诊断肿瘤的 15%[1]，是迄今为止人群中泌尿系统肿瘤发生率最高的类型。

其他重要的常见泌尿系统肿瘤包括膀胱癌（在男性肿瘤中排名第 7 位，在人群肿瘤中排名第 11 位）[2] 和肾上腺肿瘤（影响普通人群的 3%～10%），其中大多数是良性无功能性肾上腺皮质肿瘤和少数肾上腺皮质癌 [3]。

其他不太常见但同样重要的疾病是肾细胞癌（占所有癌症的 2%～3%）[4]、睾丸癌（占所有男性肿瘤的 1% 和泌尿系统肿瘤的 5%）[5] 和阴茎癌（在发达国家并不常见），但在世界某些地区，如南美、东南亚和非洲，它占男性恶性肿瘤的 1%～2%[6]。

二、与血管并发症相关的泌尿系统肿瘤

（一）肾癌

1. 诊断 肾癌患者常常无症状或症状不明显。患者可以出现血尿和腰腹痛，仅在少数情况下可同时出现血尿、腰腹痛和腰腹肿块的经典三联征。如果肿瘤发生转移，则可能出现骨痛、淋巴结肿大和肺部症状等。体格检查和完整的病史询问都至关重要。必要的实验室检查评估包括血常规、血清钙、肾功能、肝功能和尿液分析等。

随着影像检查技术在全世界范围内的普及，偶然诊断出肾癌的机会有所增加。腹部 CT 和胸部 X 线检查是初次评估所需的主要检查。胸部 CT 比 X 线检查更能准确地识别转移性肺部疾病。如果对对比剂过敏或存在中度肾功能不全的情况下，可以用腹部 MRI 代替 CT。特别是对于评估腔静脉状况，MRI 尤为重要。当碱性磷酸酶升高或患者出现骨痛时，需要进行骨扫描，如果出现神经系统的症状和体征，则需要进行脑部 CT 或 MRI 检查。

一般不需要穿刺活检。穿刺活检需慎重考虑并视病情需要而定，如在消融治疗前或考虑存在肿瘤转移为指导全身治疗或考虑淋巴瘤可能，才考虑穿刺活检。PET-CT 或 MRI 不是诊断肾细胞癌的标准方法 [4, 7, 8]。

2. 分期 该分类基于 TNM 分期（表 4–1）。特别是对于肾癌，具体的解剖学分类对于选择最佳的治疗方案非常重要。目前有多种分类系统可用，如解剖分类系统（Preoperative Aspects and Dimensions Used for an Anatomical，PADUA）分类系统、R.E.N.A.L. 评分系统、C 指数等。

3. 预后 预后评估基于解剖学因素，包括肿瘤大小、静脉侵犯、肾外侵犯、肾上腺受累、是

表 4-1 肾癌 TNM 分期

T- 原发肿瘤	
Tx	原发灶无法评估
T_0	无原发肿瘤的证据
T_1	肿瘤最大径≤7cm，局限于肾脏
T_{1a}	肿瘤最大径≤4cm，局限于肾脏
T_{1b}	4cm＜肿瘤最大径≤7cm，局限于肾脏
T_2	肿瘤最大径＞7cm，局限于肾脏
T_{2a}	7cm＜肿瘤最大径≤10cm，局限于肾脏
T_{2b}	T_{2b} 表示肿瘤最大径＞10cm，局限于肾脏
T_3	肿瘤侵及肾静脉或肾周围组织，但未累及同侧肾上腺，也未超过肾周围筋膜
T_{3a}	肿瘤侵及肾静脉或肾静脉分支的肾段静脉（含肌层的静脉）或侵犯肾周围脂肪和（或）肾窦脂肪（肾盂旁脂肪），但是未超过肾周围筋膜
T_{3b}	肿瘤侵及横膈下的下腔静脉
T_{3c}	肿瘤侵及横膈上的下腔静脉或侵及下腔静脉壁
T_4	肿瘤浸透肾周筋膜，包括侵及邻近肿瘤的同侧肾上腺
N- 区域淋巴结	
Nx	区域淋巴结无法评估
N_0	无淋巴结转移
N_1	有区域淋巴结转移
M- 远处转移	
Mx	远处转移无法评估
M_0	无远处转移
M_1	有远处转移

引自 European Association of Urology Guidelines 2022 edition（https://uroweb.org/guidelines/prostatecancer）

否淋巴结转移；组织学因素，涉及肿瘤分级、肾细胞癌亚型，以及一些特殊表现，如肉瘤样特征、微血管侵犯、坏死和集合系统侵犯；临床因素，包括身体一般状态、与疾病相关的症状和肿瘤转移相应表现；分子因素，包括 *BAP1* 和 *PBRM1* 基因的表达情况，以及其他可能与预后相关的分子表达情况。一般来说，TNM 分期越高，分级越高，预后越差。所有类型肾细胞癌的 5 年总生存率为 49%。不同病理类型通过外科手术治疗肾细胞癌的 5 年特异性生存率，肾透明细胞为 71%，肾乳头状为 91%，肾嫌色细胞为 88%[8]。

4. 手术治疗 手术治疗是治愈局限性肾细胞癌的一线疗法。对于 T_1 期肿瘤，部分肾切除术是首选手术方法，其预后与根治性肾切除术相同，并且具有保留肾组织的优点。对于无法进行部分肾切除术的其他肿瘤，则需要进行根治性肾切除术。这两种手术都可以通过开放手术、腹腔镜手术和机器人手术进行。腹腔镜根治性肾切除术的并发症低于开腹肾切除术。肿瘤如果没有累及腺体，则不需要与肾切除术相关的肾上腺切除术。肿瘤局限同时局部没有淋巴结受累则不需行淋巴结清扫切除，除非那些具有不良临床特征（如肿瘤直径较大）的病例。如果患者存在肿大的淋巴结，目前尚并不能证明淋巴结切除术对生存率改善有好处，但有助于对疾病进行分期。

可对 T_1 期肿瘤进行积极的动态监测，因为它生长缓慢且很少转移。对于有较多并发症且不适合大手术的老年人患者，冷冻消融和射频消融等局部手术治疗是较好的选择。

如果患者一般情况良好，虽然肿瘤发生转移，但转移灶特征为寡转移，对这一类特定患者可行减瘤性肾切除术。

5. 全身治疗 对于局部肾癌患者辅助化学治疗不会增加肾切除术后生存的益处，因此，在本文中没有积极推荐。肾细胞癌全身治疗主要是针对发生转移的肿瘤病例。在转移性病例中，减瘤性肾切除术后联合舒尼替尼并不劣于单独舒尼替尼治疗。全身治疗可以与肾切除术联合进行，也可以单独进行，具体取决于患者的身体和肿瘤情况。综上所述，对于高危疾病患者（根据 IMDC 标准），转移性肾癌的一线全身治疗是舒尼替尼或帕唑帕尼，对于中危和低危患者，选择伊匹单抗或纳武单抗（卡博替尼、舒尼替尼作为其他选择，没有强烈推荐，而帕唑帕尼仅是中危患者的选择）[8]。

6. 与手术治疗相关的血管损伤 传统开刀、腹腔镜或机器人辅助等均可进行根治性或部分肾切除术。肾脏的血管非常重要，一方面需通过肾动脉进行灌注，另一方面通过肾静脉或腰静脉，静脉血回流入下腔静脉。肾门区域常常存在解剖变异，可能有多条动脉和(或)多条静脉(图 4-1)。在进行部分肾切除术或根治性肾切除术时，都必须对肾门进行仔细而严格的解剖、游离保护动脉和静脉，同时注意避免损伤腰静脉（图 4-2）。

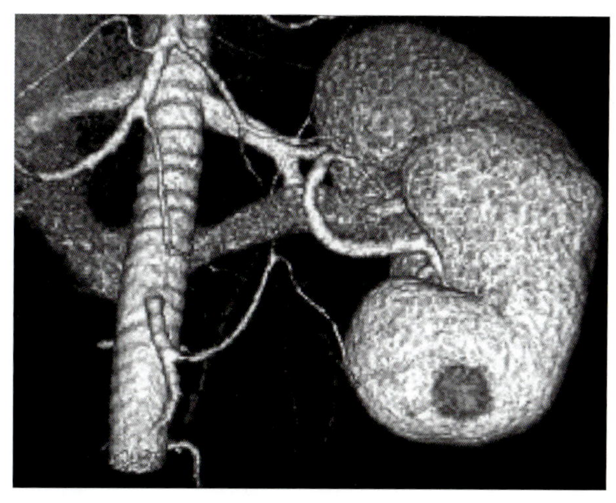

▲ 图 4-1 CT 显示肾门血管解剖结构的复杂性

一般来说，腰静脉位于肾静脉后方，在手术解剖过程中可能会受损。由于以下原因，此类出血的控制极其复杂。

(1) 由于本身解剖位置所限，通常难于精准定位出血点。

(2) 血管回缩致寻找出血点较为困难。

由于这些原因，在某些情况下，当无法充分控制腰静脉出血时，可能需要快速结扎肾静脉和动脉并切除器官，以便充分显露并控制出血。

这些操作非常复杂，外科医生必须动作快速且具备独立完成手术的能力。在行腔镜等微创手术时，应具备随时转换为传统手术（开放式）的能力。

另外就是在行部分肾切除术和分离阻断血管时，肾静脉和腔静脉的意外损伤。在这些情况下，我们建议手术团队随时准备加压止血。待控制住急性出血后，使用血管缝合线“普理林”进行连续缝合或 X 缝合。重要的是要记住，在特殊情况下，可以结扎肾静脉，因为腰静脉和侧支血管足以维持器官功能。

尽管肾动脉损伤较为少见，但如果发生解剖变异，这种情况也可能发生。我们必须记住，肾动脉结扎会导致该血管灌注区域的肾实质功能丧

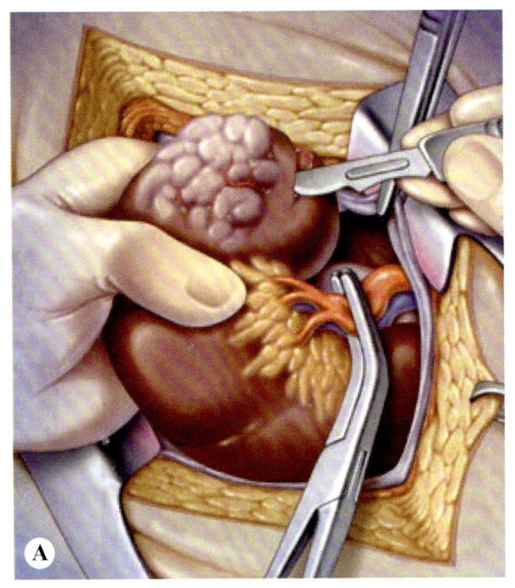

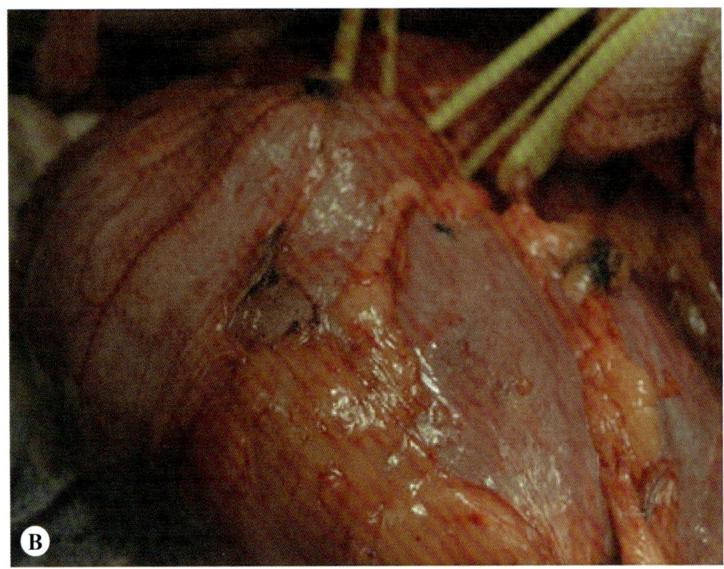

▲ 图 4-2 钳夹肾门血管

A. 开放手术中整体钳夹血管；B. 分别游离肾门血管准备钳夹

失。通常肾动脉分支血管仅灌注肾脏的特定部分（图 4-3）。

在肾脏手术时，时刻警惕搏动和具有弹性的血管组织。只有在组织结构明确后才能进行结扎和止血夹的放置。如果肾动脉被意外结扎，我们应该尽快去除结扎线或夹子，从而重新建立血流。如果肾动脉大分支被切断，我们必须考虑通过端-端吻合来重建血管，如果无法吻合血管则应考虑肾切除术，或自体血管搭桥手术。避免此类问题的最佳方法是在开始肾脏手术之前通过影像学检查充分研究患者血管解剖。这样就可以预见最终可能的困难和手术期间必须记住的主要关注因素。准备做机器人和腹腔镜手术的外科医生必须接受充分的培训，以便在手术中出现困难时可以及时转换手术方式。我们建议在转为开放手术之前，必须采取止血措施，可参考以下步骤。

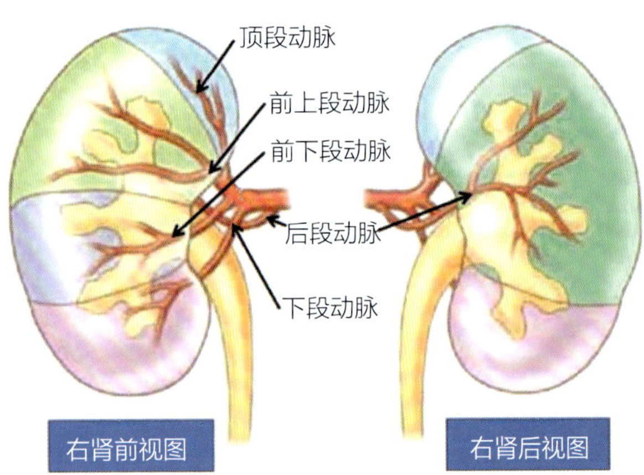

▲ 图 4-3 肾动脉分支及其血供区域

引自 https://www.memorangapp.com/fashcards/49859/Kidney+and+Suprarenal+Gland/

加大气腹压并使用止血棉对出血部位进行止血压迫。为麻醉师和手术团队争取时间。

以 Gibson 切口作为辅助切口。随后，一名外科医生可将手和止血纱经辅助切口伸入配合帮助控制出血，而手术团队则经常规手术切口行肾切除术。

快速解剖游离肾门，必要时行肾门区域整块结扎。这样，就可以在减少出血的情况下切除肾脏，并打开视野以识别出血部位。

识别出血部位并用 4-0 或 5-0 Prolene 线缝合止血。

如果没有采取适当的预防准备措施而直接转换手术，可能会因为没有高压气腹和局部加压止血，在转换为开放手术过程中大量出血而影响治疗结局。

总之，肾门区血管直径粗大且血流丰富，因此任何类型的损伤都可能出现大量出血，从而给患者带来死亡风险。外科医生必须经过充分的培训，并在规划手术方案时提前做好预案。术前仔细分析影像学资料并识别可能的血管解剖变异。如果病变累及血管，需提前联系并和血管外科医生联合诊治至关重要。

（二）肾上腺癌

1. 诊断 10%～15% 肾上腺癌是因为其他目的影像学检查中偶然发现的。由于公立和私立医疗系统越来越多地使用 CT 和 MRI，这一数字多年来一直在增加。大多数病例表现为激素分泌过多（50%～60%），如皮质醇增多症和男性化综合征。30%～40% 的病例可能出现腹部肿块症状，但这些症状通常是非特异性的。

所有怀疑患有肾上腺癌的患者都必须接受完整的病史、详细的临床症状体征检查和肾上腺激素增多等评估。激素筛查对于确定是否存在过量的糖皮质激素、性激素、矿物质和肾上腺皮质类固醇激素前体是必要的。同时，须排除嗜铬细胞瘤。建议进行胸部 CT、腹部盆腔 CT 或 MRI 横断面成像。而骨骼和脑部的检查仅用于有症状的病例。通常不建议进行肾上腺活检，除非有转移性疾病需要组织病理学结果来指导全身治疗。

2. 分期 疾病诊断的分期主要根据欧洲肾上腺肿瘤研究（European Network for the Study of Adrenal Tumours，ENSAT）。肿瘤分期、切除状态、Ki67 指数和皮质醇分泌是评估预后和确定治疗的关键。表 4-2 为 ENSAT 分期分类[9]。

T_1 肿瘤≤5cm，T_2 肿瘤>5cm，T_3 浸润周围组织，T_4 肿瘤侵犯邻近器官或腔静脉或肾静脉有瘤栓形成，N_0 无阳性淋巴结，N_1 阳性淋巴结，M_0 无远处转移，M_1 存在远处转移

3. 预后 预后一般较差。中位生存期为 3～4 年。5 年生存率取决于肿瘤分期：对于局部疾病，范围为 60%～80%；对于局部晚期疾病，为 35%～50%；对于转移性疾病，则低至 0%～28%。彻底的手术切除是实现治愈的唯一途径。

表 4-2 欧洲肾上腺肿瘤研究（ENSAT）分期分类

ENSAT 分期	定 义
Ⅰ	$T_1N_0M_0$
Ⅱ	$T_2N_0M_0$
Ⅲ	$T_{1\sim2}N_1M_0$ $T_{3\sim4}N_{0\sim1}M_0$
Ⅳ	$T_{1\sim4}N_{0\sim1}M_1$

T_1 指肿瘤大小≤ 5cm，T_2 指肿瘤> 5cm，T_3 指肿瘤浸润至周围组织，T_4 指肿瘤侵犯至邻近器官或在腔静脉或肾静脉形成静脉瘤栓。N_0 指没有阳性淋巴结，N_1 代表阳性淋巴结，M_0 代表无远处转移，M_1 代表远处转移

4. 手术治疗 肾上腺切除术是唯一可以治愈肾上腺癌的治疗选择。如果存在可疑或确诊的肾上腺癌，建议进行完整的整块切除。切除应包括肾上腺、肿瘤周围和肾上腺周围脂肪。不建议仅将肿瘤切除或部分肾上腺切除术作为金标准选择。如果局部晚期，受累部位必须与原发肿瘤一起切除。除非肿瘤累及，否则不需要进行肾切除术。开放手术是肾上腺切除术的标准技术，但对于经验丰富的外科医生来说，当肿瘤大小<6cm 且无局部侵犯时，腹腔镜手术是一种选择。建议进行相关淋巴结切除术，包括肾上腺周围、肾门和肿大的淋巴结。

5. 全身治疗 不建议对所有病例进行辅助化学治疗。对于没有肉眼可见残留肿瘤（R_0）且复发风险高的患者，建议考虑使用米托坦辅助治疗。对于低度和中度复发风险的病例，可考虑患者个体化情况酌情使用。如果辅助化学治疗指征明确，米托坦最好应在手术后 6 周内开始。对于在 R_1 或 Rx 切除或Ⅲ期患者使用放射治疗联合米托坦治疗尚未完全达成共识。对于晚期肾上腺癌，米托坦是首选药物[9]。

6. 与手术治疗相关的血管损伤 肾上腺切除术可以通过传统开放、腹腔镜或机器人等手术方式进行。手术方式的选择需要考虑肿瘤的特征和

外科医生的经验，外科医生必须根据自己的专业知识和经验来选择手术方式，以避免任何类型的意外血管损伤。

肾上腺的血管解剖较为固定少有变异。血供主要来源于肾上腺上动脉（膈下动脉的分支）、肾上腺中动脉（腹主动脉的分支）和肾上腺下动脉（肾动脉的分支）。静脉引流通过肾上腺静脉经左肾静脉直接流入腔静脉。部分还存在侧支静脉和腰静脉（图 4–4）。

在肾上腺切除术中，首先是识别肾上腺静脉并予以结扎。术中部分肾上腺肿瘤会产生导致患者血流动力学不稳定的物质。由于肾上腺位于肾脏正上方，因此可能需要解剖肾门和腔静脉以识别肾上腺静脉。这可能导致肾门损伤，应按照上述肾癌部分所述进行处理。

右肾上腺切除术相对更加复杂和具有挑战性，因为我们必须适当地远离肝脏以获得良好的显露，并且肾上静脉通常非常靠近肝静脉。因此，该位置的任何损伤都极难控制，因为通常需要进行肝脏旋转操作才能使其充分显露。

肾上腺肿瘤具有侵袭性、浸润性的特点。在晚期病例中，通常会侵犯肝脏和腔静脉（图 4–5）。因此，必要时多学科团队协同手术至关重要，其中泌尿外科团队主要负责肾脏和肾门区域处理，肝脏外科团队协助旋转肝脏并对腔静脉近远端进行控制，血管外科团队可使用牛心包补片或人工血管对累及腔静脉行切除和重建术。

如果手术需要从微创手术转换为传统手术，外科医生必须掌握前面章节描述的关于肾切除术的相关方法，并且还需熟悉肝脏相关解剖和肝脏旋转等操作，在某些情况下能够进行开胸和膈上手术操作。

（三）睾丸癌

1. 诊断　睾丸癌的临床表现是阴囊肿块，通常无痛，但在多达 27% 的病例中，也可能有疼痛。在 10% 的病例中，因睾丸癌与附睾炎混淆而延误诊断。在怀疑睾丸癌的情况下，必须做睾丸的超声检查。其他临床特征可能有男性乳房发育（在多达 7% 的病例中可发现）和转移症状，如腹部肿块、腹部和腰部疼痛。

对于有腹膜后肿块、内脏肿块、hCG 或 AFP 升高或有生育问题的年轻患者，即使没有睾丸肿块，也应行超声检查。

睾丸 MRI 作为超声检查的一种替代选择，其敏感性和特异性均高于超声检查，但费用较高，不值得考虑作为首选方法。

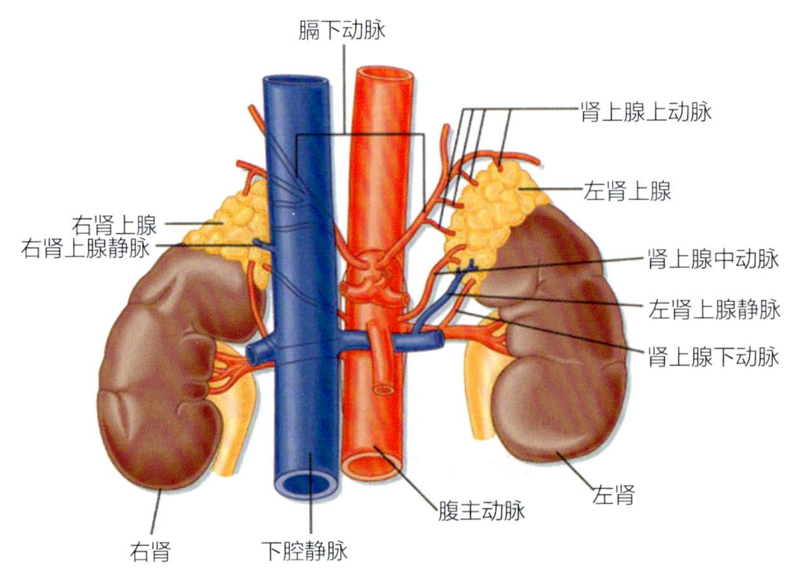

▲ **图 4–4　肾上腺的动脉和静脉**

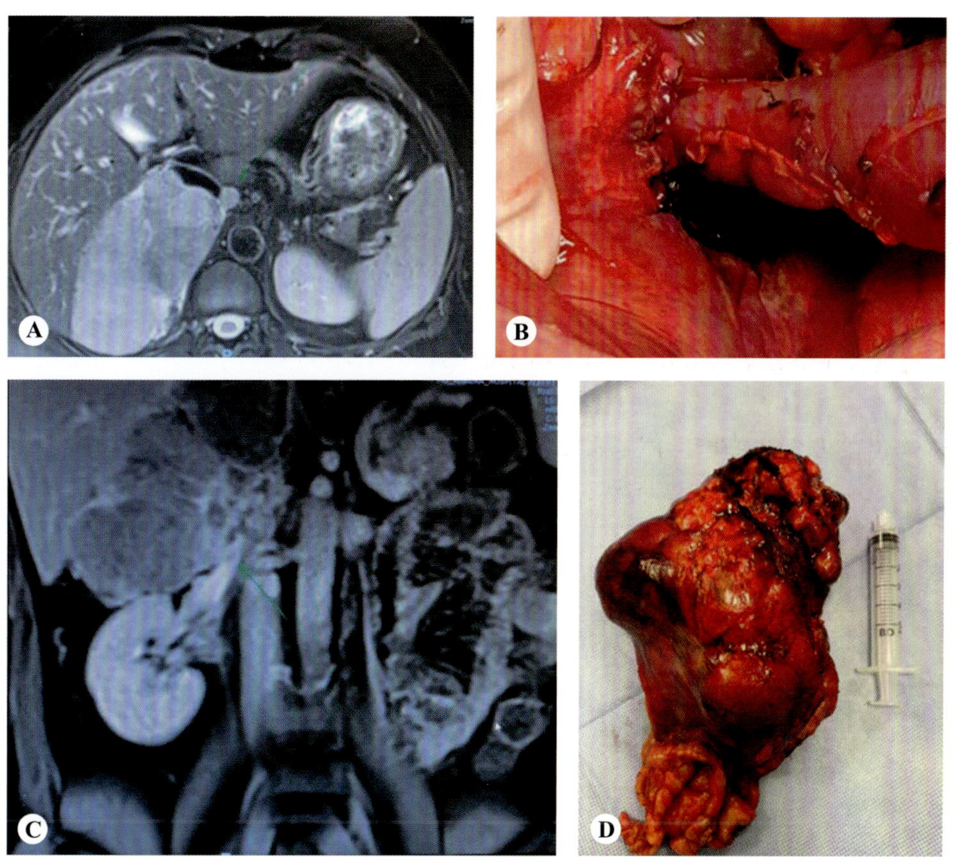

▲ 图 4–5　较大的肾上腺肿瘤紧贴肝脏和腔静脉

A. MRI 的轴向图像；B. 用牛心包补片重建切除的腔静脉；C. MRI 冠状图像；D. 切除的肿瘤

诊断时必须进行血清肿瘤标志物检测，以进行诊断和分期。检测时间必须在睾丸切除术前和术后 5～7 天。三种肿瘤标志物分别为 AFP、hCG 和 LDH。

2. 分期　睾丸癌的分期是基于睾丸切除术后的上述血清肿瘤标志物（AFP、hCG 和 LDH）、腹盆腔 CT、睾丸超声、骨扫描或 MRI 和脑扫描（如果有症状或双肺转移或 hCG 值高）。

推荐使用 TNM 分期。另一种分类是基于血清肿瘤标志物，分为 S_0、S_1、S_2 和 S_3（表 4–3）。

3. 预后　预后分期分为三组。

(1) 预后良好组：包含 56% 的非精原细胞瘤和 90% 的精原细胞瘤。非精原细胞瘤患者必须满足没有肺外的内脏转移，AFP＜1000ng/ml，hCG＜5000U/L，LDH＜1.5 倍正常值。在这一组中，非精原细胞瘤的 5 年无进展生存期（progression-free survival，PFS）为 89%，5 年生存率为 92%，对于精原细胞瘤则分别为 82% 和 86%。

(2) 预后中等组：包含 28% 的非精原细胞瘤和 10% 的精原细胞瘤。对于非精原细胞瘤，患者必须没有肺外的内脏转移，AFP 在 1000～10 000ng/ml，hCG 在 5000～50 000U/L，LDH 在 1.5～10 倍正常值范围内。对于精原细胞瘤组，存在任何提示预后不良的情况均可将患者归入预后中等组。非精原细胞瘤的 5 年无进展生存率和 5 年生存率分别为 75% 和 80%，精原细胞瘤分别为 67% 和 72%。

(3) 预后不良组：所有精原细胞瘤均不被归类为预后不良组。对于非精原细胞瘤，则需满足以下条件：原发纵隔肿瘤，肺外内脏转移，AFP＞10 000ng/ml，hCG＞50 000U/L，LDH＞10 倍正常值，以上满足 1 条即可归类为预后不良组。被归

表 4-3 睾丸癌 TNM 分期

pT– 原发肿瘤			
pTx	无法评估原发肿瘤		
pT_0	没有原发肿瘤的证据（如睾丸组织学瘢痕）		
pTis	小管内生殖细胞瘤（原位癌）		
pT_1	肿瘤局限于睾丸和附睾，无血管 / 淋巴浸润；肿瘤可侵犯白膜，但不侵犯鞘膜[a]		
pT_2	肿瘤局限于睾丸和附睾并侵犯血管 / 淋巴管，或肿瘤延伸至白膜并累及鞘膜		
pT_3	肿瘤侵犯精索，伴或不伴血管 / 淋巴浸润		
pT_4	肿瘤侵犯阴囊伴或不伴血管 / 淋巴侵犯		
N– 区域淋巴结（临床）			
Nx	无法评估区域淋巴结		
N_0	无区域淋巴结转移		
N_1	淋巴结肿块最大直径≤2cm 或有多个淋巴结转移，最大尺寸≤2cm		
N_2	淋巴结肿块>2cm 但最大直径≤5cm 的转移灶；或>5 个淋巴结阳性，≤5cm；或肿瘤结外扩展的证据		
N_3	淋巴结肿块最大直径>5cm 的转移灶		
pN– 区域淋巴结（病理）			
pNx	无法评估区域淋巴结		
pN_0	无区域淋巴结转移		
pN_1	淋巴结肿块最大直径≤2cm，阳性淋巴结≤5 个，最大直径≤2cm 的转移灶		
pN_2	淋巴结肿块>2cm，但最大直径≤5cm 的转移灶；或>5 个淋巴结阳性，≤5cm；或肿瘤结外扩展的证据		
pN_3	淋巴结肿块最大直径>5cm 的转移灶		
M– 远处转移			
Mx	无法评估远处转移		
M_0	无远处转移		
M_1	远处转移		
M_{1a}	非区域淋巴结或肺转移		
M_{1b}	非区域淋巴结和肺以外的远处转移		
S– 血清肿瘤标志物（化疗前）			
Sx	血清标志物研究不可用或未进行		
S_0	血清标志物研究水平在正常范围内		
	LDH（U/I）	hCG（mU/ml）	AFP（ng/ml）
S_1	<1.5×N 和	<5000 和	<1000
S_2	1.5～10×N 或	5000～50 000 或	1000～10 000
S_3	>10×N 或	>50 000 或	>10 000

a. 引自 European Association of Urology Guidelines 2022 edition（https：//uroweb.org/guidelines/testicular-cancer）

类为预后不良的病例的患者占所有病例的16%。其5年无进展生存率41%，5年生存率48%。

另一种预后评估是基于临床Ⅰ期的转移复发风险。在这一阶段发生隐匿性转移的危险因素是：对于精原细胞瘤，肿瘤大小＞4cm和侵犯睾丸网；对于非精原细胞瘤、血管、淋巴或瘤周浸润，增殖率＞70%，胚胎癌占比＞50%。

4. 手术治疗　睾丸切除术是睾丸肿瘤的第一步。当怀疑或确诊睾丸癌时，就可以进行该手术，如果尚未确诊，在手术过程中进行冷冻活检。手术从腹股沟探查开始，将睾丸外置，然后在腹股沟内环水平分离精索。

腹膜后淋巴结清扫术在特定病例中是有意义的。精原细胞瘤在全身治疗后，当PET-CT显示残余肿瘤大于3cm时，可选择淋巴结清扫术，而不是新化疗。对于非精原细胞瘤，腹膜后淋巴结切除术可作为Ⅰ期、Ⅱ a期和Ⅱ B期（如果淋巴结＜2cm且为单纯的畸胎瘤）的一种选择，或者当残余肿瘤＞1cm时，也可以选择腹膜后淋巴结切除术。

5. 全身治疗　睾丸癌的全身治疗包括化疗和放疗，其适应证以分期为指导。Ⅰ期定义为肿瘤局限于睾丸。Ⅱ期包括腹膜后淋巴结转移的病例。Ⅱ期根据肿瘤大小，可具体分为Ⅱ A期（＜2cm）、Ⅱ B期（2～5cm）、Ⅱ C期（＞5cm）。Ⅲ期定义为伴有其他部位转移的肿瘤。

精原细胞瘤和非精原细胞瘤的治疗决策不同。对于精原细胞瘤，在Ⅰ期病例中，如果侵犯睾丸网或肿块＞4cm，则需要辅助化疗（1或2个周期卡铂）。在Ⅱ A期或Ⅱ B期的病例中，全身性治疗的选择是放疗（2Gy×15，总30Gy，定位在主动脉旁和髂同侧野，如果是Ⅱ B期且伴肿大淋巴结，则额外加6Gy）或3个周期BEP化疗，涉及博来霉素、依托泊苷和顺铂，如果存在博来霉素禁忌，则进行4个周期EP。最后，在Ⅱ c期或Ⅲ期病例中，全身性治疗包括3个或4个周期的BEP(如果预后良好，则为3个周期)。对于＞3cm的残余肿瘤，化疗也是一种选择（淋巴结切除术是另一种选择）。

对于非精原细胞瘤，在Ⅰ期，如果有淋巴血管侵犯，则可采用BEP疗法（腹膜后淋巴结切除术是一种选择，监测也是另一种选择）。在Ⅱ A期或Ⅱ B期，可进行3个或4个周期的BEP（如果预后良好，则为3个周期）。对于淋巴结直径＜2cm且为单纯畸胎瘤的病例，应行监测或淋巴结切除术。最后，在Ⅱ C和Ⅲ期，建议进行4个周期的BEP。如果残余肿瘤＞1cm应行腹膜后淋巴结切除术，如果切除后发现存活的肿瘤组织，则化疗具有重要作用[10, 11]。

6. 与外科治疗相关的血管损伤　腹膜后淋巴结清扫术（retroperitoneal lymphadenectomy，RL）是一种预防复发的方法，或用于化疗后复发的病例。RL可采用传统、腹腔镜或机器人开放的方式进行；然而，众所周知，微创技术更复杂，应该由有经验的外科医生实施。

RL可以采用不同的技术和步骤进行，但推荐的技术是“split and roll”技术，该技术从主动脉的十二点钟方向开始解剖，向右向下解剖至左肾静脉，并继续向尾侧解剖，这个过程中需要注意识别肠系膜下动脉避免损伤。在主动脉侧边解剖左侧腹主动脉旁淋巴结，以结扎性腺静脉，并识别左侧输尿管以保护其免受损伤。继续向尾侧分离，直至输尿管跨过左髂总动脉的位置。淋巴组织的切除范围为主动脉和左髂总动脉以左，左肾静脉以下。侧向的范围包括肾下极和左侧输尿管的解剖。在这个过程中，必须结扎主动脉左侧的腰动脉。左侧生殖股神经和交感神经干必须被识别并尽可能保留。从肾门到右髂总动脉进行下腔静脉的分离，直到输尿管跨过右髂总动脉的位置。右性腺静脉进行结扎并分离。接着切除其内侧的淋巴结组织。自主动脉腔静脉间的淋巴结切除通过从主动脉向内旋转该淋巴结完成。必须分离和控制腰动脉和腰静脉。由于右肾和输尿管位置靠近下腔静脉，右侧腔静脉旁淋巴结较小。淋巴组织从右髂总动脉向外侧和上方滚动切除，直到输尿管跨越该动脉的位置。继续向上剥离至肾门和膈肌脚。

由于术中会与主动脉、下腔静脉、腰动静脉持续接触，因此，仔细解剖至关重要的，并且外科医生需要具备进行缝合血管的能力。

化疗难治性或肿瘤较大的 RL 更为复杂，一般情况下，肿块与血管接触紧密，粘连牢固，增加了解剖风险（图 4–6）。在这类手术中，彻底切除肿瘤具有重要的肿瘤学意义，在某些情况下，需要切除血管壁并重建。

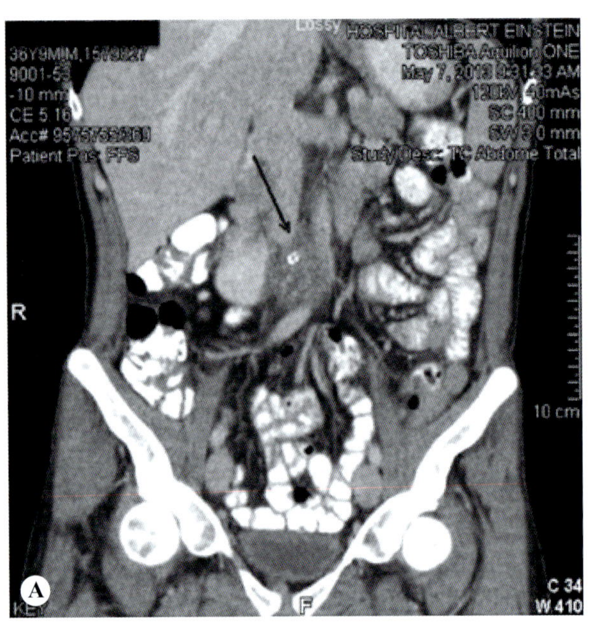

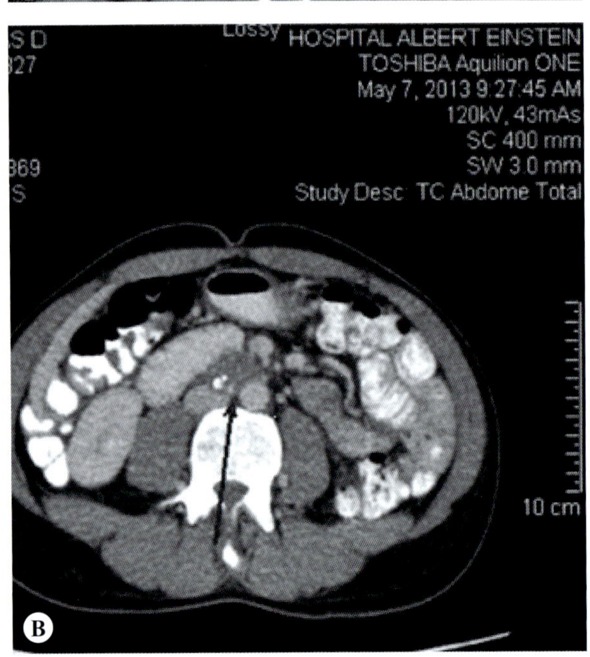

▲ 图 4–6　腹膜后难治性精原细胞瘤

CT 图像显示腹膜后难治性精原细胞瘤，冠状面（A）轴位面（B）（个人交流）

对于难治性精原细胞瘤，即使是很小的病变，化疗也更加复杂。化疗对血管结构有影响，会削弱动脉外层，使动脉更脆弱，更容易受损。在这种情况下，我们强烈建议在手术室随时配备一支血管团队，以防意外发生，以便进行血运重建[12]（图 4–7）。

在非精原细胞瘤中，我们没有发现这种类型的血管改变，手术通常较容易；然而，对于怀疑有血管侵犯的病例，同样必须格外小心。

（四）前列腺癌

1. 诊断　前列腺癌的诊断通过前列腺活检（经会阴或经直肠）实现。如果可能，前列腺活检前可进行多参数 MRI 检查，明确可疑区域，以指导操作提高灵敏度。前列腺活检指征包括筛查结果变化或临床怀疑前列腺癌。PSA 升高是一种指征，但其他情况也可能会使 PSA 升高；一些特

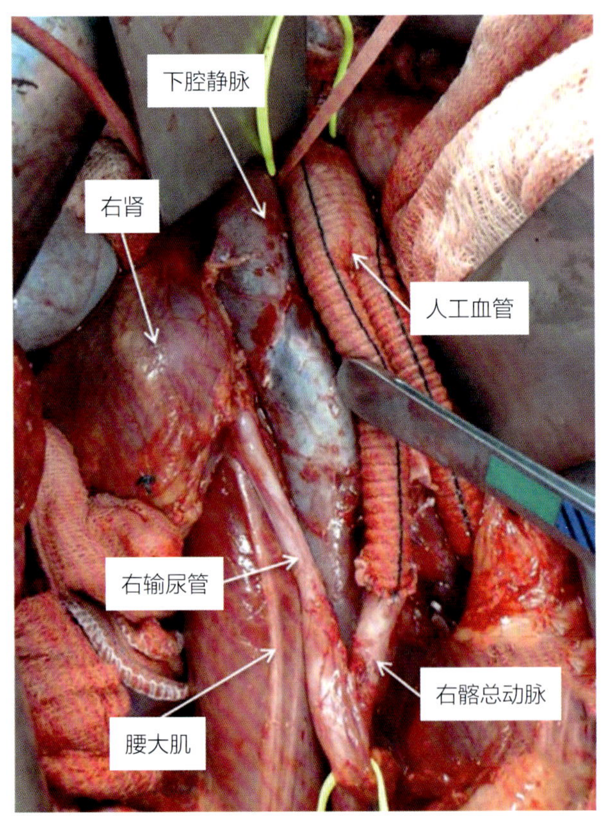

▲ 图 4–7　主双髂动脉旁路术（个人交流）

异性更高的检查方式可以用于替代 PSA 水平，如 PSA 密度和游离 / 总 PSA 比值。活检的另一个绝对指征是直肠指检结果改变（可触及结节、硬结肿块）。

病理医师根据肿瘤类型（多数为腺癌）和 Gleason/ISUP 分级给出诊断，有助于分期和预后评估。

2. 分期　肿瘤分期采用 TNM 分期（表 4–4）。在此项评估中，当低危伴局部病变时，以及当中低危时，不需要补充图像。对于预后不良的中高

表 4–4　前列腺癌的 TNM 分期

T– 原发性肿瘤（仅基于直肠指检的阶段）	
Tx	无法评估原发肿瘤
T_0	没有原发肿瘤的证据
T_1	不可扪及和影像学难以发现的临床隐匿肿瘤
T_{1a}	偶发肿瘤，体积≤所切除组织体积的 5%
T_{1b}	偶发肿瘤，体积＞所切除组织体积的 5%
T_{1c}	不可扪及，仅穿刺活检发现的肿瘤（如由于 PSA 升高）
T_2	肿瘤可触及，仅局限于前列腺内
T_{2a}	肿瘤限于单叶的 1/2（≤1/2）
T_{2b}	肿瘤超过单叶的 1/2 但限于该单叶
T_{2c}	肿瘤侵犯两叶
T_3	肿瘤突破前列腺包膜
T_{3a}	肿瘤侵犯包膜外（单侧或双侧）
T_{3b}	肿瘤侵犯精囊
T_4	肿瘤固定或侵犯除精囊外的其他邻近组织结构，如膀胱颈、尿道外括约肌、直肠、肛提肌和（或）盆壁
N– 区域（盆腔）淋巴结	
Nx	无法评估区域淋巴结
N_0	无区域淋巴结转移
N_1	区域淋巴结转移
M– 远处转移	
M_0	无远处转移
M_1	远处转移
M_{1a}	有区域淋巴结以外的淋巴结转移
M_{1b}	骨转移
M_{1c}	其他远处转移

引自 European Association of Urology Guidelines 2022 edition（https：//uroweb.org/guidelines/prostate-cancer）

危病例和高危病例，有必要进行腹盆腔影像学检查(CT或MRI)和骨扫描。对于局部影像学评估，前列腺MRI是首选、最佳的影像学检查。

3. 预后　前列腺癌的预后评估主要依据活检结果。仅考虑ISUP分级，其与生化无进展生存期相关。对于ISUP 1级，5年生化无进展生存率约为97%，而对于ISUP 4级，5年生化无进展生存率降至64%，ISUP 5级中则为49%。

D'Amico风险分层在全球范围内被广泛应用，将前列腺癌分为三组。

(1) 低危组：PSA＜10ng/ml，ISUP分级为1级，临床分期为T_{2a}期。

(2) 中危组：PSA 10～20ng/ml，ISUP分级2级或3级，临床分期T_{2b}期。

(3) 高危组：PSA＞10ng/ml，ISUP 4级或5级，临床分期T_{2c}。

这一分层对于评估5年内的复发风险很重要。低危组5年复发率＜25%，中危组为25%～50%，高危组＞50%。

4. 手术治疗　在详细讨论手术治疗前，要考虑到并非所有的前列腺癌都必须在诊断后进行积极治疗。对于低危前列腺癌，积极监测是一种很好的选择，如果正确地实施，可以在不影响肿瘤学预后的情况下，减少手术治疗、放疗或激素阻断增加的风险和并发症。

还需要考虑的是手术治疗和放疗（联合或不联合抗雄激素剥夺治疗）都是积极治疗的选择，总体具有相似的肿瘤学结局。在这两种选择之间做出决定时必须个体化分析，尊重患者的愿望和期望，并考虑每个患者各自的医疗特征。

根治性前列腺切除术可通过开放手术、腹腔镜手术或机器人手术的方式进行。这3种手术方式的肿瘤学结局相似，但机器人手术的住院率较低，失血量较少，功能恢复较快。

低危患者不适用于扩大盆腔淋巴结清扫术。行前列腺切除术时，同期行扩大盆腔淋巴结清扫术适用于淋巴结受累风险较大的中危组（如MSKCC评分高于5%），以及高危组和局部晚期病例。扩大盆腔淋巴结清扫范围包括髂外血管上方、闭孔窝内、髂内血管外侧和内侧淋巴结。

5. 全身治疗　对于局限性疾病，全身治疗包括与放疗联合的雄激素剥夺治疗（antiandrogen deprivation therapy，ADT），治疗周期中危患者为6个月，高危患者为2～3年。对于局部晚期肿瘤（T_3、T_4和N_1），当不能进行手术或放疗、PSA倍增时间小于12个月、PSA≥50ng/ml或肿瘤为低分化时，ADT可作为唯一的治疗方式。

术后如有淋巴结转移，可考虑ADT治疗，伴或不伴放疗。

对于转移性疾病，ADT是一线治疗。ADT可通过双侧睾丸切除术或LHRH激动剂或拮抗药来实现。抗雄激素不适用于单药治疗。根据患者情况，以下两种方案均可用于M_1病例：ADT+阿比特龙+泼尼松或ADT+多西他赛。对于去势难治性前列腺癌，M_0期患者，阿帕鲁胺和恩杂鲁胺是可选治疗方案；M_1期患者，阿比特龙、多西他赛、恩杂鲁胺、^{223}Ra和Sipuleucel T是可选治疗方案[13-16]。

6. 与外科治疗相关的血管损伤　根治性前列腺切除术（radical prostatectomy，RP）可同期进行或不进行盆腔淋巴结清扫术。其可以通过开放、腹腔镜或机器人手术方式进行。前列腺切除术本身通常不具有大的血管损伤风险。只有在微创技术中，在穿刺套管（trocar）时必须特别注意腹壁动脉损伤。每次手术结束后，必须在目视下取出套管，以评估该部位是否有出血。腹壁动脉损伤的控制可通过在直视下夹闭hem-o-lock夹或通过"Carter-Thomason"针经皮缝合进行。

初次或挽救性盆腔淋巴结切除术（图4-8）包括从以下范围内中切除淋巴结。

- 头侧＝输尿管跨过髂血管位置。
- 尾侧＝腹股沟管。
- 外侧＝生殖股神经。
- 内侧＝膀胱壁。

这样，整个髂外淋巴结链及闭孔、髂内和部分髂总淋巴结链被切除（最终也从骶骨区域切

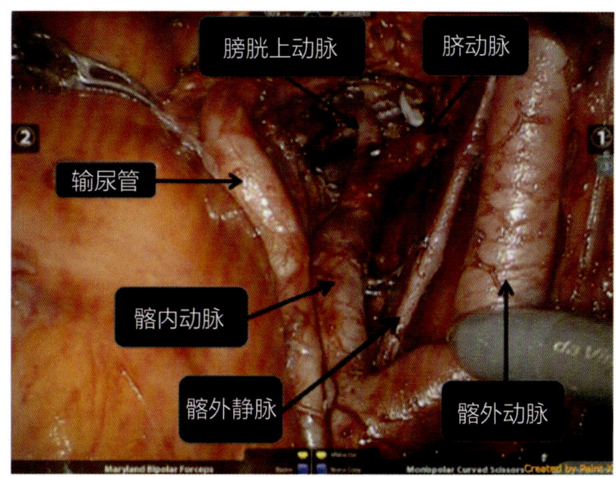

▲ 图 4-8　扩大盆腔淋巴结清扫术

除）。在此过程中，可能发生出血量很大的血管损伤，外科医生必须有进行血管缝合的准备。

我们建议特别注意髂内静脉和髂外静脉，因为它很难识别其界限，而且它的构型可能会随着手术进行而改变。

髂内动脉前侧的第一分支是闭塞的脐动脉。一般情况下，我们会利用这条动脉，而不是结扎它。然而，它接通后可能对患者没有任何影响。髂内动脉的后侧的第一个分支是臀动脉，其结扎可导致患者跛行。

髂外动脉延续为股动脉，负责灌注下肢。结扎会影响肢体的丧失，应尽快重建血流。髂内动脉负责盆底的灌注，因为该区域有大量的血管保证侧支循环；必要时可以进行结扎，无论是髂内动脉还是髂内静脉。

（五）膀胱癌

1. 诊断　最常见的临床特征是血尿，肉眼血尿与较高的疾病分期相关。原位癌可出现下尿路症状和刺激性排尿。

膀胱镜检查是诊断膀胱癌的重要手段，不能被超声、CT 和细胞学检查所替代。在膀胱镜检查中，可以切除可疑的肿瘤并进行分析。如无法完全切除，可进行部分切除或活检。在初始检查时，可进行肾脏和膀胱超声和（或）CT- 静脉尿路造影（CT-IVU）。CT 尿路造影的绝对适应证是肿瘤位于三角区且为多发，或高危肿瘤，因为以上两种情况存在合并上尿路尿路上皮癌的风险。对于高级别肿瘤，尿细胞学检查是膀胱镜检查的补充检查。

2. 分期　膀胱癌分期采用 TNM 分期，如表 4–5 所示。

需要进行风险分层以指导治疗决策。肿瘤可分为以下三组。

(1) 低危组：所有 TaG_1 且＜3cm 的肿瘤，或同时满足原发和单发的肿瘤。

(2) 高危组：所有具有以下特征之一的肿瘤，涉及 T_1、G_3（高级别），膀胱原位癌，肿瘤为 TaG_1G_2 且多发、复发并＞3cm。有一个亚组是最高危组，其定义为 T_1G_3 肿瘤伴膀胱原位癌，或多发，或大于 3cm，或高级别复发，或伴淋巴血管侵犯或尿路上皮癌变异。

(3) 中危组：不属于低危组或高危组的肿瘤。

3. 预后　预后评估基于 EORTC 泌尿生殖系统癌症组评分系统和风险表。该评分反映 1 年和 5 年时的复发和进展概率。

4. 手术治疗　手术治疗以经尿道膀胱肿瘤切除术（transurethral resection of the bladder tumor，TURBT）为基础。该手术同时是诊断方法和潜在的治疗手段。如果 TURBT 不完全或无肌肉标本，或为 T_1 期或高级别，应在 2～6 周内进行第二次 TURBT。不适用于二次 TURBT 的情况包括 Ta 低级别肿瘤 TURBT 切除完全，原发性膀胱原位癌。

膀胱切除术适用于肌层浸润性肿瘤。膀胱切除术可通过开放手术、腹腔镜手术或机器人手术的方式进行。机器人手术时间长、费用高，但住院时间短、出血量少。膀胱切除术可同期行区域性盆腔淋巴结切除术，扩大盆腔淋巴结切除术的生存率优于限制性淋巴结切除术。考虑到存在进展和癌症相关死亡的风险，膀胱切除术必须在诊断后 3 个月内进行。

膀胱切除术的另一个作用是治疗转移性肿瘤，以控制症状。在这部分肿瘤中，TURBT 可以作为

表 4-5　膀胱癌 TNM 分期	
T- 原发肿瘤	
Tx	不能评估原发肿瘤
T_0	没有证据表明膀胱原发肿瘤的存在
Ta	非浸润性乳头状癌
Tis	原位癌或“扁平状肿瘤”
T_1	肿瘤已经侵犯到结缔组织
T_2	肿瘤已经侵犯到肌层
T_{2a}	肿瘤已经侵犯到浅层肌肉（肌肉的内侧一半）
T_{2b}	肿瘤已经侵犯到深层肌肉（肌肉的外侧一半）
T_3	肿瘤侵犯膀胱周围组织
T_{3a}	显微镜下发现肿瘤侵犯膀胱周围组织
T_{3b}	肉眼可见肿瘤侵犯膀胱周围组织
T_4	肿瘤侵犯以下任一器官或组织：前列腺、精囊、子宫、阴道、盆壁和腹壁
T_{4a}	肿瘤侵犯前列腺、精囊、子宫或阴道
T_{4b}	肿瘤侵犯盆壁或腹壁
N- 区域淋巴结	
Nx	区域淋巴结无法评估
N_0	无区域淋巴结转移
N_1	真骨盆区单个淋巴结转移（髂内、闭孔、髂外、骶前）
N_2	真骨盆区多个淋巴结转移（髂内、闭孔、髂外、骶前）
N_3	髂总淋巴结转移
M- 远处转移	
M_0	无远处转移
M_{1a}	区域淋巴结以外的淋巴结转移
M_{1b}	其他远处转移

引自 European Association of Urology Guidelines 2022 edition（https：//uroweb.org/guidelines/non-muscle-invasive-bladder-cancer）

与放疗和化疗联合的多模式治疗的一部分进行。

膀胱切除术的一个重要步骤是尿流改道。值得注意的是，没有证据证明有一种尿流改道术的方式相较于其他方式具有更好的肿瘤学或生活质量结局。可选择的转流方式有输尿管皮肤造口术、回肠造口（Bricker）、原位膀胱术等。

5. 全身治疗 新辅助治疗在肌层浸润性膀胱癌病例中发挥重要作用。新辅助化疗联合顺铂5年总生存率提高5%～8%。指南建议$T_{2\sim4a}$期且N_0M_0期肿瘤采用吉西他滨+顺铂（GC）或甲氨蝶呤+长春碱+多柔比星+顺铂（MVAC）新辅助化疗。

辅助治疗适用于T_3或T_4期肿瘤，对于未进行新辅助化疗的淋巴结转移阳性的肿瘤同样适用。

如果是转移性疾病，可选择的治疗方案是GC或MVAC或HD-MVAC或紫杉醇+顺铂+吉西他滨（PCG）。如果不适合接受顺铂治疗［如功能状态评分2或肾小球滤过率＜60ml/（min·$1.73m^2$）］，可选择帕博利珠单抗（如果PD-L1阳性）、阿替利珠单抗（如果PD-L1阳性）或卡铂+吉西他滨（如果PD-L1阴性）[17-19]。

6. 与外科治疗相关的血管损伤 根治性膀胱切除术的血管损伤风险与前列腺切除术相似，扩大盆腔淋巴结切除术是发生较大血管损伤的主要风险。如在前列腺癌血管损伤风险中所介绍的那样，手术过程中务必小心。在操作髂内髂外血管及清扫淋巴结时都需要小心谨慎。

作者评论

泌尿系肿瘤与循环系统之间有几种联系。总体而言，癌症患者发生静脉血栓栓塞事件的风险较高，但前列腺癌等泌尿系恶性肿瘤与血栓事件的相关性低于胰腺癌和胃癌等其他恶性肿瘤。然而，腹部和盆腔的肿瘤手术（如生殖泌尿道的肿瘤手术）是与深静脉血栓形成和肺栓塞发生最相关的手术之一。

除了血栓形成和血栓复发的风险增加外，抗凝治疗下癌症患者还有较高的出血率。这些出血事件更多发生在消化道和泌尿生殖道，主要来自肿瘤病变[20, 21]。

肾功能不全还会引起凝血因子，如PAI1和vWF等，血清水平的升高，从而增加血栓形成的风险。肾衰竭也会导致更高的出血风险，因为其常伴随凝血级联瀑布紊乱和纤溶系统激活、血小板活性降低及血管壁–血小板相互作用受损。肾衰竭患者出血风险增加也可能是由于VTE治疗中使用的抗凝血药的血浆浓度增加[22]。低分子量肝素几乎完全由肾脏代谢，而直接口服抗凝血药有不同程度的肾脏代谢，包括达比加群80%、依度沙班50%、利伐沙班33%和阿哌沙班27%。华法林是一种几乎完全通过肝脏代谢的药物。然而，随着肾功能不全加重，华法林也会增加出血风险。肌酐清除率为30ml/min的患者发生出血的风险几乎是肾功能正常患者的5倍。这可部分归因于尿毒症引起的血小板功能障碍。有动物研究也表明，在肾衰竭时，某些肝酶，如细胞色素P_{450}的代谢也会受到负性调节[23, 24]。

泌尿生殖系统各脏器与大血管的密切关系使得泌尿外科肿瘤的切除具有挑战性，尤其是肾和肾上腺肿瘤。肾门的解剖可能相当艰难，而且由于经常发生解剖变异，在术前规划时需要使用CT等影像学检查进行仔细评估。除了主动脉和下腔静脉外，腰动脉和静脉分支的意外损伤也是一个问题，因为出血难以控制，特别是当肿瘤尚未切除时，识别和处理受损血管具有挑战性。

当存在大血管或内脏分支血管（如肾血管）侵犯时，带血管结构的肿瘤整块切除后需要进行血运重建。通常，主动脉和下腔静脉可采用人工合成血管进行重建，而在肾血管中，自体替代物（如大隐静脉）可能是一种选择。尽管我们倾向于重建肾静脉，但最终可能会不得不离断肾静脉，离断肾静脉的位置应当尽可能远离肾门，以最小化损伤。

前列腺和膀胱肿瘤等盆腔肿瘤很少需要血管介入治疗。但睾丸癌也可通过与腹盆腔大血管及腰支关系密切的腹膜后淋巴管链扩散。腹膜后淋巴结切除术可能过于艰难，并且在受累范围广、粘连严重的情况下，需要整块切除并进行血管重建。

我们小组已经描述了一种罕见的并发症，即患有源自胚胎性睾丸癌的腹膜后肿物的患者发生了主动脉假性动脉瘤（图 4-9）。化疗 8 个周期后，对照断层扫描显示肿块缩小 50%，肿瘤周围段出现假性动脉瘤。该患者接受了包括肿瘤和有假性动脉瘤的主动脉的整块切除，并使用分叉的 Dacron 假体[25]重建主 – 双髂动脉。

血管肿瘤（如下腔静脉肉瘤）可与原发性肾肿瘤行鉴别诊断。很多时候，最终诊断在手术过程中才能得到。

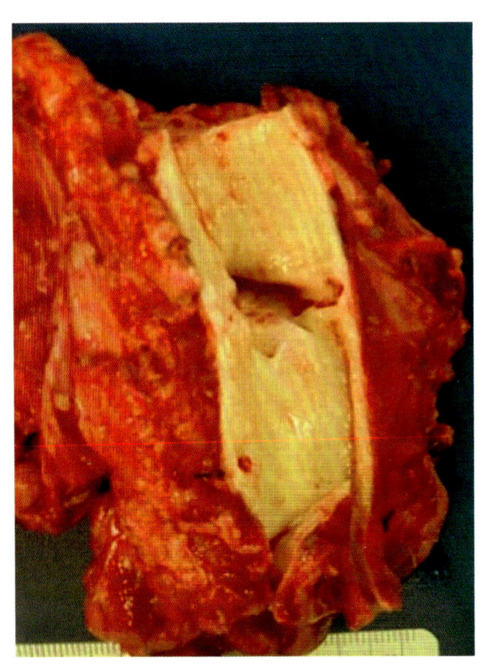

▲ 图 4-9　主动脉纵切面与肿瘤整块切除。在图像中央，注意到动脉壁的破裂

第5章 妇科肿瘤和乳腺癌

Gynecological Cancer and Breast Cancer

Glauco Baiocchi Neto Fabiana Baroni Alves Makdissi Renato Cagnacci Neto 著
苗雨晴 张熙浩 吴志远 译 李拥军 张福先 校

一、妇科肿瘤

（一）妇科肿瘤的手术原则

1. 概述 妇科肿瘤医生应该能够评估患有妇科肿瘤的女性，充分管理治疗，进行外科手术，指导术后护理，并与其他专业一起参与多学科决策。尽管大多数国家没有对该专业的正式规定，但女性在未接受专科医生治疗时通常会受到不适当的治疗。McGowan 等[1] 回顾了 291 例卵巢癌病例，其中 97% 由妇科肿瘤医生治疗的病例进行了充分的分期判定。相反，在由普通妇科医生或普通外科医生治疗时，分别只有 52% 和 35% 的患者进行了充分的手术分期。此外，来自英国的两项大型研究回顾性分析了 1800 例卵巢癌病例[2, 3]，结果表明，当由专科医生进行手术时，患者的生存率会更高。其他两项关于卵巢癌的系统评价表明，当专科医生治疗患者时，结果会有所改善，进行完全细胞减灭术的可能性提高 2.3 倍[4]，而且无论疾病阶段如何，它也是主要的预后因素。

然而，妇科肿瘤充分治疗的另一个主要因素是新药和复杂治疗的可及性。根据肿瘤类型和阶段的不同，治疗和资源可能会集中，从而导致这些专科化的中心的治疗数量和质量更高。Bristow 等[5] 对 6885 例卵巢癌病例进行了 Meta 分析，发现在专科化的大中心进行治疗时，患者的中位生存期增加了 50%。

2. 诊断与分期 虽然是实体瘤，但几乎所有妇科肿瘤都需要进行诊断性活检。此外，切开活检可能足以诊断外阴癌、阴道癌或宫颈癌。然而，为了鉴别癌前或浸润性宫颈癌和外阴癌，可能必须进行切除活检。片段图像引导活检（“Tru-Cut”）也可以诊断疾病转移（淋巴结或内脏）。值得注意的是，对于卵巢癌病例，大多数需要手术探查才能诊断。

主要通过手术分期的国际妇产科联合会（International Federation of Gynecology and Obstetrics, FIGO）支持目前妇科肿瘤的分期系统。2018 年，FIGO 分期系统对宫颈癌发生了重大变化，纳入了手术和影像数据及淋巴结受累情况[6]。手术分期应该由妇科肿瘤医生这样的专业人员进行，因为准确的诊断和分期决定了后续的治疗。

3. 手术的类型

(1) 初次手术：手术是外阴和宫颈癌前病变常用的治疗方法，而切除具有诊断和治疗的目的。如果是局部疾病（Ⅰb～Ⅱ期外阴癌和Ⅰa_2～Ⅰb_2期宫颈癌），则进行根治性手术治疗原发肿瘤，并进行区域淋巴结清扫以进行分期。最近，区域性全淋巴结清扫正在被前哨淋巴结标测和活检所取代，这不仅可以准确预测淋巴结阳性，而且可以减轻与全淋巴结清扫相关的手术并发症发病率，如神经血管损伤、淋巴细胞形成和淋巴水肿[7, 8]。

在初次根治性手术中，除非术后发现病理学不良预后因素，否则该手术的特点是不进行辅助治疗，而是以治愈为目的。手术作为唯一的治疗方法也适用于早期子宫内膜癌和某些卵巢癌。辅助治疗的适应证通常基于隐匿性远处转移（肺、腹膜、肝）或局部复发的风险。

(2) 复发后手术：如果非手术治疗后复发（如用放射疗法治疗的局部晚期宫颈癌），无论为了治愈性还是姑息性治疗，手术可能是唯一的选择。主要的例子是，对于先前在盆腔接受过放射治疗的妇科肿瘤（宫颈、子宫体或外阴）的可切除的盆腔复发病例，需要进行盆腔切除术。这些病例的 5 年生存率可能为 23%～61%[9]。然而，由于根治性复杂手术可能涉及膀胱、直肠、阴道切除及随后明确的尿液和粪便引流，因此预计发病率较高（30%～50%）[9]（图 5-1）。

复发性疾病的手术在卵巢癌中也占有一席之地。当诊断出完全可切除的复发性疾病时，有指征在全身治疗前对选定的病例进行二次细胞减灭术。

(3) 远处转移手术：在某些病例中，手术切除转移性疾病对生存有积极影响。Fuller 等[10]报道了 15 例因妇科肿瘤转移而接受肺段切除术的病例，发现 5 年和 10 年无进展生存率分别为 36% 和 26%。Levenback 等[11]发表了 45 例子宫肉瘤复发后接受肺段切除术的数据，发现 5 年生存率为 41%，远高于预期。对于卵巢癌来说，只有内脏转移，复发的可能性较小；然而，复发后的肝和脾切除似乎是有益的[12]（图 5-2）。

(4) 重建手术：重建手术可以在根治性手术切除的同时进行，或者用于治疗伤口裂开等并发症。目前外阴重建是通过肌皮或筋膜皮局部和区域皮瓣进行的，更常见的是推进皮瓣和旋转皮瓣。最佳选择取决于缺损范围和外科医生的经验，最常用的是“V-Y”、股薄肌、菱形肌、臀肌、腹直肌、股外侧肌和阔筋膜[13]。

阴道重建通常作为第二步手术进行。局部区域肌皮瓣和显微外科游离皮瓣（如小肠）均被使用，并且取决于重建的范围和之前的盆腔放射。

(5) 姑息手术：姑息手术的目的是减少或缓解症状并提高生活质量，但没有治愈目的。然而，应该避免无用的手术。姑息治疗应该在有限风险且快速康复的前提下进行，并且其缓解症状的效果应在 6～12 个月的时间跨度内至少与化疗、放疗、支持治疗等非手术治疗相当。

姑息手术主要用于治疗肠梗阻和尿路梗阻。当全身治疗效果不佳时，姑息性造瘘术可排出尿

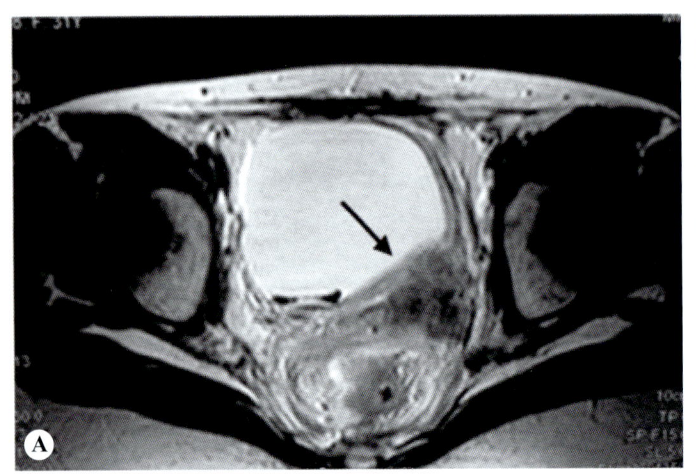

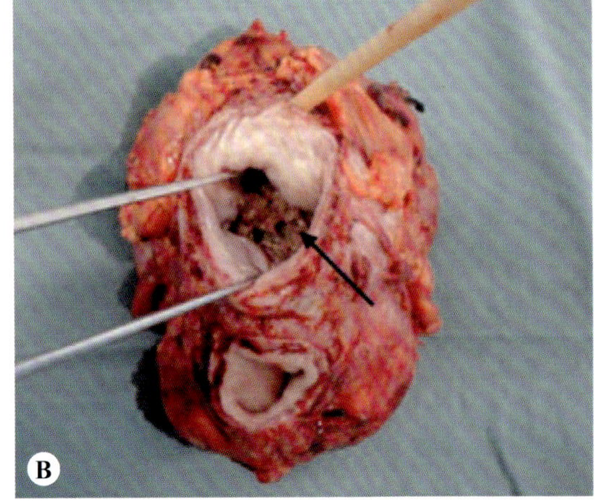

▲ 图 5-1 **A.** MRI 显示放化疗后宫颈癌盆腔复发（箭）；**B.** 全盆腔廓清术后的手术标本示例，包括切除膀胱、尿道、阴道和直肠。箭所示为复发性宫颈癌

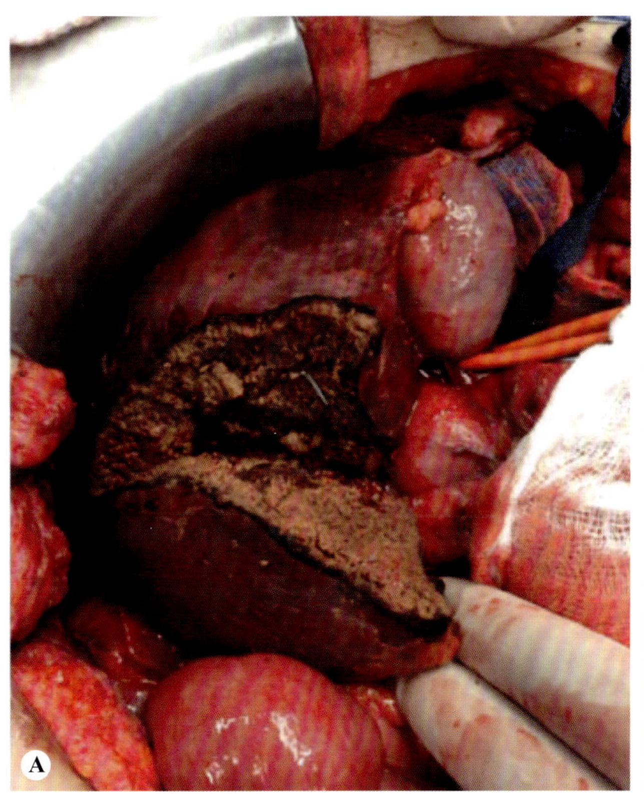
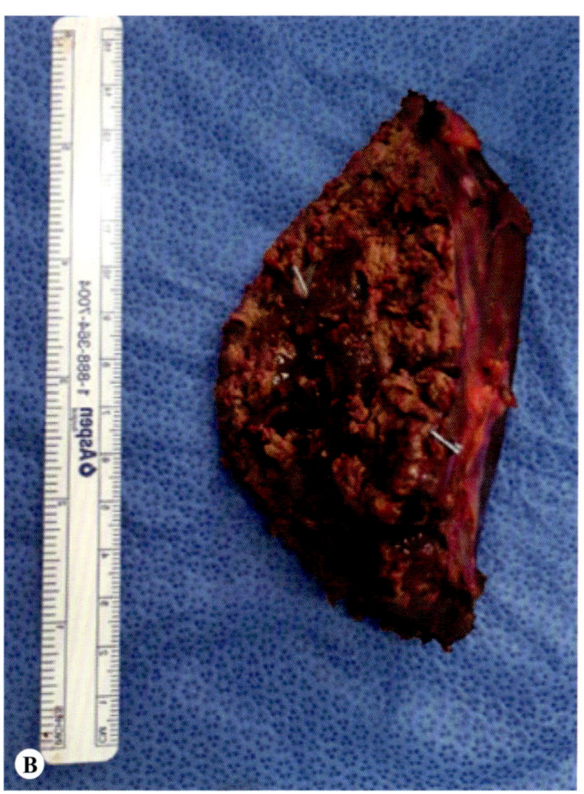

▲ 图 5-2 A. 复发性卵巢癌Ⅳ段部分肝切除术的术中情况；B. 肝脏手术标本

液和粪便。然而，治疗方案应与患者共同决定，并且在预期寿命有限的情况下通常进行肾造口术而不是尿路引流术 [14]。

对于卵巢癌腹膜复发，肠梗阻会降低生活质量。在大多数情况下，会进行肠内偏转（"旁路"）或造口术，但由于严重的腹膜播散，手术解决有时是不可行的。Pothuri 等 [15] 在一项纳入 68 例卵巢癌姑息手术病例的研究中报道 64 例肠梗阻患者的成功率达 71%，这意味着术后无渣饮食的耐受期可达 60 天。

（二）最常见妇科肿瘤的肿瘤治疗

1. 宫颈癌

(1) 诊断：宫颈癌是世界上女性第三位恶性肿瘤，也是癌症死亡的第四位原因。全世界每年诊断出约 50 万例病例，导致近 27 万人死亡。然而，不同人口区域的发病率有所不同，由于缺乏有效的筛查计划，85% 的新病例发生在中低收入国家 [16]。高危 HPV 感染被认为是一个必要原因，因为近 99.7% 的病例中都发现了高危 HPV 感染。有 14 种高危 HPV 类型，最常见与癌症相关的是 16 型和 18 型（占病例的 70%～75%）。其他已确定的风险辅助因素包括吸烟和合并其他性传播疾病（sexually transmitted diseases，STD），如衣原体和滴虫病 [17]。值得注意的是，目前针对 HPV 的疫苗包括 16 型和 18 型。此外，大多数 HPV 感染都是短暂的，在 6～24 个月内会自然消退，只有 10% 的病例会持续感染 [18]。

然而，癌前病变称为宫颈上皮内瘤变（cervical intraepithelial neoplasia，CIN），发生在宫颈癌之前。CIN 分为低级别（CIN Ⅰ）和高级别（CIN Ⅱ和 CIN Ⅲ）。大多数 CIN Ⅰ会自发消退（60%），只有 10% 进展为 CIN Ⅲ。此外，据估计只有 1% 的 CIN Ⅰ会成为侵袭性病变，并且预计在 10 年的时间跨度后 [18]。宫颈癌筛查可被视为癌症筛查的典范，其中：①基本原因众所周知（高危 HPV 感染）；②存在可能需要很长时间才能进展的癌前病变（CIN Ⅰ发展为癌症）；③该器官易于进行临床检查，并且有预防性检查，如HPV-DNA和胶体细胞学检查(巴氏涂片)；④诊断出癌前病变（高级别CIN）后，可以进行干预和治疗（锥切术），最终预防癌症的发展。

大多数宫颈癌病例是鳞状细胞癌（80%～85%），其次是腺癌（15%～20%），播散通过以下方式发生：①直接侵入阴道、宫旁以及膀胱和直肠等邻近器官；②间接延伸，主要通过淋巴管播散至盆腔淋巴结和进一步的主动脉旁淋巴结。就诊时远处内脏转移不太常见，但可能扩散至肺、肝和骨骼。

(2) 分期和预后：癌前病变和早期疾病是无症状的。然而，如果疾病进展，可能会出现阴道出血、白带异常、性交疼痛和盆腔疼痛等症状。此外，邻近器官受累还可能导致尿失禁、直肠疼痛、腰痛、下肢水肿等。

最新的宫颈分期系统从临床导向转变为考虑手术和影像学结果[6]。主要变化之一是纳入了淋巴结状态，这是最重要的预后因素之一。简而言之，早期肿瘤位于子宫颈，包括Ⅰa～Ⅰb_2期，晚期肿瘤是≥Ⅰb_3期的肿瘤。Ⅰa期通常在锥切术后诊断，浸润深度<5mm。在Ⅰb期，肿瘤浸润深度≥5mm，当肿瘤尺寸<2cm、≥2～4cm和≥4cm时，分别分为Ⅰb_1、Ⅰb_2和Ⅰb_3期。Ⅱ期肿瘤延伸到宫颈外（Ⅱa进入阴道，Ⅱb进入宫旁），而Ⅲ期肿瘤延伸至阴道下1/3（Ⅲa）、盆腔侧壁（Ⅲb）或盆腔、主动脉旁淋巴结（Ⅲc_1和Ⅲc_2）。最后，侵犯膀胱等邻近器官被认为是Ⅳa期，远处转移被认为是Ⅳb期。

值得注意的是，分期可以通过查体、手术或影像学来完成，理想情况下，盆腔MRI是评估盆腔局部扩展的最佳工具，而PET-CT用于转移性的分期，主要针对分期≥Ⅰb_3的患者(图5-3)。

(3) 肿瘤治疗：分期决定了宫颈癌的治疗方法。对于Ⅰa_1期，淋巴结转移的风险<1%，仅当存在淋巴管间隙侵犯时才需要进行淋巴结清扫。简单的子宫切除术就足以进行治疗，对于想要保留生育能力的女性来说，宫颈锥切术是可行方案之一[19]。

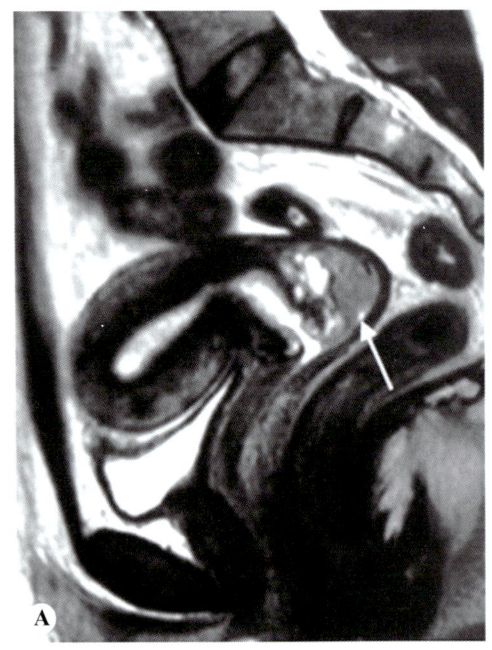

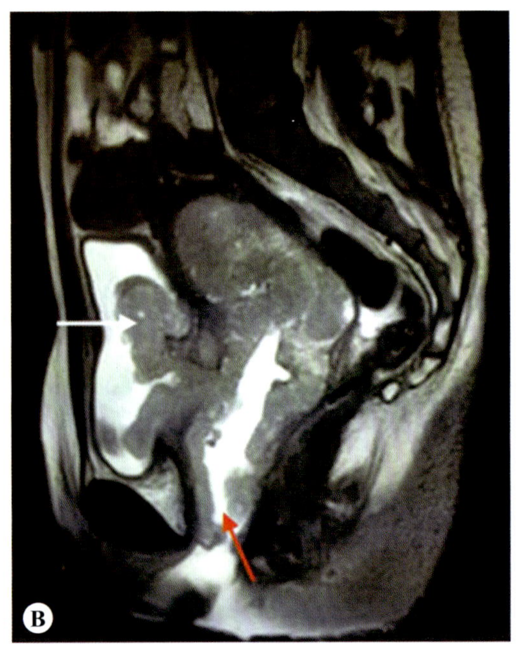

▲ 图5-3 **A. MRI**矢状切面显示Ⅰb_3期宫颈癌；**B. MRI**显示局部晚期Ⅳa期宫颈，延伸至膀胱（白箭）和阴道外部**1/3**（红箭）

对于Ⅰa_2期，淋巴结转移的风险增加高达6%～8%，因此需要进行淋巴结分期。此外，改良根治性子宫切除术（B型）是选择的治疗方法。对于其他早期疾病（Ⅰb_1和Ⅰb_2），根治性子宫切除术（C_1或C_2型）和盆腔淋巴结清扫术是标准治疗。众所周知，即使对于早期疾病，放射治疗也具有相同的生存率。因此，最受益于手术的患者是那些没有并发症的年轻患者，不需要辅助放疗，因为治疗方式的增加也会增加治疗相关不良反应的风险[20]。根治性子宫切除术可能损伤自主神经增加子宫旁组织切除相关并发症风险。为了降低自主神经损伤的风险，现在进行神经保留手术（C_1型），甚至更少的宫旁组织切除术（B型）[21]。值得注意的是，对于希望保留生育能力的女性，需要进行根治性宫颈切除术，以保留子宫体和卵巢。它适用于直径不超过2cm且无宫外疾病的肿瘤。保留生育能力手术不会对生存产生负面影响[22]（图5-4）。

前哨淋巴结定位可提高淋巴结评估的准确性，降低全淋巴结清扫和低容量转移检测的发病率，并在确定淋巴结转移的解剖学部位。世界各地领先的妇科肿瘤学小组已对宫颈癌进行了研究，尽管数据令人鼓舞，但尚未被采用作为治疗标准[23]。此外，最近的一项Ⅲ期试验[24]和其他人的回顾研究表明，通过微创手术进行根治性子宫切除术会对生存产生负面影响，而且并不降低术后并发症发病率。因此，当前的治疗标准是开放手术[25]（图5-5）。

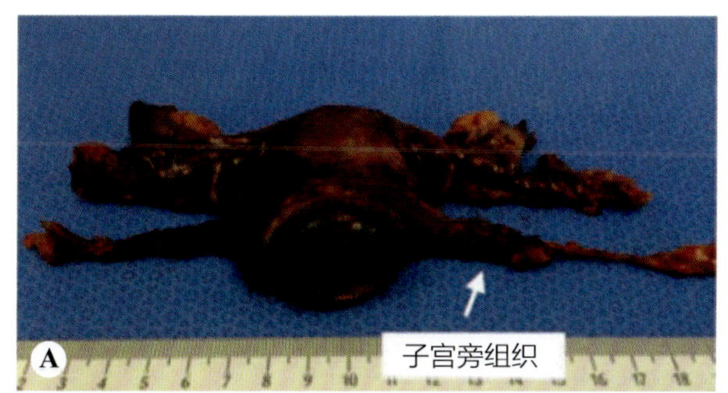

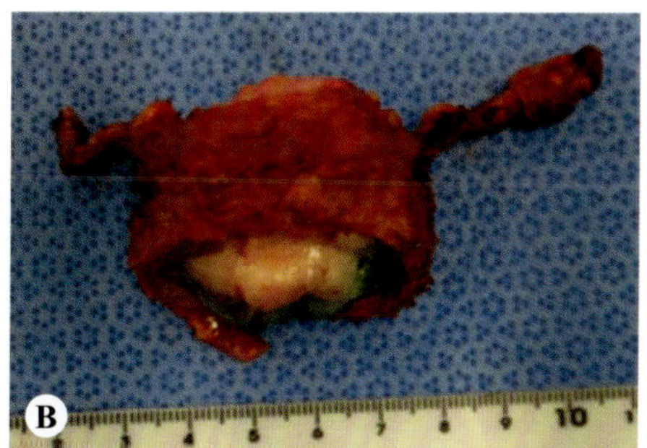

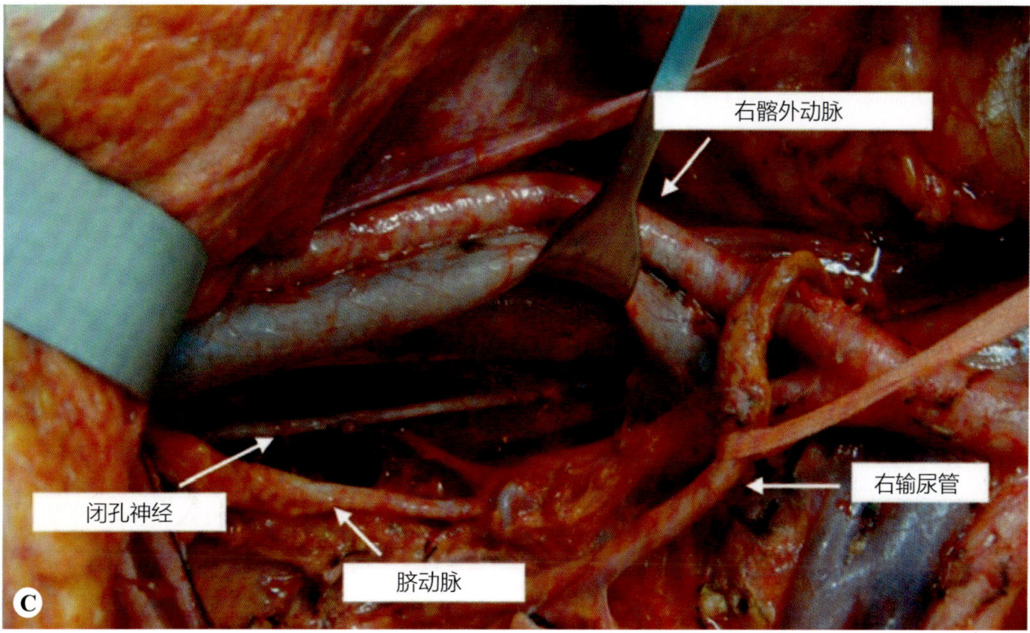

▲ 图5-4 A. 根治性子宫切除术后的手术标本示例；B. 根治性宫颈切除术后的手术标本；C. 系统性盆腔淋巴结清扫术后的术中情况

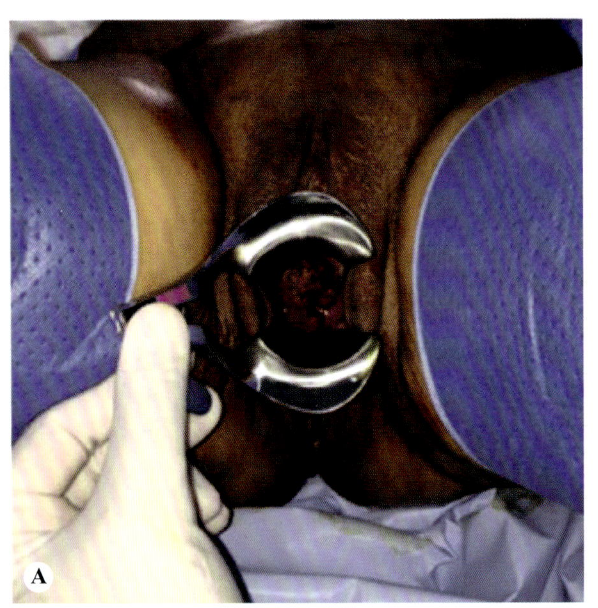
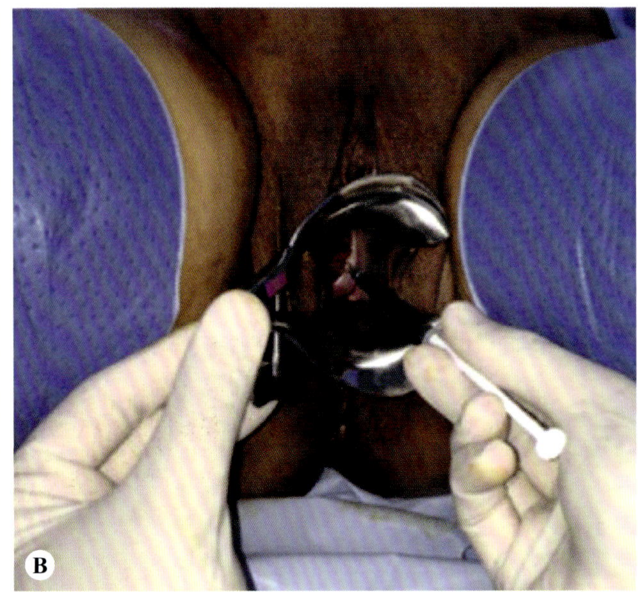

▲ 图 5-5 A. Ⅰ b_2 期宫颈癌的临床表现；B. 在 3 点钟位置的宫颈肿瘤附近注射专利蓝色染料

不幸的是，经过手术治疗和早期疾病分期后，在最终的病理标本中可能会发现不良预后因素。高风险预后因素是淋巴结阳性、手术切缘阳性和宫旁侵犯。对于高风险因素，需要进行辅助盆腔放疗并同时进行铂类化疗[26]。此外，中等风险因素是 3 个因素中的 2 个因素的关联，涉及大小、淋巴管间隙侵犯的存在及侵犯的深度，也称为 Sedlis 标准，是需要辅助放射治疗的指征[27]。

对于局部晚期肿瘤，标准治疗是放疗（包括外照射放疗和近距离放射治疗）并伴随化疗，通常以铂类为基础[28]。如果盆腔复发或疾病持续存在且不伴有远处转移，根治性外科手术（如盆腔切除术）可能是唯一可治愈的治疗方法。然而，由于盆腔内脏受累，可能需要明确的尿液和（或）粪便导出[9]。最后，对于Ⅳ b 期或远处复发，卡铂和紫杉醇姑息治疗是标准治疗，可辅以贝伐单抗（如果有的话）[29]。

2. 子宫内膜癌

(1) 诊断：近 95% 的子宫癌起源于子宫内膜。子宫内膜癌（endometrial cancer，EC）是全球女性癌症的第七大原因，每年诊断出近 20 万例。它是发达国家最常见的妇科肿瘤[16]。多数患者在 50 岁以后确诊（75%），20% 的患者在 40—50 岁，不到 5% 的患者在 40 岁前确诊。在大多数情况下，EC 会在早期被诊断出来，这种疾病仅限于子宫，通常预后良好。主要危险因素是持续暴露于雌激素而没有对应的孕激素保护，并且它是与肥胖相关风险增加最多的癌症类型[30]。大多数 EC 病例是散发的；然而，8%～10% 可能与称为 Lynch 综合征的常染色体显性遗传性癌症综合征有关。它是由 DNA 修复基因的种系突变引起的，最常见的包括 *MLH1*、*MSH2*、*MSH6* 和 *PMS2*。Lynch 综合征中癌症的主要原发部位是结直肠癌（外显率 70%）和子宫内膜（外显率为 40%～50%）[31]。然而，小肠、肾盂、卵巢和胃的风险也较高。目前的方案表明对切除肿瘤中 DNA 修复基因进行通用免疫组织化学蛋白表达分析。发现任何表达缺失都意味着该基因可能功能受损，患者应在血液或唾液中进行进一步的种系评估。

盆腔超声检查是初始子宫内膜评估的最重要工具。绝经后妇女的子宫内膜厚度不应超过 5mm。此外，由于大多数 EC 病例（95%）即使在早期阶段就有症状，因此基于人群的盆腔超声检查可能对降低 EC 死亡风险没有影响。最常见的症状是阴道出血（90%），其次是阴道分泌物异常和盆腔疼痛。值得注意的是，5%～20%绝经后阴道出血的女性患有EC[32]。EC诊断的方法是子宫内膜活检，可行诊室内活检或在麻醉下行刮宫术或宫腔镜活检。

关于组织学类型，约80%的病例为子宫内膜来源，分为1级、2级和3级。此外，非子宫内膜样高级别组织学包括浆液性、透明细胞和癌肉瘤。最近，有研究描述了分子谱，它独立于组织学类型和级别影响生存。分子类型分为4类：MSI高（超突变）、POLE（超突变）、拷贝数低（子宫内膜样）和拷贝数高（浆液样），其中POLE病例预后非常好，拷贝数高的病例预后最差[33]。

(2)分期和预后：每个阶段的EC频率分布为，Ⅰ期（局限于子宫体）72%，Ⅱ期（宫颈侵犯）12%，Ⅲ期（附件、宫旁或盆腔/主动脉旁淋巴结转移）13%，Ⅳ期（盆腔内脏侵犯或远处转移）。局部疾病、局部区域播散性和远处转移的5年总生存率分别为95%、67%和23%。

自1988年以来，在一项具有里程碑意义的研究（GOG33）[34]之后，EC的临床分期从临床方法转变为手术方法，该研究对接受全子宫切除术、双侧输卵管卵巢切除术和淋巴结清扫术的患者进行了手术评估。在GOG33中，621例临床子宫局限性疾病实际上有6%的腹膜转移、5%的附件转移、16%的宫颈侵犯和11%的淋巴结转移（图5-6）。

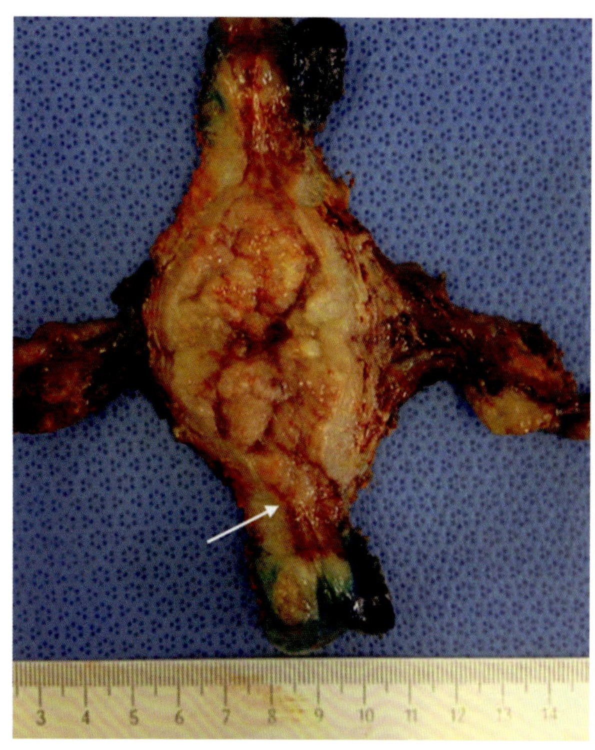

▲ 图5-6 子宫内膜癌侵犯宫颈的全子宫切除和双侧输卵管卵巢切除的病理标本（箭）

子宫淋巴结转移的主要危险因素是高级别组织学、深部肌层浸润（≥50%）、存在淋巴管间隙侵犯和宫颈侵犯。淋巴结转移被认为是EC的重要预后因素；然而，系统性淋巴结清扫术的效果仍存在争议。此外，两项随机临床试验检验了盆腔淋巴结清扫术在假定的子宫局限性疾病中的治疗价值，没有发现生存获益[35, 36]。最近，在决定完全淋巴结清扫术和不清扫淋巴结时，前哨淋巴结标测已成为一种可接受的手术策略。这种方法可以帮助避免与完全淋巴结切除术相关的并发症发生率，如神经血管损伤、淋巴囊肿形成和淋巴水肿[37]。最近一项包含55项研究和4915名患者的Meta分析报道称，总体SLN检出率为81%（95%CI 77%～84%），而双侧SLN检出率为50%（95%CI 44%～56%）。此外，与亚甲蓝相比，吲哚菁绿的使用增加了双侧前哨淋巴结检出率（74.6% vs. 50.5%）[5]。然而，研究指出，按半骨盆进行分析时，总体敏感性为96%（95%CI 91%～98%），假阴性率低于5%[38]。自2014年以来，NCCN指南推荐SLN定位作为子宫内膜癌淋巴结分期的替代选择[39]（图5-7）。值得注意的是，尚未进行前瞻性随机试验。此外，EC分期的标准手术入路应采用微创方法，无论是腹腔镜检查还是机器人辅助，因为三项大型随机试验支持较低的并发症发生率，并且不会对生存产生负面影响[40-42]。

(3)肿瘤治疗：EC的辅助治疗基于复发风险。在没有高级别组织学、深层肌层浸润（≥50%）及存在淋巴管间隙侵犯、宫颈侵犯或晚期等危险

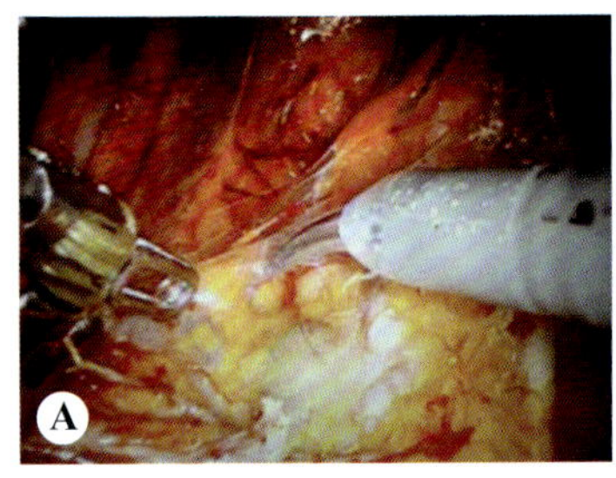

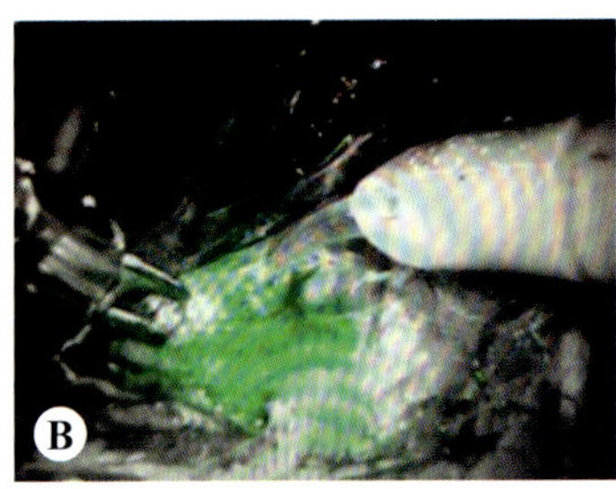

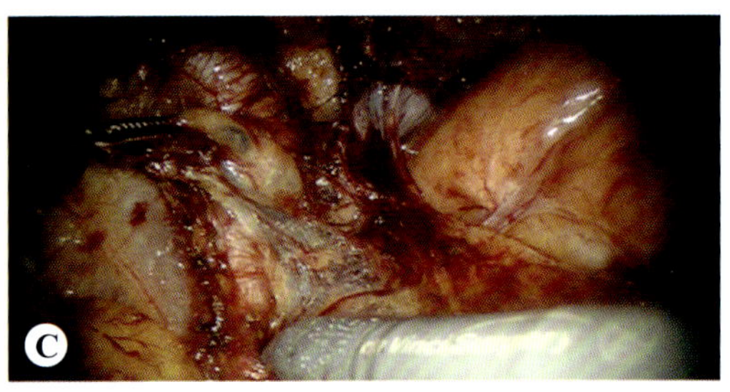

▲ 图 5-7 机器人辅助手术中绘制的前哨淋巴结的术中情况

A 和 B. 近红外成像前后用吲哚菁绿绘制的淋巴结；C. 用亚甲蓝绘制的淋巴结

因素的情况下，女性通常仅通过手术即可治愈。EC 的主要辅助治疗是放射治疗。一些随机试验探讨了辅助放疗在Ⅰ期 EC 中的作用，结果可概括为 3 个主题：①骨盆辅助外照射放疗（external beam radiotherapy，EBRT）降低中危肿瘤局部区域复发的风险（如子宫内膜样Ⅰa 期 3 级或Ⅰb 期 1 级和 2 级），但不影响总生存期；② EBRT 显著增加相关并发症发生率并对生活质量产生负面影响；③阴道近距离放射治疗足以降低局部复发的风险，并且具有更好的毒性特征 [43]。

然而，约 1/3 表面上局限于子宫的病例会出现远处复发 [44]，最近的Ⅲ期试验 [44] 探讨了在中危肿瘤中在放疗基础上添加化疗的价值。尽管治疗方案不同，但研究并未发现生存率存在差异。尽管如此，我们目前的实践建议对早期非子宫内膜样组织学和宫外疾病（如淋巴结阳性或附件转移）的病例进行卡铂和紫杉醇辅助化疗。

3. 卵巢癌

(1) 诊断：卵巢癌是高度异质性的肿瘤，分为上皮性恶性肿瘤（80%～85%）、性索间质恶性肿瘤（10%～15%）和生殖细胞恶性肿瘤（＜5%）。由于大多数病例起源于上皮细胞，因此我们在本部分中仅报告卵巢癌（ovarian carcinoma，OC）。女性一生中患卵巢癌的风险约为 1/70；然而，70%～75% 的病例确诊时已处于晚期（Ⅲ期和Ⅳ期）。它约占妇科肿瘤的 1/4，但导致了约 1/2 妇科肿瘤所致的死亡，而且风险随着年龄的增长而增加，大多数患者的发病年龄在 50—70 岁。最常见的组织学类型是高级别浆液性（80%），其次是子宫内膜样、透明细胞、黏液性和低级别浆液性 [16]。

卵巢癌的一个既定保护因素是使用口服避孕药至少 5 年 [45]，不幸的是，利用盆腔超声检查和血清标志物 CA125 进行人群筛查的试验并未显示出对早期诊断和生存的影响。然而，并不推荐对卵巢癌进行筛查，因为假阳性结果而导致的非必要手术数量太多了，这是弊大于利的 [46]。*BRCA1* 和 *BRCA2* 的家族史和种系突变是众所周知的卵巢癌发展风险因素，BRCA1 的终身患病风险为 30%～60%，BRCA2 的生命风险为 15%～30%。10%～18% 的在卵巢癌 BRCA1 或 2 上有种系突变，另外 8% 在其他基因上有种系突变，如 *BARD1*、*BRIP1*、*CHEK2*、*MRE11A*、*MSH6*、*NBN*、*PALB2*、*RAD50*、*RAD51C* 或 *TP53*[47]。目前基因检测的适应证适用于所有卵巢癌病例，无论年龄或家族史，黏液型除外 [48]。如果种系测试呈阴性，则其他 5% 的体细胞测试呈阳性（在肿瘤内）。此外，已知种系突变的女性在 35—40 岁时有进行预防性输卵管 - 卵巢切除术的指征 [48]。

突变状态赋予不同的临床特征具有预后和预测价值，因为它们对铂类治疗有更好的反应，更好的预后，以及对称为 PARP 抑制药的新型治疗有更好的反应 [49]。

卵巢癌患者的临床症状不特异，可能出现的腹胀、疼痛等症状通常源自于肿瘤转移。最常见的转移部位是腹膜，其次是淋巴结，远处主要是肺和肝脏。在影像学中，如果出现实性囊性肿块（通常是双侧），则应怀疑卵巢癌，腹膜播散也可能直接表现为结节或腹膜增厚，或间接表现为腹水。MRI 是卵巢评估的最佳成像工具，腹膜、淋巴和远处转移可以通过 MRI 或 CT 进行评估[49]（图 5-8）。

最重要的血清标志物是 CA125。尽管超过 90% 的卵巢癌 CA125 值升高，但仅 50% 的早期病例出现异常值。此外，它并不是卵巢癌特有的，因为它也可见于绝经前女性的良性疾病，如子宫内膜异位症和平滑肌瘤病[49]。有趣的是，其他标志物如 CA199 和 CEA 在黏液性卵巢癌中可能会增加。然而，黏液性卵巢肿瘤大多是从胃肠道部位转移而来的，应首先排除其他原发性肿瘤。

(2) 分期和预后：手术在卵巢癌中起着重要作用，不仅用于诊断，还可用于分期和治疗。70%～75% 的病例被诊断为Ⅲ期（骨盆外的腹膜转移）或Ⅳ期（远处转移 – 内脏或腹部外）。预后取决于分期，早期阶段 5 年总生存率＞80%，而Ⅲ～Ⅳ期只有 30%～50%，具体取决于首次治疗方式[49]。此外，组织学类型也是一个重要的预后因素，因为由于对铂类化疗的反应较差，透明细胞和黏液组织学的生存率较差。

如果推测为早期Ⅰ期（疾病仅限于卵巢）或Ⅱ期（输卵管受累或骨盆受累），应进行全面分期，包括子宫切除术、双侧输卵管卵巢切除术、腹膜细胞学检查、大网膜切除术、腹膜活检评估，以及盆腔和主动脉旁淋巴结切除术。在年轻女性中，在特定的病例中可以对肿瘤进行分期并保留子宫和对侧附件，从而保留生育能力[49]。

此外，对于晚期（Ⅲ期和Ⅳ期），手术称为细胞减瘤术，具有重要价值。目标是切除所有可见的疾病，因此内脏（如直肠乙状结肠和脾脏）和腹膜切除术通常包括在外科手术中（图 5-9）。

(3) 肿瘤治疗：众所周知，术后残留肿瘤体积是主要预后因素之一，当前的目标是无残留肉眼可见肿瘤[49-51]。尽管在 3 项Ⅲ期试验后产生了争议，与一线手术相比，新辅助化疗后的生存率没有差异[52-55]，但前期或初次细胞减灭术仍然被认为是晚期卵巢癌腹膜播散（Ⅲ期）的标准治疗方法。对于不适合高复杂性手术（虚弱、高龄和患并发症）的患者，或者即使是经过培训的外科医生也无法完全切除的患者，应保留 3～4 个周期的新辅助化疗，然后进行间歇性细胞减灭术。

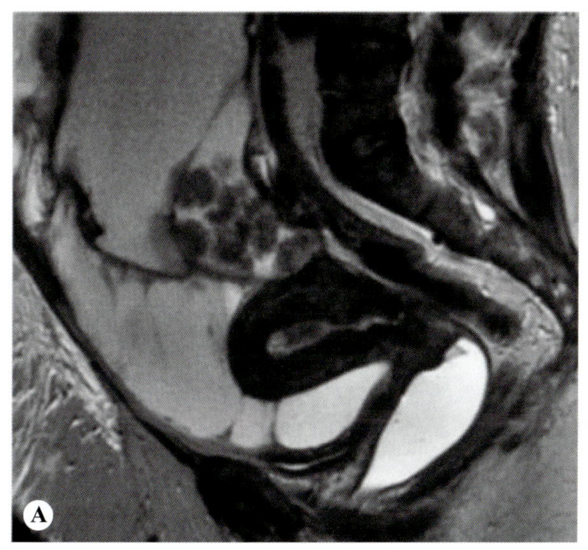

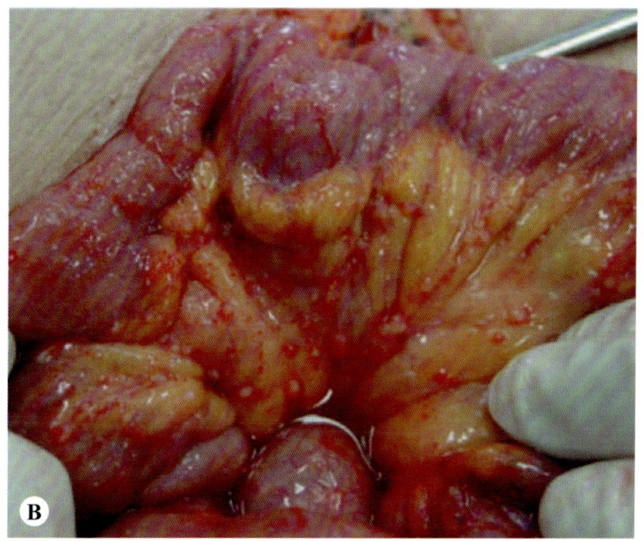

▲ 图 5-8 A. 盆腔 MRI 显示卵巢肿瘤有实性成分（箭）；B. 小肠和肠系膜植入癌病的术中方面

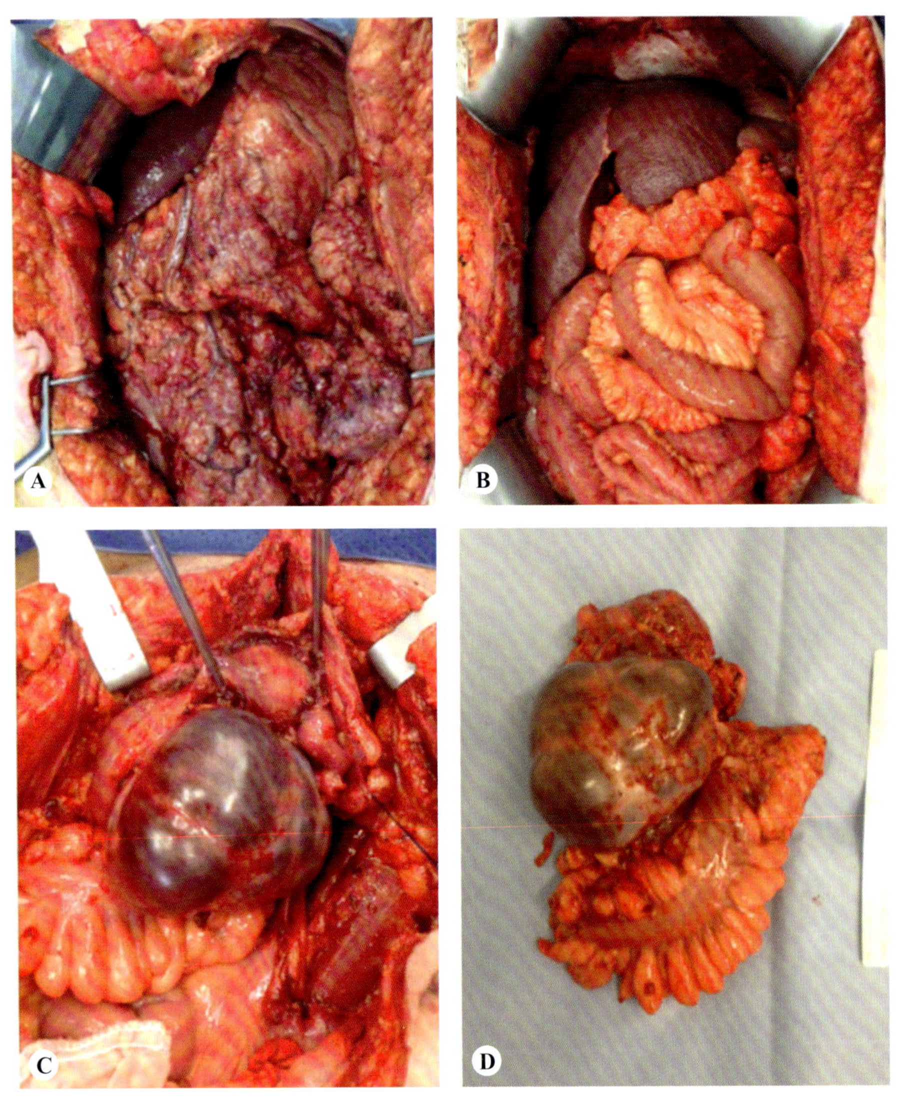

▲ 图 5-9 **A.** Ⅲ c 期卵巢癌的术中情况，显示上腹部播散和“网膜饼”；**B.** 初次最佳细胞减灭术后的术中情况；**C.** 卵巢癌伴盆腔腹膜播散的示例；**D.** 后路改良盆腔廓清术（包括直肠切除术）和盆腔腹膜切除术以实现最佳细胞减灭术后的手术标本

尽管预测完全（最佳）细胞减灭术的成像技术取得了巨大进步，但目前评估疾病腹膜转移的最佳方法是通过腹腔镜检查进行评估[56]。值得注意的是，卵巢癌，尤其是高级别浆液性卵巢癌，对铂类化疗非常敏感，新辅助化疗后的总体缓解率预计为 90%[49, 52]。

即使是早期疾病，大多数病例也会接受辅助化疗，但仅限于卵巢的低级别肿瘤（Ⅰa 和Ⅰb 期）除外。标准化疗方案是静脉注射卡铂和紫杉醇，每 21 天为 1 周期，累计 6 个周期。如果出现 BRCA 突变病例，则将 PARP 抑制药添加到一线治疗中作为维持治疗。不幸的是，几乎 70% 的原发性晚期病例会在 5 年内复发，中位时间为 12～24 个月，具体取决于首次治疗。如果在最后一次铂类化疗后不到 6 个月内发生复发性疾病，则被认为是铂类耐药。它反映了较差的预后，通常使用吉西他滨、脂质体多柔比星和拓扑替康的非铂单药化疗。如果出现铂敏感复发，则给予基于铂化疗的双重治疗。然而，PARP 抑制药和抗 VEFR 药物（贝伐单抗）在复发性疾病中也有活性[49]。

4. 外阴癌

(1) 诊断：外阴癌是少见的妇科肿瘤，女性发病率为2/100 000～3/100 000，占妇科肿瘤的3%～5%，中位发病年龄70岁。最常见的组织学类型是外阴鳞状细胞癌（vulvar squamous cell carcinoma，VSCC），占95%，其次是黑色素瘤[57]。

我们可以将其分为两种类型。一种为多灶性并与高危HPV感染（40%的病例）及年轻女性中存在普通型或高级别外阴上皮内瘤变（vulvar intraepithelial neoplasia，VIN）有关。另一种为单灶性并与外阴萎缩和硬化性苔藓、分化的VIN的存在有关。

(2) 分期和预后：手术是治疗的基石，腹股沟淋巴结转移是最重要的预后因素[58]。目前外阴鳞状细胞癌的治疗取决于疾病的范围，包括留足安全切缘的原发肿瘤切除及腹股沟股淋巴结分期[7]。

(3) 肿瘤治疗：对于肿瘤最大4cm且无临床腹股沟淋巴结转移的情况，可以考虑用亚甲蓝和锝进行前哨淋巴结活检作为标准流程。如果前哨淋巴结阳性，应进行系统性腹股沟股淋巴结切除术，然后进行腹股沟和盆腔放射[7]。

如果是多中心肿瘤，＞4cm或临床阳性淋巴结，应直接进行系统性腹股沟股淋巴结切除术。

此外，手术切缘应达到2cm，如果局部晚期疾病侵犯尿道或肛门或出现腹股沟淋巴结固定，治疗应从新辅助放疗开始并伴随化疗，以保留膀胱和肛门[7]（图5-10）。

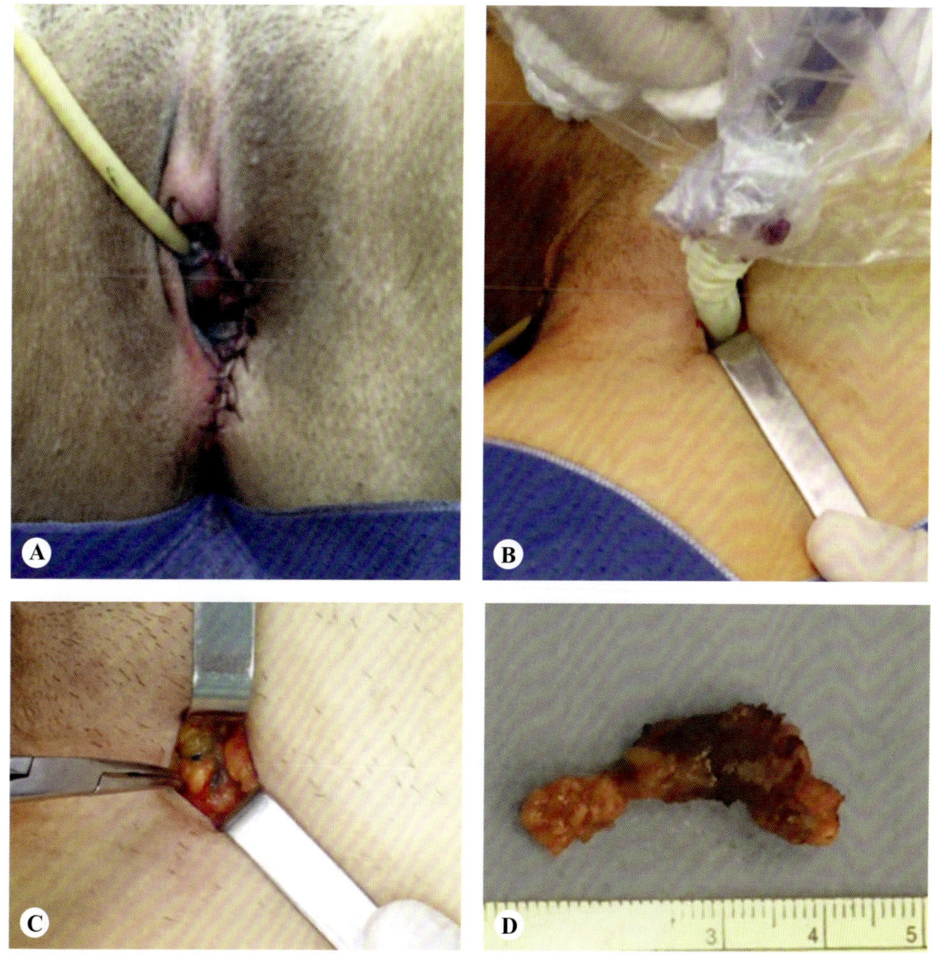

▲ 图5-10 A. 外阴癌广泛局部切除术后即刻的情况；B. 腹股沟前哨淋巴结活检的术中情况，用蓝色染料染色；C. 用锝染色；D. 切除的前哨淋巴结

（三）与系统性淋巴结切除术和血管并发症相关的解剖学考虑

解剖学是熟练外科医生的基础，尽管妇科肿瘤起源于骨盆，但妇科肿瘤科医生掌握骨盆、上腹部、腹膜后和所有盆腔淋巴引流的解剖结构同样至关重要，因为女性阴道癌可能会扩散到以上所有部位。

外阴的淋巴回流经淋巴管流入腹股沟淋巴结，通常首先流入腹股沟浅淋巴结（筛状筋膜上方），然后流入深部或股淋巴结。阴道的淋巴回流可分为三部分，上 1/3 汇入盆腔淋巴结，中 1/3 汇入盆腔和腹股沟淋巴结，下 1/3 汇入腹股沟淋巴结。除此之外，子宫颈的淋巴回流路径为在子宫旁组织沿子宫动脉回流到盆腔淋巴结（髂外、髂内和闭孔淋巴结）。淋巴引流从这些淋巴结向上延伸至主动脉旁淋巴结。在高达 10% 的病例中，子宫颈的淋巴回流可通过输尿管下方的替代淋巴管直接引流至骶前、髂总区，甚至主动脉旁区域。

尽管有观点认为子宫体的淋巴回流也可能通过骨盆漏斗韧带直接引流至腹膜后，但其最重要的引流也是通过子宫颈和宫旁。卵巢的淋巴引流是最不稳定的，遵循三种途径：①主要引流是沿着漏斗骨盆韧带的淋巴通道直接到达主动脉旁淋巴结；②沿着阔韧带到达盆腔淋巴结；③不太常见的是，沿着圆韧带进入腹股沟淋巴结。

主动脉旁或腹膜后淋巴结是腰部淋巴结的一部分，通常分为六组：主动脉旁（左侧）、主动脉前、主动脉后、腔静脉旁、腔静脉后和主动脉间腔淋巴结。主动脉淋巴结前有来自结肠和直肠的引流，而主动脉旁、腔静脉旁和主动脉腔间接受来自盆腔内脏的引流。妇科肿瘤的系统性淋巴结切除术应切除所有这些区域的淋巴结，腹膜后淋巴结切除术可根据适应证向上至肠系膜下动脉或向上至肾血管。每个主动脉旁和腔静脉旁区域通常有 15～20 个淋巴结，每个半骨盆有 10～15 个盆腔淋巴结。外科医生应该了解常见的解剖学变异，如左肾静脉穿过主动脉或肾极动脉后面（图 5-11）。其中大多数可以在术前通过仔细的影像学评估（CT）来发现。在远端，应保留与回旋血管一起的淋巴结，因为它们的切除与下肢淋巴水肿的较高风险相关，并且预计不会成为淋巴结转移的第一个部位[59]。

（四）与血管手术相关的妇科肿瘤的“开箱即用”手术程序

对于放疗后妇科肿瘤的单纯盆腔复发，手术可能是唯一具有治愈目的的治疗方法。盆腔廓清术是妇科肿瘤中广泛使用的主要盆腔手术[9]；然而，也有其他超根治性外科手术的报道，其中一些包括血管切除术（图 5-12）。

2008 年，Caceres 等[60]回顾了因盆腔子宫和宫颈癌复发而在 MSKCC 接受扩大盆腔切除

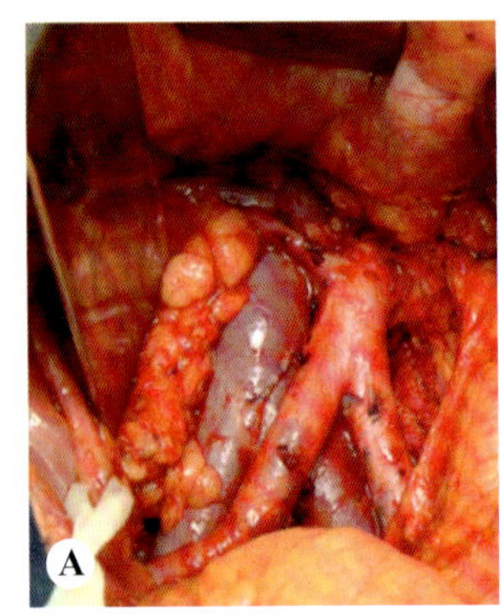

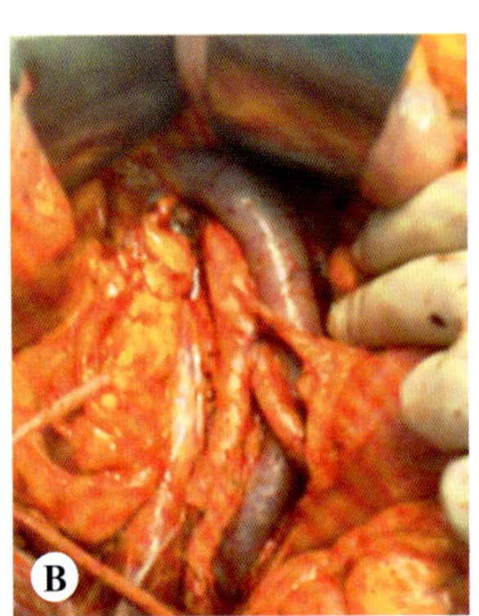

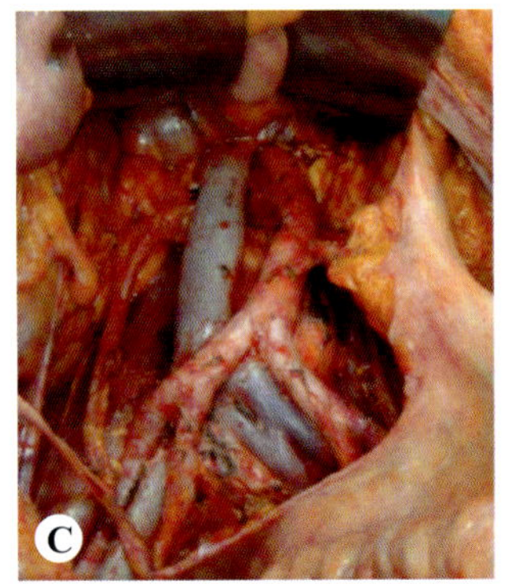

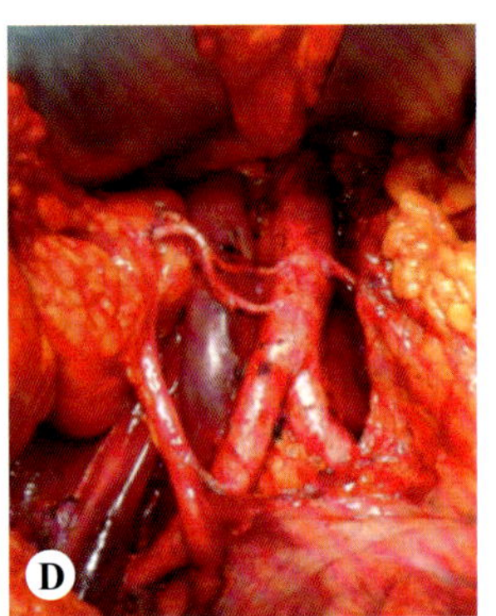

▲ 图 5-11 术中解剖变异发现的示例

A. 右肾动脉向前穿过腔静脉；B. 左侧腔静脉“移位”；C. 左髂总静脉的解剖变异；D. 右肾极动脉

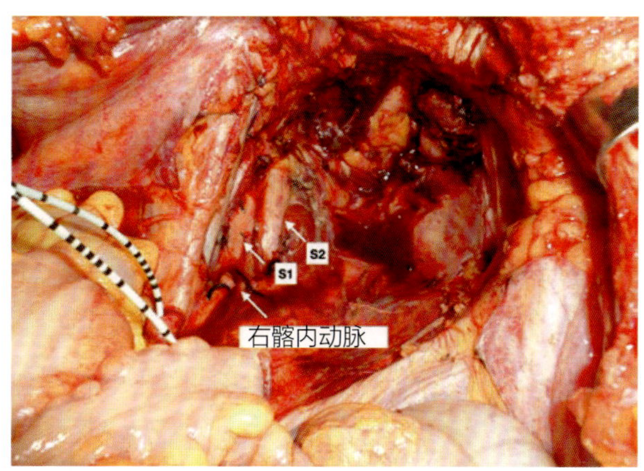

▲ 图 5-12 宫颈癌根治性盆腔廓清术中侧向扩展盆腔内切除后的术中视野

术的 14 例患者的记录，其中包括侧壁肌肉切除术（*n*=5）、盆骨切除术（*n*=5）、腰骶神经根切除术（*n*=1），以及带旁路的普通血管和（或）髂外血管（*n*=5）。他们报道称，总体阴性切缘率为 78%，中位随访 26 个月后生存率为 71%。7 例（50%）还接受了术中放疗。此外，梅奥诊所的数据[61]包括 25 名复发性子宫内膜癌患者，她们接受了超根治手术，其中包括髂静脉及腰肌、闭孔内肌或骨，84% 的病例随后接受了术中放疗。他们报道 5 年总生存率为 53%。

最近，Tinelli 等[62]发表了迄今为止病例量最大的文章，其中包括 50 例因妇科恶性肿瘤入院接受大手术的病例，这些病例在术前影像学中显示腹膜后或盆腔血管受累。15 例（30%）术前动脉和静脉均受累（Tinelli 评分≥4）。23 例接受了大血管手术，包括腰肌切除术（8.7%）、盆腔侧壁切除术（56.5%）、泌尿系统结构切除术（17.4%）或肠切除术（45.5%）。在血管手术方面，18 例（36%）有动脉受累，其中 7 例（39%）进行了动脉切除，6 例进行了移植物重建，1 例进行了肾动脉再植。此外，10 例（43.4%）病例有静脉受累，7 例同时有动脉受累。88% 的病例实现了 R_0 切除。围术期中位失血量为 600ml（大血管手术的中位失血量更高），大血管手术的中位手术时间为 420min。无手术死亡报告，12% 的病例出现主要并发症，仅 1 例出现血管并发症。然而，在中位随访 13 个月后，72% 的病例仍然存活，没有任何疾病证据。

此外，Martínez-Gómez 等[63]提出了一个旨在降低移植物感染风险的两步手术方式。在肿瘤切除手术前 15 天，通过双侧腹股沟切口进行股骨 – 股骨交叉搭桥，然后栓塞髂总动脉并将髂总动脉结扎至旁路。他们报道了 11 例病例，其中 9 例（81.8%）进行了 R_0 切除。术后未观察到血管并发症。

总之，“开箱即用手术”对于高选择性病例是可行的，并且仍然是唯一具有治愈目的的治疗方法。

二、乳腺癌

（一）最常见的肿瘤类型

在全球范围内，乳腺癌是仅次于肺癌的第二常见恶性肿瘤，每年超过 200 万例。它也是全世界女性癌症死亡的主要原因[64]。在巴西，乳腺癌是女性中最常见的癌症，每年诊断出约 66 280 例[65]。不幸的是，乳腺癌也是巴西女性最常见的癌症死亡原因，每年有 16 724 人死亡[65]。然而，由于数十年深入的医学研究及筛查和治疗方面的改进，全世界乳腺癌的死亡率一直在稳步下降。目前，大多数乳腺癌患者已治愈，在发达国家，10 年总生存率（overall survival，OS）为 84%[66]。

腺癌是最常见的肿瘤类型，占乳腺恶性肿瘤的 95%。导管浸润癌是最常见的乳腺腺癌组织学类型，占诊断乳腺癌的 55%[67]。发病率次于导管浸润癌的有浸润性小叶癌（invasive lobular carcinoma，ILC）（约占病例的 15%）、原位癌和特殊亚型（如管状癌和髓样癌）[67]。乳腺癌的免疫组织化学分析（immunohistochemical analysis，IHC）是必做的检验，它能够检测雌激素受体和孕激素受体的表达，以及 HER2 状态和 Ki67 增殖率。后者在除美国以外的大多数国家 / 地区进行。肉瘤和叶状肿瘤等非上皮恶性肿瘤并不常见，约占乳腺肿瘤的 1%[68]。

（二）最常与血管并发症相关的肿瘤类型

腺癌由于发病率高，是最常与血管并发症相关的肿瘤。静脉血栓栓塞是乳腺癌患者最常见的血管并发症。

（三）诊断

筛查计划的普及促进了无症状患者和疾病早期阶段的乳腺癌诊断。在美国，可治愈的乳腺癌病例（即局限性或仅转移至区域淋巴结的乳腺癌）占诊断病例的 90%[69]。约 25% 的乳腺癌病例发生在 55—64 岁的患者（中位年龄 62 岁）[69]。在巴西癌症中心接受治疗的一大群乳腺癌患者中（2000—2012 年治疗了 5095 名患者），可治愈的癌症病例占诊断病例的 89.9%[70]。在同一队列中，45.6% 的患者年龄在 50—69 岁，而年龄低于 50 岁的患者占比高得惊人（40%）。应该指出的是，这些百分比可能是该癌症中心特有的，而不代表乳腺癌病例的一般概况[70]。

检测乳腺癌的一项关键影像检查是乳房 X 线检查。这项检查的结果得到了乳房超声和乳房 MRI 检查结果的进一步支持。对于中等风险的女性，建议通常在 40 岁左右开始每年进行乳房 X 线检查，尽管大多数国家都有具体建议，因为有关该主题的数据相互矛盾（关于筛查的危害和益处）。例如，巴西卫生部建议仅对 50—69 岁年龄组的女性每 2 年进行一次乳房 X 线检查[71]。另一方面，巴西乳腺学协会建议从 40 岁开始每年进行一次乳房 X 线检查[72]。目前，除了高危女性（如遗传性乳腺癌综合征）的乳腺 MRI 检查外，不建议使用其他影像学检查进行筛查。这些检查中的可疑发现根据乳腺影像报告和数据库系统（BI-RADS™）进行分类，这是一种标准化风险评估工具，可帮助医生决定是否需要活检[73]。只有在进行经皮或手术活检后才能获得最终诊断，其中前者是首选方法。因此，活检是乳腺癌治疗的关键步骤，因为它直接影响推荐的治疗策略。

（四）分期和预后

最常用于乳腺癌的分期系统是 AJCC TNM 第 8 版®[74]。除了解剖分期（如肿瘤大小、淋巴结转移和远处转移）外，最新版本还包括乳腺癌预后分期，其中使用肿瘤分级、HER2/ 雌激素受体 / 孕激素受体状态和基因组分析（如果有，如 OncotypeDx®）。分期标准的扩展体现了 IHC 数据对预后和治疗指导的重要性。例如，IHC 数据允许根据基因组分析对乳腺癌进行分类，其中 luminal（luminal A= 激素受体阳性 +HER2 阴性；luminal B= 激素受体阳性 +HER2 阳性）、HER-2 过表达（激素受体阴性、HER2 阳性）和三阴性（激素受体阴性和 HER2 阴性）肿瘤可以被识别。尽管解剖分期可能相似，但不同的基因组图谱具有不同的预后。例如，luminal $G_1T_2N_0M_0$ 被分类为 Ⅰb 期，而三阴性 $G_1T_2N_0M_0$ 被分类为Ⅱa 期。乳腺癌在美国的预后和治愈率非常好，局部乳腺癌患者的 5 年总生存率为 98%，局部晚期乳腺癌患者的 5 年总生存率为 85%[69]。上述巴西癌症中心队列的乳腺癌总体生存率与美国非常相似，特别是局部乳腺癌患者[70]。在后者中，OS 在过去 10 年中表现出大幅增长，这可能是由于辅助治疗的改进。

（五）肿瘤治疗

乳腺癌治疗通常是多学科的，包括手术、全身治疗和放射治疗[74]。手术是治愈乳腺癌的唯一不可或缺的治疗方法，尽管大多数患者也会接受全身治疗和放射治疗。手术可以是保乳手术或根治性手术（乳房切除术），并且可能包括也可能不包括立即重建。手术的目标是切除具有最小游离边缘的肿瘤。直到 20 世纪 80 年代，根治性手术一直是黄金标准，当时 Umberto Veronesi 和 Bernard Fisher 发表了他们关于保乳手术的随机临床试验，表明这种新疗法与后者一样有效（总体生存率相同）。虽然所进行的手术类型不会影响总生存率，但它确实会影响局部复发率（根治性手术的复发率较低，约 2%，而保乳手术的复发率约 8%）[68]。这种复发率差异很小；因此，我们建议在技术上可行的情况下（取决于肿瘤和乳房大小）进行保乳手术，因为它具有优异的美容效果。如今，根治性手术通常用于治疗局部晚期疾病或出于预防目的（针对遗传性乳腺癌综合征患者）。腋窝手术分期始终是必要的；针对局部疾病（cN_0）进行前哨淋巴结活检，针对局部疾病（cN_1、cN_2或cN_3）进行腋窝淋巴结切除术。腋窝状态对于辅助/新辅助治疗决策非常重要，因为它被认为是乳腺癌最重要的预后因素之一。阳性腋窝淋巴结通常表明需要全身治疗和放射治疗。关于全身治疗，可能涉及细胞毒性化疗（如蒽环类和紫杉烷类）、内分泌治疗（影响雌激素和孕激素代谢的药物，如他莫昔芬和芳香酶抑制药）和（或）靶向治疗（作用于特定靶点的药物），并且通常在新辅助或辅助治疗中不良反应较少（如曲妥珠单抗）。

大多数患者将接受某种形式的全身辅助治疗。在luminal乳腺癌中，肿瘤＞10mm或腋窝淋巴结阳性的患者通常需要辅助化疗，并且始终需要辅助内分泌治疗（他莫昔芬和芳香酶抑制药之间的选择取决于绝经状态）。在HER-2过表达的乳腺癌及三阴性乳腺癌中，全身治疗适应证甚至更加积极，无论腋窝状况如何，肿瘤＞5mm的患者都需要细胞毒性化疗最常见的化疗方案包括多柔比星、环磷酰胺和紫杉醇，但也可以使用其他方案和其他药物，如卡铂或表柔比星。在HER-2过表达的肿瘤中，将靶向治疗（如曲妥珠单抗）添加到细胞毒性化疗方案中，取得了优异的效果。IHC中激素受体呈阴性的肿瘤不适合内分泌治疗。新辅助治疗通常用于手术前疾病降期。IHC可以帮助确定新辅助治疗还是辅助治疗哪个是更有益且更合适的药物治疗选择。一般来说，luminal肿瘤对细胞毒性药物反应不佳（luminal A型肿瘤通常仅接受内分泌治疗，并且可能在新辅助治疗中使用这些药物），三阴性肿瘤对细胞毒性药物反应良好，但对内分泌治疗没有反应，并且HER-2过表达的肿瘤对细胞毒性药物与抗HER2靶向治疗相结合反应非常好。如今，选择新辅助化疗来治疗三阴性和HER-2过表达的肿瘤非常常见，无论肿瘤体积有多大，因为这两种肿瘤类型对全身治疗表现出良好的反应。结果显示，在这些病例中观察到病理完全缓解率高达60%[75]。相反，如果患者没有出现完全的病理缓解，可以在新辅助化疗后进行全身治疗以改善OS[76, 77]。然而，后一种选择不适用于luminal肿瘤。

乳腺癌的放射治疗通常为术后辅助放疗。然而，在某些情况下，它是在术中施用的。保乳手术后必须进行放射治疗，并且仅适用于根治性手术后的局部晚期病例。全身转移的患者被认为是无法治愈的，他们可以接受姑息性全身治疗。然而，由于乳腺癌的治疗涉及多学科，姑息性全身治疗的疗程可持续几个月，因此，不幸的是，可能会伴随许多不良反应，包括血管事件。

（六）乳腺癌的血管并发症

乳腺癌的血管并发症可能是由疾病本身引起的，也可能是治疗的结果。疾病相关和治疗相关的并发症包括以下情况。

- 疾病相关：静脉血栓栓塞。
- 治疗相关并发症。
  - 手术相关：VTE、上肢慢性淋巴水肿、导管并发症。
  - 全身治疗相关（细胞毒性和内分泌治疗）：VTE、心血管毒性。

（七）有关静脉血栓栓塞症的概述

静脉血栓栓塞症的（venous thromboembolism，VTE）包括深静脉血栓（deep vein thrombosis，DVT）和肺栓塞（pulmonary embolism，PE）事件。它是一种重要的癌症相关并发症，可能在疾病的任何阶段发生。在一般人群中，VTE的发生率较低。例如，美国VTE的发病率估计为每10万人中有117例[78]，而巴西DVT的发病率约为60/100 000[79]。癌症患者发生VTE的风险高出4倍，尽管这一数字可能因癌症类型、疾病阶段和正在进行的治疗而有很大差异[80]。

癌症相关VTE的发病机制是复杂且多因素的。该疾病本身通过四种机制产生高凝状态：促凝血因子的产生、纤溶活性的改变、炎性细胞因子的产生和血细胞相互作用。除了癌症血栓形成倾向外，其他情况也会增加癌症患者发生VTE的风险，包括患者相关因素和治疗相关因素。表5–1总结了迄今为止已知的最重要的VTE风险因素[81]。

关于乳腺癌中VTE的发生率，Walker等[82]分析了英国13 202名乳腺癌女性队列，并观察了治疗各个阶段的VTE风险。患者于1997—2006年接受治疗，并随访至2010年。有611名患者报告了VTE事件，相当于每1000人年8.4例VTE发生率。在受影响的人中，有273人出现肺栓塞。此外，观察到化疗期间发生VTE的风险最高（治疗期间相对风险为10.8），其次是他莫昔芬用药期间（前3个月RR=5.5）[82, 83]。尽管之前的数据认为芳香酶抑制药是VTE危险因素，但该药物实际上与该队列中VTE风险降低（RR=0.8）相关[81–83]。在该队列中，患者在大多数细胞毒性治疗中可能使用多柔比星、环磷酰胺和紫杉醇。一些患者也可能使用了铂类化疗并置入了中心静脉导管，这两者都是已知的VTE危险因素。该队列中的许多患者在化疗方案后也使用了他莫昔芬或芳香酶抑制药。手术患者住院期间发生VTE的相对风险为1.5，出院后第1个月增加至2.2[82, 83]。

关于VTE和乳腺癌死亡率，Chew等[84]观察到诊断患VTE的乳腺癌患者死亡率较高。作者分析了1993—1999年在美国接受治疗的108 255名乳腺癌患者的队列。他们发现VTE的2年累积发病率为1.2%，而诊断患VTE的患者的总体2年生存率有所下降（HR=2.3）。在诊断患VTE的早期乳腺癌患者中观察到生存率下降幅度最大（HR=5.1）。

（八）乳腺癌的静脉血栓栓塞症预防

尽管VTE在乳腺癌患者中的发病率较低（绝对数量），但它是一个公共健康问题。在英国，

表5–1　静脉血栓栓塞症的危险因素

患者相关因素	肿瘤相关因素	治疗相关因素
年龄>65岁	• 癌症的原发部位 – 胰腺 – 胃 – 脑 – 肺 – 结肠 – 血液 – 其他，如肾、卵巢、子宫	• 药物治疗 – 铂类化疗药物 – 抗血管生成药物 – 他莫昔芬和芳香酶抑制药 – 促红细胞生成素
非裔美国人	转移性疾病	手术（乳房和结肠风险最高）
患有结肠癌的女性	诊断后第1年（前3～6个月风险最高）	留置中心静脉导管
• 并发症 – 肾脏、感染、肺部、肝脏疾病 – 贫血 – 肥胖 – 血栓形成或血栓前突变史		住院
• 化疗前实验室结果 – 血小板计≥350×10⁹/L – 白细胞计数≥11×10⁹/L		

抗凝门诊约 17% 的患者是乳腺癌患者[82]。VTE 是一种潜在致命的疾病，可能需要长期且昂贵的治疗方案。因此，预防可能是一种有吸引力的策略。欧洲肿瘤内科学会（European Society of Medical Oncology，ESMO）[85] 和美国临床肿瘤学会（American Society of Clinical Oncology，ASCO）[86] 都制定了 VTE 管理指南。对于乳腺癌患者，VTE 预防可能与围术期或全身治疗（化疗或内分泌治疗）期间相关。

在全身治疗期间，建议仅在乳腺癌患者因急性医疗并发症和（或）活动受限而住院时才进行预防。在这些情况下，ESMO 和 ASCO 指南均建议采用药物预防，其中 ESMO 建议使用低分子量肝素（low molecular weight heparin，LMWH）、普通肝素（unfractionated heparin，UFH）或磺达肝素。没有急性疾病或行动不便的住院患者也可以接受药物预防，但这不是强制性的。相比之下，两套指南均不建议需要住院化疗的患者进行 VTE 预防，尽管这种情况在大多数乳腺癌化疗方案中并不常见。对于大多数接受全身治疗（化疗或内分泌治疗）的门诊患者，也不建议进行预防，但具有高风险特征的患者（根据 Khorana 评分进行测量）除外，这对于乳腺癌患者来说是一种罕见的情况。

虽然 VTE 药物预防在主要癌症外科手术中已得到完善，但在较小型和侵入性较小的癌症外科手术中尚未建立。在大型癌症手术后 VTE 的药物预防的方案已有定论，但在相对小型、侵袭性更低的肿瘤术后是否需要进行 VTE 的药物预防仍存在争论。对于乳腺癌，手术后预防 VTE 更具争议性。乳腺癌手术恢复通常很快，可以尽早下床活动并尽早出院。同样，保乳手术后，通常会在手术当天出院。对于更广泛的手术，如乳房切除术并立即重建，患者通常也会提前下床活动，平均在术后 48h 内出院。许多研究人员在观察恢复差异后调查了乳腺癌患者进行药物预防的必要性。例如，Andtbacka 等[80] 分析了在 MD 安德森癌症中心（Houston，TX，USA）接受手术治疗的乳腺癌患者的大型回顾性队列中的 VTE 发生率。研究人员对 2000—2003 年接受 4416 次乳腺癌手术治疗的 3898 名患者的数据进行了检查。当时，MD 安德森癌症中心仅使用机械预防（压力袜和间歇性压力）结合患者术前 VTE 定向及早期下床活动和物理治疗来预防接受手术的乳腺癌患者的 VTE。在该队列中，进行了所有类型的乳腺癌手术，其中约 18% 的手术范围更大，需要立即重建。只有 7 名患者在手术后 60 天内发生 VTE（每次手术的发生率为 0.16%）。7 名患者中的 6 名接受了乳房切除术，另一名患者接受了保守性乳房手术和腋窝淋巴结切除术。作者得出的结论是，如果实现了机械预防、早期下床活动和术前定向，则乳腺癌手术中不需要药物预防。根据这项研究和其他研究，美国乳腺外科医生协会（American Society of Breast Surgeons，ASBS）发布了以下关于接受乳腺手术的患者 VTE 预防的共识指南[87]。

1. 目前尚无充分证据确定已发表针对因癌症行骨科或普外科大手术的患者的 VTE 预防指南是否应该一致地用于乳腺手术患者。

2. 乳腺癌术后总体 VTE 发生率较低。

3. 大多数采用全身麻醉且无须立即重建的乳腺癌手术，通过机械预防和早期下床活动，VTE 发生率较低。

4. 在以下情况下可以进行药物预防（不建议使用药物）：①全身麻醉持续时间＞3h；②患者的 Caprini 评分＞5；③进行乳房切除术并立即重建。

5. 除非发现特殊禁忌证，否则所有接受自体皮瓣重建乳房切除术的患者均应进行药物预防（不建议使用药物）。

（九）乳腺癌病例的静脉血栓栓塞治疗

见第 14 章。

（十）静脉血栓栓塞症治疗的特殊情况

1. 下腔静脉滤器 关于下腔静脉滤器（vena cava filters，VCF），由于 VCF 有害的长期不良反应的报道越来越多，ASCO 指南比 ESMO 指南有更多禁忌证。ASCO 指南建议 VCF 仅适用于患有急性 VTE（<4 周）、危及生命的血栓负荷、急性环境下抗凝血药禁忌证的患者，或尽管采用最佳抗凝治疗但 VTE 仍在进展的患者。与此同时，ESMO 指南建议，尽管进行了充分的抗凝治疗，但仍对所有进行性 VTE 患者及任何有抗凝禁忌证（即使是暂时）的患者进行 VCF。

2. 中枢神经系统转移 乳腺癌患者可能会发生脑转移。如果患者还合并 VTE 并进行了抗凝治疗，需要警惕脑出血风险。由于有关该主题的数据很少，ASCO 指南建议维持（或在必要时开始）抗凝治疗。

3. VTE 和接受他莫昔芬的患者 合并 VTE 的乳腺癌患者应停止内分泌治疗。ESMO 指南建议用芳香酶抑制药替代他莫昔芬，并进行 6 个月的长期抗凝治疗（首选 LMWH）。

4. VTE 和接受化疗的患者 ESMO 指南建议，辅助化疗下的 VTE 患者应接受 6 个月的抗凝治疗（首选 LMWH）。ASCO 和 ESMO 指南均建议（证据较少），对于正在进行姑息化疗的转移性癌症病例，应与患者讨论抗凝治疗 6 个月以上。

5. VTE 的偶然发现 ASCO 指南建议，无症状 VTE 患者应采用与有症状患者相同的治疗方式。对于无症状的亚段肺栓塞病例，应根据具体情况给予内脏或内静脉血栓抗凝治疗。

（十一）上肢慢性淋巴水肿

手臂淋巴水肿是乳腺癌手术的一种明显不良反应，是由淋巴管损伤造成的。后者发生在腋窝手术期间，这对于正确的分期和治疗至关重要。腋窝手术本身不影响 OS（仅影响区域复发，这种情况很少见），而且对于乳腺癌最重要的预后指标之一（即病理分期）是必要的。检测到腋窝淋巴结转移通常表明需要辅助化疗和放疗，而这些治疗会影响 OS。考虑到完整的腋窝手术不会影响 OS 并且腋窝局部复发很少见[88]，过去几十年来，乳腺外科医生一直在追求腋窝手术降级。最初，前哨淋巴结活检是由 Giuliano 等（1994）[89] 及 Veronesi 等（2003）[90] 提出的。对于 cN_0 患者。使用这种类型的活检使慢性淋巴水肿发生率从 20%～30% 降低到 3% 左右[91]。然后，ACOSOG Z11 试验[88] 证明，某些 pN_1 患者可以省略腋窝淋巴结切除术，而不会造成 OS 损失，局部复发率约为 1%。此外，AMAROS 试验（2013）[92] 证明，选定的 pN_1 患者可以用腋窝放疗代替腋窝淋巴结切除术，而不会造成 OS 损失。与手术相比，后者的替代治疗将淋巴水肿发生率从 23% 降低至 11%。根据 SENTINA（2013）[93] 和 ACOSOG Z1071[94] 试验的结果，接受新辅助化疗并成为 ypN_0 的 cN_1 患者对完全淋巴结切除术的需求也有所减少。在这些研究之前，所有接受新辅助化疗的 cN^+ 患者尽管取得了临床和病理缓解，但仍必须接受完整的腋窝淋巴结切除术。然而，在 SENTINA 和 ACOSOG Z1071 试验中，成为 ypN_0 的 cN_1 患者尽管接受了根治性手术，但仍表现出良好的 OS。因此，在特殊情况下，前哨淋巴结似乎足以进行正确的腋窝病理分期。下面我们总结了乳腺癌患者腋窝手术的适应证。

1. $cT_{1\sim3}cN_0$ 患者→进行前哨淋巴结活检。

2. cT_4 患者→进行腋窝淋巴结清扫术。

3. 满足 ACOSOG Z11 标准的 $pT_{1\sim2}$ pN_1 患者可省略淋巴结清扫→必须接受保乳手术，≤2 个小淋巴结转移（macrometastasis）❶，未行新辅助治疗，无放疗禁忌。

4. 满足 AMAROS 标准的 $pT_{1\sim2}$ pN_1 患者可以接受腋窝放疗而不是淋巴结清扫→包括乳房切除患者，最多 4 个阳性淋巴结（根据 ACOSOG Z11，我们通常考虑最多 2 个），未行新辅助治疗，无放射治疗禁忌证。

5. 接受新辅助化疗并成为 ycN_0 的 cN_1 患者

❶ 微小淋巴结转移（micrometastasis）、小淋巴结转移（macrometastasis）和大淋巴结转移（extracapsularextension）。—译者注

可以进行前哨淋巴结活检→如果 ypN_0（最好切除至少 3 个前哨淋巴结并在化疗前使用放射性示踪剂和蓝色染料或夹闭受损淋巴结）可以省略腋窝淋巴结切除术。

6. 接受新辅助治疗的 cT_4 或 $cN_{2\sim3}$ 患者尽管治疗有反应，也必须接受完整的腋窝淋巴结切除术。

几十年来，我们一直建议乳腺癌患者通过避免提重物、静脉穿刺、血压测量和其他活动来避免慢性淋巴水肿。然而，最近的研究表明，支持这些条件的数据往往是错误或没有提供足够的证据。迄今为止，唯一已证实的慢性淋巴水肿的循证危险因素是治疗后体重增加和手臂感染 / 炎症。因此，最近对患者的建议强调体重控制和皮肤创伤护理（如避免感染）。体力活动没有禁忌证 [91]，鼓励锻炼。

慢性淋巴水肿的治疗很困难，一旦形成就无法治愈。治疗主要集中于预防淋巴水肿进展。最常见的治疗方法是机械治疗，包括物理治疗和使用压力袜。迄今为止，淋巴水肿的药物治疗尚未得到有力支持，因此很少使用。与此同时，淋巴血管吻合术、减瘤术和吸脂术等手术治疗也是可能的选择，尽管它们通常只用于机械治疗难治的患者。

关键信息

• 乳腺癌是女性中最常见的癌症类型，并与血管并发症相关。

• VTE 是乳腺癌患者最常见的血管疾病，并且与 OS 降低相关。

• VTE 风险在乳腺癌治疗的各个阶段都会增加，包括手术、化疗和内分泌治疗。

• 对于某些手术患者和因急性疾病或活动受限而住院的癌症患者，VTE 预防是一种可能的策略。

• 乳腺癌治疗期间的 VTE 治疗分为急性组和长期组，后者可能持续长达 6 个月或更长时间。

• 慢性手臂淋巴水肿是腋窝手术的常见不良反应。手术降级是当今许多乳腺癌患者的一个重要特征和现实。

• 体重增加和手臂感染 / 炎症是最重要的淋巴水肿危险因素。

• 淋巴水肿治疗很困难，其目的是阻止疾病进展。它侧重于机械治疗和物理治疗。

作者评论

除了疾病的恶性程度、高龄、与其他并发症和盆腔手术的相关性之外，妇科肿瘤是与静脉血栓栓塞现象最相关的肿瘤之一 [95]。在妇科肿瘤中，卵巢肿瘤是与 VTE 相关性最高的肿瘤之一 [95, 96]。

与其他类型的癌症一样，VTE 可能作为癌症疾病的初始表现、作为抗肿瘤治疗的并发症或与疾病进展相关 [97]。最近的一项研究显示，以下患者在癌症治疗开始前诊断出 VTE 的患病率很高，宫颈癌女性中为 7.3%，子宫内膜肿瘤女性中为 11.5%，卵巢癌女性中为 27%[96]。考虑到癌症相关血栓形成的病例，患有卵巢癌的女性也是 VTE 复发风险较高的患者之一，其复发风险是未患癌症个体的 3 倍。

妇科肿瘤的手术治疗也存在很高的 VTE 风险，这种风险超出了住院时间，因为约 75% 的 VTE 诊断是在术后 7 天以上进行的 [98, 99]。卵巢癌、住院时间超过 5 天及既往有深静脉血栓形成史是与 VTE 风险较高相关的因素 [99]。因此，应考虑延长这些患者的预防期（见第 14 章）。

本章讨论了盆腔肿瘤血管受累的情况，更多信息见第 13 章。另一种不同形式的血管受累是肿瘤的静脉内扩散，如（罕见）子宫平滑肌肉瘤病例，肿瘤块侵入盆腔静脉并通过下腔静脉进展到达右心房 [100, 101]。这些肿块的切除很复杂，可能需要体外循环来打开心房。

本章还讨论了妇科肿瘤的淋巴扩散及随后需要进行淋巴结切除术作为这些肿瘤治疗的一部分。第 16 章详细讨论了可能导致的淋巴水肿。生殖器肿瘤（外阴）和位于阴道下 2/3 的肿瘤有腹股沟股浅淋巴结和深淋巴结的淋巴引流。股骨血管旁边的肿块扩张可导致皮肤溃疡，并因动脉壁的侵入或划痕而导致股动脉破裂（股动脉爆裂）的风险，最终通过溃疡病变暴露 [102, 103]。

手术或放疗后最常与淋巴水肿相关的癌症类型之一是乳腺癌。在第16章中，诊断、保守治疗、手术治疗等问题将会讨论。基于前哨淋巴结活检的治疗，即使不是完全消除，也能显著减少乳腺癌患者淋巴水肿的发生。文献指出，接受前哨淋巴结活检的患者的淋巴水肿发生率约3%，而接受腋窝淋巴结活检的患者的淋巴水肿发生率约20%[104, 105]。

经典推荐的预防措施，如避免静脉穿刺、按压或在与治疗乳房同侧的肢体上承受重量，没有明确的科学依据[105, 106]。

乳腺癌并不是与静脉血栓栓塞现象最相关的癌症之一。正如本章所见，VTE病例通常发生在化疗期间。用于激素受体阳性乳腺癌患者的他莫昔芬抗雌激素化学预防与较高的VTE风险相关，主要是与化疗联合使用[107–109]。在老年女性中，这种风险会增加2～3倍，并且这种风险似乎在他莫昔芬治疗的整个过程中持续存在[110]。我们建议使用他莫昔芬的患者在最终的择期手术前几天停止服用该药物，以降低术后VTE的风险[111]。这些患者的另一种治疗选择是芳香酶抑制药，如阿那曲唑，其发生VTE的风险比他莫昔芬低得多[112]。

第 6 章　肌肉骨骼肿瘤

Orthopedics: Musculoskeletal Tumors

André Mathias Baptista　Daniel Cesar Seguel Rebolledo　Mauro Costa Morais Tavares Junior
Luiz Filipe Marques Correia　Marcelo Tadeu Caiero　William Jacobsen Teixeira
Douglas Kenji Narazaki　André Ferrari de França Camargo　Olavo Pires de Camargo　著
赵　宁　吴志远　译　　张福先　李拥军　校

历史上，截肢是大多数骨和软组织肉瘤的治疗方法。现在大多数肌肉骨骼肿瘤可以选择保肢手术治疗，因为肿瘤切缘足够而且不影响预后[1, 2]。

随着诸多领域进展，保肢的肿瘤治疗已经成为可能：高清晰度 MRI 成像辅助诊断和手术方案制定；辅助治疗，如化疗、免疫治疗和放射治疗；结合模块化人工骨的骨重建技术[1]；使用局部或显微外科皮瓣覆盖较大的软组织缺损，并在主要血管结构受损的情况下进行血管重建[3]。

此外，在 21 世纪，大多数肌肉骨骼肿瘤治疗中心更加注重的团队协作。例如，持续会议、病例讨论和联合治疗的策略，使得更精细、更复杂的手术得以进行，有时甚至在同一手术中需要两个或两个以上的手术团队。

超过 200 种具有特定临床表现和治疗方法的肿瘤可能影响肌肉骨骼系统。一般我们通过两种方法将这些肿瘤分类：良性或恶性，影响骨骼或软组织的肿瘤[4]。

一、良性肿瘤

良性骨肿瘤虽然比恶性更常见，但很少需要进行血管重建。然而，一些良性肿瘤体积较大并向外压迫神经血管结构。与血管并发症最相关的良性骨肿瘤是骨软骨瘤、骨巨细胞瘤和动脉瘤性骨囊肿[5, 6]。

少数情况下，一些良性软组织肿瘤也可能进展并压迫血管，或在手术并发症较高的情况下，或在没有血管入路就无法切除的情况下，可能需要通过血管操作技术进行治疗才能切除。良性软组织肿瘤比恶性软组织肿瘤更常见，但很少需要血管介入，除非是血管组织学亚型或畸形，如血管瘤[7, 8]。

（一）骨肉瘤

骨肉瘤是最常见的原发性骨恶性肿瘤，其中最常见的是骨肉瘤、软骨肉瘤和尤因肿瘤[9]。骨转移癌通常由原发性癌（如前列腺癌和乳腺癌）引起，但最具侵袭性、血管密集的病变来自肾癌、甲状腺癌和肺癌，这些病变需要术前栓塞[10]。侵袭性生长的骨肉瘤也可能累及血管结构。

骨肉瘤可能对化疗反应良好，但手术仍是原发肿瘤治疗的主要方法。部分侵袭性生长的骨肉瘤也可累及血管邻近结构。因此，外科手术重建技术已经发展到充分控制肿瘤并保留肢体良好功能[11]。

（二）软组织肉瘤

软组织肉瘤包括一系列恶性肿瘤，它们具有侵袭性、能浸润动脉和静脉，需要手术重建且在保留肢体的条件下充分切除肿瘤。

在儿童中，最常见的肉瘤是横纹肌肉瘤，但由于其主要治疗方法是化疗，很少需要手术治疗和血管重建[9]。

成人中最常见的软组织肉瘤有多形性肉瘤、平滑肌肉瘤、脂肪肉瘤、滑膜肉瘤、周围神经鞘恶性肿瘤、纤维肉瘤、血管肉瘤、上皮样肉瘤、透明细胞肉瘤和肺泡肉瘤[12]。

（三）诊断

骨肿瘤的诊断和鉴别诊断依据病史、查体和X线检查。其他成像技术，如MRI、CT和骨显像等对肿瘤的划定、分期、治疗和手术计划都很重要，但对诊断并不太重要。良性骨肿瘤的诊断通常不需要活检，但侵袭性良性肿瘤和疑似恶性肿瘤的病例必须进行活检[13]。

通常增强MRI能更好地评估软组织肿瘤，包括病变的大小、范围及是否考虑恶性肿瘤。通常疑似恶性的病例需要活检，良性或低级别脂肪瘤也可活检[14]。

肉瘤包括多种间充质肿瘤，其预后、临床行为和治疗方法各不相同。由于其罕见性和组织学相似性，肉瘤的准确诊断可能是一个挑战。解剖病理和免疫组织化学检查通常为确诊方法，分子遗传学分析也有可能确诊。这类肿瘤的临床、放射学、形态学和免疫组织化学结果的相互关系很重要[15]。

（四）分期

骨、软组织恶性肿瘤的分期可以明确治疗方法和预后。

骨肉瘤主要通过血液途径扩散，90%以上的病例为肺转移。淋巴结和骨转移不太常见。因此，骨肉瘤的分期除了肿瘤部位的影像学检查外，还包括病变部位和整个受累骨的MRI、胸部CT[16]。

软组织肉瘤与骨肉瘤的转移方式主要都是血液传播，但有一些组织学类型更容易淋巴结转移，如横纹肌肉瘤、上皮样肉瘤和滑膜肉瘤。其他肉瘤（如黏液样脂肪肉瘤）可出现骨、软组织和腹膜后转移。一般通过局部MRI和胸部、腹部和盆腔CT进行肿瘤分期。在弥漫性转移可能性较大的病例中，可进行PET-CT检查[15]。

骨和软组织骨肉瘤最常用的分类来自AJCC，该委员会于2018年修订，目前已是第8版[17]（表6-1）。

（五）预后

肌肉骨骼系统恶性肿瘤患者的预后取决于诸多因素。预后因素主要包括：年龄、肿瘤大小、组织学分级、肿瘤位置和手术切缘。最重要的是，诊断时是否存在转移，软组织肉瘤的远处转移预后比局部转移差[18]。其他导致预后较差的因素包括以下情况。

- 年龄超过60岁。
- 组织学分级高。
- 肿瘤大小＞5cm。
- 肿瘤位于深部和近端。
- 手术切除范围未包括肿瘤边缘。

特别是骨肉瘤，单纯肺转移比非肺远处转移预后稍好。

骨肉瘤的AJCC预后分期见表6-2，软组织肉瘤的AJCC预后分期见表6-3。

（六）治疗

恶性肌肉骨骼肿瘤治疗非常复杂，主要取决于以下因素：肿瘤的类型（骨或软组织）、组织学类型和分级、肿瘤的位置、疾病的阶段、大小和预后等。

一般来说，低级别骨和软组织肉瘤都需要手术治疗。低级别骨肉瘤可采用病灶内或边缘入路治疗。低级别软组织肉瘤应行边缘切除治疗[14]。

高级别骨和软组织肉瘤需要其他治疗方式，如化疗和放疗、切除更大面积软组织的手术。这类病例的神经血管结构受到侵犯的风险更大[18]。

虽然保肢手术与截肢手术相比局部复发率略有增加，但是可以不影响患者预后且保留肢体功

表 6-1　骨肉瘤和软组织肉瘤的 AJCC 分期

A. 附肢骨骼、躯干、颅骨和面部骨（骨肉瘤）	
原发肿瘤（T）	
T 分类	T 标准
Tx	原发肿瘤无法评估
T_0	没有证据表明原发肿瘤
T_1	肿瘤最大直径≤8cm
T_2	肿瘤最大直径＞8cm
T_3	原发骨肿瘤不连续
区域淋巴结（N）	
N 分类	N 标准
N_X	区域淋巴结无法评估
N_0	无区域淋巴结转移
N_1	区域淋巴结转移
远处转移（M）	
M 分类	M 标准
M_0	没有远处转移
M_1	远处转移
M_{1a}	肺
M_{1b}	骨或其他远处部位
组织学分级（G）	
G	定义
Gx	分级无法评估
G_1	高分化、低分化
G_2	中分化、高分化
G_3	低分化、高分化

B. 躯干和肢体（软组织肉瘤）	
原发肿瘤（T）	
T 分类	T 标准
Tx	原发肿瘤无法评估
T_0	没有证据表明原发肿瘤
T_1	肿瘤最大直径＜5cm
T_2	5cm＜肿瘤最大直径≤10cm
T_3	10cm＜肿瘤最大直径≤15cm
T_4	肿瘤最大直径≥15cm
区域淋巴结（N）	
N 分类	N 标准
N_0	无区域淋巴结转移
N_1	区域淋巴结转移
远处转移（M）	
M 分类	M 标准
M_0	没有远处转移
M_1	远处转移
级别（G）：FNCLCC 组织学分级	
G	定义
Gx	分级无法评估
G_1	总分化、有丝分裂计数和坏死评分为 2 或 3
G_2	总分化、有丝分裂计数和坏死评分为 4 或 5
G_3	总分化、有丝分裂计数和坏死评分为 6、7 或 8

能。动脉受损的患者截肢风险更大，因此，使保肢手术顺利进行的血管重建变得非常重要[19]。

骨肉瘤侵犯神经血管是保肢手术的相对禁忌证。尽管报道的成功病例越来越多，但关于骨肉瘤血管重建的文献仍然很少。这主要是因为当骨肉瘤侵犯神经血管时，其体积大，骨破坏范围大，并侵犯其他软组织，很难将血管和骨重建与软组织覆盖相结合。最后，这些病例一般都需要截肢[20, 21]。

大多数软组织肉瘤对化疗和单纯放疗不敏

表 6-2　四肢、躯干和面部骨骼骨肉瘤的 AJCC 预后分期

阶　段	原发肿瘤（T）	区域淋巴结（N）	远处转移（M）	组织学分级（G）
Ⅰ A	T_1	N_0	M_0	G_1 或 Gx
Ⅰ B	T_2、T_3	N_0	M_0	G_1 或 Gx
Ⅱ A	T_1	N_0	M_0	G_2 或 G_3
Ⅱ B	T_2	N_0	M_0	G_2 或 G_3
Ⅲ	T_3	N_0	M_0	G_2 或 G_3
Ⅳ A	任何 T	N_0	M_{1a}	任何 G
Ⅳ B	任何 T	N_1	任何 M	任何 G
	任何 T	任何 N	M_{1b}	任何 G

表 6-3　躯干和肢体的软组织肉瘤的 AJCC 预后分期

分　期	原发肿瘤（T）	区域淋巴结（N）	远处转移（M）	组织学分级（G）
Ⅰ A	T_1	N_0	M_0	G_1、Gx
Ⅰ B	T_2、T_3、T_4	N_0	M_0	G_1、Gx
Ⅱ	T_1	N_0	M_0	G_2、G_3
Ⅲ A	T_2	N_0	M_0	G_2、G_3
Ⅲ B	T_3、T_4	N_0	M_0	G_2、G_3
Ⅳ	任何 T	N_1	M_0	任何 G
	任何 T	任何 N	M_1	任何 G

感。需要血管重建的这类肿瘤数量最多。这些肿瘤可以侵入血管和神经，因此血管重建对于保留肢体的宽切缘手术至关重要。体积大的肿瘤挑战最大，它们会浸润血管的长段结构，需要进行大范围重建。另一个需要考虑的是放疗。人们一致认为体积较大的高级别肉瘤对放疗敏感。然而，术前放疗和术后放疗哪一种更好尚未达成共识。术前放疗可能增加创面裂开、感染等并发症。如果计划在术中进行血管吻合，则应在放疗野之外，因为辐射会使重建非常广泛和复杂。另一方面，在软组织愈合后进行放疗并不损害血管吻合，并且时间较短，但有其他缺点，如长期不良反应较多，放疗野或辐射范围较大。每个病例的治疗方法都应该个体化评估[18]。

肉瘤生长一般会压迫血管，但不会浸润。在这个阶段，肿瘤外科医生可以不做血管重建，尝试解剖血管并切除肿瘤。部分案例中血管壁轻微损伤可以直接修复。

随着肿瘤的生长，外部压迫和血栓阻塞导致静脉成为首先塌陷的结构。在进展期的肿瘤中，血管可能是被肿瘤包绕压迫的，如果不切除血管并进行血管重建，就不可能切除肿瘤边缘。在这些病例中，血管重建对于肿瘤切除和保肢手术至关重要。

是否进行血管重建的肉瘤切除手术在功能方面似乎没有明显差异[19]。

血管重建的并发症有重建血管吻合口血栓形成，感染，肿瘤局部复发，以及因局部并发症的截肢[3, 19]。

以前血管受累是保肢切除肿瘤的障碍。现在，血管重建是一种并发症发生率较低的手术，可以对肌肉骨骼肿瘤进行充分的治疗，并有可能保留肢体的良好功能[3, 19, 22]（图 6-1 和图 6-2）。

（七）栓塞术

原发性和转移性骨肿瘤生长极具侵袭性，对骨骼造成极大破坏，侵犯软组织。它们可以引起严重的疼痛和病理性骨折。许多病例需要手术与其他治疗方式相结合。然而，肿瘤的大小、血管分布及靠近重要结构可能使切除困难或不可能切除[23]。

经动脉栓塞可以作为大范围切除手术的辅助治疗方式，也可以作为某些类型骨肿瘤的治疗手段[24]。

经动脉栓塞可以辅助治疗减少术中出血，促进肿瘤切除，减少出血性并发症。一般血管骨转移肿瘤手术之前会经动脉栓塞，如肾癌和甲状腺癌[7]。

在原发性骨肿瘤的治疗中，栓塞治疗最常见于巨细胞瘤和动脉瘤性骨囊肿。这些位于骨盆、骶骨和脊柱的肿瘤无法完全切除或并发症

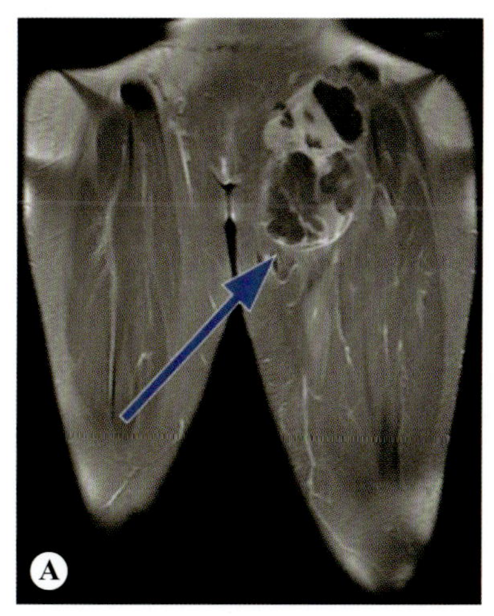
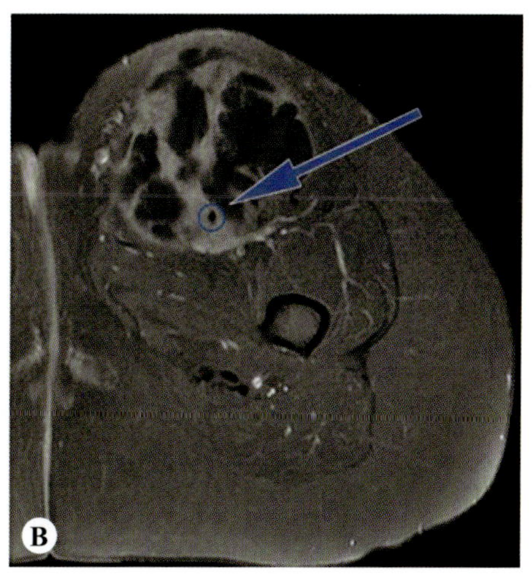

▲ 图 6-1　A. 大腿前部的肉瘤 T_2 加权 MRI 冠状面；B. 肉瘤累及股动脉的 T_2 加权 MRI 轴向切片

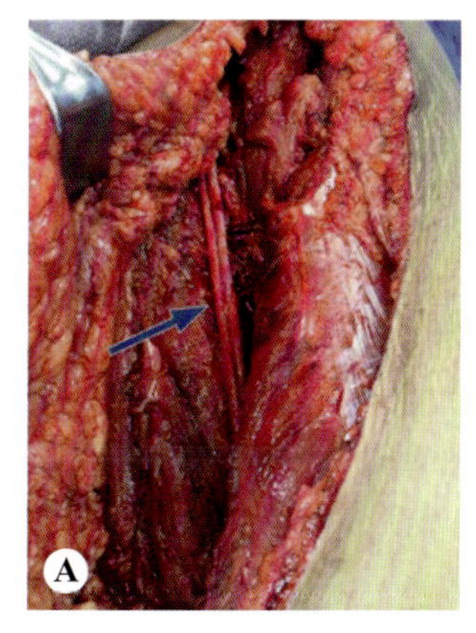
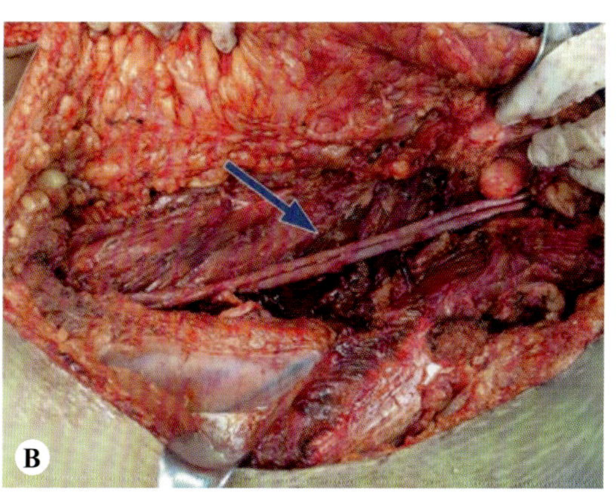

▲ 图 6-2　肿瘤切除后使用隐静脉移植重建股动脉和股静脉

较多[23]。

其他病变（如毛细血管扩张性骨肉瘤和椎体血管瘤）也可以将栓塞治疗作为一种新辅助治疗或主要治疗[8]。

（八）讨论

与不进行血管重建相比，血管重建使肉瘤切除手术并发症增多。然而，与未接受血管重建的患者相比，血管重建似乎不会改变肿瘤预后（局部复发和局部总生存）。这一点在决定进行保肢手术或截肢时很重要[20]。

在肉瘤切除和血管重建的患者中，最常见的并发症通常是残留水肿、出血、血栓形成、淋巴细胞瘤和皮肤溃疡的愈合问题。无论如何，接受保肢手术并血管重建的患者的肢体功能通常是令人满意的[3]。

历史上，切除肿瘤的障碍在于累及大血管，但今天人们认识到大动脉的切除与重建不应该是任何肿瘤切除的禁忌证。在这种情况下进行的大多数动脉重建成功率都很高，并且不会明显增加总体并发症的发生率和死亡率[19]。

目前，运用动静脉重建等技术的保肢手术是替代截肢治疗下肢骨软组织肉瘤的有效方法，有利于功能恢复[1]。因此，即使恶性肿瘤累及其四肢主要血管，也可以做到不影响预后的同时避免截肢[3, 19]。

二、脊柱肿瘤和血管外科

（一）概述

脊柱是受肿瘤影响最大的骨骼之一[25]。然而，绝大多数影响椎骨的肿瘤是转移性病变。胸腰椎的血管因为其特殊性（血管间相通且无瓣膜），所以肿瘤转移到脊柱的可能性很大[26]。

脊柱肿瘤血管丰富，无论是原发性（动脉瘤性骨囊肿、巨细胞瘤、侵袭性血管瘤）还是转移性（肾、甲状腺）病变，术中失血的可能性很大，这可能使并发症大大增加[27]。

复杂手术，如骶骨切除术或椎体切除术，术中出血可能性很大。术前栓塞和外科手术联合血管外科可以显著减少失血[28]。

（二）诊断

骨肿瘤诊断和鉴别诊断依据病史、查体和X线检查。MRI、CT和骨显像等检查对肿瘤的分型、分期、治疗计划和手术都很重要。

（三）分期

应当对骨、软组织恶性肿瘤患者进行分期，以明确治疗方法和预后。

（四）成骨细胞肿瘤

脊柱成骨细胞肿瘤主要包括类骨骨瘤和成骨细胞瘤。它们是形成成骨组织的肿瘤，前者存在成熟的类骨质和反应性硬化，而后者具有未成熟的类骨质和新生血管。

诊断这两种病变都很困难，诊断需要结合CT或MRI，不能单独依据X线。明确诊断需要组织病理学分析。这些肿瘤通常见于脊柱后部。治疗方法包括切除或消融病灶周围出现的部分硬化环。切除整个病灶后预后良好。

脊柱的恶性成骨细胞肿瘤是骨肉瘤。发生在脊柱的骨肉瘤非常罕见，大多数情况下来自肢体骨肉瘤的转移。其治疗包括新辅助化疗、整体切除和术后化疗。脊柱骨肉瘤的预后不确定，因为完整切除病灶受到局部解剖复杂性的影响[29, 30]。

（五）成软骨肿瘤

脊柱的软骨肿瘤有良性的软骨瘤和骨软骨瘤，以及恶性的软骨肉瘤。软骨瘤可影响椎体和其后部。而骨软骨瘤通常位于棘突或横突。

软骨肉瘤可影响椎体和脊柱的任何部位。其生长缓慢，没有任何症状，直到它们的体积变得很大危及神经。它们可以是低、中或高级别的恶性肿瘤。低级别肿瘤可以通过刮除和用骨水泥填充缺损来治疗。中或高级别的肿瘤应完全切除并且切缘宽。软骨肉瘤对化疗和放疗均不敏感[31–33]（图6–3）。

（六）尤因肉瘤

尤因肉瘤是一种高度恶性的肿瘤，以儿童和青少年发病率最高。它们是来自骨髓的由大量小圆形细胞形成的肿瘤，高度恶性，破坏骨骼并向

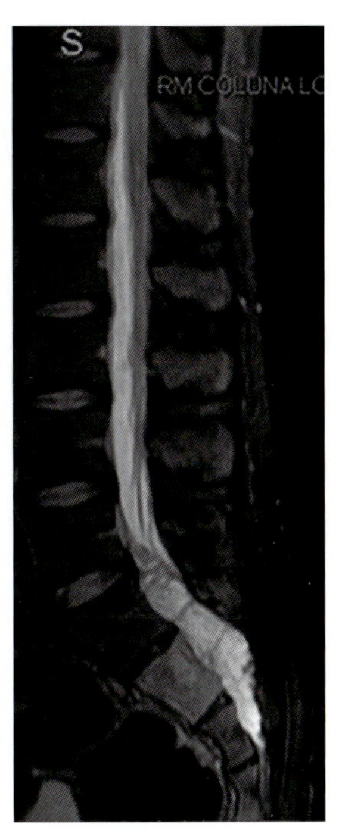

▲ 图 6-3 一例软骨肉瘤患者的 MRI T_2 加权像

周围软组织生长。

脊柱是尤因肉瘤最常见的部位之一，其次是骨盆和肩胛骨的长骨骨干。

临床治疗是多药联合的化疗。通常采用新辅助化疗。然而，当神经减压和随后的化疗进行时，可以根据是否存在神经缺陷修改治疗方式。放疗主要用于无法获得游离切缘或化疗效果不理想的病例。

手术方式取决于肿瘤区域和损伤的范围。通常需要联合后路内固定和前路椎体切除术[34, 35]。

（七）造血源性肿瘤

这类肿瘤的代表是淋巴瘤和多发性骨髓瘤。MRI 成像评估骨髓病变的效果很好。淋巴瘤的治疗方案是全身化疗和局部放疗。手术作用有限，仅用于活检。

多发性骨髓瘤是浆细胞肿瘤，血液和尿液常出现异常蛋白。患者的年龄通常 50 岁以上，最常见部位是脊柱、骨盆、肋骨、胸骨和颅骨。常见症状是腰痛和坐骨神经痛。诊断依据胸骨或髂骨穿刺。脊柱病变表现为溶解性病变。X 线、CT 和 MRI 等影像对病变的诊断和监测很重要。主要手术为神经减压和病理性骨折手术，有时需要双入路（前路和后路）[36-38]。

（八）巨细胞瘤

脊柱巨细胞瘤罕见，破坏椎体、椎弓根和椎板，主要见于 40 岁以上人群，症状大多在引起神经系统改变或病理性骨折时才会出现。诊断依据 X 线、CT 或早期 MRI 显示骨溶解。肿瘤由巨细胞组成，它们破坏骨骼但没有任何反应。肿瘤血管化程度高，有时与动脉瘤性骨囊肿混淆。治疗方法为完全刮除或切除肿瘤，然后使用辅助方法（苯酚、冷冻疗法或热疗法），并用骨水泥填充切除区域[39]。

（九）脊索瘤

脊索瘤来源于脊索残余组织。它可以位于脊柱的任何地方，常见于骶尾骨区和颅底。主要症状是腰痛、括约肌功能障碍和头痛。骶骨 X 线通常不会显示病变，因为腹盆腔的气体和粪便。因此，通常使用 CT 或 MRI。活检是诊断的必要条件。手术目标是“整体切除”肿瘤，并且边缘为正常组织。手术主要入路是单独后路和前后路联合（前路可开或腔镜）。由于手术并发症较多（永久性神经功能缺损，如括约肌功能障碍、运动障碍，以及可能因肠道损伤而需要结肠造口），应与患者及家属详细讨论[40, 41]（图 6-4 和图 6-5）。

（十）动脉瘤性骨囊肿

动脉瘤性骨囊肿是良性侵袭性假性肿瘤病变，有不同大小的间隙构成的扩张性溶骨特征，充满血液，由结缔组织小梁相互隔开。通常发生在儿童、青少年和年轻人身上。它会影响脊柱的后部，可以向椎体发展并损害椎间盘。患者通常抱怨持续数周的局部疼痛。神经受压可能出现感觉或运动功能障碍。CT 和 MRI 等检查对于诊断和治疗很重要。治疗方法是病灶刮除和植骨。最终可能需要广泛切除。脊柱术前常采用肿瘤栓塞术减少手术出血，获得更好的切缘。不建议化疗和放疗[42, 43]。

（十一）嗜酸性肉芽肿

嗜酸性肉芽肿影响儿童和青少年，病变几乎

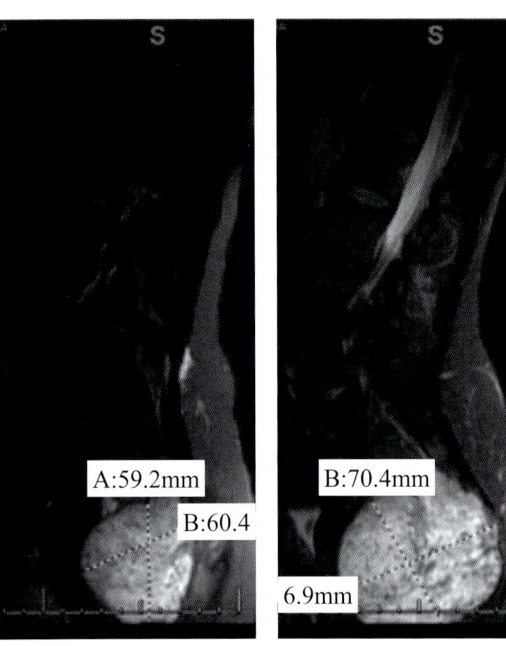

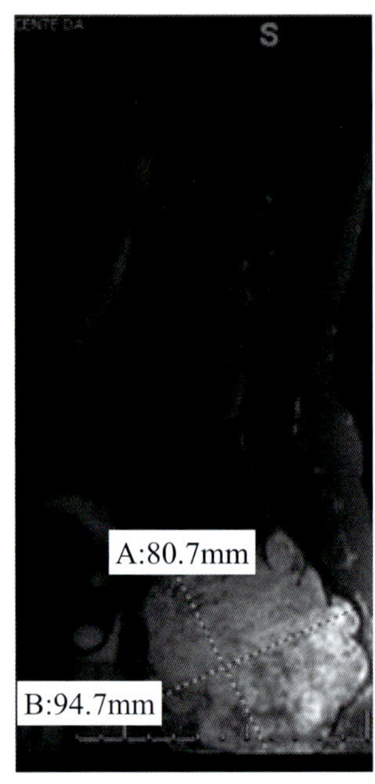

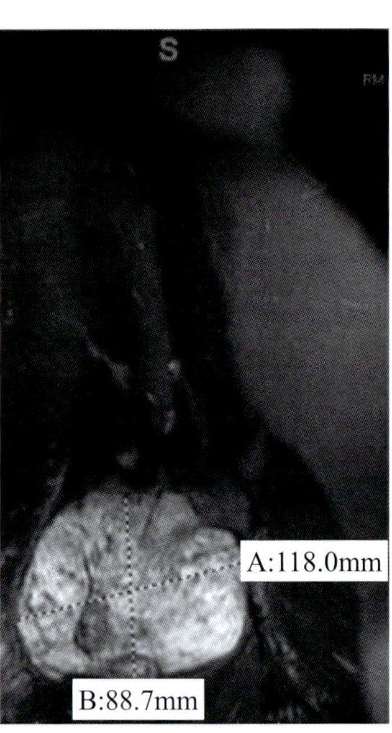

▲ 图 6-4　骶尾骨成像中的脊索瘤病例

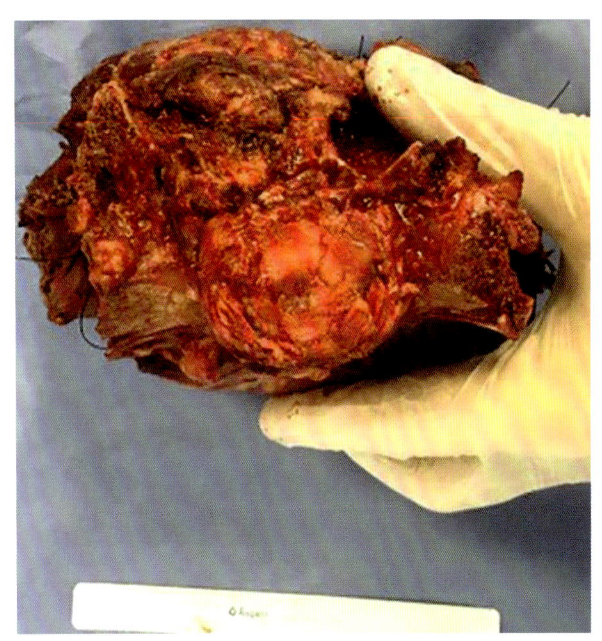

▲ 图 6-5　脊索瘤切除标本

总是位于颅骨、股骨、颌骨、肋骨、椎骨（扁椎骨）和扁骨。临床表现为疼痛和炎症症状。椎体受累可伴有后凸或脊柱侧凸，常见椎体受累伴椎体塌陷。脊柱病变的治疗有预期，因为通常会逐渐治愈，而且大多数时候没有功能后遗症。多发性病变和全身性疾病的治疗采用肾上腺皮质激素和化疗[44]。

（十二）脊柱转移肿瘤

骨骼是肺和肝脏之后第三常见的转移部位。脊柱转移肿瘤的主要原发部位为前列腺、乳腺、黑色素瘤、肺和肾。

其主诉主要是疼痛，有三种机制可解释：肿瘤浸润、神经压迫和病理性骨折。这些病变的治疗取决于患者的临床情况、病变的稳定性和对放疗的敏感性。稳定和辐射敏感病变用矫形器和放射治疗。不稳定的病变通过手术处理。入路可采用单纯后路入路或联合入路（前路和后路）。高度血管化的病变可以术前栓塞[25, 28, 45–47]。

（十三）手术计划

对于胸腰椎的手术入路，可采用前路、后路或联合入路。每种入路都有适应证，一种入路不可能适用所有情况[48]。

根据不同病变水平选择相应入路。位于 T_1 或 T_2 的病变，联合胸骨切开术和颈前清扫术可提供良好的显露，左侧入路部位为首选。对于 $T_{3\sim4}$ 区域，前外侧颈椎入路、部分正中胸骨切开术和前外侧开胸术联合可提供相对宽的入路。$T_{5\sim4}$ 水平可选择开胸入路（$T_{5\sim10}$）、胸腹入路（$T_{11}\sim L_1$）

和腹膜后入路（$L_{2\sim4}$）[48]。

常用的脊柱损伤并提出治疗方案的分类中，Weinstein-Boriani-Biagini 手术分期系统较突出[49, 50]。在该系统中，以脊柱的轴向 CT 作为参考，顺时针方向细分 A～E 区域（图 6-6）。

（十四）手术过程

椎体切除手术：适用于 4～8 区或 5～9 区病变，并且至少有一个椎弓根无肿瘤。后路手术包括切除后部结构。前路入路允许结扎血管，近端和远端椎间盘切除，"整体" 切除椎体，以及前路重建。

矢状面切除术：适用于单侧病变 2～5 区或 8～11 区，病变可能累及椎弓根或横突。

后弓切除术：适用于局限于 10～3 区的病变。通过单一的后路入路切除后部结构[49, 50]。

以 "整体" 切除病变为目的的骶骨病变适合选择骶骨切除术。切除可以是部分、全部或延伸的（切除腰椎时）。进行全骶骨切除术有几种方法。一种广泛使用的方法分为两个阶段：第一阶段包括中线前切口、内脏 / 神经结构剥离、髂内血管结扎，然后行 L_5～S_1 前路椎间盘切除术；第二阶段包括使用腹直肌蒂肌皮瓣下部缝合伤口，随后行 L_5 椎板切除术、双侧 L_5 椎间孔切开术、结扎鞘囊、分离骶神经根、横断肿瘤外侧的髂骨和骶髂关节[51, 52]（图 6-7）。

（十五）脊柱肿瘤、栓塞和血管外科

脊柱转移肿瘤中肾细胞癌、甲状腺癌和原发动脉瘤性骨囊肿、侵袭性血管瘤和巨细胞瘤明显高度血管化[45-47]。在这些肿瘤中，术前栓塞有助于减少失血，有助于手术解剖。据报道，所有肿瘤类型的完全阻断率一般约为 68%[27, 28]。主要并发症通常很短暂，发生率不到 3%[27, 28]。

复杂的脊柱手术通常需要血管外科医生的配合，如椎体切除术、单椎体或多椎体切除术、骶骨切除术等。

上述手术适应证通常是恶性或良性侵袭性肿瘤，手术目的是完全切除病变。

这些手术通常靠近部分血管，其中有主动脉的直接分支。前后联合入路在骶骨切除术中更有利。前路腹腔镜或开放手术中，血管外科医生帮

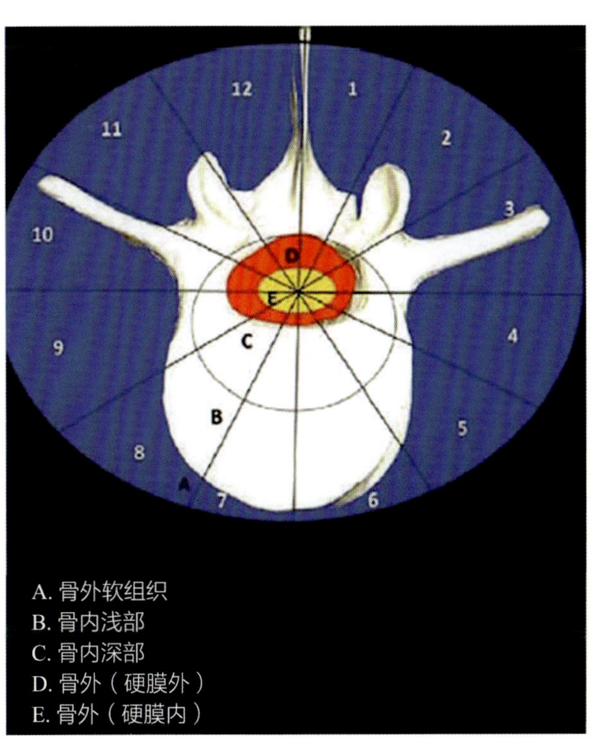

▲ 图 6-6　Weinstein-Boriani-Biagini 手术分期系统

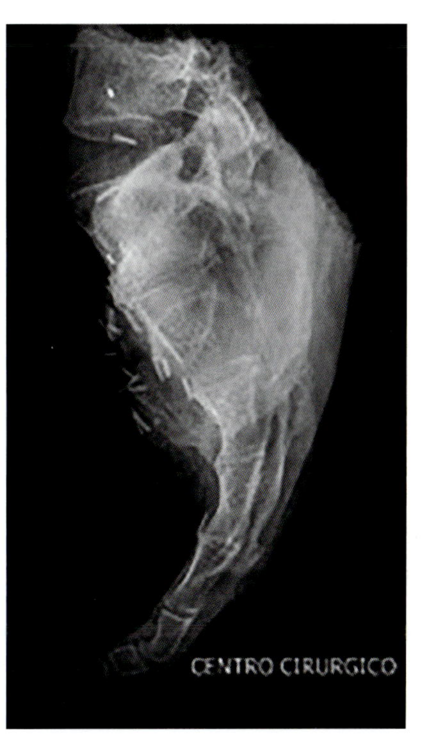

▲ 图 6-7　扩大骶骨切除术图像

助分离骶骨前的血管和肠道；接着后路行骶骨切除术安全性更高 [51, 52]。

因此，多学科的方法和使用不同的治疗策略对患者的安全非常重要。

作者评论

Schawarzbach 等 [53] 将肢体肉瘤累及的血管分为四种类型。

Ⅰ型：累及动脉和静脉。整块切除后，重建动脉，如果残肢有足够的反流，则不需要重建静脉。

Ⅱ型：如果只有动脉受累，立即重建。

Ⅲ型：当只有静脉受累时，只有在没有足够的静脉回流时才需要重建。

Ⅳ型：没有主干血管受累。

术中的动脉损伤必须修复，以免有失去肢体的危险。静脉病变的矫正是可选的。但我们认为一旦主干静脉损伤也应该进行手术，因为从技术或临床角度来看都应该进行静脉重建。

从技术角度来看，可选择的肿瘤切除手术大多数情况都是择期手术。术前已经选择了血管替代物，不能因为增加手术操作时间选择简单的静脉结扎而不做静脉重建。

从临床角度来看，接受静脉结扎的患者可能会出现明显的症状和后遗症。Matsushita M 等 [54] 对 10 例患者（下腔静脉 2 例，髂外静脉和股总静脉 3 例，股静脉 3 例，腘静脉 2 例）进行静脉结扎。2 例患者出现难以控制的水肿和静脉跛行，1 例出现皮肤纤维化、湿疹和跛行。后 3 例患者均累及股静脉。

四肢广泛切除与神经节清除、放疗相结合，容易出现淋巴水肿 [55]，导致肢体不适和沉重感，并易发生细菌感染。治疗目的是减少患肢水肿，缓解症状，最初可选择淋巴引流和弹性压缩保守治疗。较晚期的患者可选择手术治疗。当有许多结构性（真皮切除或吸脂）或生理改变（淋巴 – 淋巴旁路、淋巴静脉旁路、带血管的网膜瓣转移和带血管的淋巴结转移）时，可以选择消融治疗。

为了获得肿瘤安全切缘可能需要关节神经切除术（坐骨神经、腓骨总神经）。因此，术前应提醒患者注意可能出现的严重的不可逆的感觉运动后遗症 [56]。

与矫形器的使用相关的物理治疗有助于大多数患者获得完全满意的活动能力和生活质量，这是一种比初次截肢更普遍的选择。

第 7 章　腹膜后肿瘤

Retroperitoneal Tumors

Fábio de Oliveira Ferreira　著

王祎煊　赵　宁　吴志远　译　　张福先　李拥军　校

腹膜后间隙由腹膜后器官、结缔组织、神经、淋巴管和血管组成。血管包括腹主动脉及其分支、下腔静脉及其属支。腹膜后间隙有很多难以诊断的病变，通常与血管问题相关。腹膜后区域的边缘是膈肌、盆底、顶腹膜后叶、椎旁肌肉和腹壁后部肌肉（腰大肌、腰小肌、腰方肌、内闭孔肌和梨状肌）[1–3]。

通常是偶然或查体发现腹部体积增加、触及肿物或腹痛时诊断腹膜后肿物的。根据肿物的病因和位置，可能出现神经系统症状、腹水和胃肠道症状、肿瘤坏死继发的发热、空洞脏器侵犯引起的消化道出血，以及疲劳和体重减轻等全身表现。血管相关症状有静脉血栓形成、血管狭窄、腹壁侧静脉、下肢和阴囊水肿。

一般腹膜后肿瘤 80% 是恶性的。除内脏肿瘤外，55% 为肉瘤和间质瘤，40% 为淋巴瘤，5% 是其他原发肿瘤或淋巴结转移。病史长，症状少，影像表现为非侵袭性病变等特征倾向于良性病变（20%），通常在常规检查中发现 [4–6]。

腹膜后肿物的诊断主要分为四组，包括非原发的腹膜后间隙肿瘤，因其临床表现相似所以应当鉴别诊断：①类似腹膜后病变的腹膜内肿瘤；②腹膜后器官原发肿瘤；③腹膜后间隙原发肿瘤；④腹膜后淋巴结肿物。图 7–1 列出了每组的疾病。

一、一般注意事项

通常我们能在病理结果之前根据病史、查体和影像结果进行初步诊断。腹部 CT 与静脉造影可以指导后续诊疗。初诊时应该行胸部和纵隔 CT。MRI 可以更详细地评估病变的性质及其与血管、神经和肌肉的关系，补充 CT 的信息。虽然多数情况下不必行血管造影，但可以用于评估肿瘤对血管的侵犯、移位和（或）受累。^{18}F-FDG PET/CT 对腹膜后淋巴结病有一定价值，有助于区分淋巴瘤、生殖细胞瘤和转移性癌。其他特异性检查，如 ^{131}I-MIBG、生长抑素受体显像（Octreoscan）和 PET/CT-^{68}GA-Dotatate，对分泌性肿瘤（嗜铬细胞瘤、副神经节瘤和神经内分泌肿瘤）可能是必要的。

影像结果很难区分腹腔内大肿瘤、较大的腹膜后器官原发性肿瘤、腹膜后原发性肿瘤及较大淋巴结肿物。应特别注意腹腔内肿瘤的间质性肿瘤（GIST 和 EGIST）、内脏肉瘤和附件肿物。腹腔内器官的原发性上皮性肿瘤也可能表现为较大肿瘤，类似腹膜后的原发性肿瘤；但这类肿瘤不在我们的讨论范围。影像往往难以区分大的腹膜后器官原发性肿瘤与腹膜后的原发性肿瘤。淋巴结肿物是另一种类似腹膜后原发性肿瘤的病变。除了患者主诉的特定症状外，应主动询问是

腹膜后肿物的主要鉴别诊断

1. 类似腹膜后肿瘤的腹膜内病变

恶性肿瘤
- 胃肠道间质瘤和胃肠道外间质瘤
- 内脏肉瘤
- 附件肿物
- 腹腔内器官大腺癌

2. 腹膜后器官原发肿瘤

（十二指肠、胰腺、肾脏、肾上腺及部分升结肠和降结肠的肿瘤，类似腹膜后间隙的原发性肿瘤）

良性肿瘤
- 神经鞘瘤
- 血管平滑肌瘤
- 脂肪瘤
- 骨髓脂肪瘤
- 腺瘤
- 平滑肌瘤

恶性肿瘤
- 肉瘤
- 胃肠道间质瘤
- 单一纤维瘤
- 恶性周围神经鞘肿瘤
- 神经内分泌肿瘤
- 淋巴瘤
- 腺癌
- 转移癌

3. 腹膜后间隙原发肿瘤

良性肿瘤
- 神经鞘瘤
- 神经节神经瘤
- 副神经节瘤
- 血管平滑肌脂肪瘤
- 淋巴管平滑肌瘤（淋巴管瘤）
- 脂肪瘤
- 腹膜后脂肪瘤病
- 脂肪营养不良
- 腹膜后脂膜炎
- 腹膜后脂肪坏死
- 包裹性脂肪坏死
- 棕色脂肪瘤

恶性肿瘤
- 腹膜后肉瘤
- 孤立纤维瘤
- 尤因肉瘤
- 恶性副神经节瘤
- 性腺外生殖细胞瘤
- 恶性周围神经鞘肿瘤

纤维瘤病和纤维化
- 硬纤维瘤病
- 腹膜后纤维化
- Erdheim-Chester 病

4. 腹膜后淋巴结肿物

肿瘤病因学
- 非霍奇金淋巴瘤
- 霍奇金淋巴瘤
- Castleman 病
- 淋巴结转移

非肿瘤病因学（自身免疫性、炎症性、感染性）
- Rosai-Dorfman 病
- IgG_4 相关疾病
- 结核病

▲ 图 7–1 腹膜后肿物的主要鉴别诊断

否存在发热、盗汗、体重减轻等症状、最近的旅行史、接触传染性疾病、使用非法药物、接触动物、自身免疫疾病家族史、生育和隐睾（男性）的个人病史、妇科和产科病史（女性），以及个人和家族癌症史。必须触诊所有淋巴结。周围淋巴结包括腹膜后淋巴结肿大需要考虑弥漫性淋巴结受累的疾病。男性应进行仔细的睾丸检查。男性即使没有发现原发性睾丸癌转移至腹膜后淋巴结，也应考虑到并进行睾丸超声检查，尤其是年轻男性。

除了胸部、腹部和骨盆 CT 外，初步检查应包括 LDH、AFP 和 β-hCG。根据临床信息检查其他肿瘤标志物和血清特异性指标。高水平的 LDH 提示淋巴瘤，高水平的 AFP 和 β-hCG 提示生殖细胞肿瘤。

下列腹膜后肿物例子说明了其多样性。本章大多数案例都是个人经历，否则将提及其来源（图 7–2）。

二、鉴别诊断

（一）第一组：类似腹膜后病变的腹膜内肿瘤

1. 胃肠道间质瘤和胃肠道外间质瘤　胃肠道间质瘤（gastrointestinal stromal tumor，GIST）占消化道肿瘤的 1%。GIST 是一种罕见的肿瘤，多发于 40 岁以下人群，诊断时平均年龄为 64 岁[7]。最常见于胃（60%）和小肠（30%）、结肠直肠（6%）和食管（0.7%）较少[8–10]。这些肿瘤来源于肠壁自主神经支配和平滑肌交界的 Cajal 间质细胞，参与控制蠕动（“起搏器细胞”）[11]。它们偶尔被认为原发于网膜、肠系膜或腹膜，可能来源于胚胎发生过程中分散的 Cajal 细胞，这种情况下它们被称为胃肠道外间质瘤（extra-gastrointestinal stromal tumor，EGIST）[12]。据推测，GIST 和 EGIST 来源于从起搏器细胞表型分化而来的 CD34 阳性 Cajal 干细胞[13]。它们一般表现为上皮下病变，可引起上皮内层溃疡，但可向外生长变大像腹膜后肿瘤一样占据腹腔。虽然大多数是散发的，但约有 5% 的患者存在一些常染色体显性家族性综合征，包括家族性 GIST 综合征、1 型神经纤维瘤病（type 1 neurofbromatosis，NF1）和 Carney-Stratakis 综合征。家族型和散发型的表型、组织学和分子特征相似[14]。

CD117 抗原［激酶酪氨酸（KIT）］是 KIT 原癌基因（病毒癌基因 *v-KIT* 的人类同源物）的

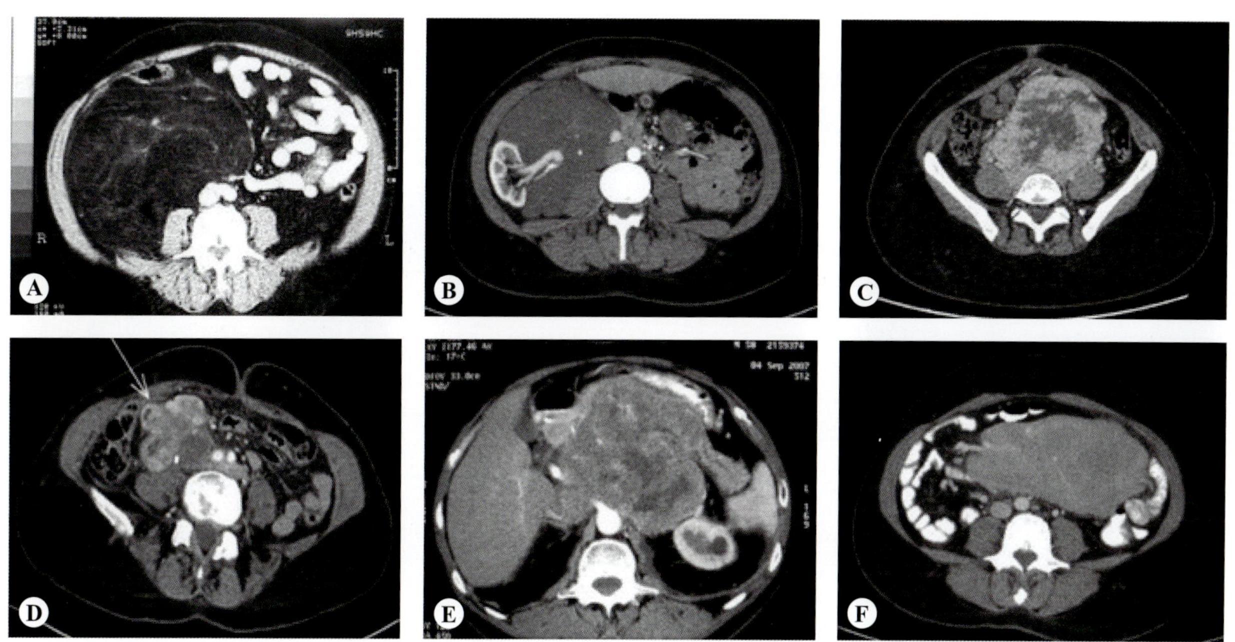

▲ 图 7-2 肿瘤表现为腹膜后肿物的病例。没有病史资料的情况下诊断很困难

A. 腹膜后脂肪肉瘤；B. 腹膜后神经节神经瘤；C. 副神经节瘤；D. 下腔静脉平滑肌肉瘤；E. 胃间质瘤；F. 腹膜后非霍奇金淋巴瘤

跨膜受体产物。超过 80% 的 GIST 有 *KIT* 基因突变。因此，GIST 的诊断通常是通过 KIT 蛋白的免疫组织化学表达来进行的 [15]。*PDGFRA* 的激活突变和功能获得导致 KIT 蛋白异常激活的结构变异等其他变化也可能发生 [16, 17]。虽然一些 GIST 该突变阴性，但超过 90% 的 GIST 的 KIT 阳性。其余 10% 的 KIT 表达阴性也可能是 *KIT* 基因突变阴性，但 *PDGFRA* 基因突变 [18]。因此，只有 10%～15% 的 GIST 患者没有 *KIT* 或 *PDGFRA* 突变。然而，无论 *KIT* 和 *PDGFRA* 是否发生突变，DOG-1 和 PKC-θ 的免疫组化也可用于诊断 [19]。CD117 和 DOG1 免疫组化足以明确大多数考虑 GIST 病例的诊断 [20]。

10%～30% 的 GIST 进展为恶性肿瘤，其中 79% 外生性生长，腔内生长或混合性生长较少见 [10]。GIST 外生性生长为的肿物，临床表现为胃肠道出血、腹部体积增加或腹痛（图 7-3）。体积大的肿瘤可通过腔内生长或压迫胃肠道引起胃肠道管腔阻塞。肿瘤穿孔表现为腹膜炎或继发于压力性坏死和溃疡的腹膜内出血。肿瘤很大但总体状况良好的患者很常见。查体时肿物的相对活动度可以提示 GIST，可发生于胃肠道任何节段。较大的盆腔病变会压迫直肠，累及膀胱和前列腺或使其移位。体积大的肿瘤可发生腹膜和肝脏转移 [21]。

GIST 没有特异性的血清肿瘤标志物，诊断需要熟悉其影像学表现。对于可能切除的肿瘤，术前活检不是强制性的；然而，如果怀疑有转移性疾病或考虑术前使用伊马替尼，则必须进行术前活检。

肿瘤位置、大小、细胞分裂率和囊完整性是独立预后因素 [22, 23]。胃外肿瘤被认为比胃内肿瘤更具侵袭性的观点一直受到质疑 [24]。目前一些分类方法根据复发风险分为四组，包括修改后的 NIH 分类：①极低风险组（任何位置，＜2cm 和＜5mitoses/50HPF）；②低风险组（任何位置，2.1～5cm，＜5mitoses/50CGA）；③中风险组（位于胃＜5cm，6～10mitoses/50HPF 或位于胃 5.1～10cm，＜5mitoses/50HPF）；④高风险组（任何部位有穿孔肿瘤或＞5cm 和＞5mitoses/50HPF 或＞10cm和＞10mitoses/50HPF或位于胃外 2.1～5cm 和＞5mitoses/50HPF 或 5.1～10cm 和

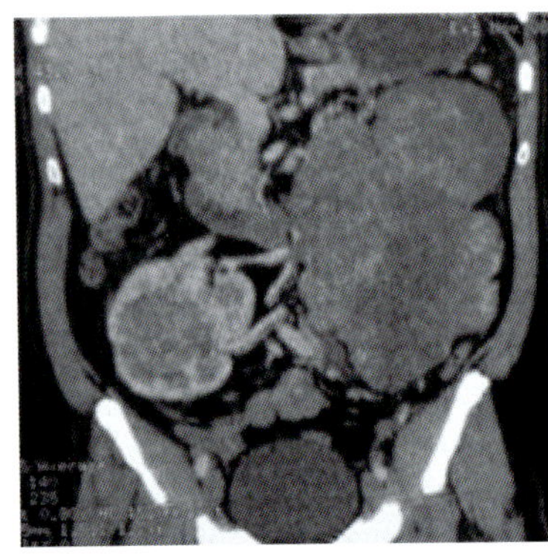
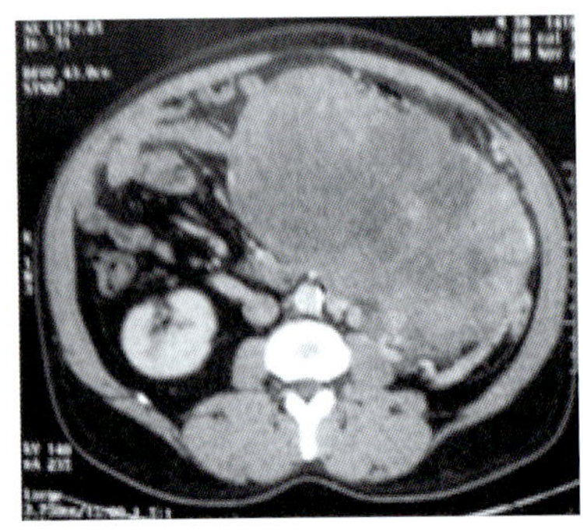
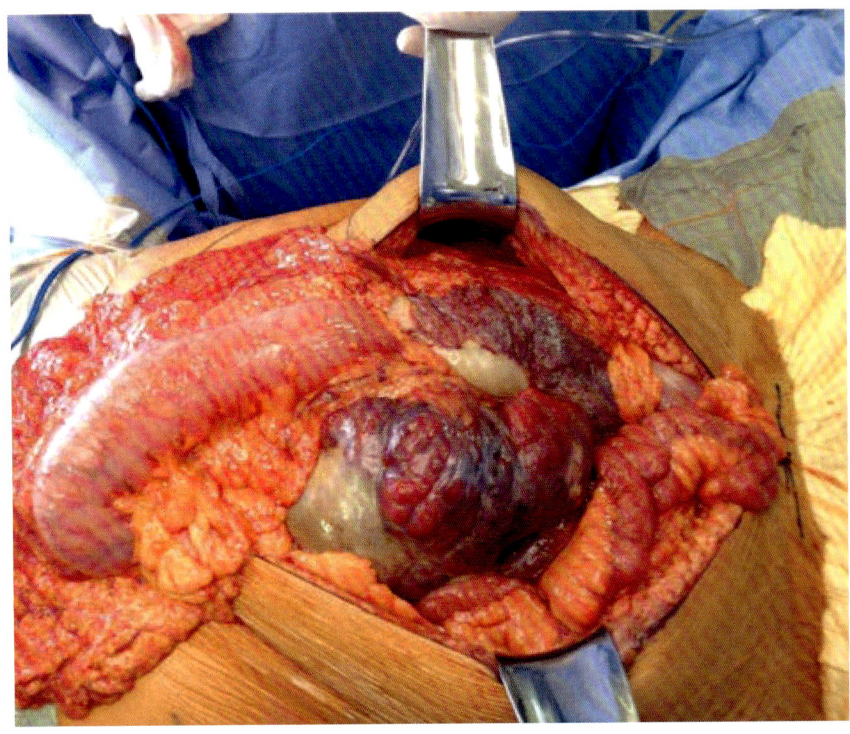

▲ 图 7-3 一位 60 岁男性患者，主诉腹痛伴腹部体积增大。查体发现腹部有一个大的可移动肿物。CT 可见异质病变，有坏死区域和"地图征"。肾脏解剖变异。空肠近端大面积原发病变的手术表现。进行节段性肠切除术并完全切除。最终诊断为 GIST

＜5mitoses/50HPF）[25]。

有指南推荐伊马替尼行新辅助治疗，以减小肿瘤大小，并降低可切除的原发性 GIST 患者术后并发症发生率[26, 27]。最佳手术干预时机尚不明确。一般情况下，患者使用酪氨酸激酶抑制药治疗 6～9 个月，如果肿瘤可以完全切除，则考虑手术治疗[28]。虽然有研究表明，即使在伊马替尼治疗 1 年后，肿瘤负担仍在继续减少，但获得最佳缓解的平均时间为 3.5 个月，9 个月后肿瘤大小几乎没有减少[29]。术前接受伊马替尼治疗的所有患者术后应恢复酪氨酸激酶抑制药，以发挥其最大效果。

开腹手术必须充分腹部探查以除外转移，应特别注意肝脏和腹膜表面。手术的目的是游离切缘后完全切除。手术时必须避免肿瘤破裂，否则会增加腹膜复发的风险。切缘通常不需要距离肿瘤边界太远。也应避免单纯切除肿瘤，因为这不符合切除部分肿瘤来源脏器的规则。建议整体切除肉眼可见侵犯邻近器官的肿瘤。由于淋巴结转移发生率低，不必常规清扫淋巴结，只有切除肿瘤时导致淋巴结受损或怀疑淋巴结转移的情况下才需要清扫淋巴结。

高危患者完全切除肿瘤后 3 年与 1 年辅助治疗的无复发生存率和总生存率分别为 65.6% vs. 47.9% 和 92% vs. 81.7%[30]。

累及大血管的 GIST 并不常见，但内脏血管可能受累（图 7-4）。

2. 内脏肉瘤　内脏肉瘤是一种罕见的肿瘤。内脏平滑肌肉瘤通常在 CT 上表现为巨大肿物，伴有不同程度的坏死和不均匀的强化，有时伴有营养不良性钙化[31]。除了直接侵袭和远处转移的特征外，胃肠道平滑肌瘤与平滑肌肉瘤的其他方面可能提示恶性，如大小＞5cm，呈叶状轮廓，非均匀强化，肠系膜脂肪浸润，溃疡，局部淋巴结病变，外生性生长等[32]。由于肠内受累，它们可导致肠梗阻。没有侵犯邻近结构的肿瘤选择宽

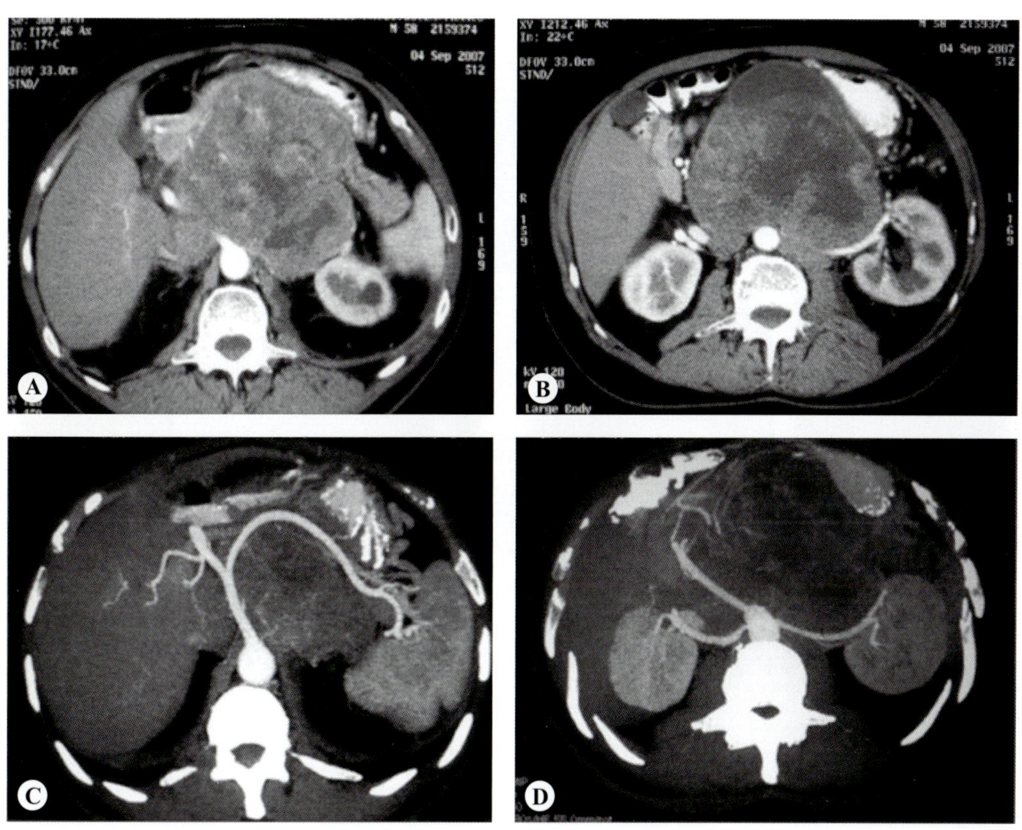

▲ **图 7-4 CT 显示一大块异质性病变，包含坏死区域。注意与血管主干的关系。经胃行超声内镜活检检查，确诊为 GIST**

切缘节段性切除。如果邻近器官肉眼可见受损，则需要整体切除。淋巴结转移罕见；然而，肠切除的病例应考虑切除相关节段的淋巴结（图 7-5）。

子宫肉瘤是一种相对罕见的具有侵袭性的肿瘤，占子宫体肿瘤的不到 10%。它们来源于子宫肌层或来源于子宫内膜的结缔组织 [33]。子宫平滑肌肉瘤占 60%～70%。必须仔细检查，以避免与子宫平滑肌瘤混淆。子宫平滑肌肉瘤通常发生在绝经前后，平均年龄为 50 岁，表现为大的盆腔肿物，可引起出血或阴道或腹部压迫感。不幸的是，术前很少考虑该诊断，常在子宫切除和非肿瘤性肌瘤切除术后被意外发现，这对疾病的有效控制极为不利 [34]。

尽管内脏肉瘤很少见，但腹膜后肿瘤的鉴别诊断中必须考虑，在大多数情况下它们是腹膜内器官的原发性肿瘤。血管受累并不常见。

3. 附件肿物 大体积的盆腔附件肿物可能占据腹腔外的空间导致诊断困难。诊断妇科肿瘤时，超声检查、与绝经期的关系及 CA125 是恶性肿瘤需要考虑的重要因素 [35, 36]。轮廓光滑的病变（单房或多房）和多普勒超声检查无肿瘤内血流提示良性病变，而不规则的实体瘤、腹水、乳头状突起和肿瘤内血流则是恶性肿瘤的征象 [37]。多室囊实性病变、双侧病变和腹腔内转移也倾向于考虑附件恶性肿瘤。尽管超声提供的信息很重要，但较大的肿瘤必须通过 CT 和（或）MRI 进行评估，以便确定肿瘤的来源及其与邻近器官的关系。原发性卵巢黏液性肿瘤、良性肿瘤和“交界性”肿瘤占了大部分类似腹膜后病变的腹膜内肿瘤。临床、实验室和影像数据的一些评分系统很有效，有助于区分良性和恶性病变 [38]。图 7-5、图 7-6 和图 7-7 显示了考虑腹膜后肿瘤的附件大肿物的病例。

Krukenberg 肿瘤是由 Friedrich Ernst Krukenberg

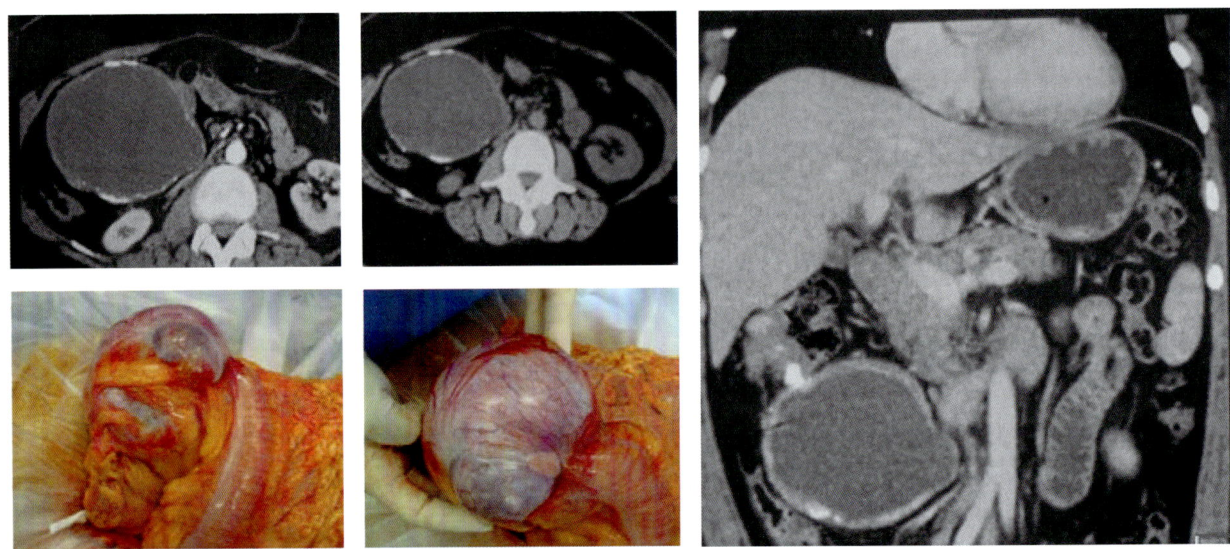

▲ 图 7-5 一位 **45** 岁女性患者，主诉右侧季肋部肿物，查体可明显活动。**CT** 可见囊性病变伴周围钙化。结肠镜检查显示近端横结肠黏膜有外源性压迫和不规则的征象。术中发现横结肠壁原发实心囊性肿物。行节段性结肠切除术和局部淋巴结切除术。最终诊断为具有上皮样成分和骨化的横结肠原发性高级肉瘤

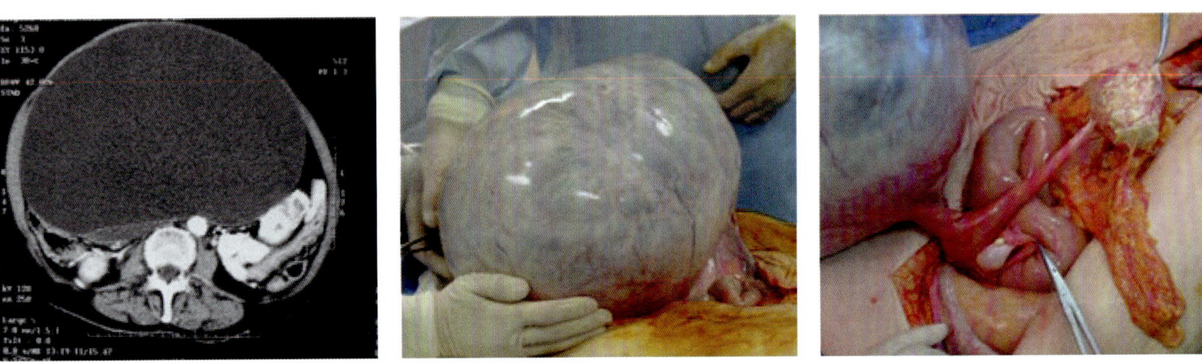

▲ 图 7-6 一位 **81** 岁女性患者，腹部体积增大，**CA125** 正常。**CT** 显示一个巨大的囊性、均匀、未接种的病变，占据整个腹腔和盆腔。术中显示来源于附件的光滑囊性肿物。病理诊断为卵巢黏液囊腺瘤

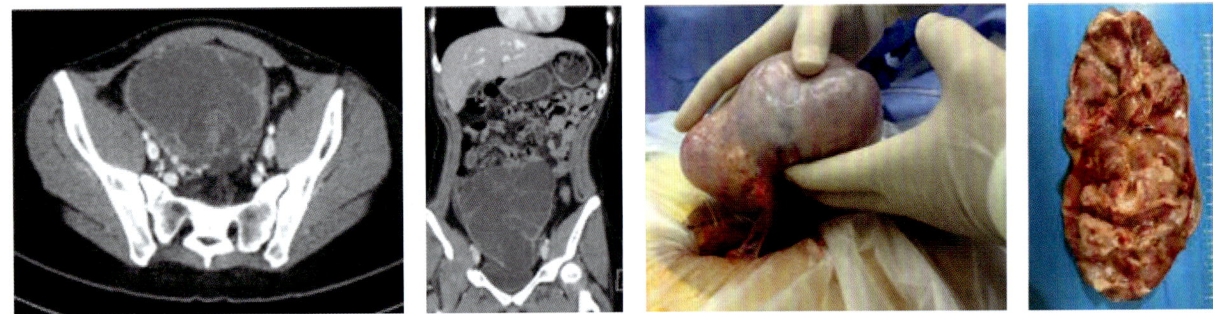

▲ 图 7-7 一位 **29** 岁女性患者，主诉腰痛，腹部体积增大。**CA125** 肿瘤标志物正常。**CT** 显示下腹部和盆腔复杂的多隔囊性病变。术中显示肿物来源于右侧卵巢。手术标本显示病变的多腔及其黏液样内容物。病理诊断为卵巢交界性黏液瘤

描述的转移性卵巢肿瘤，占卵巢肿瘤的1%～2%[39]。它们的特征是具有富含黏蛋白的印戒细胞腺癌，主要来源于胃肠道肿瘤，其中胃是最常见的原发部位（70%）。90%的Krukenberg肿瘤来源于胃和结肠，80%发生在双侧[40, 41]。有一些卵巢转移机制的假说。Krukenberg肿瘤淋巴和血液传播的可能性最大，因为早期肿瘤也会转移至有丰富血液和淋巴网络的黏膜和黏膜下层。部分病例无腹膜受累也支持这一假设，与经腹膜转移的理论相悖[42]。

卵巢转移可无症状或表现为非特异性胃肠道症状，如腹部或盆腔疼痛、腹部体积增大、腹水或性交障碍。偶尔也会成为分泌激素的肿瘤，导致阴道出血、月经周期不规律、多毛和男性化[39]。如果怀疑卵巢肿物，应将Krukenberg肿瘤与有印戒细胞的原发性卵巢肿瘤区分开来，印戒细胞有或没有黏液物质。影像、内镜及肿瘤标志物（CEA、CA72.4、CA125、CA199）可鉴别原发性胃肠道肿瘤（图7–8）。血管受累不常见。

（二）第二组：腹膜后脏器的原发肿瘤

累及腹膜后脏器（十二指肠、胰腺、肾脏、肾上腺、部分升结肠和降结肠）的非上皮性肿瘤很罕见。然而，所有器官中都能发现与其他部位类似的肿瘤：脂肪瘤、骨髓瘤、腺瘤、平滑肌瘤、脂肪肉瘤、平滑肌肉瘤、硬纤维瘤、神经鞘瘤、周围神经鞘瘤、孤立性纤维组织瘤、神经内分泌瘤和淋巴瘤等。理论上，任何来源于腹膜后器官体积较大的病变的影像都可能表现为腹膜后的肿瘤。

原发性十二指肠恶性肿瘤仅占胃肠道肿瘤的0.3%。但与小肠其他部分相比，十二指肠肿瘤发生的比例相对较高。最常见的肿瘤是上皮性肿瘤（腺癌、腺瘤、Brunner腺体增生）。与腹膜后间隙肿瘤临床表现相似的病例也应考虑间质来源的肿瘤（GIST、平滑肌瘤、平滑肌肉瘤、神经纤维瘤）、淋巴瘤、神经内分泌肿瘤（类癌、胃泌素瘤、神经内分泌癌）[43]（图7–9）。病变最有可能是非壶腹和壶腹周围十二指肠腺癌，因此腹膜后肿瘤必须鉴别该病；根据我们的经验，原发性十二指肠GIST通常体积较大，外生性生长，所以类似腹膜后间隙的原发性肿瘤。

导管腺癌是胰腺来源的肿瘤最常见的类型，但除了淋巴瘤和转移瘤外，其他各种良性和恶性肿瘤也可表现为腹膜后肿物，包括上皮性肿瘤（外分泌和内分泌）和非上皮性肿瘤（来自血管、间质、脂肪细胞和神经细胞）。由于肿物效应相关的症状，大多数罕见的胰腺肿瘤往往在晚期才被诊断出来。通常，囊实性肿瘤出血提示实性和假乳头状肿瘤；胰腺肿大但主胰管未扩张，提示胰腺原发性淋巴瘤；病变内脂肪成分的存在提示

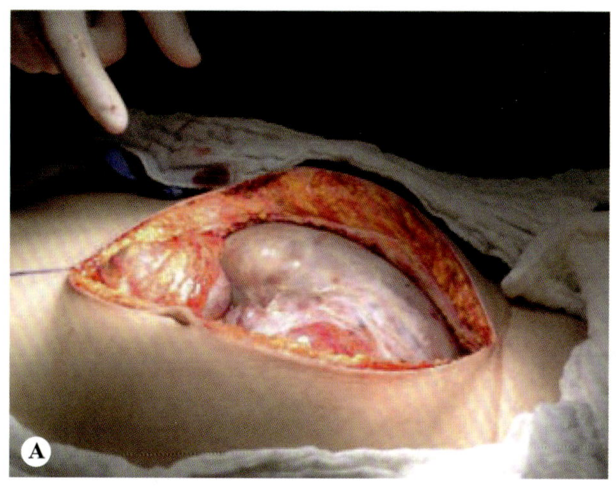

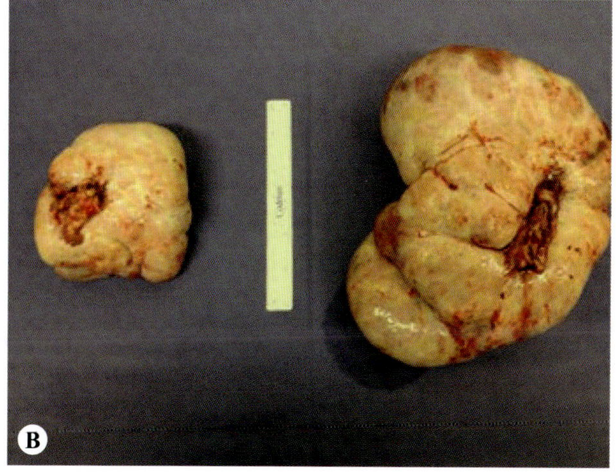

▲ 图7–8 胃癌病史39岁女性。双侧附件肿物。病理诊断符合有印戒细胞的胃腺癌转移（Krukenberg肿瘤）

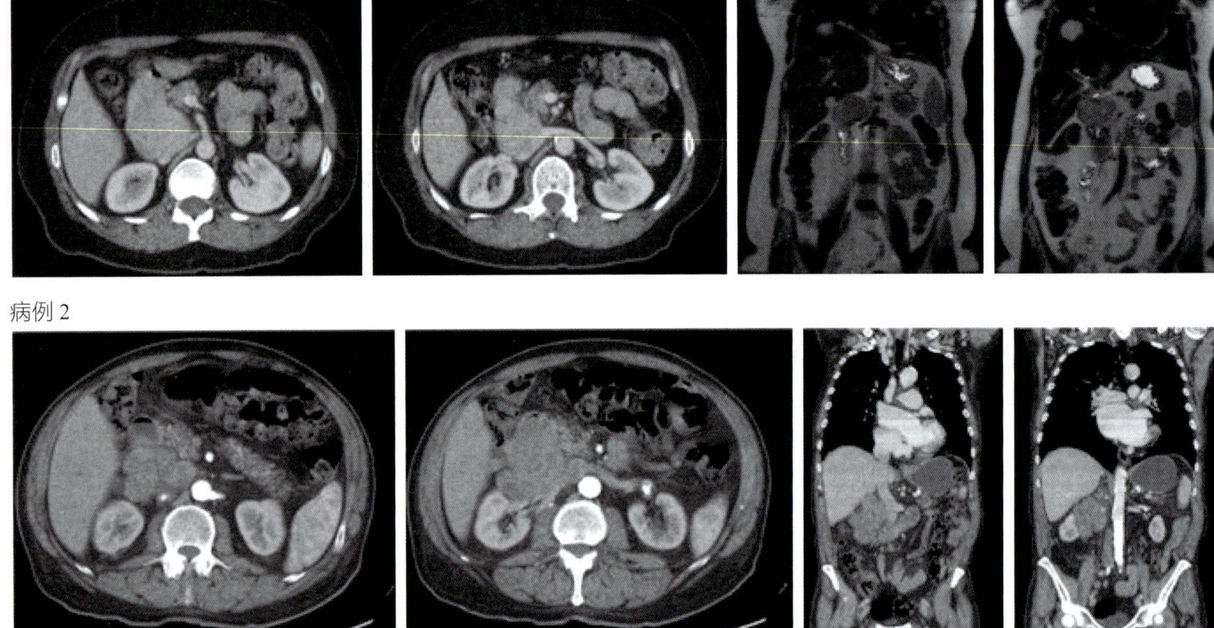

▲ 图 7-9 病例 1，一位 48 岁女性患者主诉餐后腹胀。CT 示腹膜后肿物位于肝门结构，可能累及十二指肠 - 胰沟，右肾静脉被压迫并移位。很难区分腹膜后器官的原发性肿瘤和腹膜后间隙的原发性肿瘤。上消化道内镜检查显示十二指肠受累。在手术过程中进行了明确诊断。这是腔静脉原发性平滑肌肉瘤。病例 2，一位 78 岁男性患者主诉右侧肋骨部腹痛和黑便。CT 示十二指肠第二部分的后壁有广泛的扩张性异质性实性病变，有分叶状的结节。注意下腔静脉和右肾血管的压迫和移位。超声内镜活检示十二指肠 GIST

良性病变[44]。胰腺肿瘤的大小差别很大，从显微镜下的病灶到较大的腹膜后明显的囊性肿瘤，也可类似腹膜后间隙的原发性肿瘤（图 7-10）。

肾上腺肿瘤可能占据腹膜后间隙的几种不同位置：腺瘤、嗜铬细胞瘤、癌、淋巴瘤、骨髓脂肪瘤、神经节神经瘤、神经鞘瘤、神经节神经母细胞瘤，以及来自不同原发肿瘤的转移瘤（图 7-11）。肾上腺增生也可能继发于肺结核，应鉴别这种疾病[45]。

肾肿物分为假瘤、良性实性肿物（腺瘤、癌细胞瘤、血管平滑肌脂肪瘤等）和恶性实性肿物（肾细胞癌、集管癌、髓样癌、移行细胞癌、淋巴瘤、白血病、肉瘤和转移瘤）[46]。较大的肿物也可能妨碍对肾脏来源的判断，并与来源于腹膜后间隙的肿物类似，应在鉴别诊断中考虑。

升结肠和降结肠腹膜后段上皮性肿瘤常见，而非上皮性病变罕见。与十二指肠一样，可发生间质病变、淋巴瘤和神经内分泌肿瘤并表现为类似腹膜后间隙的肿瘤。

如我们所见，应鉴别腹膜后原发器官的肿瘤，当体积增大时，可以类似腹膜后间隙的原发肿瘤。这些肿瘤组血管受累的风险不同，与来源器官有关。胰腺、肾上腺和肾脏的原发性大肿瘤可累及局部血管蒂，增加了手术的技术难度和并发症发生率。

（三）第三组：腹膜后间隙原发肿瘤

1. 良性肿瘤 腹膜后间隙原发肿瘤约 20% 为良性。神经鞘瘤、神经节神经瘤、副神经节瘤、血管平滑肌脂肪瘤、脂肪瘤、腹膜后硬纤维瘤病和腹膜后纤维化是最常见的腹膜后良性肿瘤。

来自神经鞘瘤细胞的肿瘤（也称为神经鞘瘤）是最常见的周围神经肿瘤类型。它们是来源

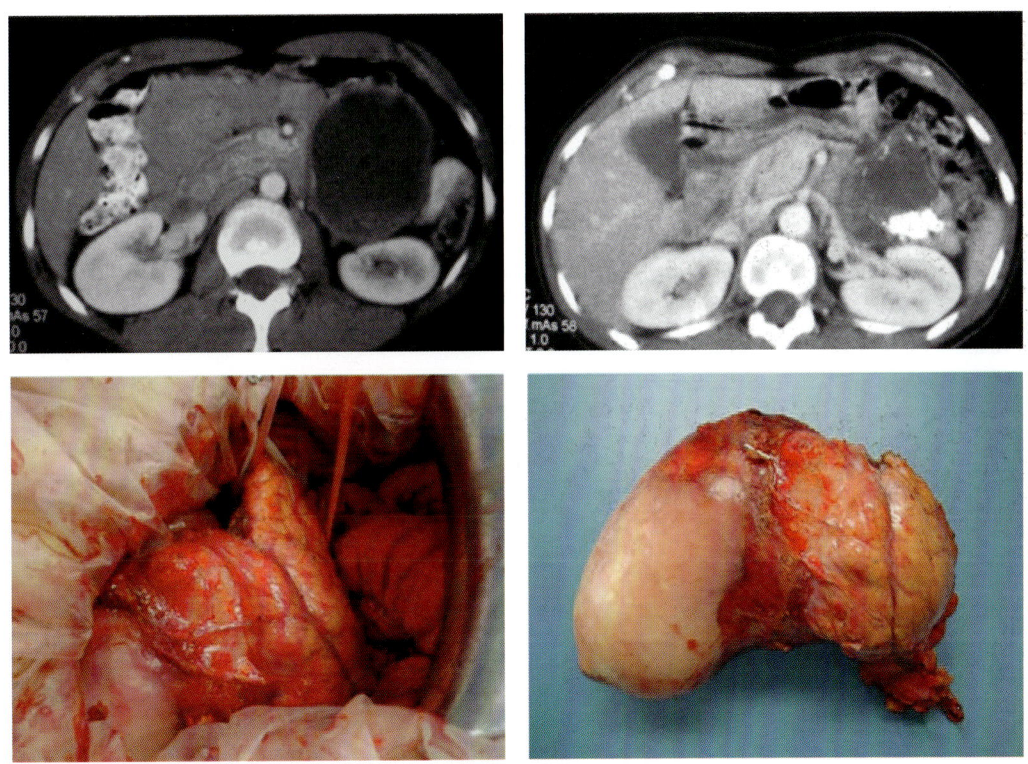

▲ 图 7-10 一位 45 岁女性患者，主诉左腹部不适。CT 示胰腺下缘附近囊实性病变伴周围钙化。在手术中，胰腺原发肿物向腹膜后突出。病理诊断为胰腺黏液囊腺瘤

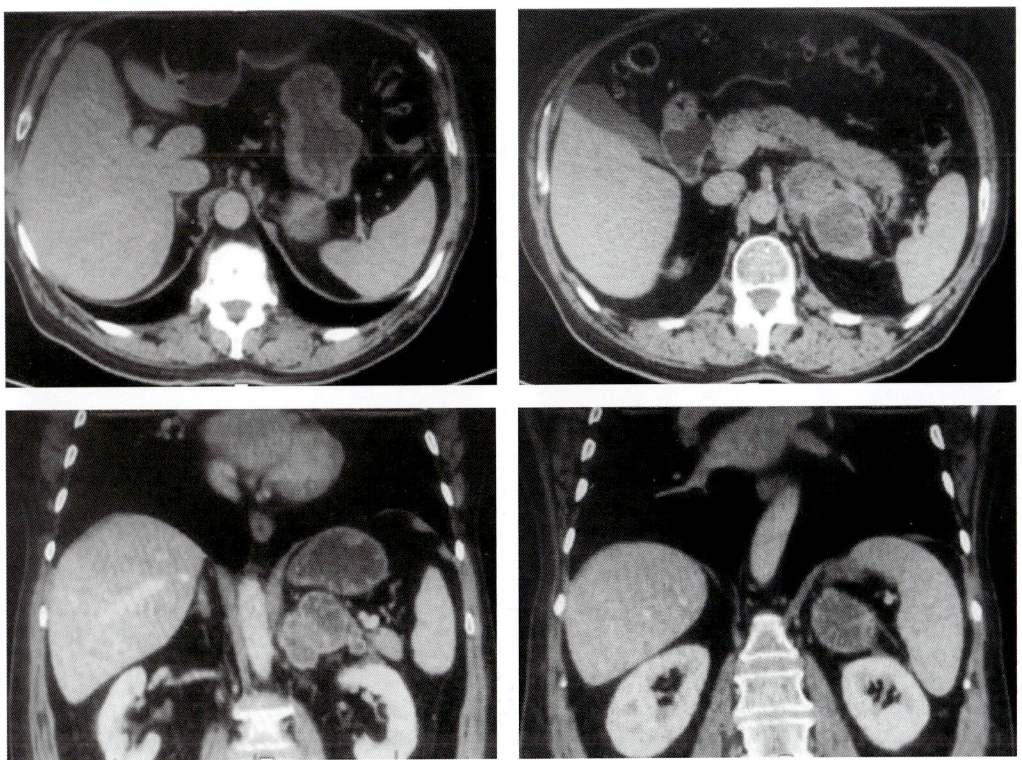

▲ 图 7-11 一位 60 岁男性，有下肢 Merkel 细胞癌病史。他首先出现了脑转移，并接受了放射治疗。随后出现左侧肾上腺囊实性肿物，提示腹膜后转移癌

于施万细胞的包裹性肿瘤，以偏心的方式从周围神经或神经根生长，将神经包裹。散发性神经鞘瘤影响所有年龄段的患者，20—50 岁的发病率较高。许多神经鞘瘤是偶然发现的。发展过程较长的病变可发生退行性改变（核多形性、血管透明化、出血、局灶性坏死和钙化），这种情况下的影像不同，可能导致误诊[47]。神经鞘瘤和神经纤维瘤可散发或与神经纤维瘤病（neurofbromatosis，NF）有关。神经纤维瘤见于 NF1，可发生恶性转化。神经鞘瘤与 NF2 相关，除非典型变异外，不会发展为恶性病变。

大部分神经鞘瘤需要手术治疗，但有的可保守观察，如无症状或症状少、手术风险高的患者。然而，有时缺乏明确的手术指征（图 7–12）。在腹膜后病变中，因压迫邻近器官和结构而引起的疼痛和症状是手术切除的主要指征。手术应追求完全切除；然而，当切除造成部分或全部神经损伤和功能缺损时，可以囊内切除以保留功能，尽量减少神经缺损[48]。腹膜后间隙的大神经鞘瘤需要评估是否累及血管。累及血管的神经鞘瘤需要手术时，应整体切除并行血运重建术[49]（图 7–13）。

(1) 神经节神经瘤：神经节神经瘤、神经母细胞瘤和神经节神经母细胞瘤是由成熟的神经节细胞形成的周围神经母细胞肿瘤。神经节神经瘤是一种罕见的生长缓慢的肿瘤，由胚胎神经嵴细胞衍生的交感神经节细胞产生，可能代表神经母细胞瘤成熟的最后阶段。它们是良性、大的包裹性肿瘤，多见于年轻女性。神经节神经瘤可发生在交感神经链的任何部位，多见于纵隔、腹膜后和肾上腺。它们通常无症状，除非有肿物效应和压迫局部器官和结构。在骶前位置，它们可引起根受压和疼痛[50]。免疫组化示神经节细胞和施万细胞中 S100 阳性[51]。

治疗方法可选择手术完全切除肿瘤。在腹膜后，神经节神经瘤可能累及血管干和神经，由于存在广泛内脏断流的风险，切除手术很困难，甚至是禁忌证。肿瘤囊附着在血管结构上的情况并

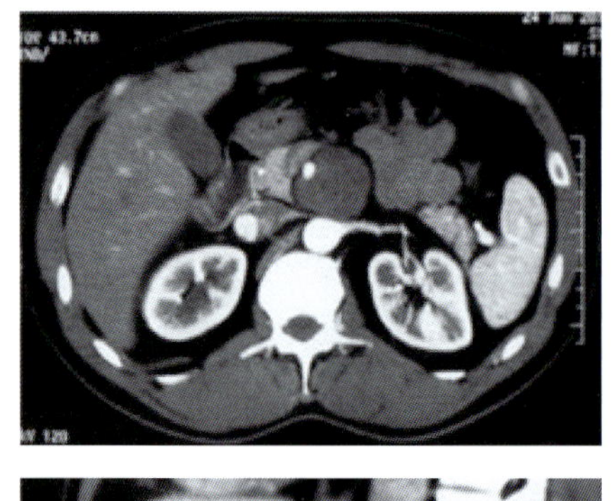

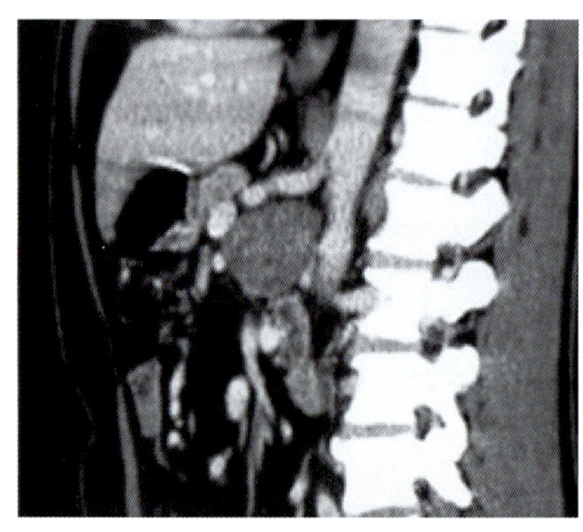

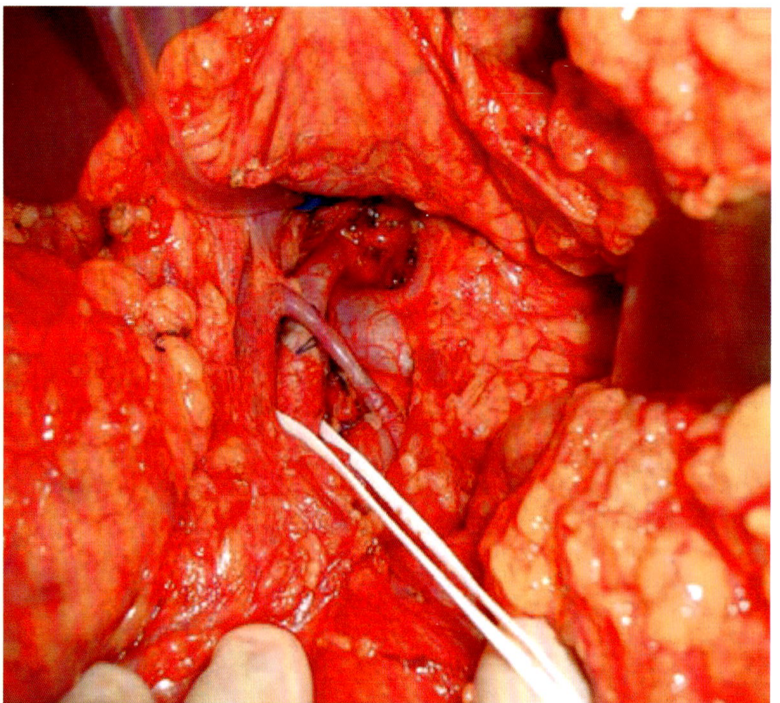

▲ **图 7–12　一位 47 岁男性患者在超声检查中偶然发现腹膜后肿瘤。CT 显示实性病变与肠系膜上动脉接触。超声内镜活检显示神经源性肿瘤。手术完全切除肠系膜上动脉。病理诊断为神经鞘瘤**

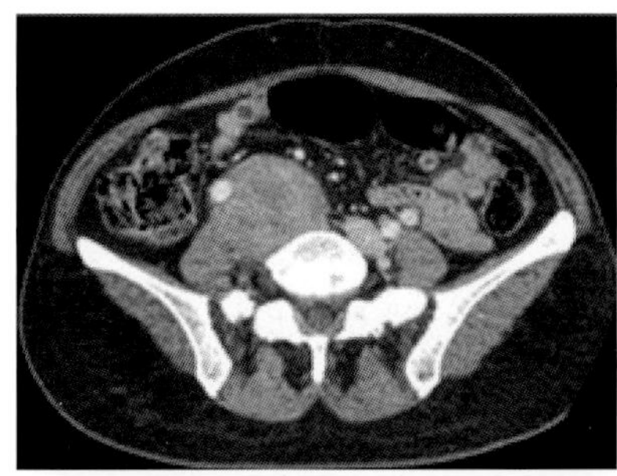
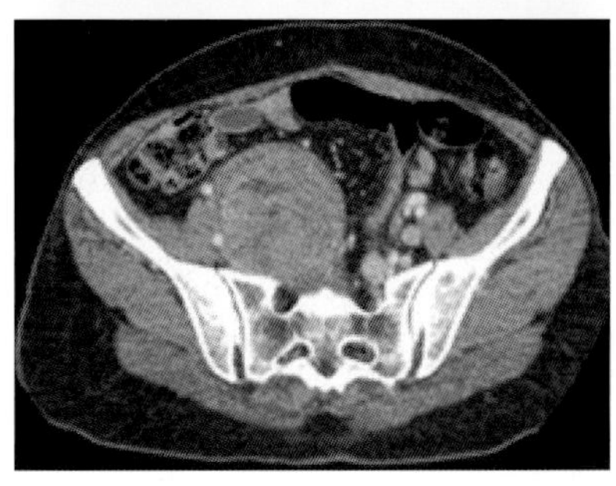
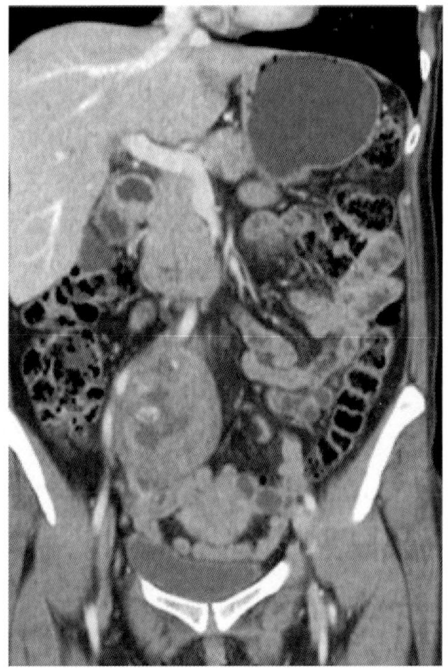
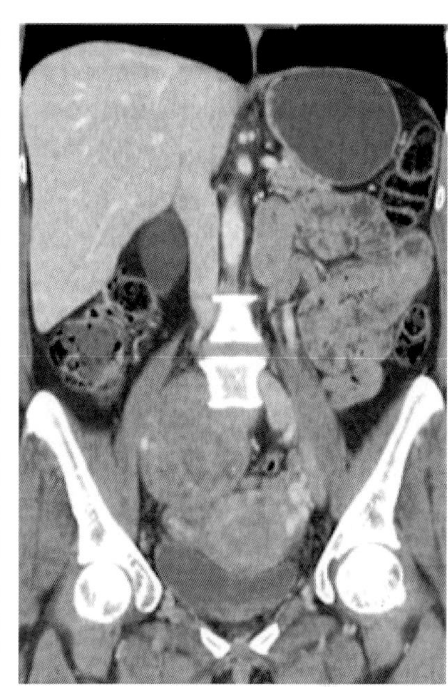

▲ 图 7-13 一位 53 岁女性患者，主诉腹痛，向右下肢后部放射。CT 显示腹膜后实性肿物，广泛接触 L_5 和 S_1 椎体。右髂血管被病变压迫并移位。影像引导下行活检，确诊为神经鞘瘤

不罕见，这使得肿瘤全部切除成为一种高风险的手术。因此，手术的适应证应谨慎评估，因为生长缓慢和无症状可能不会影响生活质量，倾向于通过影像检查主动脉监测作为高风险手术的替代方案。如果肿瘤生长和症状出现，应该重新考虑手术（图 7-14 和图 7-15）。

(2) 副神经节瘤：副神经节瘤是一种罕见的神经内分泌肿瘤，来源于肾上腺外自主神经副神经节，这是一种主要由源自胚胎神经嵴的神经内分泌细胞组成的小器官，类似于那些迁移到肾上腺的神经内分泌细胞。从组织学上讲，副神经节瘤与嗜铬细胞瘤难以区分，这就是为什么它们也被称为“肾上腺外嗜铬细胞瘤”，正如嗜铬细胞瘤被称为“肾上腺内副神经节瘤”。

大多数副交感副神经节瘤没有功能，沿舌咽和迷走神经、颈部和颅底分布。相反，交感副神经节瘤通常分泌儿茶酚胺，位于胸部、腹部和骨盆的交感椎旁神经节。约 75% 的交感副神经节

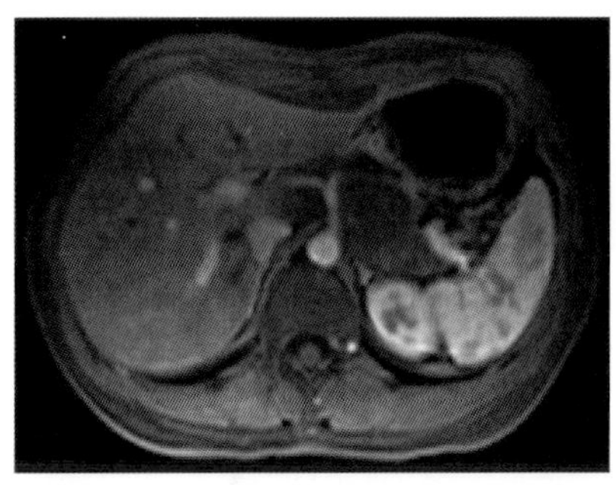
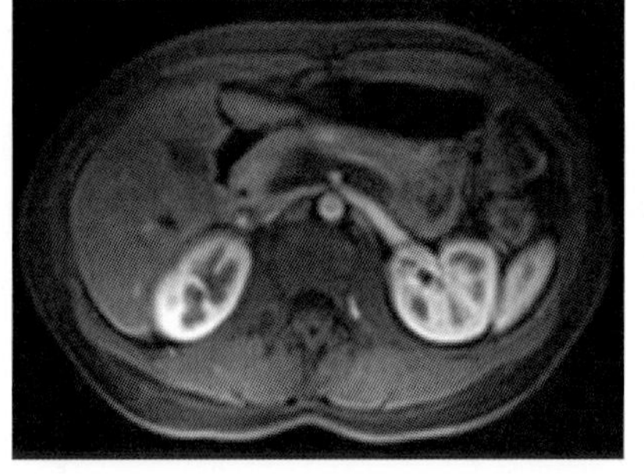
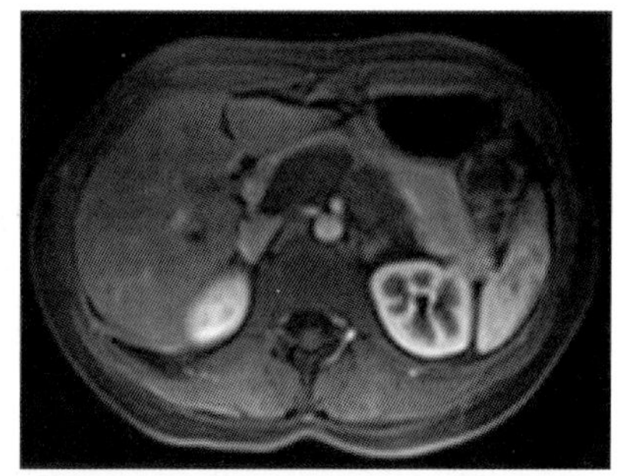

▲ 图 7-14 一位 32 岁女性患者腹部超声发现腹膜后腹主动脉前肿物。MRI 显示实性扩张性病变，血管化差，分叶状轮廓，界限明确，大小为 8.2cm×5.0cm×4.1cm，位于腹膜后，胰腺向前移位，与左肾上腺接触。病变累及乳糜干及其分支。乳糜干通畅，直径正常，轮廓规则。它还与肠系膜上动脉和下腔静脉接触，并压迫脾静脉。影像引导下活检，诊断为神经节神经瘤。患者随访 5 年无症状，并且影像复查未见复发

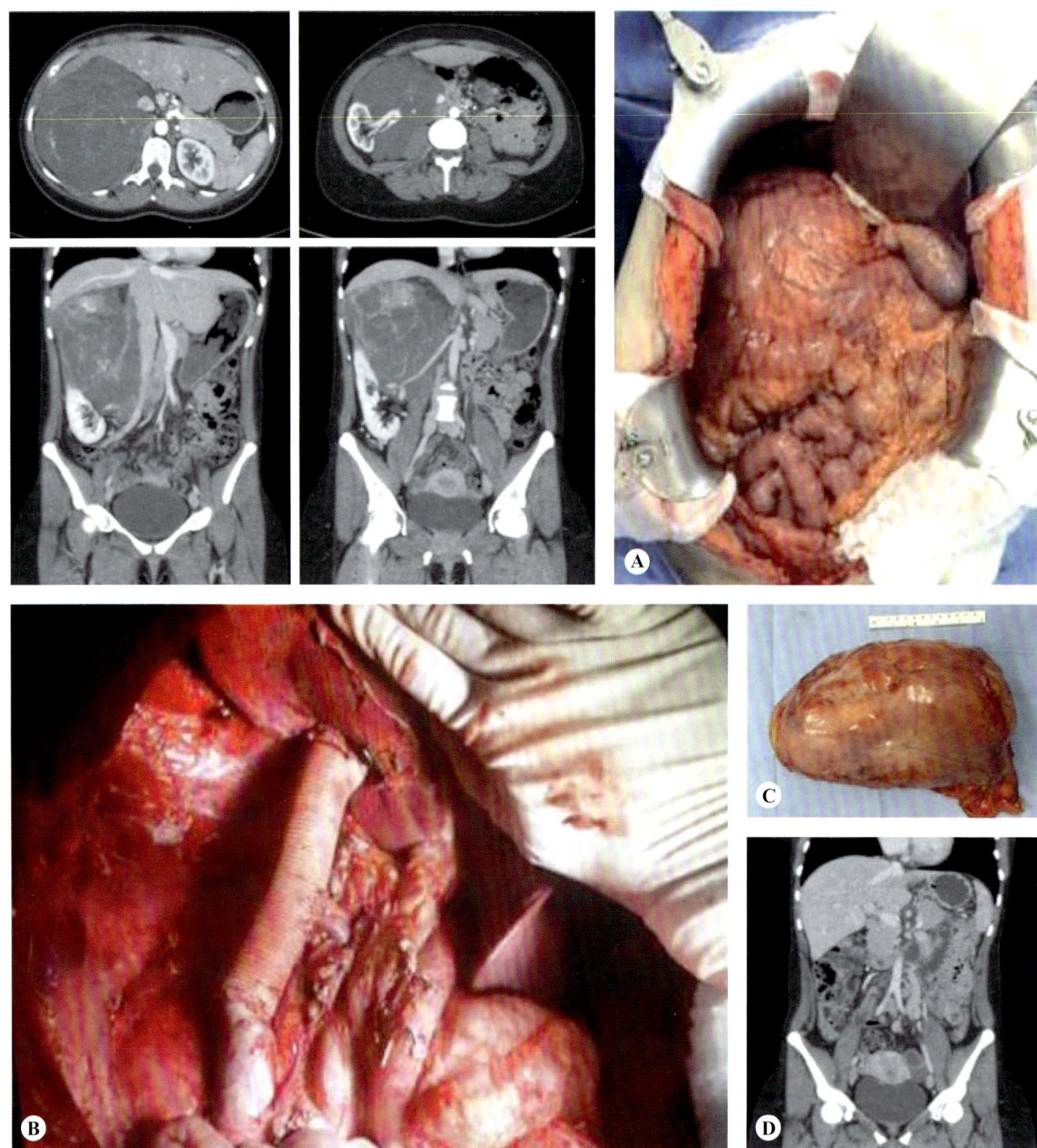

▲ 图 7-15 一位 **26** 岁女性患者，主诉腹痛。**CT** 示腹膜后右肾上腺一大块不均匀实性肿物，呈分叶状，中间有钙化。肿物几乎完全包围下腔静脉，右肝叶向前移位，胰腺向对侧移位，右肾向下方移位。肿物与下腔静脉没有明显的分界，下腔静脉向外侧移位

A. 剖腹探查，可见病变占据右上半腹；B. 肿物包括右肾和一大块腔静脉需要整体切除，注意用假体重建腔静脉段，并在假体中重新植入左肾静脉；C. 手术标本；D. 术后 6 个月 CT 对照。患者无症状 4 年，无发病迹象（图片由 Frederico José Teixeira Jr-oncologic surgery and Luciana Ragazzo Araujo Teixeira-vascular surgery 提供）

瘤发生在腹膜后，最常发生在腔静脉与左肾静脉的交界处，在 Zuckerkandl 器官或主动脉分叉旁，靠近肠系膜下动脉的部位。因此，更常见的是，腹膜后副神经节瘤来源于交感神经节，是分泌性的，临床表现为嗜铬细胞瘤症状，伴有高血压、阵发性头痛、出汗和心动过速[52]。大多数副神经节瘤是良性的，诊断年龄在 30—50 岁[53]。恶性副神经节瘤很少见（占腹部副神经节瘤的 20%）。恶性肿瘤的定义是在病程中出现转移[54]。

散发性副神经节瘤多见于 40 岁以上的患者，而遗传性副神经节瘤多见于年轻患者。在遗传病例男女比例相同；然而，散发病例在女性中更为常见（71% vs. 29%）[55]。与“10 法则”（10% 双侧或多发性，10% 家族性，10% 肾上腺外，10% 恶性）的数据不同，今天认为约 25% 的副神经节瘤是多样性的，30%～50% 与某些遗传综合征有关，散发性病例的多样性很少见（1.2%）[56]。以前，遗传性副神经节瘤与 von Hippel Lindau 病（BVS）、多发性内分泌腺瘤 2 型（multiple endocrine neoplasia type 2，MEN2）和 1 型神经纤维瘤病有关[57]。最近，有研究表明，其中 30% 是继发于其他基因的种系突变：*SDH*、*SDHAF2*、*TMEM127* 和 *MAX*。SDHB 突变与较高的恶性肿瘤风险（31%）和较差的预后相关[58]。

副神经节瘤是高度血管化的肿瘤，通常与血管和神经结构有关。通过与肾上腺素和儿茶酚胺水平升高相关的症状或作为影像学偶然发现来诊断。组织学诊断很重要，特别是生化检查显示儿茶酚胺代谢物剂量增加时[59, 60]。免疫组织化学染色证实了神经内分泌细胞的性质，特异性神经元烯醇化酶、突触素和（或）嗜铬粒蛋白呈强弥漫性阳性，角蛋白通常呈阴性染色[61]。

在分泌儿茶酚胺的肿瘤中，15%～20% 位于肾上腺外，多数位于腹部或盆腔[57]。最常见的肾上腺外部位是腹部主动脉旁区（75%）、膀胱（10%）、胸部（10%）和颅底、颈部和骨盆（5%）[62]。

在腹膜后副神经节瘤中，由于儿茶酚胺分泌的可能性更大，为了避免侵入性手术可能导致儿茶酚胺和血管活性肽释放的潜在严重并发症，初诊时充分地调查必不可少。可通过联合生化和影像检查诊断。推荐用于初步评估的筛选试验是测定游离血浆肾上腺素或尿非结合差异性肾上腺素[63]。与血浆或尿液儿茶酚胺和香草扁桃酸相比，肾上腺素水平更灵敏（98%）。重要的是一些物质（咖啡因）和药物（β 受体阻滞药、拟交感神经抑制药、三环抗抑郁药、单氨基氧化酶抑制药、α 甲基多巴、左旋多巴和对乙酰氨基酚）和急性事件（急性心肌梗死、急性肺水肿和脑卒中）可以增加儿茶酚胺浓度并产生假阳性结果。血浆嗜铬粒蛋白 A 是一种共分泌蛋白，在功能性和非功能性副神经节瘤中经常升高，也有助于诊断（灵敏度 83%～89%）。同样，由于器质性疾病（肝或肾衰竭）和质子泵抑制药的使用，在测量嗜铬粒蛋白 A 时也存在假阳性结果的风险[64]。

一旦发现副神经节瘤，就需要进行功能检查来补充调查，并评估是否存在转移和（或）多发性肿瘤[52]。值得注意的是，怀疑副神经节瘤的患者，除非儿茶酚胺分泌生化分析结果为阴性或患者准备了 α 肾上腺素能阻滞，否则活检可能引发儿茶酚胺释放继发的高血压危象。因此手术干预必须在多学科中心进行，在内分泌、麻醉和外科团队的相互作用下，由经验丰富的专业人员团队进行术前和术中操作。在手术过程中，不断的沟通手术步骤是必不可少的，以使麻醉师是准备和预测血压的巨大变化。必须对患者进行适当的监测，并有足够的血管通道（图 7-16）。

(3) 血管平滑肌脂肪瘤和淋巴管平滑肌瘤（淋巴管瘤）：血管平滑肌脂肪瘤是含有不同比例的非典型血管和平滑肌的良性肿瘤[65]。血管平滑肌脂肪瘤最常见的部位是肾脏，表现为肾内肿物。它偶尔在腹膜后外生性生长较大，并且由于其高脂肪含量，类似脂肪肉瘤的诊断[66, 67]。根据脂肪含量，它们分为“富含脂肪”（经典型）和“缺乏脂肪”，两者都是良性的，没有转移潜力。第三种罕见类型是上皮样形式，具有恶性潜能，是血管周围上皮细胞肿瘤（perivascular epithelial

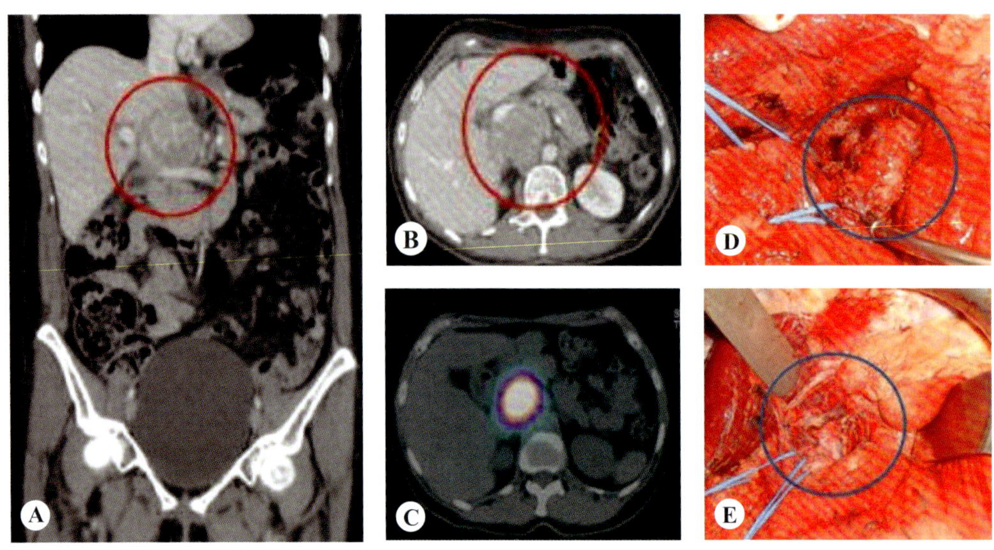

▲ **图 7-16 一位 74 岁女性，全身性动脉高压难以控制。调查结果发现腹膜后肿物和血清儿茶酚胺升高。患者接受 α 肾上腺素能阻滞治疗并准备手术**

A 和 B. CT 显示实性血管化病变，有门静脉和下腔静脉压迫的征象，向后浸润到肝门；C. MIBG 闪烁图显示高亮区域的肿瘤；D. 术中肿瘤的外观及门静脉和下腔静脉的血管控制；E. 完全切除后显露下腔静脉和肝脏Ⅰ段的手术野视图，明确诊断为副神经节瘤（图片由 Frederico José Teixeira Junior，oncologic surgery 提供）

cell neoplasms，PEComas）家族的一部分[68-70]。

孤立的散发性血管平滑肌脂肪瘤占 80%，其他病例与结节性硬化症（Bourneville-Pringle 病）有关，这是一种罕见的常染色体显性遗传疾病。这些变化影响细胞增殖和分化，导致许多器官的错构瘤病变，如肾脏最常见的血管平滑肌脂肪瘤（50%～80%）。

较大的病变和虽然良性并罕见，但其与结节性硬化症的关联增加了并发症的风险，包括病灶内出血，这可能是最初的表现之一。散发性血管平滑肌脂肪瘤主要见于 40—50 岁女性。血管平滑肌脂肪瘤合并结节性硬化症通常为较大、多灶性或双侧肿瘤，更常见于年轻患者[71, 72]（图 7-17）。

淋巴管平滑肌瘤病［淋巴管肌瘤病（lymphangiomyomatosis，LAM）］是一种病因不明的罕见疾病，仅见于女性，通常发生在育龄期，常伴有肺部受累。本部分描述了两种形式的淋巴管平滑肌瘤病：散发性（S-LAM）和结节性硬化症（TSC-LAM）。这两种形式都与 TSC1 或 TSC2 基因突变有关，导致 mTOR 通路过度激活。绝经后发病非常罕见[73]。

高达 75% 的肺外病变以血管平滑肌脂肪瘤和

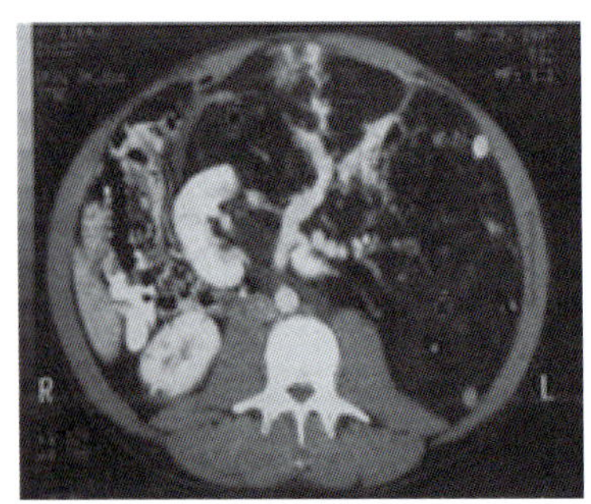

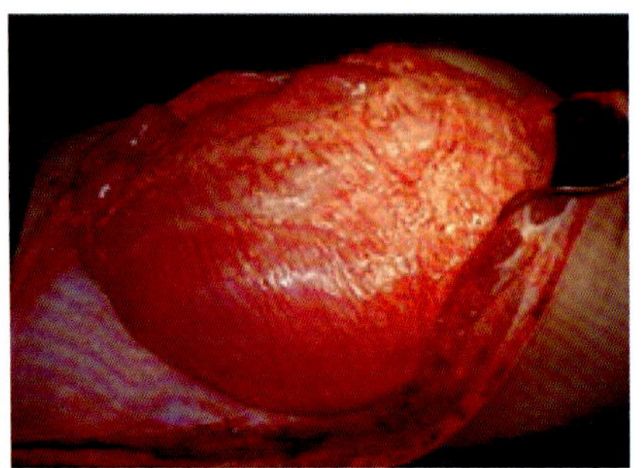
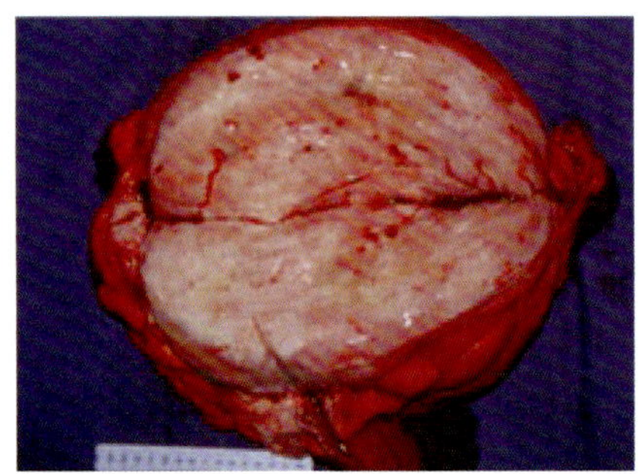

▲ **图 7-17 结节性硬化症年轻患者的大型血管平滑肌脂肪瘤类似脂肪肉瘤**

图片由 Ademar Lopes，oncologic surgery 提供

腹膜后腺病的形式出现。其发展趋向缓慢、进行性和激素依赖性，特征为肺部弥漫性薄壁囊肿和肾脏血管平滑肌脂肪瘤的形成[74, 75]。

腹膜后和骨盆的淋巴管平滑肌瘤（淋巴管平滑肌瘤）是良性的淋巴填充肿瘤，发生在16%～38%的LAM患者中。它们可以无症状或产生恶心、腹胀、腹痛、下肢水肿或膀胱移位引起的泌尿系统症状，或与肾收集系统的连接而导致乳糜尿。重力、食物摄入和运动导致的体型变化可以解释白天症状恶化[76]。腹膜后和盆腔淋巴结病比纵隔淋巴结病更常见，这与它来源于下腹部或骨盆一致。除了子宫平滑肌瘤（肌瘤）外，一些关于淋巴管平滑肌瘤病的报道还描述了子宫和卵巢的病变。有时，经性腺静脉的静脉进展可到达下腔静脉并向上迁移至心房[77, 78]（图7–18）。

腹膜后肿瘤需要鉴别血管平滑肌脂肪瘤和淋巴管平滑肌瘤，因为它们有可能在腹膜后、造成淋巴结肿大或与血管有关。

(4) 脂肪瘤：脂肪瘤是成熟脂肪细胞的良性增生。根据形态可分为纤维脂肪瘤、常规脂肪瘤、血管脂肪瘤、梭形细胞脂肪瘤和骨髓瘤。腹膜后间隙脂肪瘤很罕见。在原发性腹膜后病变中，它们仅占肿瘤的0.2%。腹膜后脂肪瘤可出现在不同的组织：脂肪组织、结缔组织、肌肉组织、淋巴组织或神经组织。它也可以来源于肠系膜、Gerota筋膜或泌尿生殖道[79]。

临床表现是多样的。它们可以无症状、影像检查发现或由于肿瘤体积增加压迫邻近器官和结构产生症状。一般来说检查只需要CT；然而，由于腹膜后间隙罕见，诊断的不确定性导致进一步的调查，MRI可以提供帮助。脂肪瘤和高分化脂肪肉瘤的明确诊断取决于病理检查[80]。荧光原位杂交（fluorescent in situ hybridization，FISH）扩增MDM2（在脂肪肉瘤中扩增）已被认为是一个有用的测试，明确区分脂肪瘤和分化良好的脂肪肉瘤。

手术是首选的治疗方式。然而，值得注意的是，即使确定是良性病变，也必须努力做到完全切除，而不使病变碎裂。由于其良性特征，预计不会累及血管（图7–19）。

2. 恶性肿瘤

(1) 腹膜后软组织肉瘤：腹膜后肉瘤占软组织肉瘤总数的10%～15%，是腹膜后间隙原发性恶性肿瘤的主要诊断[81]。由于早期没有特定的症状，诊断通常要推迟到肿瘤生长导致压迫、移位和（或）侵犯邻近器官和结构（包括大血管）。1/3的患者会经历一些继发于腰或骨盆神经丛压迫或拉伸的神经系统症状。胃肠道症状和继发于外源性压迫和（或）血管结构侵犯的非肿瘤性腹水分别发生在10%和15%的病例中[5, 82]。

在成人中，腹膜后肉瘤最常见的组织学类型是脂肪肉瘤和平滑肌肉瘤，其次是无法分类的未分化肉瘤，包括多形性肉瘤。其他不太常见的组织学有周围神经鞘恶性肿瘤、滑膜肉瘤、孤立性纤维瘤和小圆细胞结缔组织增生瘤[83]。在儿童中，最常见的组织学类型是骨骼外的Ewing肿瘤/原始神经外胚层肿瘤、肺泡横纹肌肉瘤和纤维肉瘤[84]。

在脂肪肉瘤中，最常见的亚型是高分化和去分化肉瘤。高分化脂肪肉瘤没有转移潜力，但局部复发相对常见。去分化脂肪肉瘤的定义是在高分化肿瘤内存在非脂肪源性肉瘤组织区域，有时难以与未分化多形性肉瘤区分[85]。它们是高级别肿瘤，具有高转移潜力和死亡风险。其他亚型（黏液样细胞和圆形细胞）在腹膜后较少见[86, 87]。达到很大体积的脂肪肉瘤是手术的困难（图7–20）。

考虑平滑肌肉瘤时，应特别注意腹膜后血管来源的原发性肿瘤的可能性，包括下腔静脉及其分支（图7–21和图7–22）。在这种情况下，肺转移的风险很高，10%的患者在诊断时出现远处转移[88]。平滑肌肉瘤也可以来源于胃肠道和子宫壁，在这种情况下，它们被认为是内脏肉瘤，而不是腹膜后肿瘤，并且在腹膜和肝脏扩散的风险增加。

一旦确诊腹膜后肉瘤，手术切除是唯一可能治愈的方法。最重要的预后因素是在最初出现时完全切除。在完全切除后，肿瘤恶性程度是第二

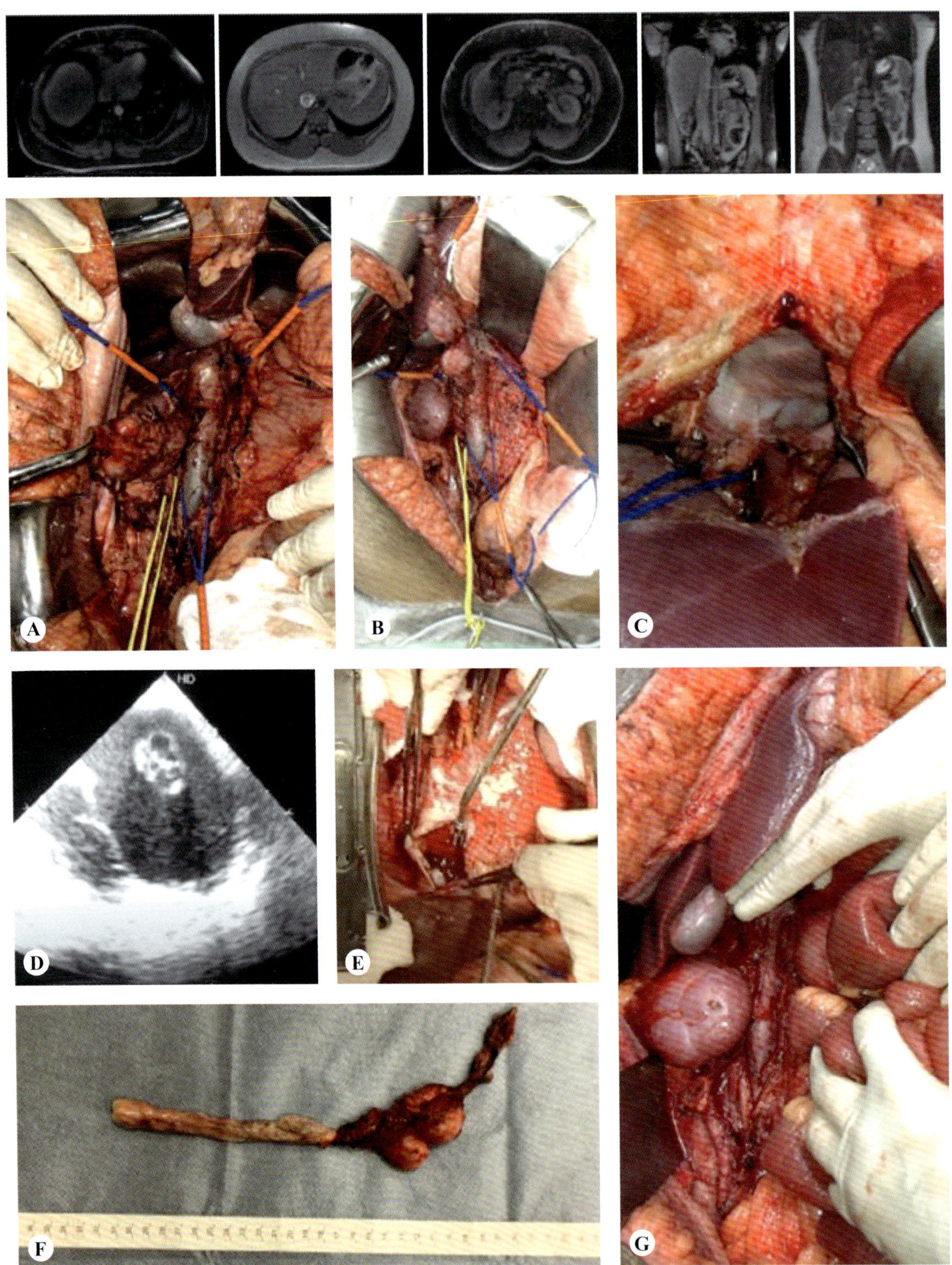

▲ **图 7-18** 一位 **31** 岁女性患者，既往因子宫大肌瘤切除子宫。子宫切除术后，发现心房心脏肿物。超声心动图显示一个 **4cm** 的可移动的非均匀肿物部分填充下腔静脉腔，并向右心房投射。**MRI** 影像显示病变的范围通过右性腺静脉，并在下腔静脉内生长到右心房

A 和 B. 手术示下腔静脉、左右肾静脉和充满肿瘤的右侧性腺静脉的剥离和修复（B 的上部）；C. 下腔静脉（肝上部分）和心包膜的视图，在完成胸骨切开术之前显露；D. 心房血栓的超声记录；E. 患者体外循环时开胸骨并打开右心房；F. 手术标本显示有肿瘤血栓的性腺静脉和下腔静脉形状的血栓与心房部分；G. 下腔静脉缝合。患者随访 2 年无症状，无发病迹象（图片由 Frederico José Teixeira Junior, oncologic surgery; Nelson de Luccia, vascular surgery; and Fábio Gaiotto, cardiac surgery 提供）

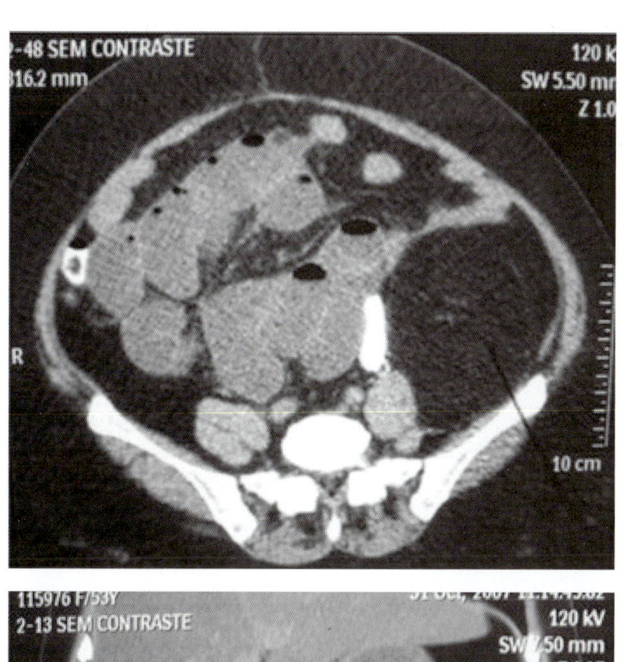

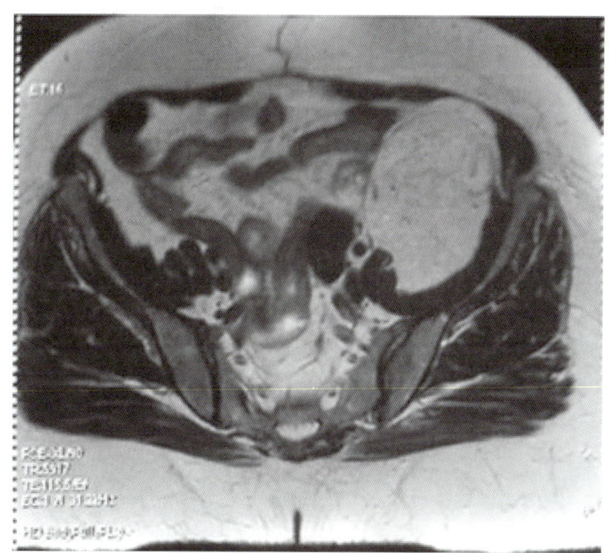

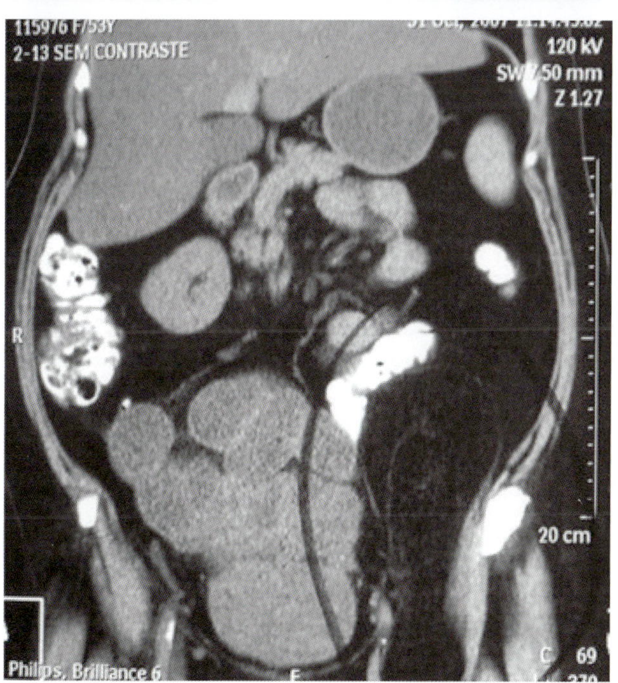

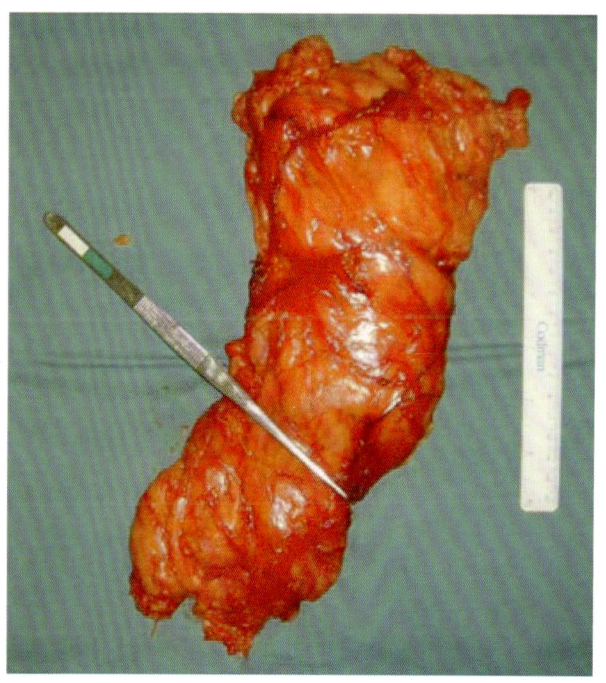

▲ 图 7-19 一位 **53** 岁女性，主诉右侧髂窝膨出。**MRI** 显示左侧盆腔均匀脂肪瘤状病变，向左侧大腿放射。病理诊断明确脂肪瘤

重要的因素，高级别肿瘤预后较差。由于肿瘤大小和位置不同，并不能都达到 R_0 切除。因此，尽管我们想做到 R_0 切除，但肉眼完全切除伴镜下不完全切除（R_1）更常见。这一特点证明了在不同研究中观察到的高局部复发率 [89, 90]。

理想情况下，腹膜后肉瘤患者应在有经验的中心进行治疗 [91]。由于缺乏新辅助和辅助治疗的前瞻性随机临床研究，所以治疗方案无法统一。尽管缺乏证据，但考虑到大体积、深度和高级别肿瘤具有更高的转移潜力，一些中心认为全身化疗对患者有益，特别是化疗敏感的肿瘤。由于未常规保留足够的 3D 立体切缘，因此为了减少局部复发率，我们讨论了围术期放疗。术前放疗相对于术后放疗的一些优势在于较小的辐射场、较低的剂量、更大的安全性、避免辐射切除后占据肿瘤床的正常组织，这些组织会增加并发症的风

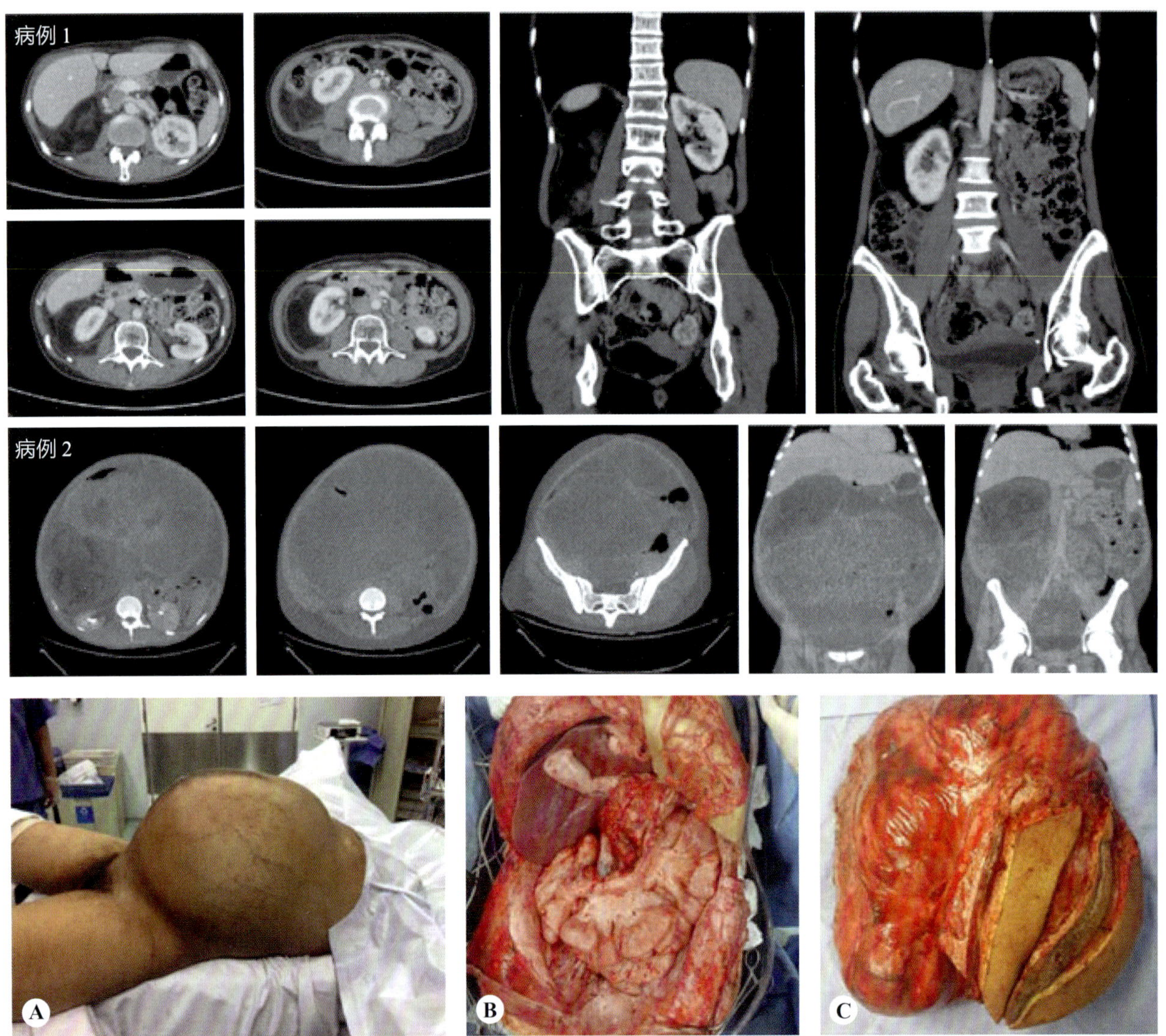

▲ **图 7-20** 病例 **1**，一位 **75** 岁女性患者。**CT** 显示范围广泛、界限明确的病变，主要含有脂肪，提示分化良好的脂肪肉瘤，通过邻近器官的移位在腹膜后间隙形成，并累及右肾。手术后确诊。病例 **2**，一位 **37** 岁男性患者，主诉腹部体积增加一年半，伴有体重减轻和虚弱。外院活检示高级别脂肪肉瘤。由于状态不佳，患者入院接受营养支持治疗，为手术做准备。**CT** 可见大体积非均匀病变，占据整个腹腔和盆腔

A. 手术室患者（注意腹部体积大，腹壁浅静脉扩张，下肢水肿，与腔静脉压迫相适应）；B. 手术整体切除，包括右肾和右横结肠近端；C. 手术标本，重量为 27kg（注意需要切除肿瘤侵袭区域的腹壁）。患者术后恢复良好，随访 1 年，无复发迹象

险并干扰放疗。实践中尽管有这些前提，但腹膜后肉瘤患者的最佳治疗方法存在很大的分歧。治疗方法受组织学类型、恶性程度、肿瘤大小和肿瘤在腹膜后间隙的位置等因素的影响。

在低级别肉瘤中，最常见的是高分化脂肪肉瘤。在大多数情况下，分化良好的腹膜后脂肪肉瘤可以完全切除，首选手术治疗。然而，尽管低级别腹膜后肿瘤放疗的积极性不高，但是较大的肿瘤很难完全切除，也应该个体化制定术前放疗方案。一般来说，对于完全切除的低级别肉瘤，辅助化疗和放疗均不适用。当组织学结果对化疗敏感时（滑膜、黏液样脂肪肉瘤、中级和高级圆细胞脂肪肉瘤），应讨论是否使用新辅助化疗伴或不伴放疗。对于组织学结果化疗不敏感的中高

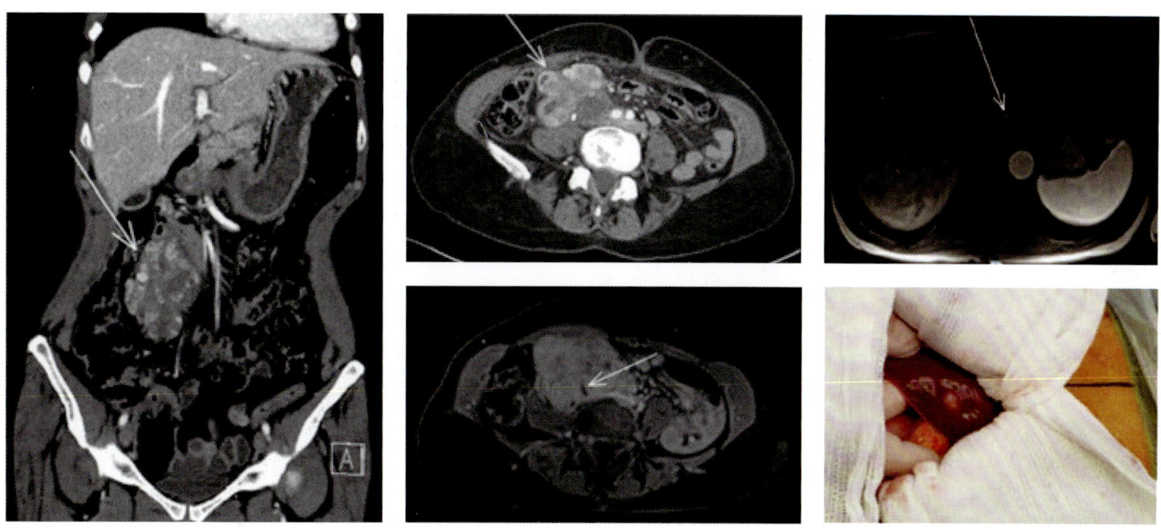

▲ 图 7-21　一位 **59** 岁女性患者，自己发现腹部肿物。**MRI** 显示腹膜后肿物呈分叶状轮廓，异质征象，血管增生，区域坏死，接触或来源于下腔静脉，累及右输尿管，并且肾积水。注意髂总静脉汇合处到 $L_{3\sim4}$ 处看不到腔静脉。患者接受了影像引导的活检，病理检查显示为高级别平滑肌肉瘤。术后行新辅助放疗。在手术过程中，检测到肝转移的存在，导致手术中断（如图所示）。手术后 **2** 年，患者正在接受全身治疗，病情稳定

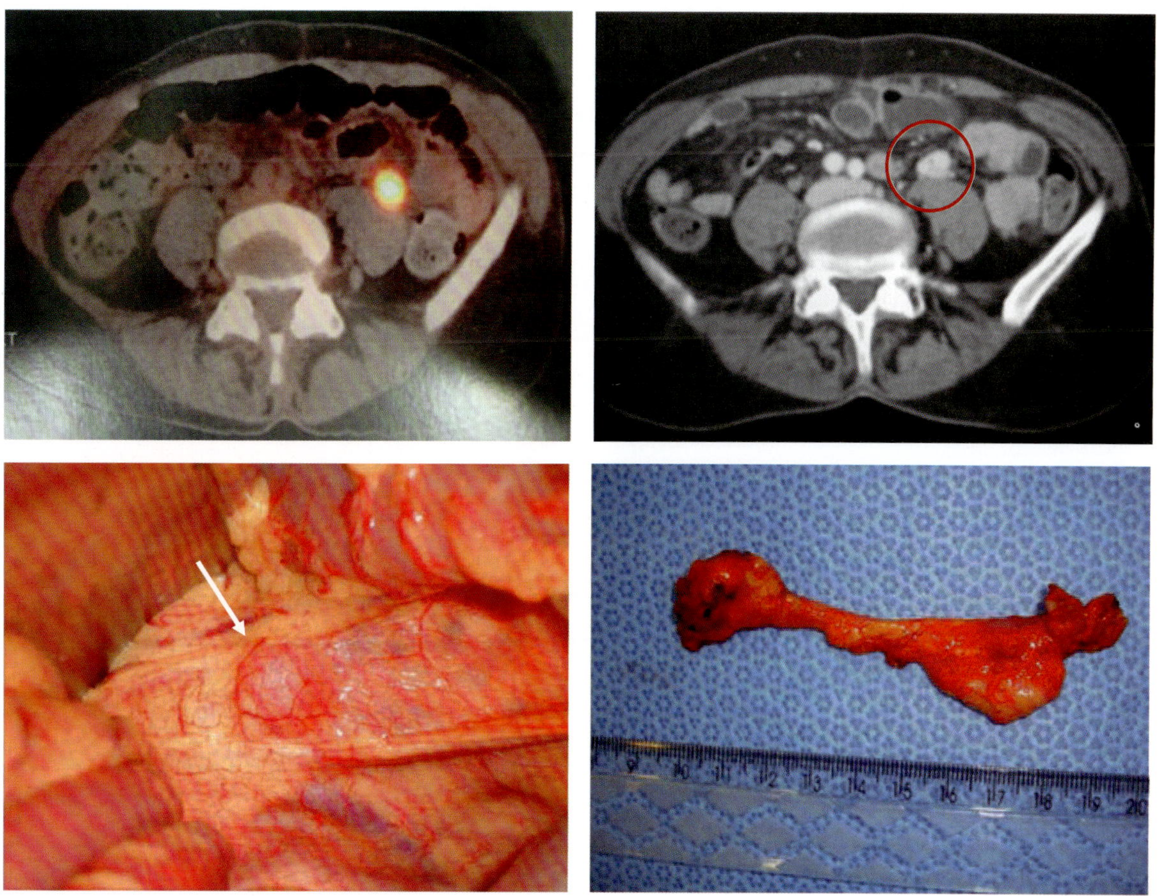

▲ 图 7-22　一位 **63** 岁女性患者，曾接受过肺癌治疗。在后续检查中，**PET-CT** 显示左侧腰肌前部有一个实性结节，代谢增加。患者接受了影像引导的活检，诊断为高度平滑肌肉瘤。在手术过程中，有可能得出结论，这是一种左侧性腺静脉原发性平滑肌肉瘤

级别肉瘤，术前放疗加手术或单纯手术是最常见的治疗策略。部分病例术中放疗既可以作为单独的治疗方式，也可以作为治疗策略的一部分减少术前或术后放疗剂量，从而降低不良反应（图7-23）。对于原发性下腔静脉平滑肌肉瘤和去分化脂肪肉瘤，由于其高转移潜力，应该讨论术前新辅助化疗是否需要结合放射治疗。

一项前瞻性随机试验正在评估新辅助放疗在腹膜后肉瘤中的作用[92]。在本研究中，患者随机接受术前放疗（50.4Gy），随后进行手术或单独手术。在一项探索性分析中，术前放疗仅受益于脂肪肉瘤亚组（71.6% vs. 60.4%，HR=0.64，95%CI 0.40～1.01，P=0.049）。

一些因素是不可切除和（或）手术入路的禁忌证：广泛的血管累及，腹膜植入物，不可切除的远处转移，以及累及肠系膜根或脊髓。我们认为，大多数情况下血管受累并不是手术的禁忌证，甚至可以根治性切除，后面将会讨论。无法完全切除的肉瘤不能部分切除，而是要特殊的安宁治疗。

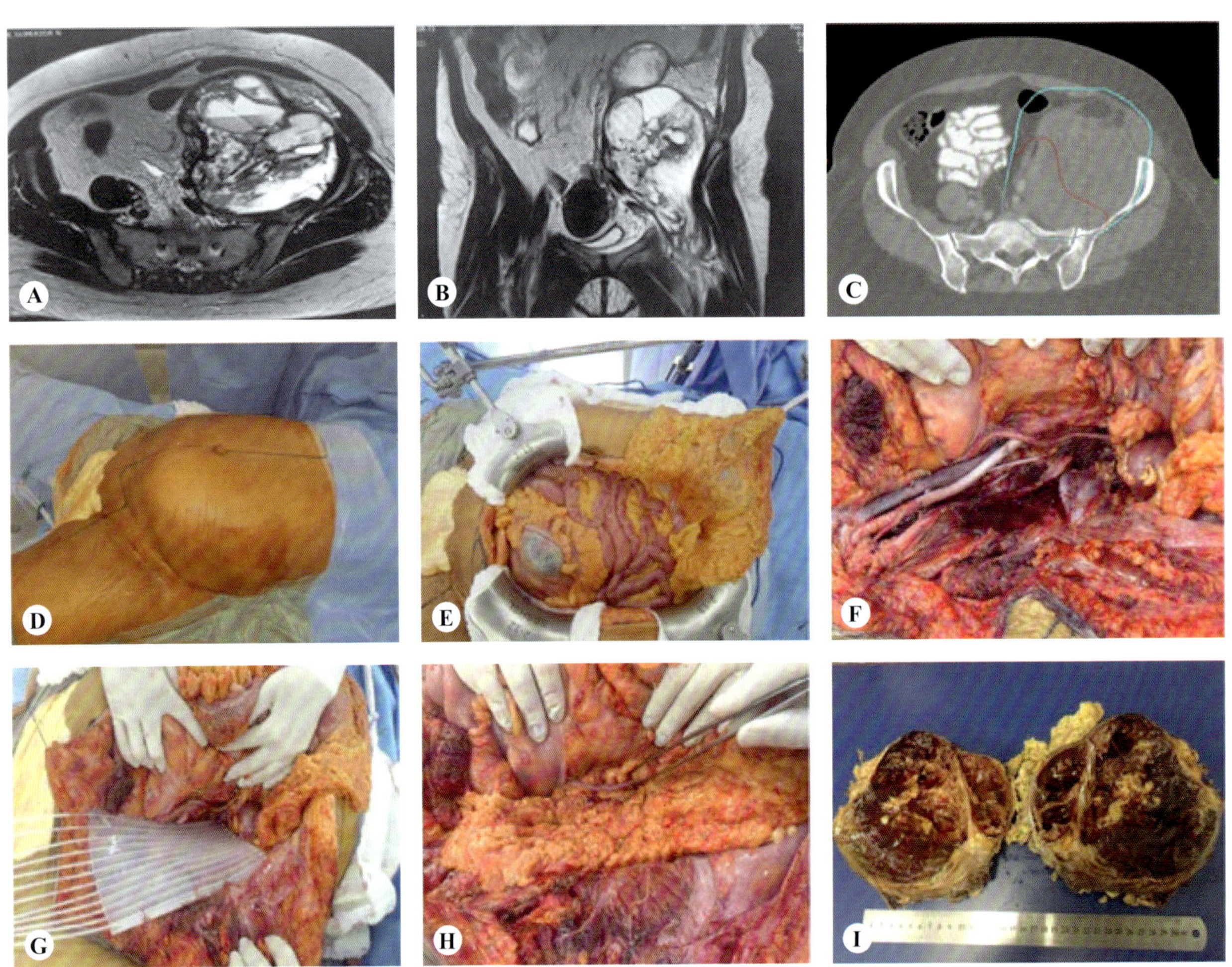

▲ **图 7-23　一位 60 岁女性患者，主诉左下肢疼痛水肿 6 个月**

A 和 B. MRI 显示左下腹膜后区不均匀肿大的病变（20cm×16cm），通过股管浸润，向内侧移位髂血管、性腺静脉和输尿管，伴坏死、血液性成分和周围结节灶。观察病变与髂和股血管的接触，除与左髂肌广泛接触并延伸至腹股沟韧带下方外，无侵犯或不规则迹象，在肌腱过渡平面内伴行髂腰肌肌腱。影像引导下活检诊断为多形性肉瘤（高级别）。C. 新辅助放疗范围。D. 手术室中计划进行 Karakousis 切口的患者。E. 病变占据左下象限腹膜后间隙的手术野视图。F. 髂血管及左输尿管完全边缘切除后的术野。G. 放置涂抹器以进行术中放射治疗的补充剂量。H. 旋转置于髂血管和输尿管之间的网膜瓣以保护腹膜后间隙。I. 大部分坏死的手术标本。术后恢复后，患者接受辅助化疗，随访 3 年无复发

(2) 孤立性纤维性肿瘤：孤立性纤维性肿瘤包括成纤维细胞间充质肿瘤的组织学谱，很少转移。它们可以发生在任何位置和年龄，没有性别偏好，最常见于 50—70 岁患者的胸膜、腹膜和脑膜。约 30% 的孤立性纤维性肿瘤出现在腹膜腔、腹膜后软组织和骨盆，腹膜后是腹内最常发生的部位（图 7-24）。累及多个器官的大肿瘤鉴别诊断困难 [93]。

基于组织病理学方面的恶性肿瘤特征是有争议的（有丝分裂活性、坏死、出血、大小、细胞结构、核多形性、间质或血管浸润），因为这些与临床结局的相关性较低 [94, 95]。间变性变异是一种明显的恶性特征，具有侵袭性行为和快速进展，但发生率不到 1%[96]。脂肪瘤变异则更为罕见。尽管可能包含恶性的不成熟脂肪母细胞，大多数脂肪瘤是良性的。局灶性黏液样改变很常见，可能是肿瘤结缔组织细胞产生的黏蛋白增加所致 [97]。孤立性纤维性肿瘤具有多样的生物学表现。大多数是无痛的，局部复发或转移的风险很低。即使最初考虑“良性”的肿瘤，晚期也可能复发。10%～40% 考虑恶性的肿瘤 5 年后会肝转移，这突出了持续长期随访的必要性，特别是对于高风险个体（10 个高倍视野有 4 个以上的有丝分裂，存在坏死或出血，体积大，细胞高，核多形性，间质或血管侵犯）[98, 99]。

最常见的症状是可触及的腹部肿物，其次是疼痛和体重减轻。小肿瘤通常无症状，当病变变大（＞20cm）时才会出现症状。肿瘤旁综合征很少继发于低血糖。难治性低血糖（多吉 – 波特综合征）发生在不到 5% 的病例中，并且主要由 IGF-2 的分泌引起，位于腹膜和胸膜的大肿瘤。IGF-2 基因是 EGR 的靶基因之一，可能受到嵌合转录因子 NAB2-STAT6 的调控，这是孤立性纤维性肿瘤的分子特征 [100]。

孤立性纤维性肿瘤的特征是 12 号染色体长臂反复倒置（12q13）。这种倒置导致了两个基因的融合，即 *NAB2* 和 *STAT6*。融合产生了嵌合转录因子 NAB2-STAT6，其组成部分位于细胞核中，是孤立性纤维性肿瘤的独特分子特征，存在于高达 100% 的病例中，未在其他肿瘤中检

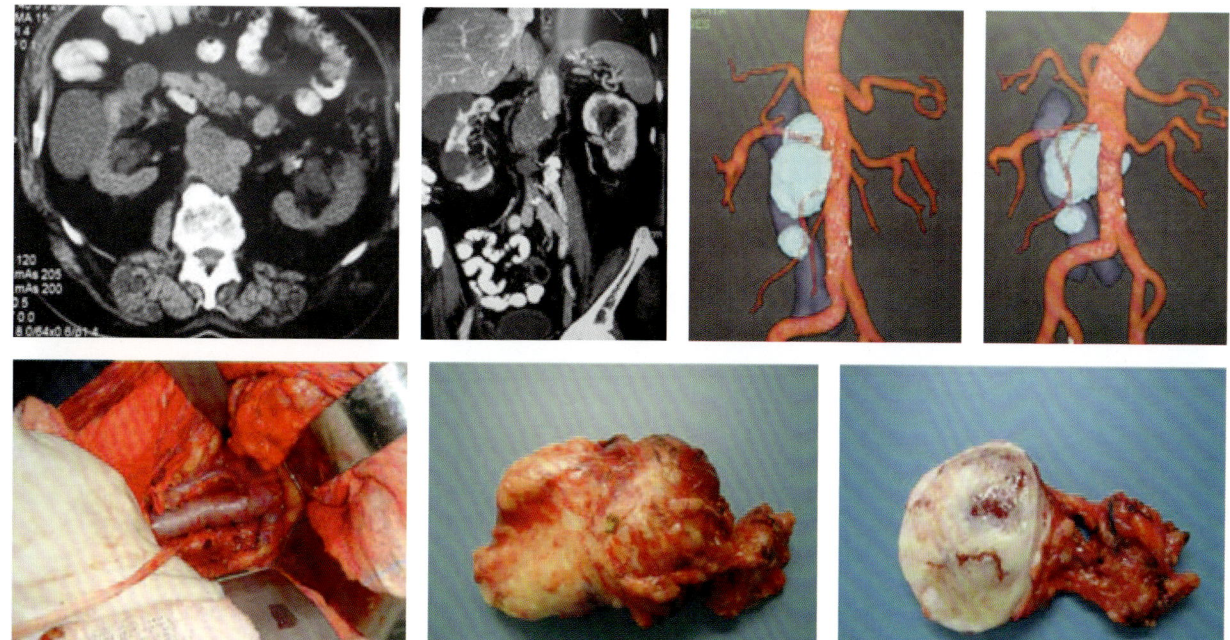

▲ 图 7-24　一位 75 岁男性患者的腹膜后孤立性纤维性肿瘤。只有在对标本进行组织学分析后才确诊。注意病变与主动脉和右肾蒂血管的关系

测到[101, 102]。

对于局限性疾病，切缘完整的切除手术（R_0）是标准治疗方法。虽然研究了辅助放疗治疗高风险肿瘤[103]，但没有足够的证据证明系统地使用新辅助或辅助治疗是合理的。应该在不完全切除或显微边缘受损切除后单独讨论放疗。由于这些肿瘤罕见，辅助化疗的作用尚不清楚。

对于不可切除或转移性疾病，没有既定的治疗标准。口服抗血管生成酪氨酸激酶抑制药联合替莫唑胺的治疗效果与传统化疗相似，毒性更小，已被认为是一种治疗选择[104]。针对 VEGF 和其他酪氨酸激酶信号通路的靶向药物正在被评估用于晚期疾病的治疗（舒尼替尼、索拉非尼、阿西替尼）[105–107]。

孤立的纤维性肿瘤虽然罕见，但必须鉴别。影像发现一个实心、边界分明、血管丰富的肿瘤，并由突出的血管滋养，应考虑孤立的纤维性肿瘤。当存在术中出血风险时，应考虑术前动脉栓塞（图 7–25）。

(3) 尤因肉瘤：尤因肉瘤是一种罕见的成人恶性肿瘤。在儿童中，它通常表现为原发性骨肿瘤。它们偶尔出现在软组织（骨外尤因肉瘤）。尤因家族肿瘤包括原始神经外胚层肿瘤。由于这些肿瘤具有相同的组织学、免疫组织化学和独特的染色体易位，因此它们被认为具有共同的来源[108]。据报道，高达 11% 的骨外部位受累，包括腹膜后、肾上腺和四肢柔软部位[109]。尽管罕见，但在腹膜后肿瘤的鉴别诊断中应考虑它们，特别是在年轻人中（图 7–26）。

骨外尤因瘤和 PNET 与骨性尤因肉瘤对相同的化疗方案有反应，治疗方法也相同[110]。一旦治疗涉及化疗、放疗和手术，腹膜后间隙的尤因肉瘤应进行多学科讨论。

(4) 恶性副神经节瘤：因为不能根据组织学

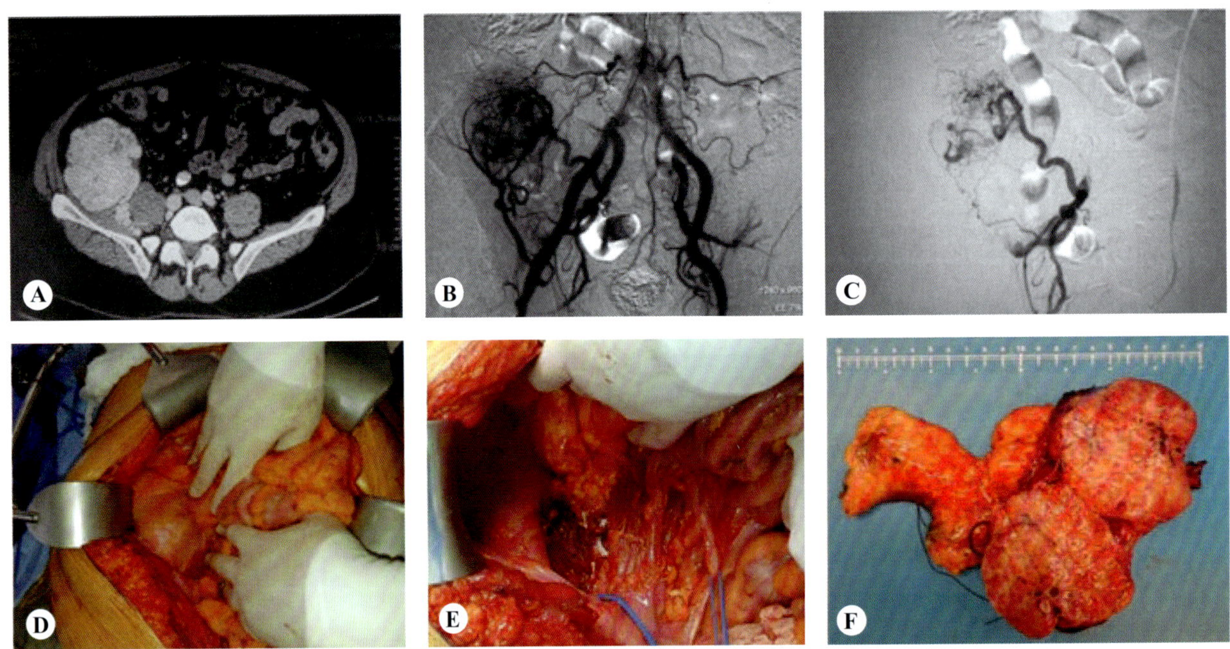

▲ **图 7–25　一位 71 岁男性患者，常规超声检查发现腹膜后肿物。查体时，患者右侧髂窝可见肿物，伴明显震颤和可闻杂音**

A. CT 显示动脉期、门静脉期和静脉期扩张，增强后增强，分叶状轮廓和低密度病灶提示纤维成分；B. 动脉造影显示病变由两条主要动脉滋养，即右髂内动脉和髂外动脉分支，由于血管丰富，活检是禁忌，计划术前栓塞；C. 选择性微导管置入导致病变血管化的动脉分支，然后 PVA 微粒栓塞，直到血管淤滞，动脉造影对比显示病变充分断流；D. 腹膜后间隙的右髂窝病变；E. 显露右侧输尿管和髂血管的术野，术前进行栓塞术，封堵动脉分支，术后无出血；F. 手术标本明确诊断为孤立性纤维性肿瘤（引自 Preoperative embolization: Francisco Carnevale, interventional radiologist）

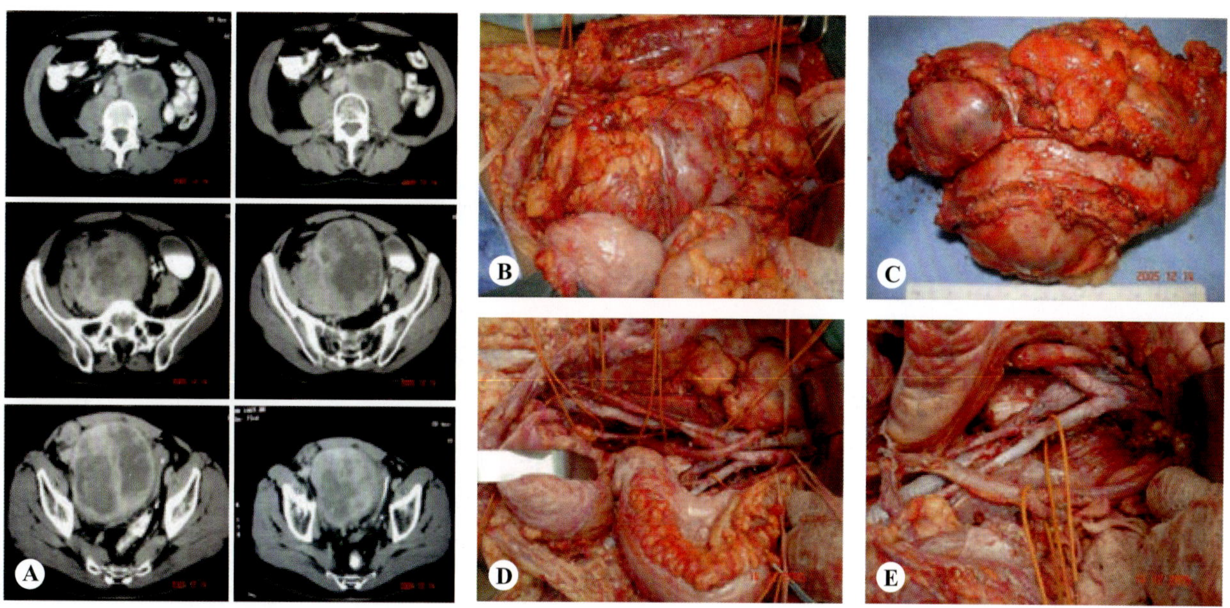

▲ **图 7-26 一位年轻男性患者腹膜后大肿物，先前接受影像引导活检，结果为 Ewing/PNET 家族肿瘤。患者按特定方案接受全身化疗后部分缓解**

A. CT 显示化疗后肿物的外观，移位膀胱、小肠、结肠并压迫直肠，可见大面积坏死及腹膜后淋巴结受累；B. 双侧 Karakousis 切口后的术野，涉及修复精索、下腔静脉、右输尿管，邻近脏器移位情况；C. 手术标本，病变血管压痕所确定的凹槽；D 和 E. 肿瘤完全切除并保留血管后的手术视野，腹膜后和盆腔的广泛剥离，以及器官恢复到正常位置

结果明确，所以判断副神经节瘤的恶性很困难。恶性肿瘤中常见的核多形性、坏死、有丝分裂率和局部侵袭等特征也可在良性副神经节瘤中看到。约 25% 的副神经节瘤是恶性的，由转移来判断。恶性肿瘤发生率最高的是与 SDHB-β 亚基遗传突变相关的副神经节瘤，这种突变通常位于腹部并分泌。在 MEN2 中，3%～5% 的副神经节瘤为恶性 [57]。

目前几种评分系统通过侵袭、病理生长模式、细胞学特征和有丝分裂活性来计算嗜铬细胞瘤的恶性风险。其中最常用的是“肾上腺嗜铬细胞瘤评分量表”（Pheochromocytoma of the Adrenal Gland Scoring Scale，PASS），也可用于副神经节瘤。PASS 评分＜4 分或＞6 分分别提示良、恶性病变，4～6 分提示中度风险 [111, 112]（图 7–27）。生化表型也不允许良恶性副神经节瘤的区分；然而，产生去甲肾上腺素的大副神经节瘤和血浆多巴胺或其代谢物水平升高提示恶性肿瘤。恶性肿瘤也常常与血浆高水平的嗜铬粒蛋白 A 有关 [52]。

诊断副神经节瘤需要过量儿茶酚胺释放的证据和肿瘤病理结果。血浆肾上腺素浓度升高对诊断有很高的敏感性（97%）和特异性（93%）。另一方面，虽然明显的高值（大于正常范围上限的 2 倍）也可用于诊断，但部分儿茶酚胺（肾上腺素和多巴胺）的灵敏度较低。血浆和尿液中肾上腺素和儿茶酚胺含量的轻度升高可能继发于使用导致假阳性结果的药物（三环抗抑郁药、抗精神病药、左旋多巴、血清素和去甲肾上腺素再摄取抑制药）。因此，在研究分泌儿茶酚胺的肿瘤时，三环类抗抑郁药和其他精神活性药物应在激素评估前至少 2 周减少并停用 [52]。

对于需要手术治疗的分泌性副神经节瘤患者，应建议联合 α 和 β 肾上腺素能阻滞。治疗必须在手术前至少 7 天开始，以控制血压，防止术中高血压危象。可以用非选择性或选择性 α 肾上腺素能受体拮抗药，并且摄入富含钠的饮食和大量的液体。α 肾上腺素能阻滞药有效地使血压恢

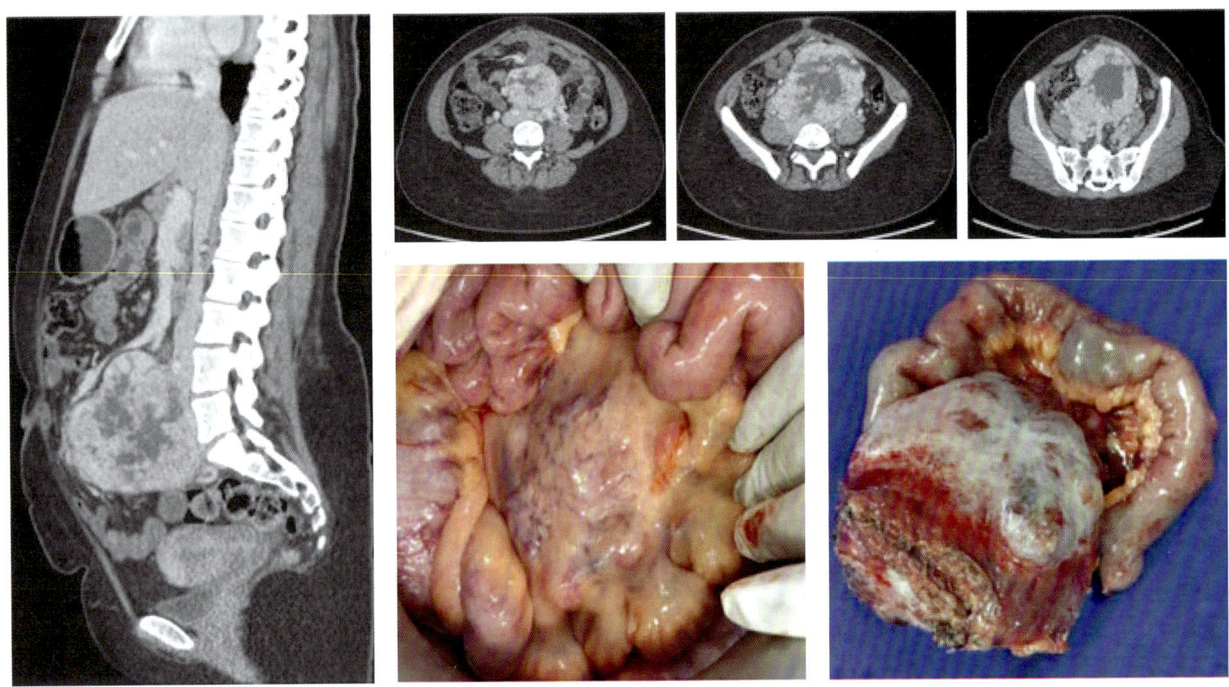

▲ **图 7-27 一位 21 岁女性患者，产科超声检查发现腹部肿物。发现血浆儿茶酚胺增加。妊娠后，她准备进行肾上腺素能阻滞手术。最终诊断为副神经节瘤**

PASS 计算：宽巢状或弥漫性结构（超过肿瘤的 10%），0/2；中枢性或融合性肿瘤坏死，2/2；高细胞度，0/2；细胞单调性，0/2；纺锤形细胞成分，0/2；有丝分裂>3/10 CGA，0/2（10 个 HPF 中可见 1 个有丝分裂）；非典型有丝分裂，0/2；脂肪组织延伸，0/2；血管侵犯，1/1；细胞膜侵犯，1/1；核多形性强化，0/1；核色素增多症，0/1。总分：04= 恶性程度中度（图片由 Tibério Moura de Andrade Lima，surgical oncology 提供）

复正常后，使用 β 肾上腺素能拮抗药控制心动过速。只有使用 β 肾上腺素能阻滞药，严重的高血压或心肺失代偿才会由于无对抗的肾上腺素能刺激而发生。应注意术前 α 肾上腺素能阻滞药可能导致术后持续低血压的风险 [52]。

推荐良性副神经节瘤行腹腔镜手术，不过恶性肿瘤通常较大和（或）位于腹腔镜难以治疗的区域。对于确诊或考虑恶性肿瘤的病例，建议采用开放手术，肿瘤手术的原则是避免囊破裂并减少局部复发的风险 [113, 114]。

对于不可切除的转移性疾病患者，应考虑放射性核素治疗。同样，在治疗不能手术的副神经节瘤和控制骨转移的疼痛时，也可以考虑外部放疗。在复发或转移性疾病中，“减体积”姑息性手术、消融和放疗是减少肿瘤负荷和儿茶酚胺分泌的替代方法 [52]。分泌性腹膜后副神经节瘤患者需要特别注意，并应在转诊中心治疗。

(5) 生殖道外生殖肿瘤：生殖细胞肿瘤如果没有证据表明在睾丸或卵巢原发，就属于生殖道外生殖细胞肿瘤。它们分为精原细胞瘤（女性）、非精原细胞瘤（女性）、成熟畸胎瘤和未成熟畸胎瘤。非精原细胞瘤包括卵黄囊瘤、绒毛膜癌、胚胎癌、畸胎瘤和混合性肿瘤。它们通常出现在中线位置，最常见于前纵隔和腹膜后。

鉴别诊断主要包括原发性睾丸生殖细胞肿瘤腹膜后转移和其他低分化肿瘤。触诊睾丸不能排除原发性睾丸肿瘤，所以患者均应行睾丸超声检查 [115]。很难鉴别生殖道外生殖细胞肿瘤和原发退行性睾丸肿瘤的腹膜后转移 [116, 117]。在 85% 的病例中，睾丸外非半胱氨酸瘤与血清 AFP 和（或）β-hCG 升高相关。纵隔和腹膜后肿瘤的肿瘤标志物异常可能性不同。与性腺和腹膜后肿瘤相比，纵隔非精原细胞瘤更容易导致血清 AFP 明显升高，而较少导致 β-hCG 升高 [118]。

生殖道外生殖细胞瘤通常在腹膜后间隙呈块状。临床行为、预后和治疗与转移性睾丸生殖细胞瘤相似。一般来说，首选基于顺铂的全身化疗方案。手术并不是首选，可以化疗后切除残余肿瘤[119]。

成熟的囊性畸胎瘤极为罕见，通常表现为边界清晰的复杂囊性肿物，内含一定量的液体、脂肪或皮脂，并伴有钙化。虽然大多数畸胎瘤是良性的，但多种恶性成分可能存在或从克隆转化发展而来，但在腹膜后很少发生恶性转化。

大多数恶性腹膜后生殖细胞肿瘤是原发性腺肿瘤的转移灶，30% 的性腺 GCT 患者可见[120]。如前所述，对所有腹膜后肿物患者都必须仔细检查睾丸。原发性睾丸肿瘤偶尔不可见或在腹膜后 GCT 患者中发现小的睾丸内瘢痕。这些瘢痕代表了退化的 GCT，一种被称为“耗竭”的现象[121]。腹膜后 GCT 表现通常较大。症状和体征包括可触及的肿物，伴有或不伴有疼痛、体重减轻、便秘、背部和臀部疼痛、呼吸困难、腿部肿胀、发热、精索静脉曲张和尿潴留。累及、移位和压迫腹部血管是常见的（图 7–28）。

腹膜后畸胎瘤占原发性腹膜后肿瘤的 1%～11%。发病率呈双峰型，在前 6 个月和成年早期达到高峰，通常在体重变大后发现。恶性的

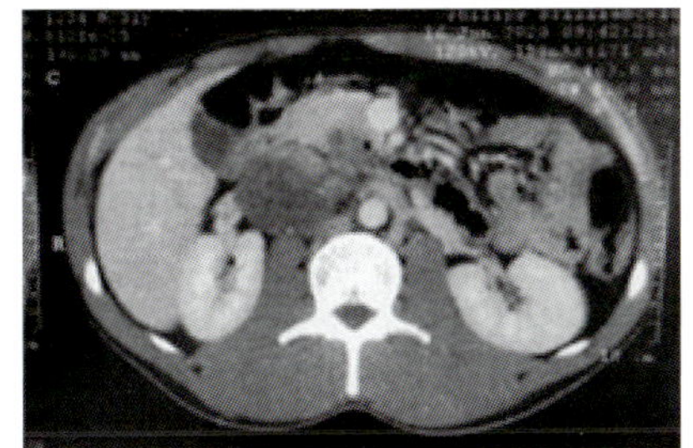
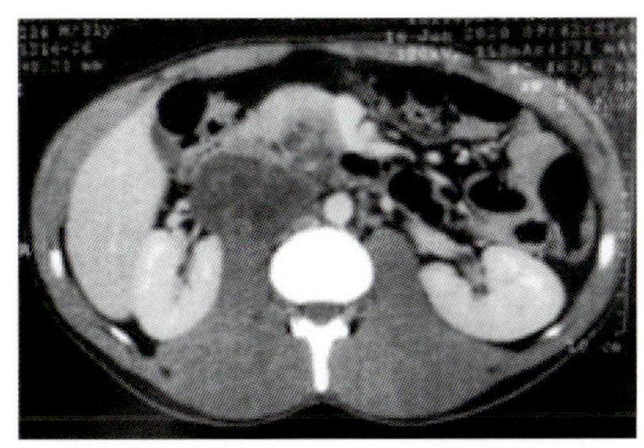
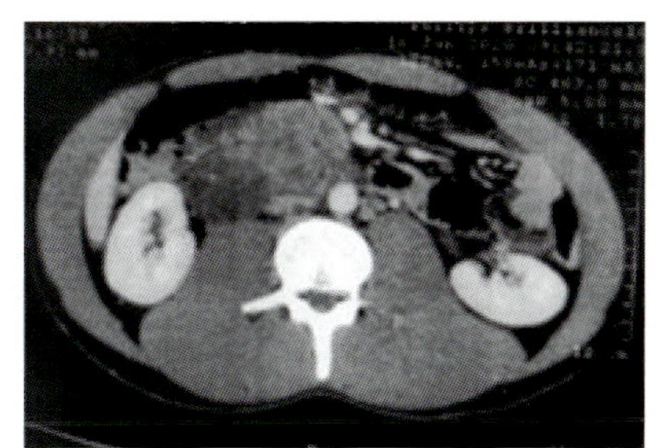
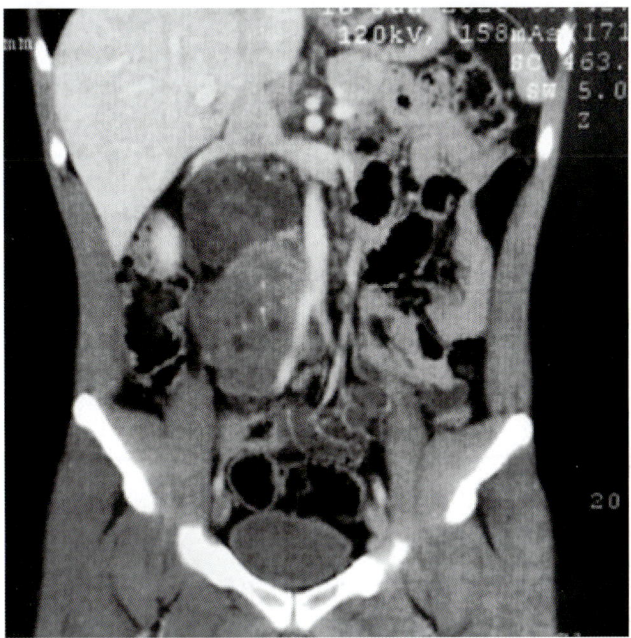

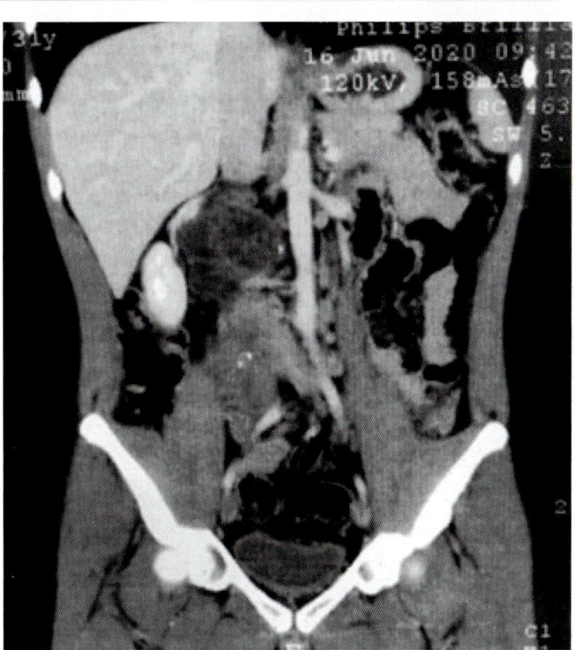

▲ **图 7–28** 一位 **31** 岁男性患者，因右侧腰痛求医。影像显示腹膜后一巨大肿物，主要为实心性坏死，累及右侧髂总动脉、髂总动脉和右侧肾蒂。下腔静脉似乎也受累了。然而，作为调查的一部分，患者没有报告睾丸变化；**AFP** 和 **β-hCG** 升高。按顺序行睾丸超声检查显示右侧睾丸有一个 **6mm** 的病变。患者行根治性睾丸切除术，病理检查证实存在小范围的胚胎癌。患者接受全身化疗方案治疗，各项指标恢复正常，但腹膜后残余肿物持续存在。他目前计划进行手术，可能会进行相关的血管切除术

概率约为25%。手术切除是主要治疗方法，并且能明确诊断。由于术前诊断基于穿刺活检，完全切除可能会发现生殖细胞肿瘤，并且患者将接受辅助化疗[122]。

大的腹膜后肿物和肿瘤复发很可能与大血管受累有关。根据手术指征，应提供血管切除的可能性。根据以前的化疗方案，有可能损害肾功能。在手术过程中，可能需要暂时夹紧肾血管或切除肾，这增加了术后肾衰竭的风险。在这种情况下，应考虑肾脏血运重建术或肾脏自体移植的可能性。

3. 纤维瘤病和纤维瘤样纤维瘤病

(1) 硬纤维瘤纤维瘤病：硬纤维瘤纤维瘤病（desmoid fbromatosis，DF）又称“纤维瘤样肿瘤”、“侵袭性纤维瘤病”或“深部肌肉筋膜神经性纤维瘤病”，是一种以局部侵袭性行为为特征的疾病。它可以在任何地方发展，更常见于躯干、四肢、腹壁和腹内区域（小肠和肠系膜）。在家族性腺瘤性息肉病（familial adenomatous polyposis，FAP）患者中，它们更常见于腹内区域。大多数时候，DF表现为无痛性肿物，生长缓慢。随着病程的发展，腹腔内肿物可引起肠梗阻、缺血和穿孔[123]。

最终诊断由病理确定。细胞核免疫组织化学β-连环蛋白的阳性提示DF，尽管缺乏表达并不排除诊断。其他实体（浅表纤维瘤病、低级别肌纤维母细胞肉瘤、孤立性纤维肿瘤）也可能显示细胞核β-连环蛋白阳性[124]。通过下一代序列检测*CTNNB1*基因突变，可以提高诊断水平。导致Wnt通路激活的变化可能存在，也有助于诊断[125]。

大多数时候，DF减缓了惰性增长。生长停滞期甚至自发退化都可能发生[126-128]。腹腔内硬纤维瘤在FAP患者中具有独特的重要性，一旦由于肠系膜弥漫性或多发性浸润导致完全切除的可能性低，高达11%的患者可能会死亡[129]。切除可导致严重的发病率，导致广泛的肠切除术、肠缺血、梗阻和肠瘘的风险[130]。此外，复发率高，复发的疾病往往比初始疾病更具侵袭性[131]。由于这些原因，至少在治疗的早期阶段一直建议保守治疗而不是手术治疗[132]。

目前治疗DF的策略是多模式的。可以选择观察等待，使用非细胞毒性药物（非激素抗炎药±他莫昔芬）、放射治疗、靶向药物（伊马替尼）和细胞毒性化疗的全身治疗。对于可切除的腹腔内大DF患者，则应考虑手术，尽管切缘不足和切除不全的可能性很高，特别是累及肠系膜、血管或重要器官（图7-29）[133]。

肠系膜硬纤维瘤病是腹膜后肿物的鉴别诊断之一，应加以注意。诊断必须通过影像引导活检来证实。

(2) 腹膜后纤维化：腹膜后纤维化，也被称为“Ormond病”“纤维性输尿管周炎”“血浆输尿管周炎”“慢性输尿管周炎”“硬化性腹膜后肉芽肿”和“纤维性腹膜后炎”，包括一系列以纤维性炎症组织存在为特征的疾病，通常包围腹主动脉和髂动脉，延伸到腹膜后，累及邻近结构并包围输尿管。一般来说，它是一种特发性表现；然而，它可能与使用药物、恶性肿瘤、感染和既往手术有关[134]。

特发性和继发性腹膜后纤维化的病理表现是难以区分的。特发性疾病似乎与腹主动脉硬化斑块中抗原的局部炎症反应有关；然而，体质症状、高水平的急性期蛋白、与其他自身免疫性疾病的关联及在其他器官的表现表明，腹膜后纤维化是系统性自身免疫性和（或）炎症性疾病的表现。因此，临床治疗通常推荐使用类固醇、免疫抑制剂和他莫昔芬。一般来说，患者临床表现良好；然而，累及输尿管有继发肾衰竭的风险[134]。

特发性形式是一种免疫介导的疾病，可以分离，与自身免疫性疾病相关或与IgG_4疾病相关。虽然没有标准化的分类标准，但是特发性腹膜后纤维化是慢性主动脉周围炎的一部分，包括腹主动脉炎症性动脉瘤和腹膜后纤维化。1/3病例的血管周围组织不仅限于腹主动脉和髂动脉，还包括胸主动脉和弓上动脉（弥漫性主动脉周

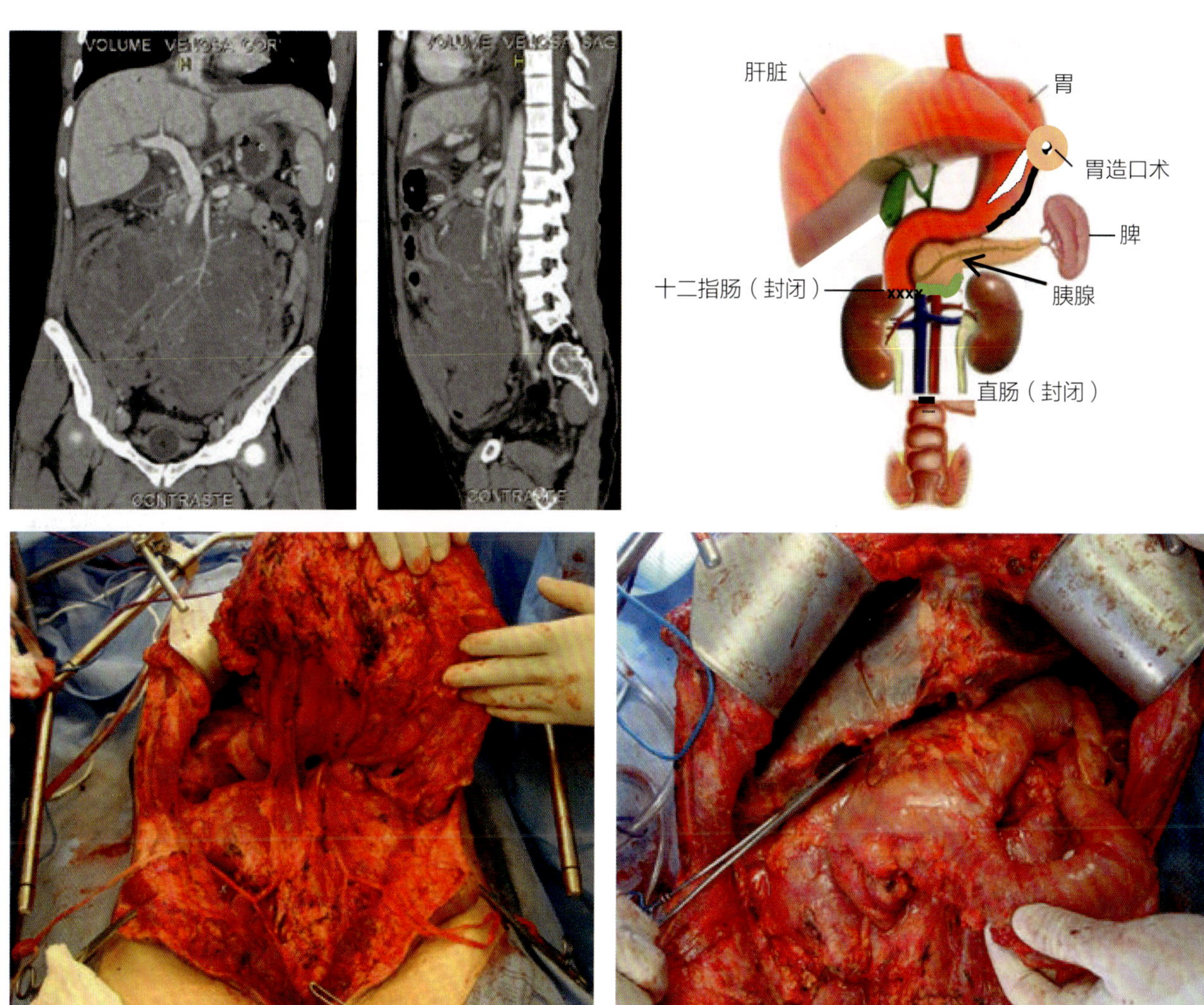

▲ 图 7-29 一位 27 岁男性患者，家族性腺瘤性息肉病合并肠系膜硬纤维瘤（Gardner 综合征）。既往硬纤维瘤切除术或药物治疗失败。他表现为疾病进展和肠道穿孔导致腹部败血症。CT 影像显示一个大肿物累及肠系膜上动脉根部，几乎包围了整个小肠。可以观察到胆管中存在空气。在这些时刻，患者在重症监护室插管，使用血管活性药物。在与家庭成员和伦理委员会讨论后，在了解全肠切除术的可能性和需要永久性肠外营养的情况下，建议剖腹手术。图中的示意图表示全肠切除术与全结肠切除术相结合，关闭十二指肠乳头远端的十二指肠，腹腔内直肠闭合。为了创造胆汁、唾液和胃液的引流通道，并允许口服液体摄入以使患者舒适，我们通过制造一个适应胃大弯的弯曲管来分割胃，并进行胃造口术。患者预后良好，于术后第 30 天出院。他接受了 1 年的家庭肠外营养，直到他在美国印第安纳州的一家专门服务机构接受了多内脏移植。患者移植后随访 10 年，经口喂养，无造口，生活质量良好。该病例说明了治疗肠系膜硬纤维瘤病的困难，同时也说明了移植手术领域的发展，这使得在极端情况下提供生存和生活质量成为可能

围炎）[135, 136]。

虽然腹膜后纤维化可能属于 IgG_4 相关疾病的谱系，但除了 IgG_4 相关疾病亚群中腹膜外病变的频率更高外，与 IgG_4 相关的腹膜后纤维化与不相关的腹膜后纤维化之间似乎没有重大差异[137]。炎症浸润以 B 淋巴细胞、T 淋巴细胞、巨噬细胞和浆细胞为代表，可呈弥漫性或假性结节状血管周围聚集。

特发性或继发性腹膜后纤维化的临床特征是非特异性的，通常不考虑诊断，直到有明显的腹膜后器官受累，最常见的是肾脏。最常见的症状是下背部和腹部疼痛。不适、厌食、体重减轻、

发热、恶心和呕吐，以及继发于腹膜后血管压迫的睾丸疼痛、精索静脉曲张和鞘膜积液[138, 139]。下肢动脉受累可能导致跛行，或由于肠系膜动脉受压而出现肠系膜缺血症状。当胸主动脉和（或）弓上动脉受累时，患者可出现干咳、喉返神经麻痹继发的声音嘶哑和上肢跛行。动脉狭窄是罕见的，但静脉压迫（主要是下腔静脉）是常见的，可引起下肢水肿，通过静脉和淋巴压迫的结合，导致侧支循环的出现。尽管腹膜后纤维化压迫血管，但下腔静脉综合征、深静脉血栓和肺栓塞很罕见[134, 140]。

腹膜后纤维化虽然罕见，但应列入腹膜后肿物的鉴别诊断清单。由于病变的炎症性，治疗采用非甾体抗炎药。如前所述，存在各种相关血管问题的风险。

(3)Erdheim-Chester 病：Erdheim-Chester 病是一种罕见的非朗格汉斯细胞的全身性组织细胞疾病，最常见于男性（3∶1），年龄在 50—60 岁[141, 142]。它最常表现为长骨的多灶性硬化病变，伴或不伴骨外组织的组织细胞浸润。通过在树突状细胞、成熟单核细胞、受损髓系祖细胞和 CD34⁺ 细胞亚群中检测到特征 BRAF V600E 突变，可以证明这是由髓系祖细胞的克隆增殖引起的[142]。

肾周组织以“壳”状浸润是常见的，可因累及输尿管而引起肾积水。在腹膜后肿物的鉴别诊断中应注意该综合征的可能性。不同部位可能受累，包括腹膜后（60%），长骨是最常见的部位（95%）。其他受损伤部位包括上颌窦、大血管、心脏、肺、中枢神经系统、皮肤、脑垂体和眼眶（图 7-30）[143]。2/3 的患者在 CT 上可见胸腹主动脉软组织的外周衬层（“包裹主动脉”），常与原发性或继发性腹膜后纤维化、硬化性肠系膜炎和其他腹膜后肿瘤（包括淋巴瘤和生殖细胞瘤）混淆[144]。

（四）第 4 组：腹膜后淋巴结肿物

淋巴结的位置可识别淋巴结肿物的病因[145]。当病变位置包括腹膜后淋巴结时，必须考虑淋巴瘤和 Castleman 病。另一个病因是消化道和泌尿生殖道原发肿瘤转移继发，重点是睾丸肿瘤。在感染原因中，细菌和真菌感染是主要原因。在炎症和自身免疫性疾病中，一种可能是 Rosai-Dorfman 病。

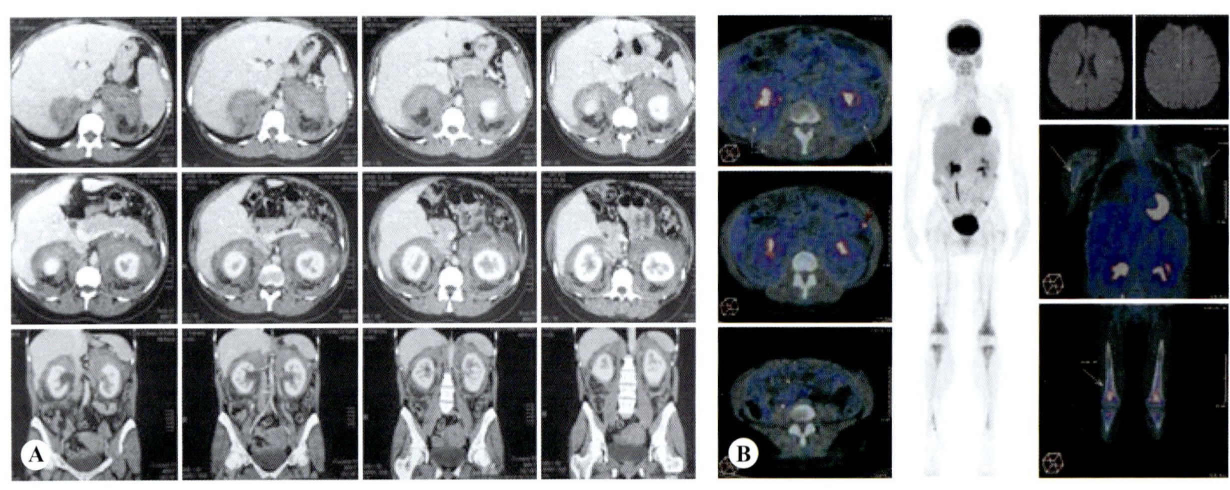

▲ 图 7-30 一位 50 岁女性患者，无症状，年轻时有缺血性脑卒中病史。检查时发现腹膜后肿物

A. CT 提示肾周组织浸润呈“壳状”，输尿管累及双侧轻度肾积水；B. 其他影像显示与该疾病有关的其他器官受累。脑 MRI 显示多发性轴内、卵圆形和线状病变，沿脑血管周围间隙分布；PET-CT 显示腹膜后组织代谢表达增加，特别是在肾周和肾旁间隙，腹膜上结肠沟、大网膜和盆腔挖掘处的腹膜致密化；在骨骼中，股骨和胫骨可见明显、不规则、不均匀、弥漫性脊髓硬化。在活检中观察到的与组织学方面相关的免疫组织化学特征与淋巴浆细胞浸润和组织细胞相关的纤维化一致。在分子分析中，发现 BRAF 基因密码子 600 c.1799T>a（V600E）发生突变

1. 肿瘤疾病　腹膜后淋巴结肿物伴有浅表链淋巴结病变（锁骨上、腋窝和腹股沟区）诊断为淋巴增生性或感染性疾病的可能性大。然而，周围淋巴结不肿大不能排除这些诊断，因为这两种情况虽然罕见但都可以只在腹膜后表现。当原发性腹膜后淋巴结受累时，必须考虑淋巴瘤的诊断。因此，如前所述，积极询问是否存在“发热、盗汗、体重减轻”很重要。肝脾肿大也应进行检查，尽管不能鉴别，但它倾向于淋巴增生性疾病、感染性疾病和自身免疫性疾病的诊断。

(1) 非霍奇金淋巴瘤：非霍奇金淋巴瘤由多种恶性肿瘤组成，其来源包括 B 细胞祖细胞（骨髓源性）、T 细胞祖细胞（胸腺源性）、成熟 B 细胞（B 细胞或浆细胞）、成熟 T 细胞（细胞毒性 T 细胞、辅助 T 细胞或 T 调节细胞）或更罕见的自然杀伤细胞。NHL 的临床表现是可变的，取决于亚型和受影响的区域。

侵袭性 NHL 占 50%。它们以急性或亚急性形式出现，伴有快速增长的肿物、B 症状和高水平的 LDH 和尿酸。5% 的人被归类为非常激进。其余为惰性淋巴瘤，伴生长缓慢的淋巴结病、肝大、脾大或血细胞计数减少 [146, 147]。在怀疑 NHL 时，应重视以下方面：个人或家族史淋巴瘤或其他既往造血恶性肿瘤，放疗或化疗史，使用免疫抑制剂，器官移植和其他相关疾病。一些感染因子也可能与之相关：人类免疫缺陷病毒（human immunodefciency virus，HIV）、Ⅰ型人类嗜 T 淋巴细胞病毒（human T lymphotropic virus type I，HTLV-Ⅰ）、EB 病毒、乙型肝炎病毒、丙型肝炎病毒、伯氏疏螺旋体和鹦鹉热衣原体 [148-152]。其他相关疾病包括自身免疫性疾病，如红斑狼疮、类风湿关节炎、干燥综合征和桥本甲状腺炎 [153]。一些罕见的疾病也与之相关，包括免疫缺陷疾病、混合性冷球蛋白血症、多中心 Castleman 病、炎症性胃肠道疾病（胃肠道结节性淋巴样增生、幽门螺杆菌相关的慢性胃炎和乳糜泻）及肥胖 [154]。

高达 40% 的 NHL 患者有 B 症状，在具有侵袭性和高度侵袭性组织学的患者中更为常见（47%），特别是当有 B 症状时肝脏及淋巴结外受累。在惰性淋巴瘤中，只有不到 25% 的患者有 B 症状，B 症状出现时通常伴有晚期和大淋巴结肿物 [155]。一般来说，腹膜后淋巴肿大不会导致血管阻塞或压迫到损害血流的程度，这一点可能有助于诊断假设的形成。

超过 2/3 的 NHL 患者有外周淋巴结病变，通常无痛。在 NHL 和感染性条件下，存在淋巴细胞增多和淋巴结病被观察到。因此，初步评估应侧重于排除细菌（百日咳、肺结核）、病毒（传染性单核细胞增多症、巨细胞病毒和 HIV）和寄生虫（弓形虫病）病因。

在大多数 NHL 的组织学亚型中，腹膜后和肠系膜淋巴结受累是常见的，但是一般不会产生症状。活检是必要的，应在开始类固醇治疗前进行。活检部位的选择取决于临床特征和受累淋巴结的位置。应优先选择增大（＞2cm）且呈进行性增大的淋巴结。肿大的周围淋巴结通常是首选，因为它们容易活检。在选择周围淋巴结时，根据淋巴结基础的不同诊断率不同：锁骨上（75%～90%），颈和腋窝（60%～70%），腹股沟（30%～40%）[156]。一般来说，组织活检对于完整的组织病理学评估是必要的，最好是完整的淋巴结。在大多数情况下，细针穿刺活检提示存在淋巴瘤，应随后进行明确的组织活检 [157]。对于单纯腹膜后病变的患者，影像引导的粗针或腹腔镜活检可以提供足够的诊断组织 [158, 159]。PET/CT 可以帮助选择活检部位（图 7-31）[160]。

(2) 霍奇金淋巴瘤：霍奇金淋巴瘤（Hodgkin lymphoma，HL）是恶性 Hodgkin/Reed-Sternberg 细胞与异质非肿瘤性炎症细胞混合的淋巴样肿瘤。基于形态学和免疫表型，它们分为两大类，即典型和主要的结节性淋巴细胞。90%HL 为经典型，一般进展缓慢，又细分为结节硬化型、混合细胞型、富含淋巴细胞型和淋巴细胞衰竭型 [161]。

40% 的 HL 病例存在 B 型症状。大多数患

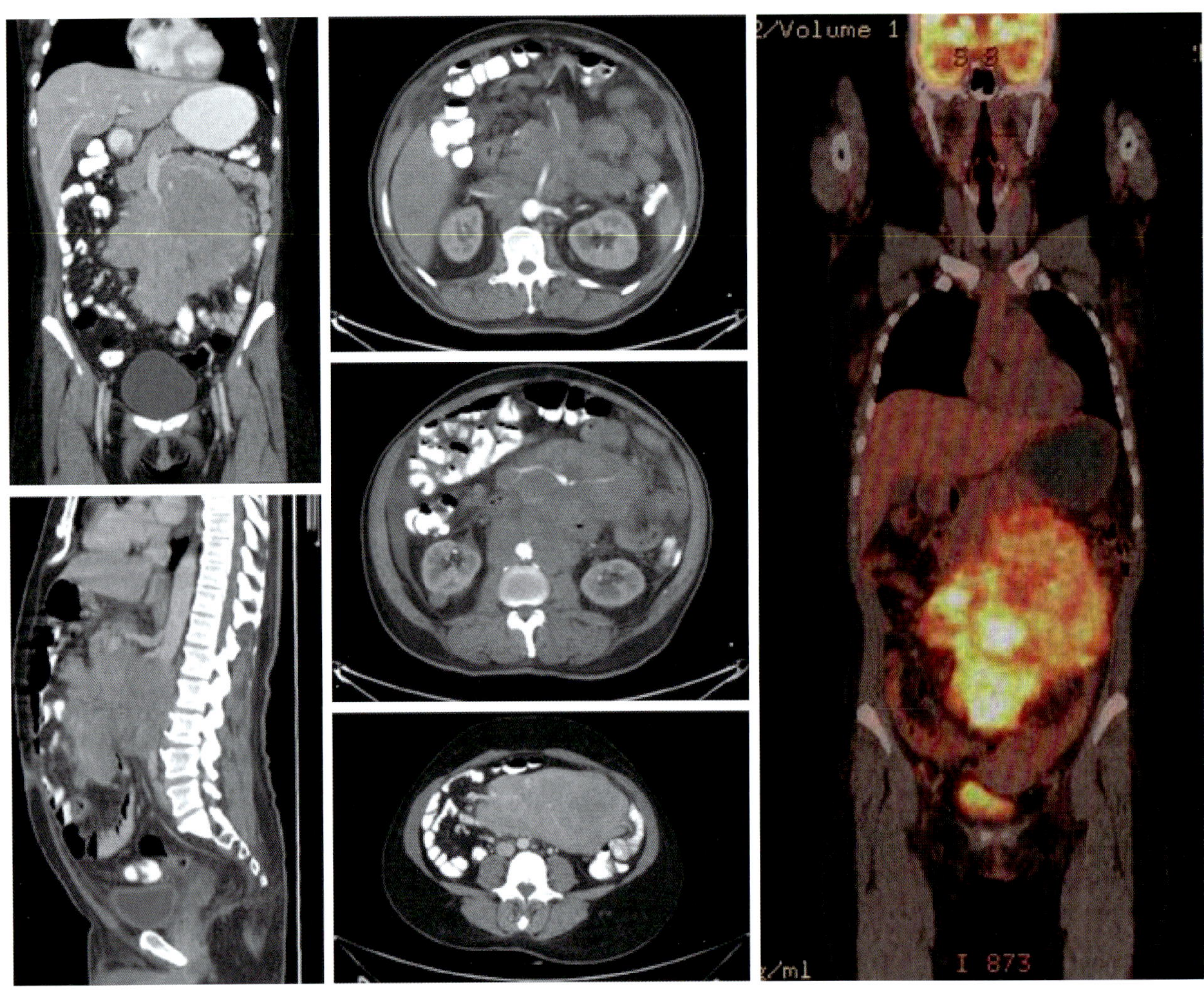

▲ 图 7-31 一位 46 岁女性患者，主诉腹痛 3 个月。CT 示腹部大体积肿物，表现为多发性肠系膜汇合性病变，可能为淋巴结丛，累及肠系膜上静脉及其分支及十二指肠弓，与胰头广泛接触。影像引导活检诊断为弥漫性大 B 细胞 NHL。分期 PET-CT 证实了断层扫描的发现（SUV max：14.8），在轴向和肢体骨骼中发现多个病灶区域，符合活动的淋巴增殖性疾病

者表现为无症状淋巴结病；然而，体质症状，疲劳和瘙痒可能出现。腹膜后淋巴结病可引起腹部不适或疼痛。一些患者腹部体积增大，继发于脾大、肝大和罕见的腹水。广泛的腹腔疾病可引起输尿管梗阻和肾静脉压迫，但累及胃肠道很罕见。常见的受累淋巴结为颈椎和锁骨上（60%～80%）、腋窝（30%）和腹股沟（10%）。查体虽不能检出，但纵隔及腹膜后淋巴结受累的患者分别占 50% 和 30%；然而，孤立性膈下淋巴结病并不常见（＜10%）。因此，发现孤立的腹膜后淋巴结肿物，诊断 HL 的可能性较小。当周围淋巴结病变未被发现时，CT 和 PET-CT 可识别可疑部位，指导活检[162]。

(3) Castleman 病：Castleman 病（Castleman disease，CD）（血管滤泡性淋巴结增生）包括一系列异质性淋巴增生性疾病。CD 患者淋巴结的组织病理学特征被认为是对正常抗原刺激的反应性变化加剧或低级别肿瘤。

CD 是根据淋巴结肿大区域的数量和是否感染 HHV-8 进行分类的。因为临床特点和治疗方法是不同所以病例必须分类。单中心型（UCD 为 75%）包括身体单一区域的一个或多个肿大的淋巴结。多中心型（MCD 为 25%）涉及多个淋巴结。CD 也可与其他癌症相关，包括 NHL、HL

和 POEMS 综合征（多神经病变、器官肿大、内分泌病变、骨髓瘤蛋白和皮肤改变）[163]。

虽然 UCD 可以发生在任何年龄，但它通常是年轻人（30—35 岁）的疾病，女性的发病率略高。它可以影响任何淋巴结。参考部位为腹部 / 腹膜后（30%～40%；单独腹膜后 14%）、颈部（20%～23%）、胸 / 纵隔（16%～24%；某些系列占 70%）、腹股沟（9%）、肺门（7%）和腋窝（7%）。表现为腹膜后淋巴结肿物的 CD 可能发生在年轻成人中，偶然或鉴别一般症状（如发热、生长衰竭和体重减轻）时被诊断。症状和淋巴结肿大的持续时间从几周到几个月不等 [163, 164]。

虽然它是一种罕见的疾病，但透明血管 UCD 是腹膜后固体和非匀质肿物鉴别诊断的一部分。病变通常局限于淋巴结组织。实验室检查一般正常，但可能有 CRP 和红细胞沉降率升高，以及贫血、血小板减少症、低白蛋白血症、肾功能不全和多克隆高 γ 球蛋白血症。完全手术切除受累淋巴结被认为是治疗 UCD 的标准方法，几乎能完全治愈。不可切除的病变可使用栓塞和利妥昔单抗转化为可切除病变。

MCD 的病因尚不清楚。它似乎与自身免疫、自身炎症、肿瘤和感染机制有关。IL-6 是一种多功能细胞因子，参与广泛的活动，包括浆细胞增多症、高 γ 球蛋白血症、血小板增多症、肝脏急性期蛋白质的产生、巨噬细胞和 T 细胞的激活。显然，IL-6 与部分患者的症状学、组织病理学和发病机制有关 [165]。MCD 患者在多个部位的淋巴结均有病变，包括腹膜后等 [166]。疾病的发展过程是多变的。大多数患者有发热和提示炎性疾病的非特异性症状，包括盗汗、体重减轻、虚弱和疲劳。其他体征和症状包括肝脾肿大、细胞减少、器官功能障碍和皮肤表现（皮疹、天疱疮、血管瘤），此外还有食欲不振、恶心、呕吐、严重腹痛、疲劳和周围神经病变。神经病变可从轻度感觉神经病变到重度感觉和运动神经病变，并伴有 POEMS 综合征 [167-169]。

周围淋巴结病变、体质症状和 CRP 升高的患者应考虑特发性 CMD/HHV-8（iMCD）。PET-CT 显示几个淋巴结肿大区域，通常具有相对较低的 SUV。诊断标准为特征性病理淋巴结活检，多淋巴结肿大，排除感染性疾病、恶性肿瘤和自身免疫性疾病，以及多种临床和实验室异常 [168]。如果可行，建议使用抗 IL-6 单克隆抗体治疗，无论是否使用皮质类固醇。手术在 CDM 的治疗中没有作用 [163]。

从显微角度看，可根据淋巴组织类型对 CD 进行分类。显微镜下的亚型分为：①透明血管型（最常见），往往局限于局部，很少是多中心的；②浆细胞型，多中心的可能性较大，定位较少；③混合型，两者结合（少见）（图 7-32）。

(4) 淋巴结转移：当影像提示腹膜后淋巴结受累时，考虑诊断必须包括由于不同原发肿瘤转移的可能性。男性患者，尤其是年轻的男性患者，应该注意询问睾丸变化、隐睾病史、生育能力和精子检查结果。即使睾丸检查正常，也应进行睾丸超声检查。睾丸生殖肿瘤发生在 15—35 岁和 60 岁以后。发现一个大的腹膜后肿物而没有原发性睾丸肿瘤的证据并不罕见（图 7-33A）。因此，除了阴囊超声检查外，还必须要求检测肿瘤标志物 AFP 和 β-hCG，以及 LDH 的测定。一旦证实存在睾丸病变，根治性睾丸切除术将允许明确诊断，而无须干预腹膜后肿物。肿瘤标记物升高但睾丸没有改变时，可能需要影像引导的粗针活检。

对于患有腹膜后淋巴结肿大的妇女，应调查生殖道肿瘤，首先应询问妇科疾病（出血、分泌物和性交困难）、药物使用（避孕药和激素替代）及肿瘤家族史。妇科检查必须是完整的，包括子宫颈抹片检查。如果检测到异常，则进行补充检查（图 7-33B）。

总的来说，病史、查体和影像资料提示腹膜后淋巴结转移继发于消化道和泌尿生殖系统的肿瘤，应该行进一步检查。其他部位实体瘤的转移也可能发生，但类似腹膜后间隙原发肿瘤的腹膜后肿物不常见。

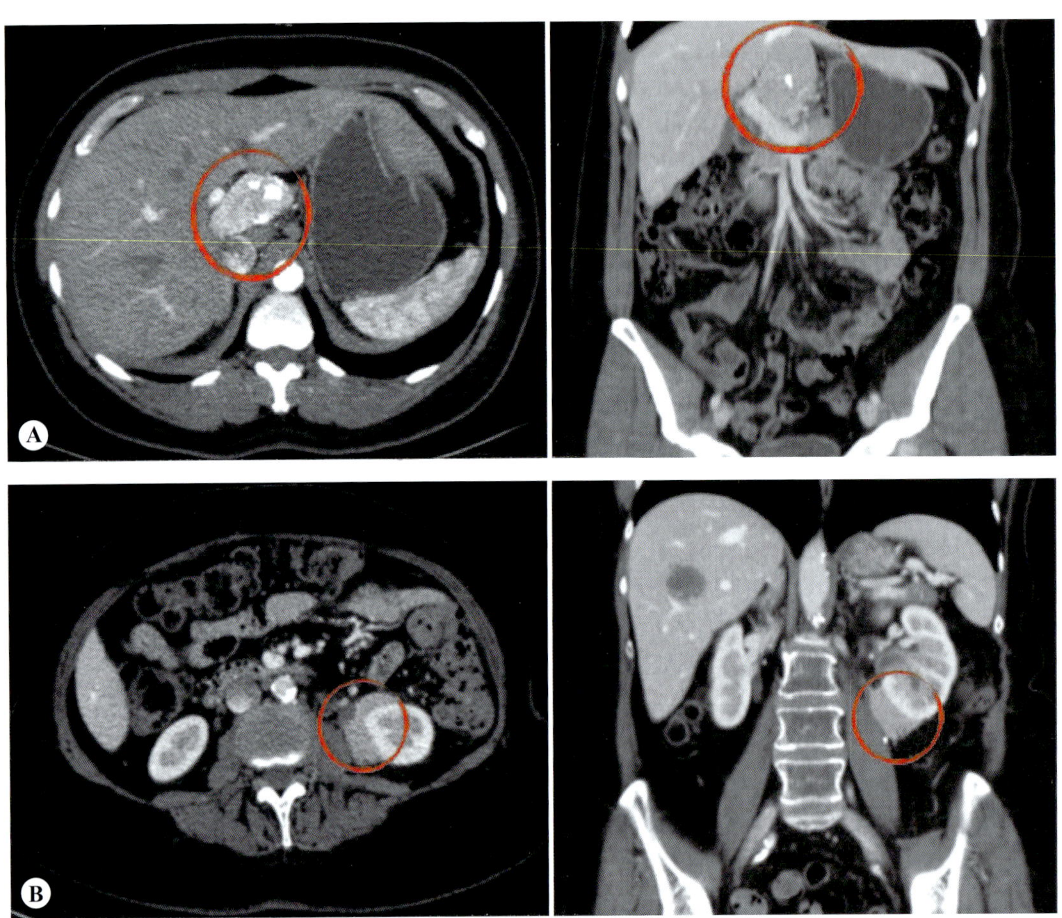

▲ 图 7-32 **A.** 透明血管型：胰腺头部上方，靠近肝门，血管化结节状病变，动脉期增强，内部钙化。在本病例中，病变与门静脉接触，并与一些邻近的动脉侧支有关，可能与门静脉的冲洗有关。**B.** 浆细胞型病变：左肾内侧浸润性血管化病变，累及集合结构，CT 增强均匀。肝脏病变为血管瘤

图片由 Hilton Leão Filho，radiologist 提供

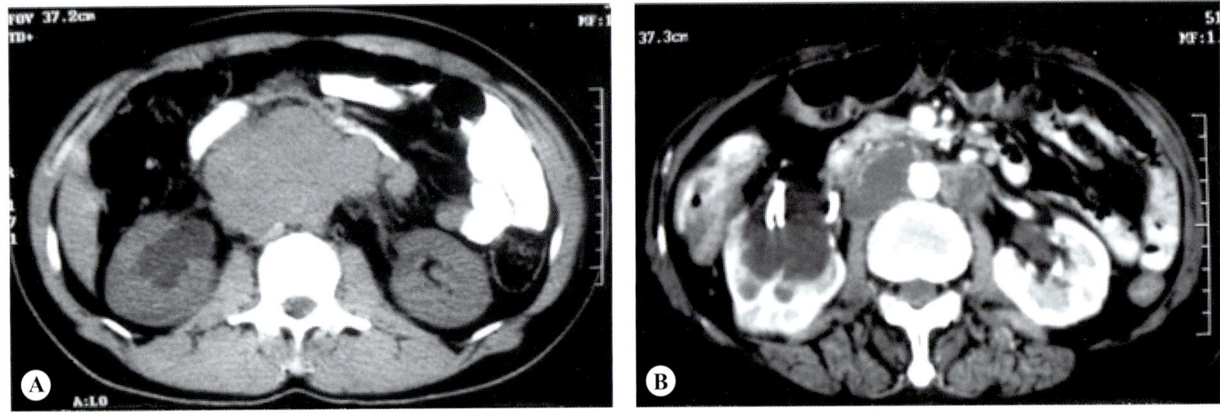

▲ 图 7-33 **A.** 一位 **32** 岁男性患者，主诉腹部体积增大，体重减轻。无周围淋巴肿大。睾丸触诊无临床可检出的改变。作为初步调查的一部分，要求对睾丸和肿瘤标志物进行超声检查，发现左侧睾丸有一个 **10mm** 的结节，**β-hCG** 略有增加。行根治性睾丸切除术，病理分析显示为纯精原细胞瘤。患者接受化疗后完全缓解，未干预腹膜后肿物。**B.** 一位 **70** 岁女性患者，主诉阴道出血和盆腔疼痛。阴道触诊显示子宫颈有肿瘤。CT 显示子宫颈原发性鳞状细胞癌继发腹膜后淋巴结。因输尿管肾积水，在右肾置双 **J** 型导尿管

2. 非肿瘤疾病（自身免疫性、炎症性、感染性） 鉴别诊断应考虑导致腹膜后淋巴结肿大的自身免疫性、炎症性和感染性疾病。应主动询问过去的感染情况、社会环境中传染病的报告、最后旅行的地点、药物和药物的使用，以及免疫抑制的可能性，都是值得考虑的方面。

(1) Rosai-Dorfman 病：Rosai-Dorfman 病（窦性组织细胞增多症伴大量淋巴结病）是一种罕见的非朗格汉斯细胞组织细胞增多症[170]。它通常表现为明显的宫颈腺病，但也可能累及其他淋巴结，包括腹膜后。当有大量淋巴结病变时，患者通常会发热。实验室评估显示白细胞增多，多克隆性高γ球蛋白血症，低色素或正红细胞性贫血，ESR 升高。

可选择的治疗方法取决于淋巴结的受累程度。缓慢的自发消退(数月至数年)可能发生[171]。最常见的淋巴结外受累部位是皮肤、上呼吸道和骨骼；然而，其他部位也可能受到影响：泌尿生殖系统、下呼吸道、口腔和软组织。预后与受累淋巴结的数量和受影响的其他部位数量有关[170]。

虽然 Rosai-Dorfman 病累及腹膜后并不常见，但是应该记住它能够产生腹膜后肿物[172, 173]。

(2) IgG_4 相关疾病：IgG_4 相关疾病（IgG_4-related disease，IgG_4-RD）是一种免疫介导的纤维炎性疾病，可影响多个器官，具有不同的表现形式，包括自身免疫性胰腺炎、硬化性胆管炎、唾液腺肿大或硬化性涎腺炎、眼眶疾病和腹膜后纤维化。它通常伴有慢性主动脉周围炎和输尿管受累，并导致肾积水和肾损害[174, 175]。

IgG_4-RD 的特点是淋巴浆细胞密集浸润，以 IgG_4 阳性浆细胞为主，伴有纤维化、闭塞性静脉炎和嗜酸性粒细胞增多[176]。在组织学上，与 IgG_4-RD 相关的纤维化表现为“席纹状”，其特征是成纤维细胞和炎症细胞排列成“马车轮”形状[177]。2/3 的患者血清 IgG_4 水平升高，但所有病例均有典型的组织病理学改变[178]。

淋巴结肿大通常与其他临床症状或化验结果一起出现，尽管它可能是一种单独的表现[179]。淋巴结很少席纹状分化，这使得活检难以诊断。此外，在多种疾病中可发现大量血浆 IgG_4 阳性细胞，但特异性较低。不同的组织学模式可能存在大量 IgG_4 阳性细胞，大多数伴有嗜酸性粒细胞浸润，这也导致与 MCD、滤泡增生、滤泡间扩张、进行性转化的生发中心及类似于假瘤的淋巴结炎混淆[177]。从这个意义上说，腹膜后纤维化是 IgG_4 阳性的最常见亚群之一，一系列病例表明，大多数之前被认为是“特发性”的腹膜后纤维化病例是 IgG_4-RD[180, 181]。腹膜后肿瘤诊断困难有时需要手术治疗，术后明确诊断证明了有患者既往未接受过药物治疗（图 7–34）。

IgG_4-RD 的存在似乎与恶性肿瘤风险增加有关；然而，这些数据还有待证实。另外，恶性肿瘤病史似乎与 IgG_4-RD 的发展有关[182, 183]。

大多数患者需要糖皮质激素或免疫抑制剂和（或）生物制剂（利妥昔单抗）进行初始治疗才能缓解[184]。许多患者采用保守治疗，对治疗反应良好，但很大一部分患者可能有更多或严重的并发症，如主动脉周围炎、严重腹膜后纤维化或厚脑膜炎。血管手术干预，包括支架置入以缓解机械性梗阻及其他血管手术，可能适用于选定的患者。

(3) 结核：肺外结核可以表现为不同的症状，包括不同病因的腹膜后淋巴结肿物。通常表现为亚急性或慢性，主诉发热、盗汗、与厌食症和体重减轻相关的器质性功能障碍。肝大和脾大也可能存在。

高达 20% 的结核病是肺外结核。最常见的肺外部位是淋巴结、骨骼、关节、肝脏、中枢神经系统和肾上腺[185]。在社会经济条件较差和营养不良的地区，结核病的发病率上升。任何淋巴结都可能受累；然而，肺门和气管旁淋巴结是最常受影响的。在腹膜后间隙，它可以表现为淋巴结病，累及腹膜后器官，或表现为更罕见的腹膜后纤维化。与其他实体一样，在怀疑腹膜后结核时，必须先检查周围淋巴结，然后再对腹膜后肿物进行活检。

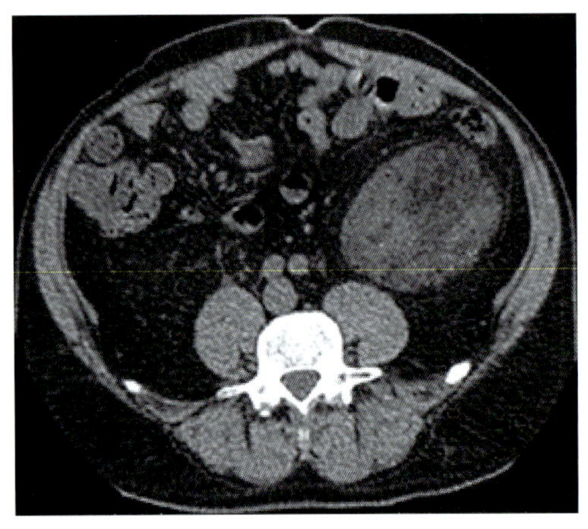
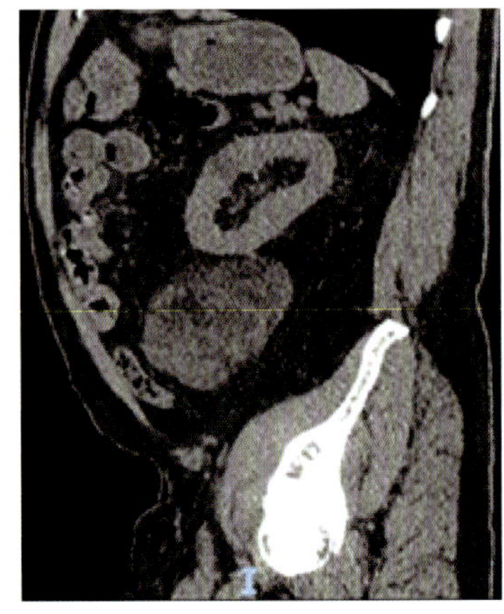
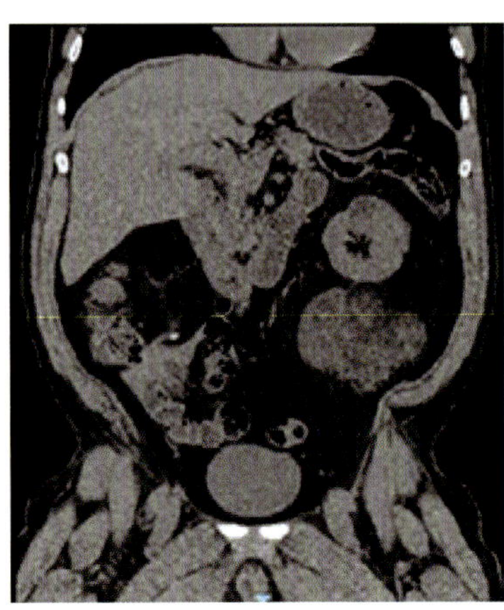

▲ 图 7-34 一位 62 岁男性糖尿病患者，伴有肾功能缺陷。在例行会诊中，左侧腹部触诊到一肿物。CT 示均匀的肾下实性肿物。粗针影像引导活检不确定。手术发现腹膜后肿物与 Gerotta 筋膜接触，黏附于腹膜后肌平面，未见肉眼侵犯肾脏的迹象。冰冻不能确认恶性肿瘤。由于肾功能不全及无明确恶性肿瘤，我们进行了保留肾脏的完整边缘切除。最终诊断为 IgG_4 相关炎性假瘤，免疫组化阳性，血 IgG_4 升高

孤立性外周结核性淋巴结病通常是由几年前原发性感染期间发生的血液传播引起的疾病再激活引起的。腹部结核性淋巴结病可因接触感染结核分枝杆菌的痰或牛奶而发生。虽然大多数结核性淋巴结炎病例发生在潜伏性感染重新激活的情况下，但也可能经军队传播[186]。在结核病流行的国家，高达 60% 的 HIV 感染患者发生肺外结核，通常伴有肺部受累[187]。大多数肺外病例，包括结核性淋巴结炎，发生在 CD4 计数＜300 细胞 /μl（通常＜100 细胞 /μl）的 HIV 患者中[188]。

临床表现取决于淋巴结病变的部位和患者的免疫状态[189]。在年轻人中最常见的表现是慢性非孤立性淋巴结病。未感染 HIV 的患者发热率为 20%～50%，感染 HIV 的患者发热率为 60%～80%[190]。当周围受累时，查体显示淋巴结固定或淋巴结簇附着在邻近的结构上，并伴有皮肤的硬化。其他可能的表现包括波动、引流或结节性红斑。腹膜结核性淋巴结病通常累及门静脉周围、胰腺周围和肠系膜链的淋巴结[191]。

在腹膜和腹膜后，受累主要来自肠系膜、肾旁淋巴结、主动脉旁淋巴结和网膜淋巴结。CT 上淋巴结病变的解剖分布和特定模式可用于鉴别结核和淋巴瘤[192]。

三、影像诊断

腹膜后肿瘤影像的正确解读，除了放射科医生的经验外，还依赖于完整的临床信息，这是制定诊断假设和指导选择的基础合适的成像方法。腹部和骨盆的 CT 与病史和查体相一致，指导首选的影像检查。胸部和纵隔 CT 的其他发现有助于做出诊断假设，也应在调查开始时进行。根据临床怀疑，可能需要其他影像检查和特定的实验室检查。

根据本章提出的划分，我们的建议是开始尝试将腹膜后发现的类型分为四组：①类似腹膜后病变的腹膜内肿瘤；②腹膜后器官原发肿瘤；③腹膜后间隙原发肿瘤；④腹膜后淋巴结肿物。

（一）第一步：腹膜后与腹膜内病变的区分

肿物体积大使解剖结构扭曲，难以区分真正的腹膜后肿瘤与腹膜内病变[1]。腹膜后器官移位提示腹膜后肿瘤为主。另一方面，查体时肿物活动性良好，以及影像中的位置变化，有利于腹膜内病变诊断（图 7-35）。放射科医生获得不同角度的互补影像可以帮助区分。

当发现病变在腹腔内时，诊断通常考虑 GIST、EGIST、内脏肉瘤和附件肿物。重要的是要记

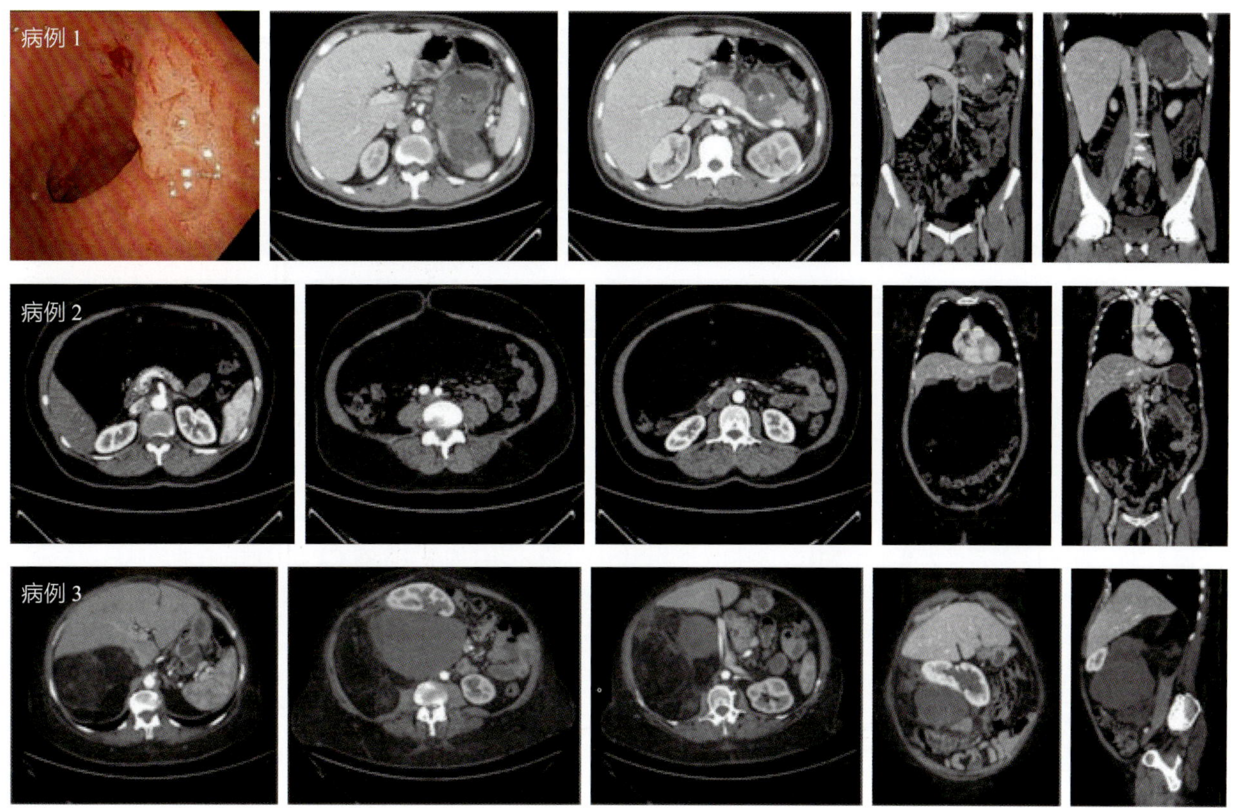

▲ **图 7-35** 病例 **1**，胃间质瘤：腹膜内器官原发的大肿瘤，对腹膜后原发肿瘤的鉴别诊断可能有一定困难。在本病例中，上消化道内镜活检显示 **GIST** 原发于胃。注意具有分叶状轮廓的非均匀病变。病例 **2**，原发性大网膜高分化脂肪肉瘤。查体时肿瘤活动性良好。注意腹膜后器官未被病变累及。病例 **3**，腹膜后间隙原发性去分化脂肪肉瘤。注意病变的高分化部分，呈脂肪瘤状；未分化部分，呈更实性的区域。观察病变累及左肾或造成其移位，有利于腹膜后间隙原发病变的诊断

住，腹膜内器官的大型原发肿瘤和来自不同原发肿瘤的内脏转移可产生腹膜内肿物；然而，一般来说，主要部位是确定的。在 CT 上，GIST 和 EGIST 表现为异质性分叶肿瘤，有肠系膜脂肪浸润的可能性，累及淋巴结的可能性低。低转移潜力的肿瘤往往更均匀，具有腔内生长模式[21, 193]。内脏肉瘤通常表现为肿物，有不同程度的坏死和不均匀的对比增强。继发性肺病变的存在有利于内脏肉瘤的诊断[31]。在女性中，应该考虑大体积附件肿物类似腹膜后肿瘤的诊断。出现多房囊性病变、实性区、双侧病变、腹水和腹膜转移时，应警惕较大妇科肿瘤的可能性。附件肿物可以是卵巢原发的，也可以是转移性的，如 Krukenberg 肿瘤。因此，必须考虑消化系统肿瘤的既往病史[37]。

（二）第二步：腹膜后肿瘤与淋巴结肿物的鉴别

接下来鉴别腹膜后肿瘤与淋巴结肿物。周围淋巴结病变的存在支持腹膜后病变对应淋巴结肿物的假设。在没有外周淋巴结肿大的情况下，必须考虑病变在腹膜后的位置。因此，当病变不在中心时，倾向于考虑腹膜后器官原发肿瘤或腹膜后间隙原发肿瘤。肿物体积大并且累及大血管最难诊断，此时原发性腹膜后病变和淋巴结肿物都有可能（图 7-36）。在这种情况下，必须进行临床方面、特定影像学特征和其他补充检查。如果考虑淋巴结肿物，将鉴别与腹膜后淋巴结肿物一起发展的疾病。排除淋巴结肿物，我们建议进

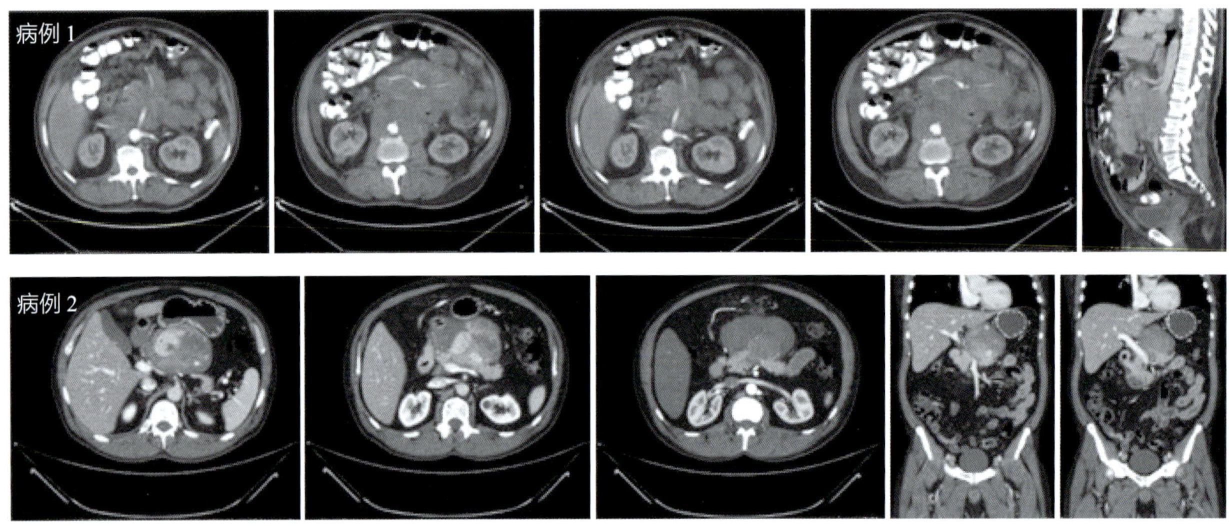

▲ 图 7-36 病例 1，弥漫性大 B 细胞 NHL。肿物代表淋巴结丛状物。当仔细观察所有 CT 切片时，在腔静脉后、主动脉间和后主动脉中也可发现淋巴结肿大。病例 2，去分化脂肪肉瘤。CT 上可见扩张性实性病变，含血管充血成分和液化 / 坏死区域，浸润性病变，占据网膜后腔，邻近脂肪层致密化。尽管高级别病变的大小和外观，但没有相关的淋巴结肿大

一步区分腹膜后器官原发肿瘤和腹膜后间隙原发肿瘤。

（三）第三步：鉴别腹膜后脏器原发肿瘤与腹膜后间隙原发肿瘤

接着鉴别来自腹膜后脏器（十二指肠、胰腺、肾上腺、肾脏、结肠节段）的腹膜后间隙原发肿瘤。判断病变是来自腹膜后器官还是来自腹膜后间隙的组织，可以通过病变与邻近结构的关系来判断。一些标志有助于影像评估“喙状征”、“嵌入器官征”、“新月征”、“幻形器官征”和“突出的喂养动脉征”。正如 Shaaban 等所解释的那样，“喙状征”与固体器官在其与相邻肿物界面边缘的形状有关。尖锐的喙形表示肿物来自邻近的器官。如果肿物被一个器官的薄壁组织完全包围，则假定它是该器官的原发灶（“嵌入器官征”），而边缘呈圆形的器官则表明肿物移位。如果肿物取代了器官，但不是来源于器官，那么器官就会呈现“新月”的形状。“幻形器官征”是指一个小器官出现了一个大肿物，使原来的器官消失而看不见。腹膜后高血管肿物可能有较大的营养动脉，这有助于识别来源器官（“突出的供血动脉征象”）（图 7-37）[194]。

评估腹膜后病变中脂肪的存在是鉴别诊断的有用“工具”之一。脂肪在影像学研究中很容易识别，考虑到 CT 在显示少量脂肪方面受到限制，而 MRI 在检测微观脂肪方面更为敏感。在腹膜后器官的原发性病变中，腺瘤是显微镜下最常见到脂肪的肾上腺肿瘤，而骨髓脂肪瘤是肉眼最常见到脂肪的肾上腺肿物。其他肾上腺肿物，如嗜铬细胞瘤和肾上腺皮质癌，很少含有脂肪。在肾脏肿物中，血管平滑肌脂肪瘤最常含有脂肪。肾皮质的改变、突出的血管和明确的轮廓有利于血管平滑肌脂肪瘤的诊断 [195]。

在胰腺病变的诊断中，胰腺孤立性纤维性肿瘤以实性为主，无脂肪含量，可能有钙化，在动脉期强化。胰母细胞瘤主要是囊性的，可能包含钙化，并有对比剂通过。腺泡细胞癌通常是实性的，伴有钙化、边界分明和低血管。血管瘤是囊性的，可能包含钙化，发展成出血区域，在动脉期增强。淋巴管瘤通常是多囊性的，有突出的间隔。淋巴瘤以实性为主，引起弥漫性受累，无导管扩张，通常伴有淋巴结肿大。胰腺皮样囊肿可包含实性区、钙化、脂肪含量，并有出血区。其他肿瘤如平滑肌肉瘤、脂肪瘤、神经鞘瘤和胰腺

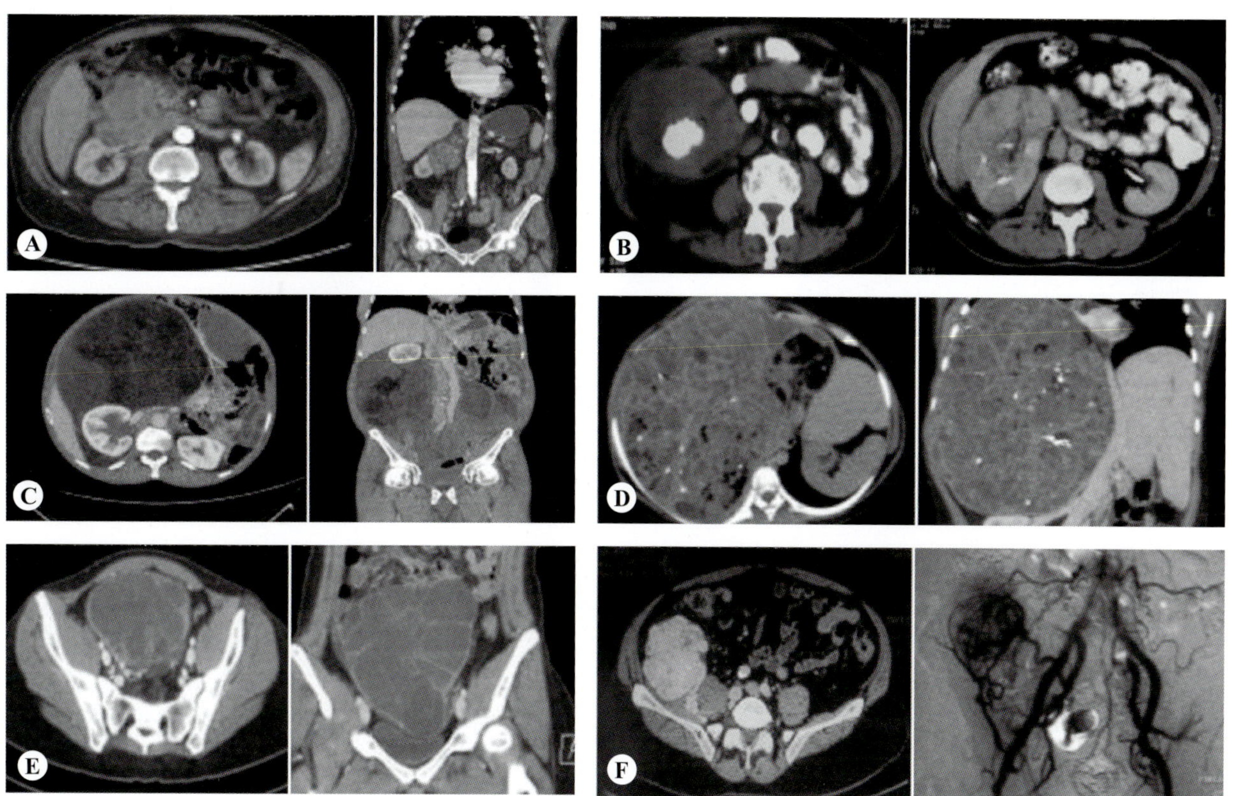

▲ 图 7-37　A."喙状征"反映了其与相邻肿物交界边缘的实体器官的形状。注意病变下部靠近右肾的急性喙状征，提示病变来源于邻近器官，本例为原发性十二指肠间质瘤。B. 两个"嵌入器官征象"的例子，右结肠的神经内分泌肿瘤和肾透明细胞癌，肿物被器官实质合并和包围，这表明它是器官的原发灶。C 和 D. 如果肿物取代了器官，但不是来源于器官，则器官可以呈"新月形"。注意图 C 中肿物与肝脏下缘的关系（腹膜后脂肪肉瘤），以及图 D 中肿物与右肾和主动脉的关系（卵巢畸胎瘤转移）。E."幻形器官征"发生在小器官上出现大肿物，使原来的器官消失而看不见，如右卵巢交界性肿瘤（看不见卵巢）。F. 注意大的滋养动脉，这有助于识别来源（"突出的喂养动脉征象"）。图中突出的滋养动脉是右髂动脉的分支，提示腹膜后来源（腹膜后孤立纤维性肿瘤）

错构瘤具有可变的影像特征 [44]。

如果怀疑是十二指肠病变，上消化道内镜和内镜超声可能会有所帮助。面对更大的肿物，必须考虑原发性十二指肠 GIST 的诊断。如果怀疑升、降结肠腹膜后段原发病变，应进一步行结肠镜检查。

（四）第四步：腹膜后间隙原发肿瘤的鉴别

我们将讨论影像最难鉴别的腹膜后间隙原发实体瘤。先假设腹膜后肉瘤，然后根据具体特征出现的频率，分析可能的疾病或直接推理到其他疾病。

肉瘤的 CT 通常表现为肿物，向空心脏器和实质器官外侧移位。大多数腹膜后肉瘤是脂肪肉瘤（约 70%），因此无须评估脂肪是否存在。如果腹膜后器官的结果脂肪成分不明显，则必须考虑脂肪肉瘤。记住存在分隔、致密区域和钙化可能提示脂肪肉瘤的去分化或硬化和炎症变体 [196]。

分化良好的脂肪肉瘤表现为界限分明的病变，主要含有脂肪。外观可能与脂肪瘤难以区分，因此，任何纯粹的脂肪性腹膜后病变都应被认为是分化良好的脂肪肉瘤，直到有明确的病理诊断。去分化区发生在分化良好的脂肪肉瘤内，非脂肪瘤性局灶性结节区提示去分化。黏液样变通常比邻近肌肉的衰减小，在 T_1 加权像上信号强度低，在 T_2 加权像上信号强度高。大多数黏液样脂肪肉瘤含有足够的脂肪以提示脂肪肉瘤的诊断。通常可以看到较厚的间隔和不规则或结节状的软组织成分。另外，圆形细胞和多形性脂肪肉瘤表现为软组织肿瘤和信号强度的衰减，脂肪含量最少[194]。

脂肪肉瘤高分化成分的脂肪并不总是被识别，有时被解释为腹膜后脂肪的正常部分。可能存在未能识别异常脂肪（脂肪肉瘤的高分化成分）导致不完全切除，经验不足的外科医生切除病变的未分化部分，而不切除高分化成分。单个病变中包含的多个去分化灶也可能被误解为多灶性疾病，并因疑似肉瘤而导致手术禁忌[196]。下面的例子说明了这些要点（图 7–38 至图 7–40）。

虽然在腹膜后少见，但脂肪瘤也可以类似脂肪肉瘤。脂肪瘤是一种由成熟脂肪组织组成的良性间质肿瘤。在 CT 上，脂肪瘤表现为界限清楚的均匀肿物，脂肪衰减。肿瘤内可见软组织衰减区，代表脂肪坏死、间隔或邻近正常结构。其他有脂肪含量的良性疾病应记住：腹膜后脂肪瘤病、脂肪营养不良、腹膜后脂膜炎（肠系膜脂膜炎）、腹膜后脂肪坏死、囊性脂肪坏死和蛰伏

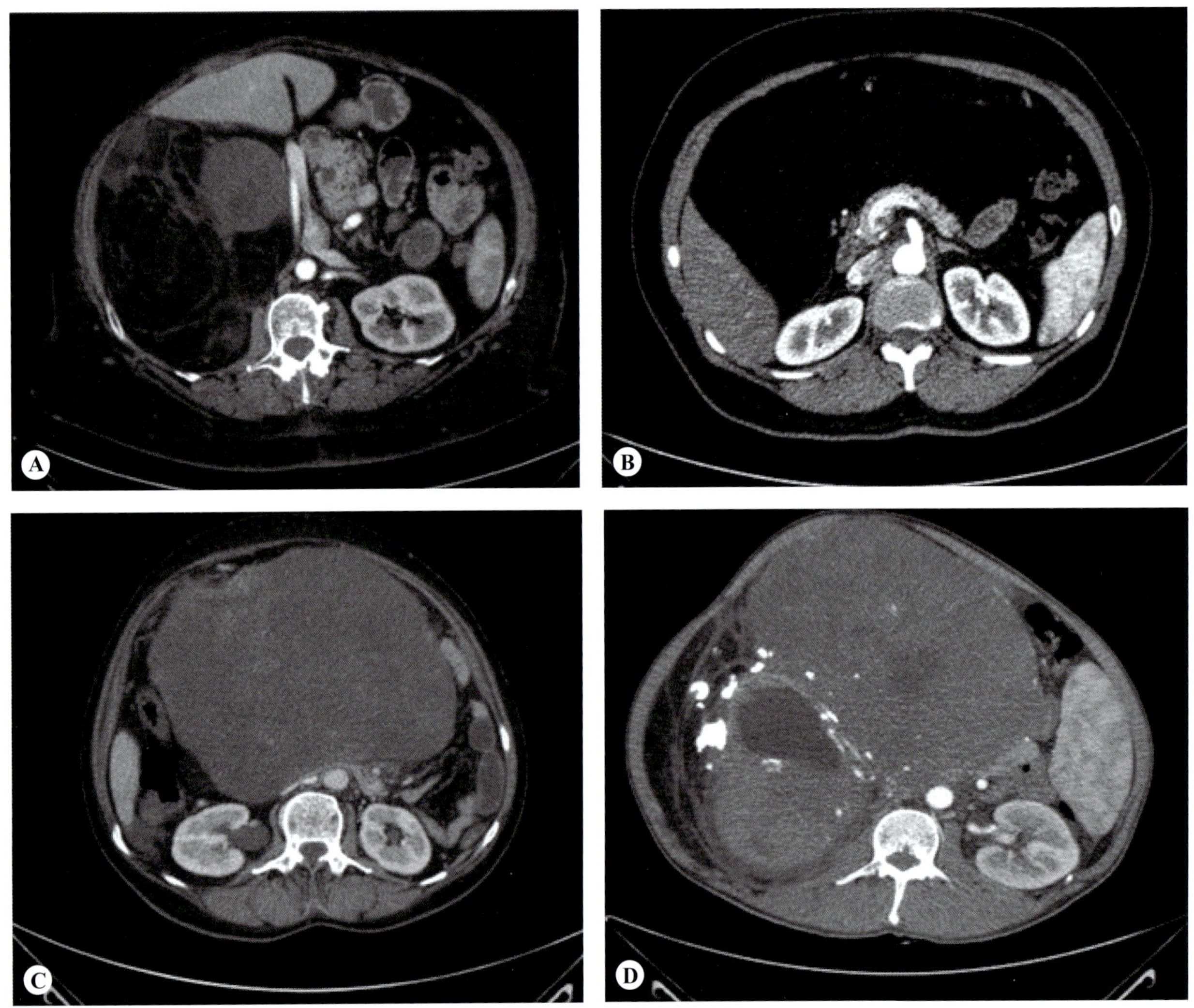

▲ 图 7–38 **A.** 完整的高分化脂肪肉瘤，没有去分化区域。影像学上，CT 很难区分高分化脂肪肉瘤和脂肪瘤。**B.** 脂肪肉瘤表现为脂肪瘤样（高分化成分）和致密实区（分化成分）。手术应该是“整体”切除，注意不要将分化良好的区域视为腹膜后脂肪组织的一部分。**C.** 没有脂肪源性肉瘤组织的去分化脂肪肉瘤，有时难以与未分化的多形性肉瘤区分。**D.** 去分化脂肪肉瘤伴上皮样 / 多形性形态和钙化区

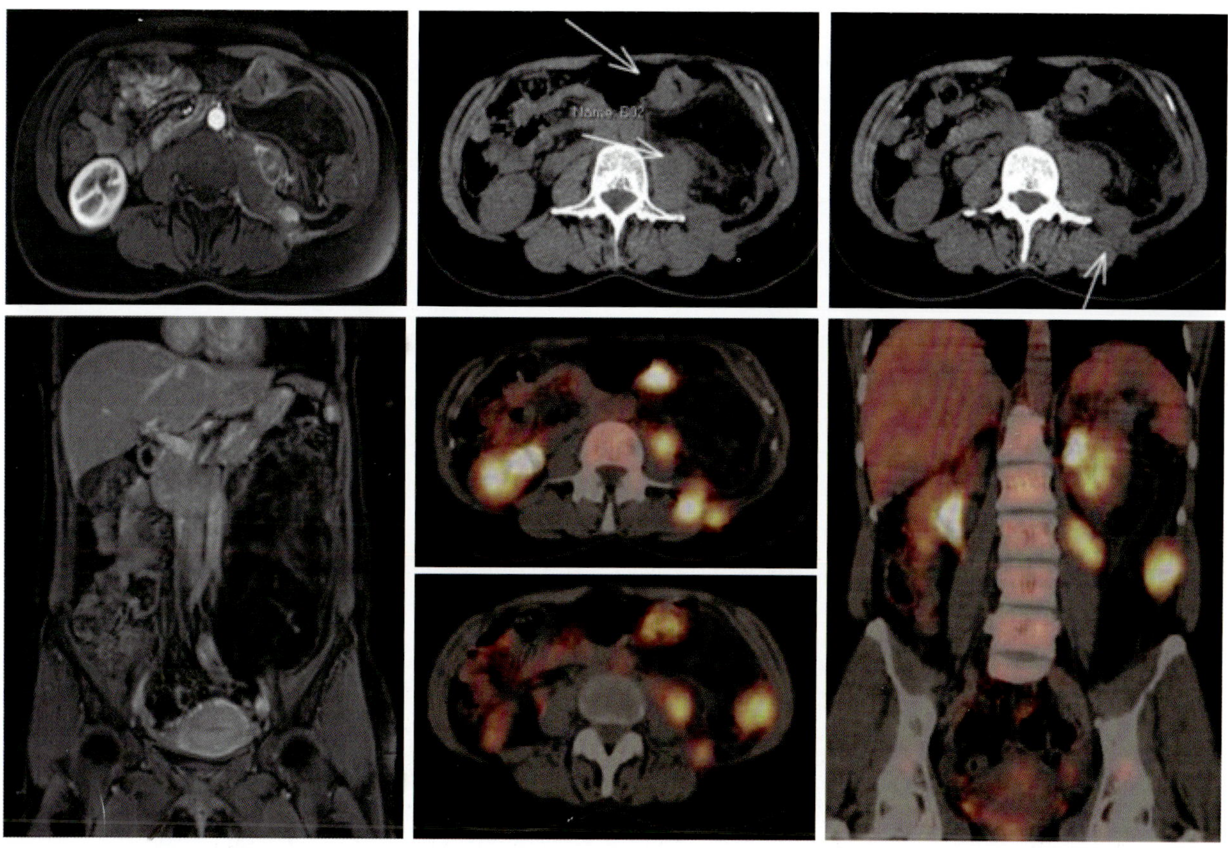

▲ 图 7-39　腹膜后大脂肪肉瘤，**PET-CT** 表现明显，有高分化区和去分化灶。这种类型可能被误解为多灶性疾病，考虑肉瘤而当作手术禁忌证；然而，这是一个单一的病变

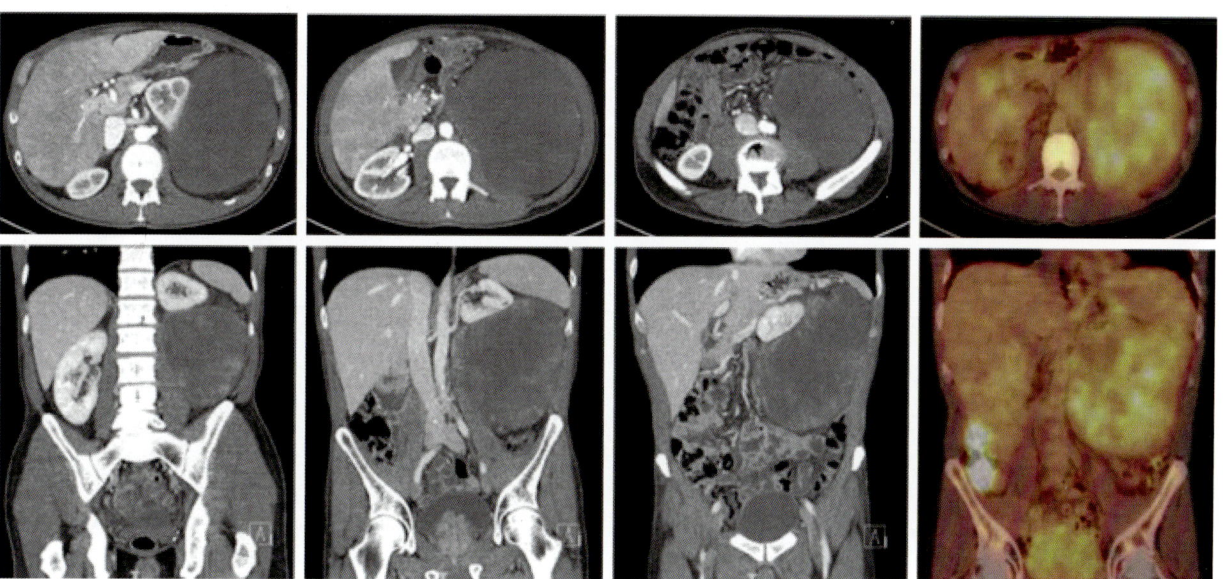

▲ 图 7-40　**CT** 显示病变内部有一定的异质性。在 **PET-CT** 中，我们观察到肿瘤内糖酵解代谢的变化，以及 **SUV** 值的变化。这一发现可以指导最合适的地方进行影像引导活检。最终病理诊断为炎性脂肪肉瘤伴去分化区

脂瘤[194]。

平滑肌肉瘤是腹膜后第二常见的组织学类型。腹膜后出现一个巨大、异质、坏死、与血管相邻的腹膜后血管肿物，应诊断类似于腹膜后血管原发性平滑肌肉瘤，这种肉瘤最常来源于低于肝静脉水平的下腔静脉，但也可以来源于其他静脉，如肾静脉和性腺静脉等。通常存在外源性成分，这使其难以与其他引起外源性血管压迫的腹膜后病变区分（图 7–41）。具体来说，对于下腔静脉平滑肌肉瘤，应在影像评估中描述其受累程度及其与肾静脉和肝后静脉的关系。腹膜后的腰血管和侧静脉可能是术中失血的重要来源，也必须在术前 CT 中识别。静脉压迫作用增加了静脉和肺血栓栓塞的风险，应采取预防措施[197]。

影像的部分特征可能提示其他疾病，而排除脂肪肉瘤和平滑肌肉瘤。例如，某些亚型肉瘤常有囊性成分，可与脓肿甚至血肿混淆。

一个实心、有边界、血管化的肿瘤，有明显的血管，必须考虑孤立的纤维性肿瘤一类的疾病。尽管囊性区、钙化、黏液样变性或出血可能存在，它们通常呈均匀状，特别是大肿瘤。它们可以呈分叶状，倾向于取代而不是侵入邻近的器官和组织。边缘很少浸润，通常界限分明。在 MRI 上，孤立性纤维性肿瘤通常在 T_1 表现为低信号强度，在 T_2 表现为可变信号，经静脉注射钆后信号强度明显增加。细胞过少的肿瘤在 T_2

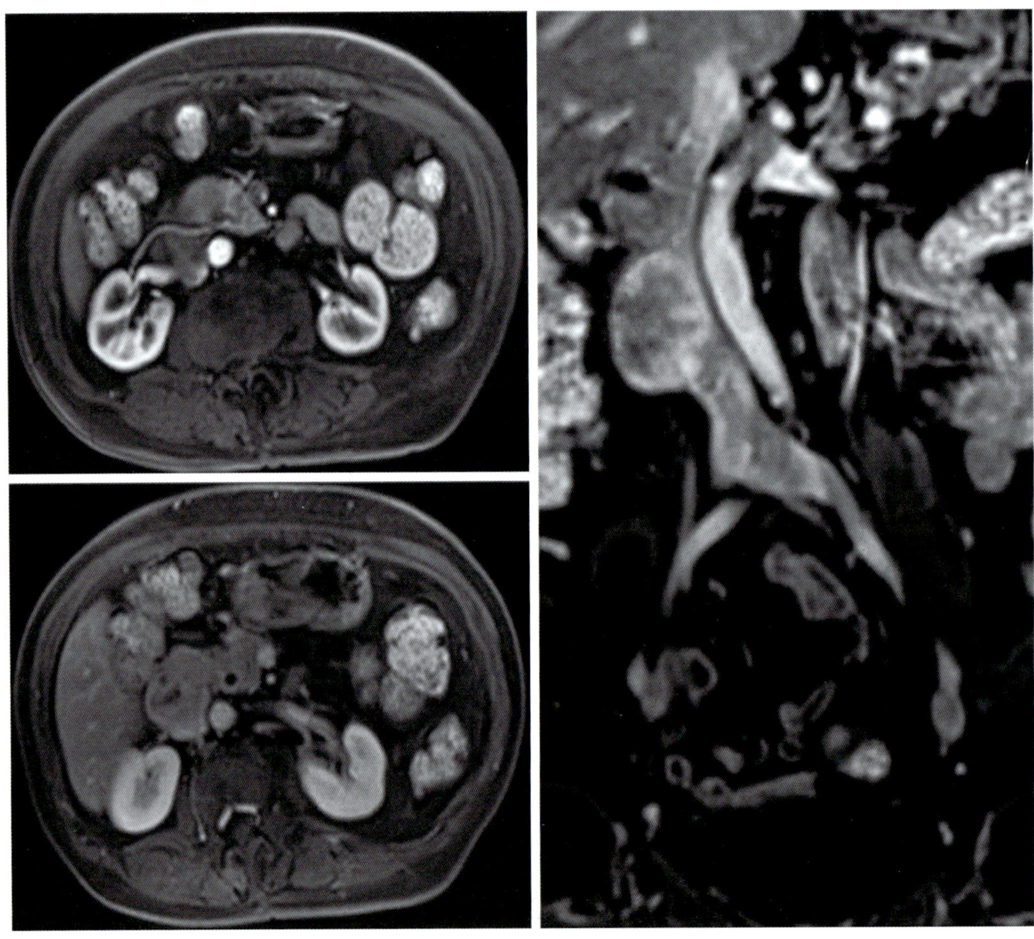

▲ 图 7–41 **MRI** 示右侧 **2** 个实性结节性病变，位于下腔静脉前方，对下腔静脉造成轻微压迫，与十二指肠关系密切。病变表现为非均匀信号，通过对比和限制扩散增强，最大为 **5.2cm×4.4cm×3.8cm**，另一个为 **3.2cm×2.6cm**。注意，很难确定肿物是腔静脉原发性病变还是引起腔静脉压迫的原因；然而，如果活检显示为平滑肌肉瘤，则与例子一样原发性血管病变的可能性很高

加权像上一般表现为低信号；而细胞过多、高度血管性水肿或伴有坏死或黏液样变性的肿瘤则表现出高信号[198]。

在影像中，孤立性纤维性肿瘤的主要鉴别诊断为滑膜肉瘤、去分化脂肪肉瘤、平滑肌肉瘤、GIST和肠系膜硬纤维瘤病。骨盆中其他含有纤维成分的肿瘤构成鉴别诊断：间皮瘤、卵巢Brenner瘤、纤维瘤或纤维肉瘤和子宫平滑肌瘤[199–201]。

在腹膜后间隙的其他原发肿瘤中，周围神经鞘的良性肿瘤通常为圆形且界限清楚，但恶性病变可能表现为局部结构的侵犯。哑铃状的肿瘤伴椎间孔扩张提示神经纤维瘤。神经鞘瘤和副神经节瘤可能与肉瘤混淆，特别是位于中线，靠近主动脉或腔静脉。在CT上，神经鞘瘤和神经纤维瘤可以相似，表现为相对于肌肉的低密度病变，增强CT中对比更明显。在MRI T_1加权像上，神经鞘瘤表现为中等信号强度，与肌肉相似，T_2加权像信号非常清晰，但囊性病变信号强度较低。神经鞘瘤生长均匀，常有边界，信号强度低，与胶囊一致。神经鞘瘤和神经纤维瘤均可见梭状样和“靶”影。有时可以识别病变来源于的神经，通常位于偏心位置。异质外观伴囊性变性也可发生，这是所谓“古老的神经鞘瘤”的特征[47]。

由于神经节神经瘤来源于交感神经节，所以除椎管内外，其部位更常见于腹膜后中央、椎旁或肾上腺旁。它们的形状可以是规则或不规则的，有圆形、椭圆形、小叶状或哑铃状。造影前CT表现为低密度肿物。随着细胞密度的增加和黏膜基质的减少，病变的密度可能略有增加，但小于局部肌肉组织的密度。在影像采集后期观察到黏液基质的成分延迟了对比剂的吸收。在MRI上，神经节神经瘤在T_1加权成像上表现为低信号病变，在T_2加权成像上表现为不均一的高信号病变，在SPAIR上表现为高信号病变。“扭曲”模式（肿物T_2WI高信号时的低信号部分）可能是施万细胞和胶原纤维显微状态交织的特征。可以观察到钙化，以及相邻组织之间生长形成的“假足征”。血管通常被推动和移动，虽然它们经常被累及，但没有狭窄或侵犯的迹象，这让解剖变得困难且危险[202]。

需要鉴别诊断副神经节瘤。当怀疑副神经节瘤时，首选CT和MRI检查，MRI更敏感和特异性，特别是在肾上腺外疾病的检测中。肿瘤血管化程度高，细胞内含水量高，肿瘤内常出现囊性区，T_2加权像高信号，静脉对比剂增强。出血和（或）坏死区域体积大的肿瘤（更常见于恶性病变），T_2加权像的信号强度可能较低[203]。考虑副神经节瘤的诊断时，通常推荐功能影像。全身研究可以更好地评估肾上腺外疾病的定位，以及识别多发肿瘤和（或）转移部位[204]。使用^{123}I-MIBG的闪烁成像具有很高的敏感性（83%～100%）和特异性（95%～100%），尽管在恶性副神经节瘤中敏感性较低，因为分泌多巴胺的肿瘤通常不能吸收MIBG。MIBG与去甲肾上腺素具有化学相似性，并通过hNET集中在嗜铬细胞组织中，负责吸收儿茶酚胺[60]。因此，对于MIBG阴性的患者，可以使用生长抑素类似物。^{68}Ga标记的生长抑素类似物也是被用来研究的一种“武器”。PET ^{68}Ga-DOTATOC具有很高的灵敏度，尤其适用于检测生长抑素受体密度低的小病变或肿瘤。此外，它还可以更好地识别位于肺部和骨骼的转移灶。特别是在嗜铬细胞瘤和恶性副神经节瘤的检测中，PET ^{68}Ga-DOTATOC优于PET-^{18}F-FDG。多巴胺（dopamine，DA）和DOPA也通过hNET转运到染色质细胞，因此可以用作放射性标记物[PET6–（^{18}F）-fluoroDOPA]。然而，与MIBG一样，它们在检测SDHB基因突变的副神经节瘤方面的灵敏度较低（70%～88%），PET ^{18}F-FDG在此方面具有优势（灵敏度97%～100%），这使得它识别葡萄糖吸收敏感的转移性病变非常有用，特别是MIBG阴性的情况下[205]。

腹膜后间隙的生殖细胞瘤通常表现较大。肿瘤常常累及、压迫腹部血管或造成血管移位。影像中原发性和转移性恶性畸胎瘤表现为软组织肿大，伴有脂肪和钙化灶。考虑生殖细胞肿瘤时，临床特征和肿瘤标志物是诊断结论的基础，必须与影像方面结合考虑。

某些特定的影像特征可提示腹膜后纤维化。CT 评估腹膜后纤维化显示与肌肉相似的衰减值。肿物通常融合，累及主动脉（但不脱位），常包围并压迫下腔静脉，引起输尿管内侧偏曲。可见肿物附近有淋巴结肿大。放射科医生必须评估肾血管的受累情况。在评估腹膜后纤维化时，MRI 比 CT 具有更高的分辨率，使用压脂技术可以更好地确定病变范围与邻近组织的关系。在 MRI 上，特发性腹膜后纤维化 T_1 加权像低信号，T_2 加权像信号强度与疾病活动性成正比。MRI 弥散加权成像特征和 T_2 加权信号强度值可能有助于腹膜后纤维化和纤维化样恶性肿瘤的鉴别。区分硬纤维瘤病和腹膜后恶性肿瘤是很困难的。MRI 的表现是可变的，与细胞和纤维含量有关。它们在 T_1 加权成像上可表现为低信号或等信号，在 T_2 加权成像上主要表现为高信号，低信号带代表致密的胶原束。T_2 高强度可能随着时间的推移而降低，因为肿瘤的细胞密度降低，胶原沉积增加。注射钆后，硬纤维瘤一般表现为中度或显著增强。由于胶原束没有增强，低强度条带可能变得更加明显[206, 207]（图 7–42）。

（五）第五步：腹膜后淋巴结肿物的诊断鉴别

腹膜后淋巴结肿物的病史和查体对影像学诊断至关重要。应评估所有淋巴结，包括胸部、纵隔和腹部 CT。在淋巴瘤中，CT 通常显示均匀的腹膜后肿物，界限不明确，围绕但未使大血管变形。有时有肠系膜浸润的迹象。PET-CT 有助于对 FDG 敏感的 NHL 分期检查[160]。

在 UCD 中，最常见的影像学表现是纵隔或富血管肺门肿物[208]。在腹膜后可见局限性软组织衰减的肿物。小肿物造影后均匀增强，大肿物造影后非均匀增强。钙化是不常见的，但出现时可以有不同的模式。MRI 一般表现为实性肿物，T_1 相对于肌肉信号较高，T_2 高信号。除了低信

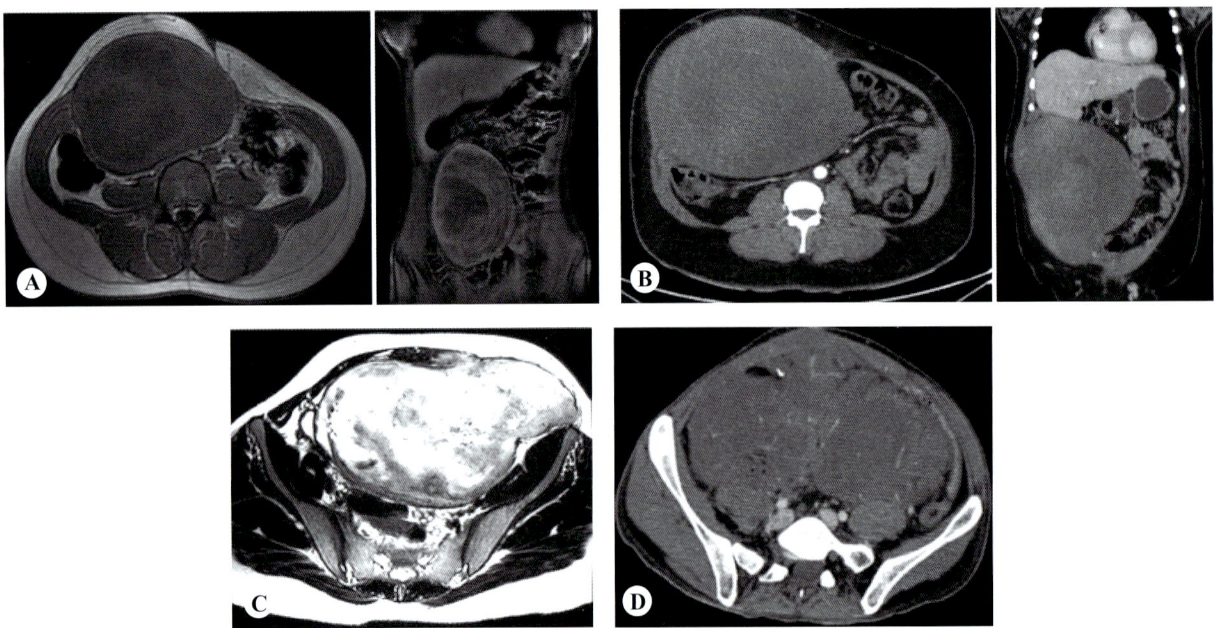

▲ 图 7–42 硬纤维瘤病。病变体积可以变得很大，并使诊断困难。MRI 比 CT 提供了额外的信息，因为它可以评估细胞结构和纤维化内容，这有助于监测对药物治疗的反应

A 和 B. DF 来源于腹壁，并突入腹膜腔；C. 骨盆 DF，MRI 高信号，提示活动性疾病和细胞增多；D. 家族性腺瘤性息肉患者肠系膜广泛 DF

号的中央线性隔膜，T_1 和 T_2 影像可能存在病灶内的“空洞”，反映病变血管化。PET-CT 病变的 SUV 值（平均 3.91）通常低于淋巴瘤。CD 的腹部外表现有助于诊断。胸部可见网状或磨玻璃样不透明病变，纵隔增大，胸腔积液，肺结节或圆形实变区较罕见。大多数患者有纵隔和肺门多发淋巴结肿大。也可观察到实质病变，包括胸膜下结节、小叶间隔增厚和支气管周围血管增厚。与特发性多中心型 CD 相关的腹膜后纤维化 PET-CT 的 SUV 值相对较低（2.5～8）。较高的数值应考虑淋巴瘤[163]。

转移到腹膜后淋巴结的实体瘤，在不同位置表现为单个或多个实性或囊实性肿物。既往恶性肿瘤病史或血清标志物阳性可能提示转移性腺癌、黑色素瘤或生殖细胞瘤。再次，对于腹膜后不明肿物的年轻男性患者，应考虑睾丸超声检查。除了上皮样肉瘤、横纹肌肉瘤和透明细胞肉瘤外，大多数肉瘤一般不会转移到淋巴结。因此，具有肿瘤特征的淋巴结考虑转移性疾病或淋巴瘤的可能性更大。

在包括巴西在内的一些国家，肺外结核可表现为腹膜后淋巴结病，鉴别诊断必须注意这一点。然而，腹膜后肿物是一种罕见的情况。也有可能表现为肿物包裹腹主动脉。结核也可由“Pott 病”传播，形成腰肌脓肿、腹膜后炎性肿物或腹膜后纤维化。

四、活检的适应证和类型

腹膜后肿物活检经常遇到是否需要活检和什么方法最佳的问题。当腹膜后肿瘤的临床影像资料考虑首选治疗是手术的疾病时，会选择术前活检。如果诊断不确定或需要术前治疗时，活检是必要的。大多数情况下，影像引导的粗针活检是最佳选项，避免手术活检。粗针影像引导活检可在门诊进行，并发症率和费用较低。另一个优势是可以选择包含活组织的病变区域或可能提示去分化的区域[209]。诊断使用微创手术的好处超过了所有反对活检的担忧。并发症的风险较低，肿瘤扩散的可能性也较低[210]。在腹膜后活检中，必须特别注意评估标本的质量和代表性，避免不确定的结果。如有必要，可在患者离开 CT 前获取新的标本。因此，介入放射科医生和专业病理学家之间的互动是必不可少的。

存在外周淋巴结病变的情况下，如果检查进展到需要活检，则最好选择外周，而不干预腹膜后淋巴结。腹膜后淋巴瘤的手术入路仅限于简单且侵入性较小的诊断方法不能确定或不可能的情况下，手术活检可以通过腹腔镜或开腹手术进行。同样，建议让病理学家在手术室评估标本的质量和数量，可进一步诊断性检查，如进行免疫组织化学或分子检测。

当考虑 GIST 时，必须特别小心。活检最好在胃肠镜下进行，经超声引导下穿刺，避免囊破裂和腹膜扩散。经皮或切开活检导致肿瘤包膜完整性的破坏与腹膜复发的高风险相关。在超声内镜活检中，标本是有限的，因此告知病理医生考虑哪些诊断很重要，这将允许有针对性的组织病理学分析，包括免疫组织化学中的 c-KIT 和 DOG-1 检测。

五、关于手术适应证和术前护理的注意事项

腹膜后间隙原发肿瘤的手术往往高度复杂。不可能列出各种情况，其复杂性次于肿瘤造成的问题；然而，与血管相关的问题更重要。例如，肿瘤累及大血管（主动脉、腔静脉和髂血管）、原发性腔静脉肿瘤、腔内肿瘤血栓、累及血管主干导致内脏断流的高风险，以及需要多内脏切除等。

老年、营养状况不稳定、肌肉减少、器官功能障碍（心、呼吸、肾、肝、神经、内分泌等）等临床问题会加重肿瘤带来的复杂性。从这个意义上说，必须多学科共同选择和决定治疗方法。肿瘤外科学、临床肿瘤学、放射治疗、放射科、病理学和其他学科专家参与，重点是血管外科专家。

除了临床决策，同样重要的是向患者及其家属解释治疗方案及其风险，包括临床问题、风险、后遗症的可能性，以及对生活质量的影响。如果面临高度复杂的情况，其他方面也非常重要，如术前和术中照护的体系，包括麻醉、重症监护和输血科团队。护理、物理治疗、物理康复治疗、言语治疗、营养、康复和心理学的支持也是治疗过程中所有阶段的基本组成部分，以保证安全。

除了仔细的临床评估外，对方案的期望和理解必须以特定的方式进行。在预计会出现重大并发症甚至死亡的高风险手术中，决定手术很困难。深入了解疾病的生物学行为对于避免失败的决定至关重要。对术前和术后护理、医院结构和团队组成的关注是手术安全性和良好效果的基本方面，尊重道德问题，以保护患者、医生和医院。必须填写手术、麻醉、输血等方面的责任说明。在高度复杂的情况下，错误的判断可能会由于不适当的适应证或错误的禁忌证而关闭患者摆脱疾病的唯一出口。图 7–43 和图 7–44 所示的案例说明了上述问题。

六、相关的血管问题

我们将讨论一些知识，评估情况危险的有可

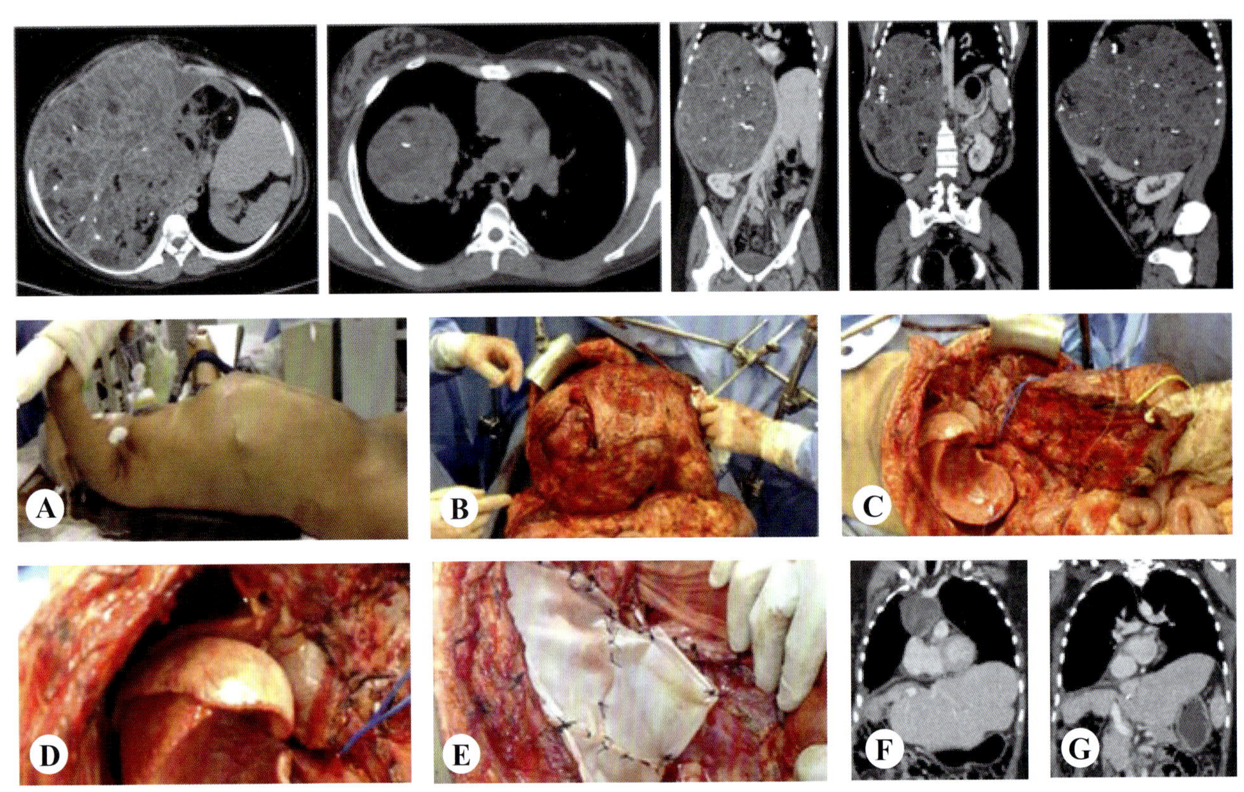

▲ 图 7–43　一位 12 岁女性患者，行右附件切除术，病理结果为未成熟畸胎瘤。2 年后腹膜大面积复发。进行剖腹手术，病变被认为是不可切除的。患者接受全身化疗，病情逐渐稳定，随后病情进展，8 年无随访，因临床恶化返回该机构。CT 显示大面积病变，造成横膈向上脱位伴肺压迫，肝脏及其他腹部器官和结构脱位，并侵犯腹壁。纵隔有第二个病变。经多学科讨论并经患者（当时 23 岁）和家属同意后，建议进行新的切除尝试

A. 患者在手术室的位置。B. 术中观察，通过完全切除右侧横膈使病灶可以活动。C. 切除肿瘤和横膈后术野侧面。注意右肺下叶，靠近心脏修复的下腔静脉，以及多年肿瘤压迫导致的肝脏畸形。D. 靠近右心房的下腔静脉修复及剖腹开腹术的细节操作。E. 用牛心包片代替被切除的隔膜。F. 患者术后第 13 天出院时预后良好。CT 显示未见腹部病变，腹部手术中有纵隔病变未切除。G. 再次手术切除纵隔病变。CT 显示治疗结束后的最终外观。患者随访 5 年，无发病迹象。她妊娠后通过剖宫产生下了一个健康的孩子。该病例说明，除了足够的医院结构和资源外，还需要一个外科、麻醉和专门的重症监护小组，以便在高度复杂的情况下有治疗成功的机会，不同的腹膜后和腹膜内大肿瘤的手术治疗都有这样的共同点

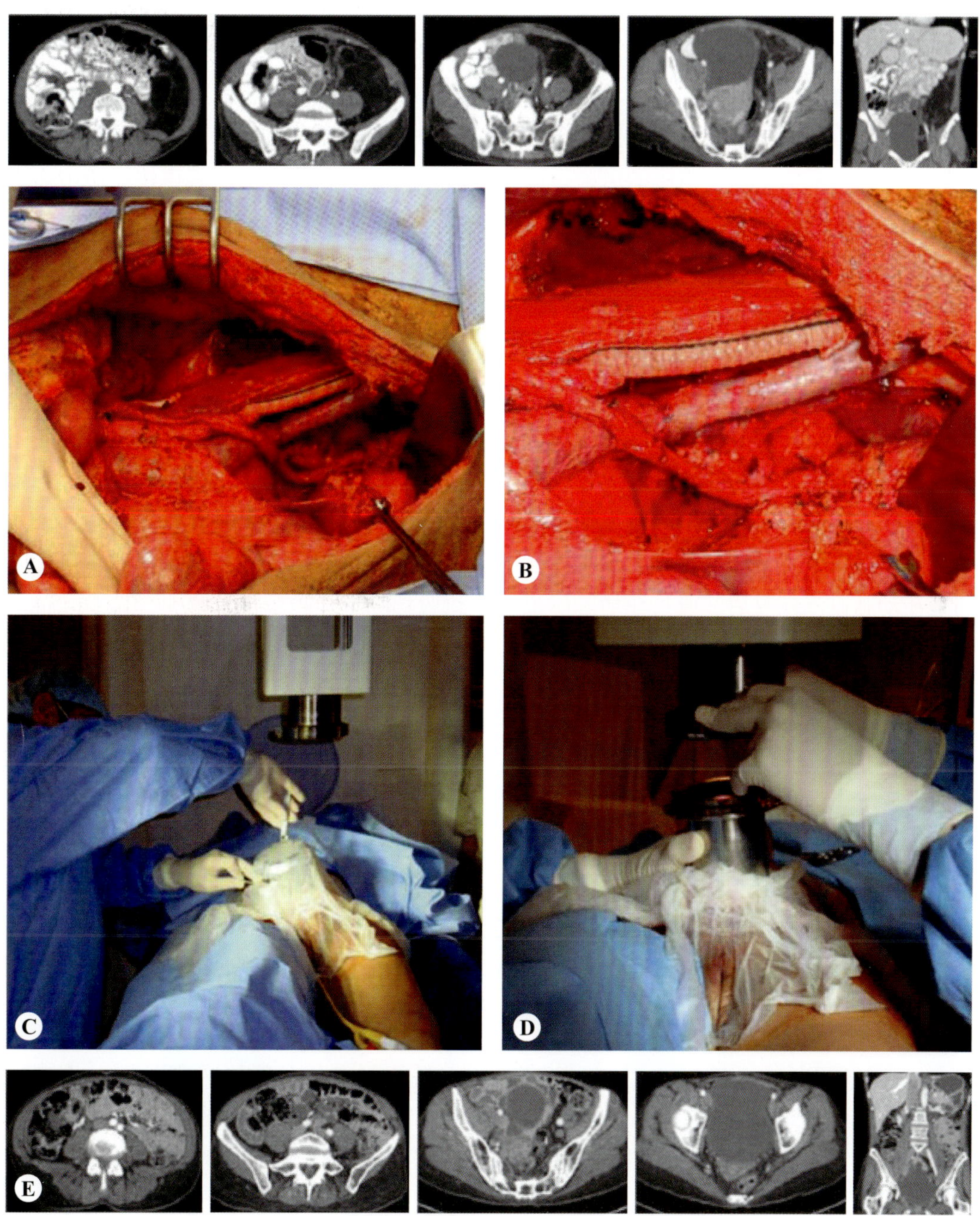

▲ 图 7-44 一位 **47** 岁女性患者，较大的腹膜后脂肪肉瘤局部复发。图上部的 **CT** 图像显示以脂肪为主的膨胀肿块，有多处隔膜和一些实性结节性图像，占据左侧腹膜后和髂窝的空间，向后接触腰大肌和骨盆。肿块与膀胱左侧壁接触，并在与髂血管的交叉处压迫左侧输尿管，无肾积水。它使左结肠和小肠襻脱位，并与该侧的髂外血管、髂内血管和闭孔血管接触。患者接受了新辅助全身化疗，然后按照术中放疗方案进行手术

A 和 B. 手术"整体"切除肿瘤包括左半结肠（降结肠、乙状结肠和高直肠）和左髂外动脉，后者被 6F Dacron 人工血管取代。C 和 D. 使用直线加速器进行术中放疗。术后恢复良好。病理结果显示低级别"脂肪瘤样"脂肪肉瘤，坏死区域最大，髂血管旁边有去分化区域（高级别）。她被转诊接受补充剂量的外部放射治疗。E. 治疗结束 6 年后的复查。患者已随访 10 年，无疾病证据。该病例说明了多学科互动在治疗计划中的重要性，以最大限度地降低腹膜后肿瘤中常见的边缘切除术的复发风险（引自 Fábio Ferreira, surgical oncology; Kenji Nishinari, vascular surgery; João Luís Fernandes, radiotherapy）

能从肿瘤完全切除中获益的患者，而不是由于相关的血管问题被认为是不可切除的肿瘤。

（一）包绕大血管的肿瘤

在腹膜后肿瘤中，需要完全或部分切除大血管并不罕见，其中一个担忧是大出血的风险。当周围的主动脉和腔静脉受累时，手术通常是安全的，直到血管修复。钳夹血管后，对含有大血管的肿瘤进行“整体”切除也是安全的；然而，腰椎和腹膜后血管根据病变的程度可能会大量出血，而且由于肿瘤的体积，止血的视线也会受损。切除后，通过主动脉重建后，静脉回流压力明显增加，存在大量腹膜后出血的风险，直到重建腔静脉为止。根据缺血时间的不同，动脉血流通常优先重建。为了尽量减少出血的风险，无论是在切除阶段还是在动脉血流恢复后，或是在切除阶段之前，建立动脉和静脉血管旁路作为初始措施。一种方法是用人工血管本身构建“旁路”，使它们有富余，把动静脉血液从肿瘤切除区域转移。切除后，假体容易缩短，显露范围大，最大限度地减少了出血的风险[211]（图 7–45 和图 7–46）。在较小的肿瘤中，手术切除更快，使用临时旁路的策略不是强制性的；然而，至关重要的是近端和远端血管残端准备充分，血管外科团队在切除完成前讨论重建方案。涉及髂总静脉和主动脉分叉汇合处的病变，即使体积不大，也可能需要更详细的规划和重建护理（图 7–47 和图 7–48）。

（二）原发性腔静脉平滑肌肉瘤

腹膜后平滑肌肉瘤常为原发性下腔静脉肿瘤[212]。当需要对下腔静脉进行节段性切除时，取决于肿瘤的位置，如果累及肾蒂血管则有可能行肾切除术。静态肾显像（^{99m}Tc-DMSA）评估肾小管功能对于决定是否选择肾切除术是有用的。

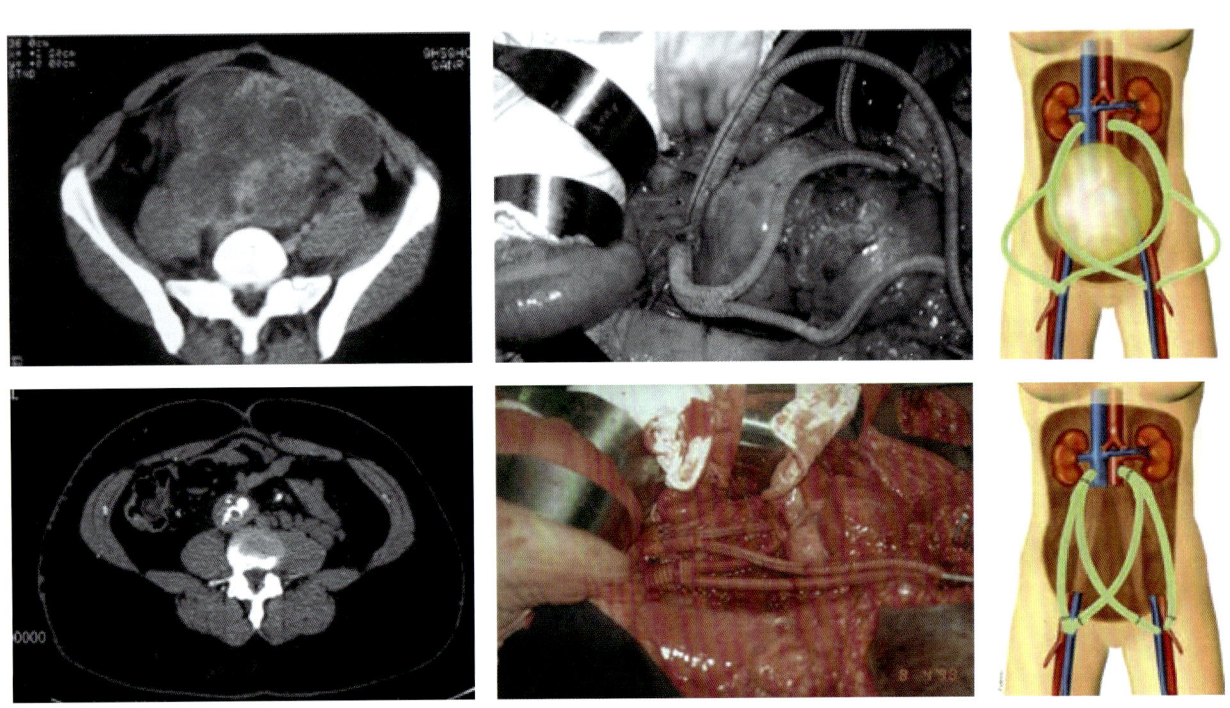

▲ 图 7–45　一位 **29** 岁女性患者，主诉腹部疼痛、肿胀伴下肢水肿。**CT** 显示广泛实性肿物，包绕主动脉和腔静脉。粗针活检显示为神经鞘瘤。考虑到她是一个非常年轻的没有临床问题的患者，由肿瘤和血管手术小组制定手术计划。为了尽量减少出血的风险，另一种选择是在切除阶段之前建立动脉和静脉血管旁路。“旁路”是用人工血管本身进行的，以维持动脉和静脉的流动。在“整体”切除后，人工血管缩短，显露范围大，无过多出血。术后恢复无并发症。后来，她有静脉血栓形成，但没有临床反应。该患者于 **1998** 年手术（第一张 **CT** 影像），下方图片所示的 **CT** 图像于 **2012** 年拍摄。目前随访时长 **22** 年，仍然很好

经许可转载，引自 the authors：Nishinari et al.[211]

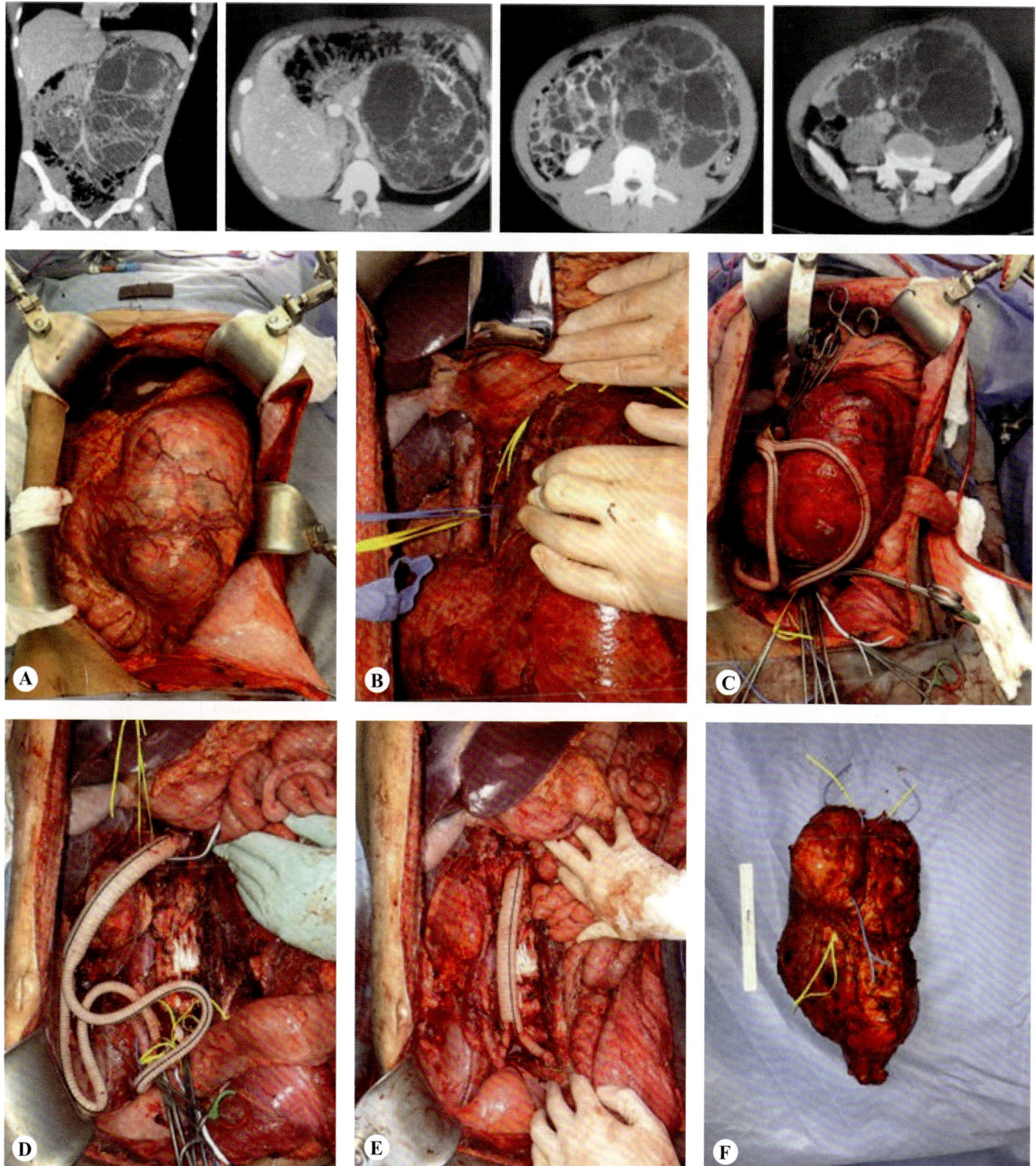

▲ **图 7-46　一位 29 岁男性患者，诊断为右侧睾丸肿瘤，接受根治性睾丸切除术。病理检查显示非精原细胞肿瘤伴畸胎瘤成分。在随访期间，患者出现广泛的腹膜后复发，经全身化疗治疗，肿瘤标志物正常化，但腹膜后残余肿物持续存在。患者准备接受肿瘤和血管外科小组手术。CT 显示病变面积大，血管广泛受累**

A. 左外侧剖腹手术。B. 下腔静脉和主动脉显露和修复病变的活动。C. 人工血管作为临时“旁路”。D. 肿瘤切除后的术野显示人工血管“富余”。E. 人工血管缩短后的术野。F. 手术标本显示肿瘤与主动脉、髂动脉段、腔静脉和髂静脉段的“整体”切除。未进行静脉重建，右肾静脉下腔静脉中断。患者术后恢复良好，无重大并发症。病理表现为畸胎瘤伴横纹肌肉瘤成分。患者随访 3 年，无疾病迹象（图片由 André Luís de Freitas Perina，surgical oncology and Fávio Duarte，vascular surgery 提供）

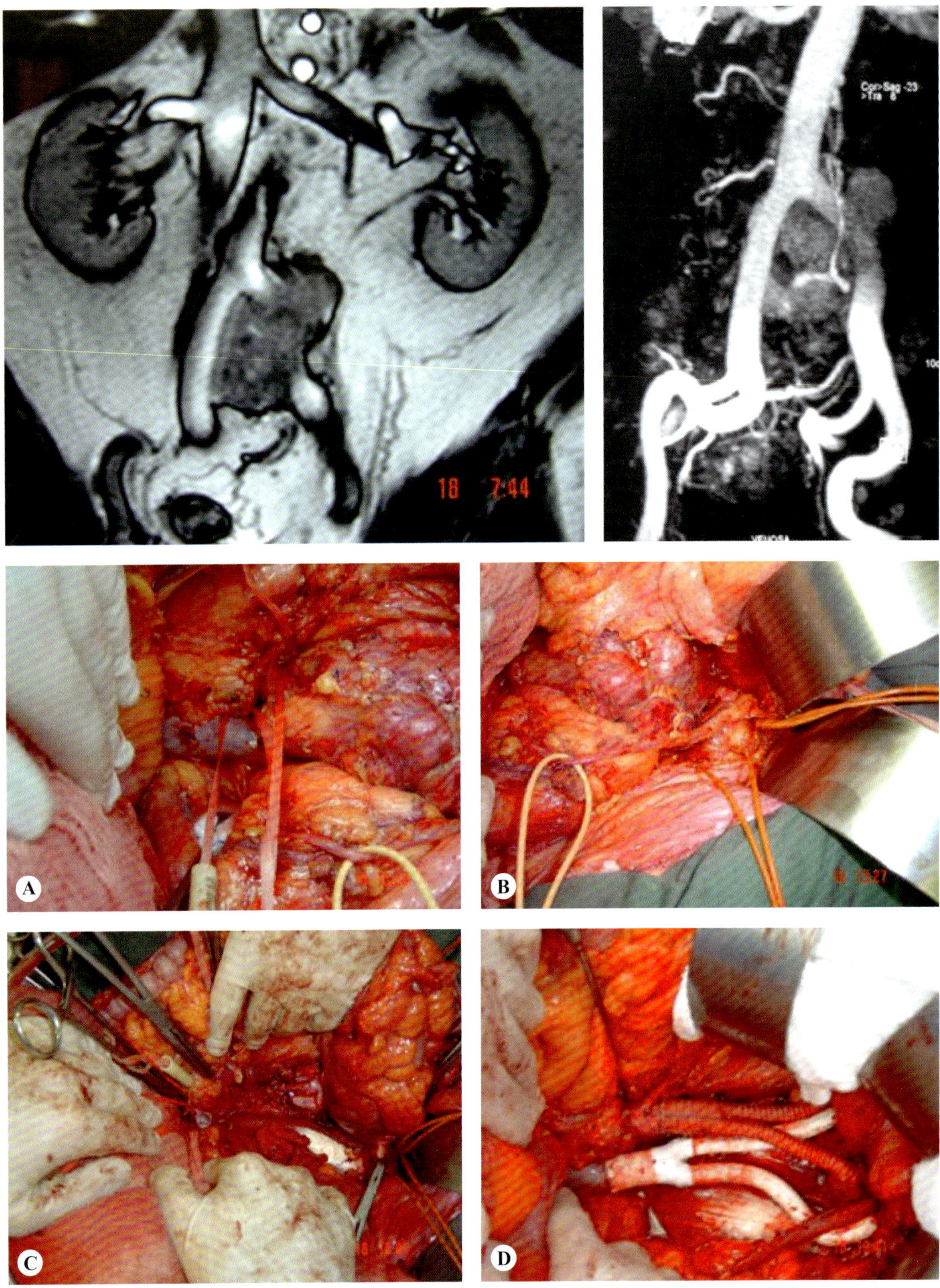

▲ 图 7-47 一位 68 岁男性患者，腹膜后多形性肉瘤。MRI 显示主动脉分叉处及髂总静脉汇合处血管受累。手术是由肿瘤和血管外科团队联合计划的。这种情况下，选择切除之前不做临时的“旁路”。然而，在切除阶段，有明显的出血，只有在静脉血流重建后才得到充分控制

A. 主动脉、腔静脉和输尿管的隔离和近端修复；B. 隔离和远端修复双侧髂外血管；C. “整体”切除肿瘤和一部分主动脉、髂总动脉和下腔静脉、髂总静脉后的术野；D. 分岔的 Dacron 人工血管动脉重建和分岔 PTFE 人工血管静脉重建（引自 Fábio Ferreira, surgical oncology and Kenji Nishinari, vascular surgery）

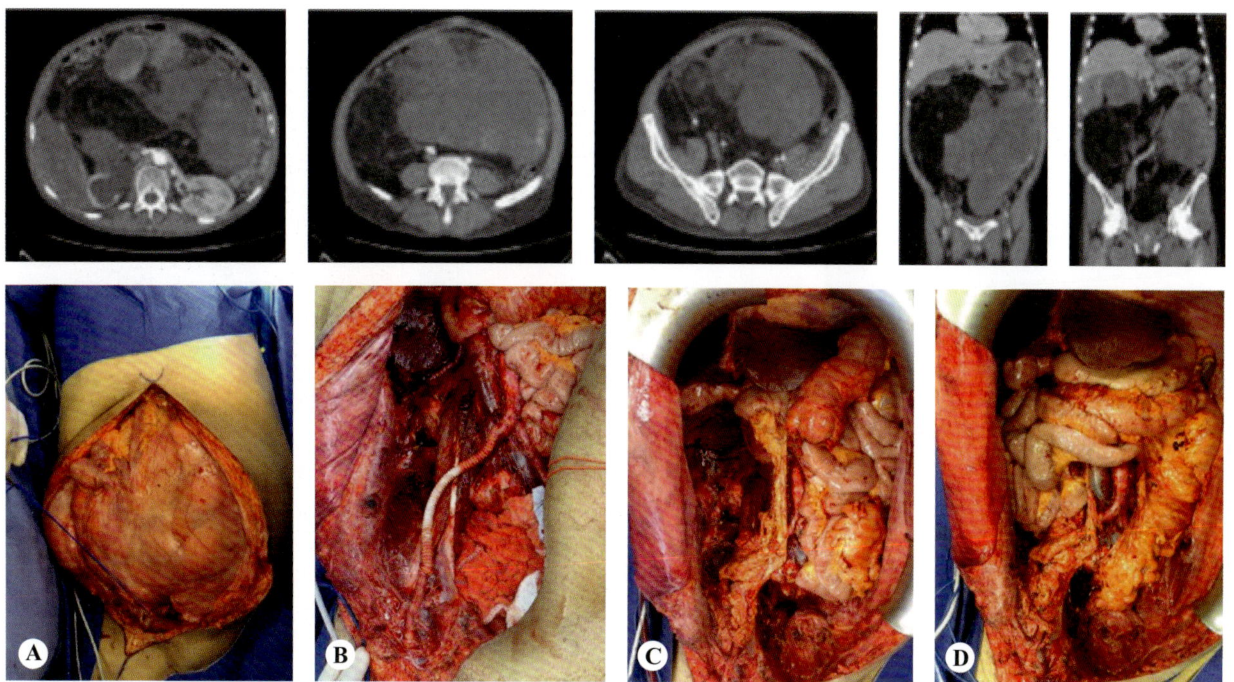

▲ 图 7-48 一位 47 岁男性患者，广泛腹膜后去分化脂肪肉瘤，明显累及右侧髂血管（CT）。他接受了术前放疗和手术治疗

A. 剖腹手术后肿瘤的影像，注意内脏受累。B. “整体”切除后的术野（十二指肠段、回肠段、右结肠、横结肠段、右肾、输尿管、右髂血管）。观察假体重建髂股血管的效果。由于血流动力学不稳定，选择非静脉重建。C. 网膜瓣保护假体，隔离肠吻合区。D. 肠吻合术后手术野的最终视图。患者恢复时间较长，术后 30 天出院。随访 1 年，无复发迹象，无功能限制，右下肢轻度水肿（图片由 Tibério Moura de Andrade Lima, surgical oncology and Luciana Ragazzo Araujo Teixeira, vascular surgery 提供）

如果一定要保留肾脏，在孤肾或优势肾有切除风险的情况下，应计划肾血运重建术。

当预期切除腹膜后大血管时，需要范围很大的术野。我们倾向于术野宽的剖腹手术。对于体积较大的肿瘤，如有必要，可同时在右侧和左侧做横向切口，以扩大显露范围。通常需要充分动员右结肠、十二指肠和右肾。然后，在感兴趣的区域隔离近端和远端腔静脉。根据病变的高度，识别和分离肾蒂的血管是必要的。除了对感兴趣区域的近端和远端修复外，在计划打开腔静脉进行部分切除的情况下，必须遵守一些注意事项。

(1) 分离和修复左右肾静脉。

(2) 如果需要阻断动脉，为了减少血液通过肾静脉返回腔静脉，则隔离并修复肾动脉以进行钳夹。

(3) 在阻隔腔静脉和肾蒂血管后，必须在打开前阻止流入腔静脉的腰静脉（近端和远端腔静脉之间修复时腰静脉必须单独连接或阻断）。

(4) 阻断血管前立刻要求麻醉医生静脉输注肝素；只有这样才能阻断。首先夹住腔静脉的肾下段，其次夹住肾动脉（如有必要），再次夹住肾静脉，最后夹住腔静脉近端。这个顺序使腔静脉感兴趣的区域“清空”，最大限度地减少可能损害视力的血液流出。如有必要，应在尽可能短的时间内夹持肾动脉，如缺血时间延长，应间歇性地解除夹持。为避免气体栓塞，如果打开腔静脉，不应松开血管夹。

(5) 在重建阶段，只要不引起狭窄，小节段可以进行一期缝合。较大节段的部分丧失可能需要心包补片或类似的重建。更大面积的切除需要用人工血管代替。腔静脉重建完成后，依次松开血管夹，每次一根，观察是否有出血点，并复查止血情况（图 7-49）。

这一系列的病例描述了在腹膜后肿瘤的外科治疗中发现的一些最常见的血管问题。

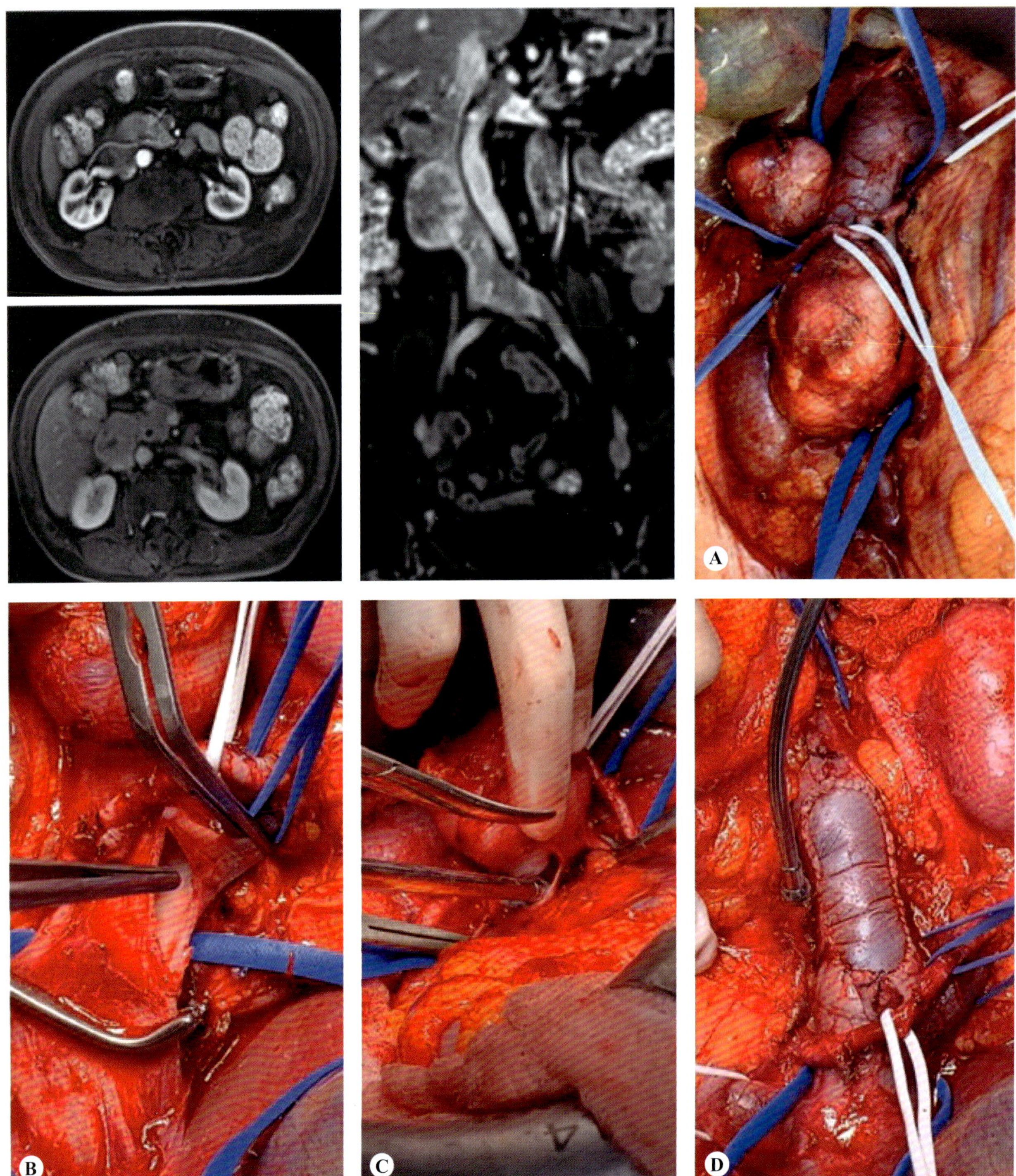

▲ 图 7-49 一位 74 岁女性患者，有憩室炎症状，进行影像检查时发现腹膜后肿物。MRI 显示两个位于下腔静脉前方的实性结节病变。患者接受了影像引导活检，诊断为平滑肌肉瘤。考虑原发性下腔静脉平滑肌肉瘤的诊断假设

A. 患者被送往手术，发现两个不同的原发性下腔静脉病变，右肾动脉穿过病变和右肾静脉之间，未受侵犯，这使得肾脏得以保存；B. 切除小而多的病变后缝合腔静脉；C. 切除第二个病变与一段腔静脉壁；D. 用牛心包补片修复腔静脉段（引自 Fábio Ferreira, surgical oncology and Kenji Nishinari, vascular surgery）

结论

腹膜后肿瘤对不同的医学专业来说是一个真正的挑战。各种各样的疾病、表现和治疗使得鉴别诊断成为一种逐步遵循的途径，以避免可能对患者有害的错误。在诊断腹膜后肿物时，必须特别重视临床影像学特征，根据其病因对腹膜后肿瘤进行分类，便于进一步的检查和专科医生的转诊。在本章中，我们选择将腹膜后肿瘤分为四大类：①类似腹膜后病变的腹膜内肿瘤；②腹膜后器官原发肿瘤；③腹膜后间隙原发肿瘤；④腹膜后淋巴结肿物。正如我们所见，许多腹膜后肿瘤采用手术治疗，累及腹膜后大血管的情况并不少见。即使诊断不需要手术治疗，相关的血管问题也可能发生。因此，这一章为肿瘤学家和血管外科医生带来了额外的知识，他们肯定会在肿瘤手术的联合行动或解决继发于不同病因的血管问题时被咨询。

作者评论

腹膜后肿瘤，无论是罕见的原发性血管肿瘤，还是累及大血管或主干血管的肿瘤，往往需要血管外科医生参与手术治疗。

腔静脉平滑肌肉瘤

平滑肌肉瘤（leiomyosarcoma，LMS）是大血管原发肿瘤相关性最大的组织学类型，其中下腔静脉（inferior vena cava，IVC）是最常见的部位，占成人软组织肉瘤的0.5%[213, 214]。其预后不详，肿瘤切除后5年生存率在25%～50%[215–218]。手术切除是治疗这种疾病的唯一机会。

LMS主要发生在中老年人，当LMS主要发生在腔静脉时，以女性为主（3∶1）[219]。

位置

下腔静脉根据位置分为三段：Ⅰ段（下），在肾静脉下方；Ⅱ段（中），从肾静脉到肝后腔静脉；Ⅲ段（上段），从肝静脉到右心房。约80%的肿瘤来源于Ⅰ和Ⅲ节段（后者略占优势），仅20%来源于Ⅲ节段[215, 216, 220]。肿瘤可同时出现在多个节段。

信号和症状

腹痛是一种非特异性症状，但却很常见[221]。下肢水肿是约1/3患者的征象，因为肿瘤生长缓慢，有利于侧支循环的发展，减少了下腔静脉梗阻的临床复发。水肿多由下肢深静脉血栓形成引起，Ⅰ节段的肿瘤更常见。Ⅱ节段的肿瘤可因肾静脉引流受阻而引起肾病综合征。另外，位于肝上节段的肿瘤会影响肝静脉的引流，导致肝大、黄疸和腹水，并增加肺栓塞的风险[215, 216, 219, 220, 222–224]。

下腔静脉平滑肌肉瘤（IVC LMS）可发生腔外生长、腔内生长或同时发生，第一种最常见(约62%)，而腔内生长最罕见（5%）[225]。腔外生长可通过压迫或侵犯邻近结构(如胃和十二指肠)引起症状。

最常见的转移部位是肝脏和肺部。恶病质提示疾病晚期。

诊断

CT显示不规则分叶状肿瘤，可能部分阻塞下腔静脉管腔。肿瘤坏死和出血造成了影像的异质性。因为MRI提供了更高的组织分辨率，所以对肿瘤来源的诊断和手术治疗计划更有用。肾脏肿瘤、淋巴瘤和脂肪肉瘤的鉴别诊断是困难的。Webb等研究表明，75%的IVC LMS患者无法察觉IVC光线，而其他性质的肿瘤则不会出现这种情况[226]。

超声心动图对评估Ⅲ段肿瘤到心房的程度是有用的。

PET-CT是一种检查疑似转移瘤的影像选择，可能需要经皮活检来评估新辅助姑息治疗的可能适应证。

分期

IVC LCI的分期遵循TNM分期：Tx，原发肿瘤无法评估；T_1，肿瘤最广范围≤5cm；T_2，肿瘤>5cm；N_0，没有淋巴阳性的证据；N_1，淋巴结阳性；M_0，无转移；M_1，有转移[221]。

法国全国癌症中心联合会（French Federation Nationale des Centers de Lutte Contre le Cancer，FNCLCC）提出了根据分化程度的分期，基于分化（分数1～3，取决于间充质组织的分化）、有丝分裂的数量（分数1～3，取决于每10个高倍镜视野的有丝分裂数量）、和肿瘤坏死(分数1～3，取决于肿瘤坏死的存在)。该组织学分级：1级总分2～3分;2级总分4～5分;3级总分6～8分[221]。

治疗

治疗包括切除受肿瘤影响的下腔静脉段，以及可能受肿瘤影响的邻近组织或器官。关于化疗和放疗作为辅助治疗和新辅助治疗的信息很少，放化疗可能是特定情况下的一种选择，如补充或姑息治疗[218, 221]。

下腔静脉入路取决于肿瘤的起始部位、受累血管壁的延伸（部分或周向）、静脉侧支循环的发展情况。

结扎术是第一节段肿瘤治疗中的一种选择。然而，切除肿瘤可能会损害先前有效的侧支循环，因此编辑倾向于尽可能通过下腔静脉重建循环。下游或上游广泛的静脉血栓形成可阻止静脉重建。

未达到75%管腔浸润且未浸润邻近器官的小肿瘤，可以选择部分切除下腔静脉并用补片重建。贴片的选择取决于下腔静脉受影响的程度，以及肿瘤侵犯和切除胃肠道器官时可能发生的污染。在后一种情况下，自体替代物，如隐静脉或颈外静脉是首选。异体替代物（尸体的静脉）由于可用性较低而使用受限。只要不是在有张力的状态下缝合，也可以选择不需要贴片的raffia。也可以选择牛心包移植物和合成人工血管，如Dacron和PTFE，特别是更广泛环绕累及血管的情况。

当需要切除VCI的一段时，可以选择Dacron和PTFE旁路。静脉重建的首选是使用膨体聚四氟乙烯。越来越少使用制造动静脉瘘以增加静脉重建通畅的方法[220]。

重建肾静脉总是可取的，特别是当右肾与肿瘤一起切除时，重建左肾静脉。

累及血管的腹膜后肿瘤

腹膜后肿瘤早期症状少，诊断时体积大，常累及血管结构[227]。血管重建可以将不可切除的肿瘤转化为可切除的肿瘤，因此累及动静脉不再是肿瘤切除的禁忌证[228, 229]。累及的血管可能是主干（内脏）血管或腹膜后大血管（腔静脉和主动脉），肿瘤有时侵入有时包裹血管（见第13章）。

CT和MRI显示肿瘤可能压迫血管。然而，两者接触时可能无法通过距离来区分这种接触，距离并不能保证血管免受肿瘤浸润，这种情况需要整体切除和血管重建。某些情况下，血管内超声（intravascular ultrasound，IVUS）可以提高血管侵犯诊断的准确性[230, 231]。然而，血管重建通常仅根据术中情况来确定。多普勒超声可以帮助评估可能适合作为替代品的血管的口径和通畅度(如内隐静脉)。

上述VCI LMS中讨论的重建技术，包括血管壁部分切除时的补片，部分血管与肿瘤一起被切除时的桥血管。如果缝合线接近残端没有张力，则进行端到端的初级吻合术。结扎是一种替代的治疗方法，对于营养不重要的血管或对特定器官或组织进行静脉引流，或者静脉段与肿瘤一起切除的部分出现近端和（或）远端血栓形成。

动脉替代品可以是自体的（内外隐静脉、股静脉、颈内外静脉、上肢静脉、桡动脉、胃下动脉），通常用于脏器分支的重建和术野污染的情况。人工血管主要是Dacron和PTFE人工血管，在治疗大血管中是必不可少的。异体血管（来自尸体供体）在大多数中心是一种较少可用的方法。静脉重建和血管桥超过关节时首选增强PTFE。除了上述合成材料外，还可以用自体替代物和牛心包制成的贴片。

在巴西下腔静脉重建使用的具有合适口径的增强PTFE人工血管很少。创建新的下腔静脉分叉是一种相对简单的技术，允许使用较小口径的人工血管[227]。

考虑到手术时间，理想的步骤是血管在全身抗凝后连接起来，接着整体切除肿瘤，然后进行血管重建。如果需要重建动脉和静脉，则首先进行重建，以尽量减少缺血时间。当肿瘤完全松解前需要进行血管结扎时，会影响动脉和静脉在近端和远端长人工血管的桥接，允许血管结扎接着切除肿瘤。术后肿瘤整体被切除，桥血管缩短(图 7-45 和图 7-46)。

在可能的情况下，接受静脉桥治疗的患者至少要进行 6 个月的全面抗凝治疗。无论采用何种替代方法，单纯动脉重建术后不需要完全抗凝。

重建后的通畅性结果见第 13 章。

其他需要血管干预的情况

生发肿瘤和腹膜后大肿物患者化疗后出现主动脉假性动脉瘤的罕见病例已有报道(见第 4 章)[232]。肿瘤侵入主动脉壁时(包括肿瘤细胞占据动脉壁)，化疗后肿瘤坏死造成假性动脉瘤[232]。治疗方法可以采用与肿瘤整体切除相同的手术方法，使用人工血管进行重建，或者在肿瘤破裂的情况下，使用人工血管内植入物进行血管腔内治疗也是一种选择[232]。

静脉动脉瘤非常罕见。有人描述了一例罕见的特发性肾下腔静脉囊性动脉瘤合并腹膜后神经节神经瘤，囊性切除肿瘤同时行腔静脉外侧壁引流治疗[233]。

第 8 章 神经外科

Neurosurgery

Guilherme Alves Lepski　Thales Bhering Nepomuceno　著
黄竞争　张　滕　译　　曾庆福　校

脑肿瘤的管理要求术前仔细计划，根据解剖学知识和先进的成像技术来确定肿瘤与周围大脑功能区、动脉和静脉结构及它们的通畅性之间的关系。围术期评估应旨在确定肿瘤周围的关键脑区、主要血管包绕或受压情况、足够或关键的脑灌注情况。如果术前确定存在严重的血管损伤风险，则应提前计划行保护性血管手术，以避免术中意外损伤。如果没有详细的术前计划和现成可用的材料，很少能安全地进行合理的血管重建。因此，经验丰富的神经外科医生必须能够识别风险情况，并提前计划手术策略，以避免不可逆转的神经功能损伤或患者死亡。本章的后续部分将讨论与这些策略相关的诊断和治疗问题。

二、最常见的肿瘤类型

成年人最常见的颅内肿瘤是来自颅外肿瘤的继发性转移（以肺癌、乳腺癌和黑色素瘤最为常见）[1]。

脑膜瘤是最常见的原发性颅内肿瘤（占 37.3%），其次是垂体腺瘤（占 16.8%）和胶质母细胞瘤（占 14.6%）。胶质母细胞瘤（占 48.3%）是最常诊断出的原发性颅内恶性肿瘤，而脑膜瘤（占 53.3%）是最常见的原发性非恶性肿瘤[2, 3]。

其他肿瘤，如神经鞘瘤（占所有颅内肿瘤的 8.6%）或副神经节瘤可能影响颅底区域并危及临近的血管结构。由于它们具有独特的性质，本章将不再进一步讨论这些类型的肿瘤。

非恶性肿瘤更有可能位于重要的脑动脉、静脉窦、脑神经和颅底附近，并更有可能与其粘连。因此，这些肿瘤的切除比通常位于脑实质内且不包绕重要动脉的恶性肿瘤手术具有更高的血管损伤风险。

三、血管并发症的风险

脑肿瘤手术中血管并发症的风险与以下多种因素相关：①肿瘤类型和位置；②血管粘连程度和侵袭力；③显露肿瘤的手术方式。

根据其着床部位，脑膜瘤可能位于靠近重要脑血管的位置，如颈内动脉（internal carotid artery，ICA）及其分支、椎动脉和硬脑膜静脉窦。本次评估范围内最关键的脑膜瘤位置如下：①蝶鞍翼和蝶鞍旁；②矢状窦旁；③岩骨枕部；④海绵窦；⑤枕骨大孔。

矢状旁脑膜瘤因起源于蛛网膜颗粒，容易侵袭、压迫或堵塞静脉窦而闻名。在手术中开放静脉窦会增加出血、静脉性缺血和空气栓塞的风险。根据患者年龄和合并症，外科医生可以选择次全切除，以避免静脉窦大出血或继发血栓形成。另一种选择是根治性切除，采用静脉窦重建技术或分流手术以减少复发风险。

颅颈过渡区的肿瘤，如枕骨大孔和颈静脉孔的脑膜瘤，黏附于椎动脉及其分支，如小脑后下动脉（posterior inferior cerebellar artery，PICA）。因此，这些肿瘤的手术会带来出血和脑干卒中的风险。另一个相关结构是乙状窦，在开颅过程中可能会受损，导致出血、空气栓塞和静脉窦血栓形成。乙状窦血栓形成，可能导致小脑或脑干的出血性梗死、水肿，甚至在卵圆孔通畅的情况下发生动脉栓塞[4]。

颈静脉副神经节瘤是一种罕见的良性肿瘤，来源于神经嵴；这是最常见的起源于颈静脉孔的肿瘤，其次是神经鞘瘤和脑膜瘤。它们可以包绕、有时堵塞和侵袭颈静脉球和乙状窦。它们通常包裹颈外动脉和颈内动脉，需要进行广泛的颅底手术方法来显露和切除肿瘤。

内镜下经蝶窦入路（transsphenoidal，TS）对进入和切除蝶鞍及蝶鞍旁区域、岩部和前颅底的肿瘤是一种特别重要的方法，包括垂体腺瘤、颅咽管瘤、颅底脑膜瘤和脊索瘤。在显露过程中，存在颈动脉和海绵窦损伤的风险，可能导致严重的出血和缺血并发症[5, 6]。有些人估计经蝶窦手术中发生血管损伤的概率为1.1%[7]，包括由直接损伤动脉壁而导致的医源性假性动脉瘤[8, 9]。这些损伤可以通过血管内支架植入和（或）栓塞治疗，但这些手术有危及生命的出血和缺血并发症的风险[10]。医源性假性动脉瘤有两种类型：囊状和梭状[11]。囊状假性动脉瘤是由于动脉壁局灶性和完全性撕裂而产生的。对比剂充盈明显的动脉瘤瘤腔被腔外血肿组织包裹。在内镜下经蝶窦入路手术中增加血管损伤风险的因素包括蝶骨的解剖变异、颈动脉迂曲和靠近对侧（“亲吻状颈动脉”）、既往经蝶窦手术史、肿瘤侵袭海绵窦、小蝶鞍等[12]。

梭状假性动脉瘤可能是由于手术时将肿瘤包膜从毗邻血管的动脉外膜上剥离导致该层变薄，以及随后的血管扩张。它们通常不会发展成出血或脑卒中。因此，对医源性梭状假性动脉瘤的治疗仍然存在争议。应通过血管 MRI（angio-magnetic resonance imaging，angio-MRI）和血管造影对患者进行密切随访。如果发现病情进展，建议使用支架进行血管内治疗。

四、肿瘤包裹动脉

大多数轴外肿瘤是通过取代其周围的神经血管结构而生长。然而，一些肿瘤会围绕动脉、静脉和脑神经生长，并将其完全包裹起来，这就导致肿瘤切除困难，可能引发血管并发症，甚至导致血管受压和血栓形成，从而引发脑卒中。

蝶骨翼脑膜瘤起源于靠近重要血管结构的位置，并且在生长过程中会包裹周围的动脉，有报道称，在肿瘤切除过程中大约有 20% 的血管损伤伴有缺血性并发症[13]。McCraken 等描述了蝶骨翼脑膜瘤包裹血管（encasing，E）的分级，根据包裹程度进行评定：① 0°≤E＜90°；② 90°≤E＜180°；③ 180°≤E＜270°；④ 270°≤E＜360°；⑤ E=360°。

在研究中发现，血管包裹的程度与术后脑梗死存在相关性，当肿瘤完全包裹颈内动脉及其分叉时，包括大脑前动脉（anterior cerebral artery，ACA）和大脑中动脉（middle cerebral artery，MCA）[13]，患者脑梗死的风险很高。如果分类为 3 级或更严重的包裹情况，那么在进行全切除手术时，应提醒外科医生进行保护性分流手术。如果 PWI/MRI、SPECT 或水 PET 检查显示脑灌注不足，则进一步支持这个观点。对于老年患者或合并严重并发症的患者，部分切除后辅助放射治疗可能是最佳选择。

垂体腺瘤往往侵犯海绵窦并包裹颈动脉海绵窦段。1993 年，Knosp 发表了有关垂体腺瘤侵犯海绵窦和颈动脉包裹的分类，该分类对于预测血管风险并提前制定手术计划和辅助治疗策略非常实用（图 8–1）。第 2 级、第 3 级和第 4 级肿瘤具有更高百分比的微小窦道侵袭性（分别为 88%、86% 和 100%）[14]。

肿瘤与血管结构的分离取决于在包膜外分离过程中保留蛛网膜层，轻柔地将肿瘤与神经血管

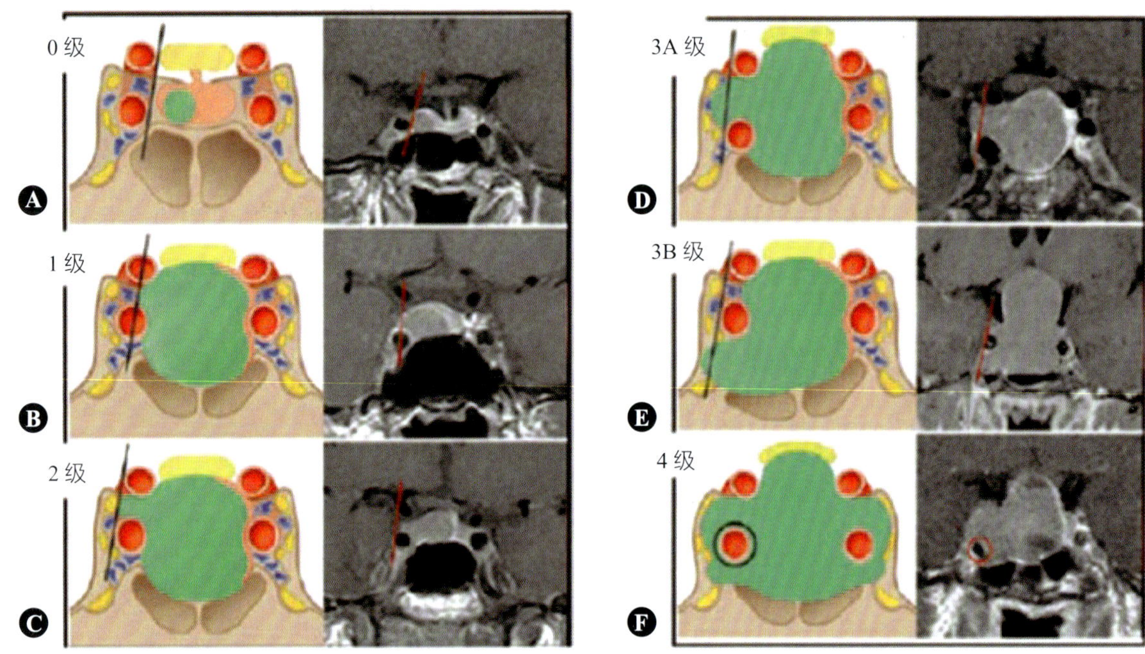

▲ **图 8-1 根据 Knosp 的分类，垂体腺瘤侵犯海绵窦和颈动脉包裹的分级**

A. 0 级，肿瘤位于内切线（CS）以内；B. 1 级，经过中部的切线，但延伸不超出连接海绵窦内和海绵窦上横截面中心的直线颈内动脉（ICA）（颈动脉间线）；C. 2 级，肿瘤延伸超出颈动脉间线，但未超过海绵窦内和海绵窦上 ICA 外侧；D. 3A 级，肿瘤延伸至海绵窦内和海绵窦上 ICA 外侧，进入上部 CS 区；E. 3B 级，肿瘤延伸至海绵窦内和海绵窦上 ICA 外侧，进入下部 CS 区；F. 4 级，颈动脉海绵窦段被完全包裹（引自 Knosp et al.[51].License: CC Attribution-Share Alike 4.0 International）

结构分离开来[15]。我们提倡双手配合，用血管钳进行肿瘤剥离，同时助手不断冲洗并抽吸保持术区清洁。海绵窦脑膜瘤侵袭颈动脉壁的情况是众所周知的，虽然仅限于外膜，但它会妨碍外科医生通过蛛网膜层将肿瘤从动脉上分离，使得完全切除变得不可能而不得不牺牲动脉[16]。在这种情况下，当计划进行根治切除时，要么先进行保护性分流手术，然后再摘除肿瘤；要么通过术前检查明确可以牺牲的动脉而不至于有严重灌注不足（足够的侧支血流）。在许多情况下，术前必须进行闭塞试验以解决这一风险并支持决策(图 8-2)。

五、肿瘤的治疗

神经外科的肿瘤治疗取决于肿瘤的组织病理学和分子诊断，以及其与功能区域、静脉窦和重要脑动脉的位置关系。神经肿瘤治疗目的是尽可能将肿瘤完全切除，然后对大多数恶性肿瘤采用化疗和放疗。对于有症状的非恶性肿瘤，也是以广泛的完全切除为目标，同时对于残留病变可能需放疗[17, 18]。针对每种类型的脑肿瘤的具体治疗建议都不在本章的范围。

六、术前影像学检查

术前对血管结构进行完整的影像评估是至关重要的，因为血管神经解剖学具有高度的变异性，肿瘤的存在可能会使这些结构移位至不常见的位置。如果外科医生没有做好准备，他 / 她可能会在显露肿瘤过程中损伤这些结构。

评估大脑血管解剖结构的金标准是大脑数字减影血管造影（digital subtraction angiography，DSA）。它可以评估动脉、静脉和静脉窦的位置以及血流情况，确定哪个静脉窦或动脉在血管分布区域中占支配地位。肿瘤也可以通过血管结构的移位和肿瘤灌注显示出来。血管造影还显示供

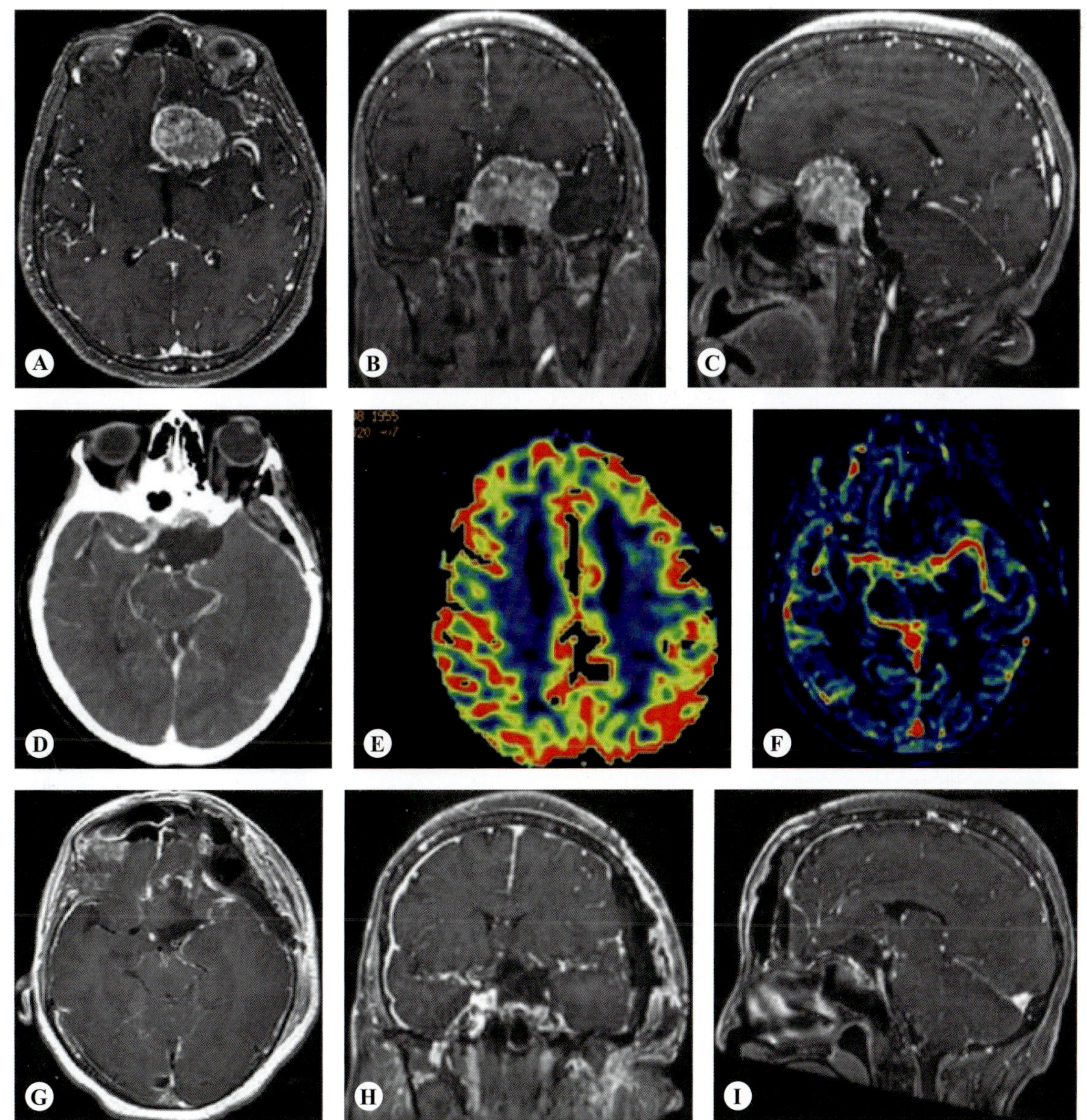

▲ 图 8-2　一位 45 岁女性患者出现头痛症状，检查发现患有巨大的内侧蝶骨膜瘤

A 至 C. 分别为采用钆造影的轴位、冠状位和矢状位 T_1 加权 MRI 扫描，显示肿瘤范围并包绕左侧颈内动脉（ICA），术前球囊阻断试验显示 ICA 结扎后能耐受，因此采用前眶 – 颧骨入路进行了 Simpson Ⅱ次全切除手术；D. 术后进行了增强 CT 检查显示左侧没有脑梗死，术后进行了 PW-MRI 扫描，显示脑灌注充足；E. 显示前部区域灌注良好；F. 显示左侧 MCA 灌注情况；G 至 I. 最后，术后进行了应用钆对比剂的 T_1 加权 MRI 扫描，显示肿瘤已被完全切除

应肿瘤最重要的供血动脉，有助于制定手术入路并在切除肿瘤之前实现血管控制。通过球囊阻断试验（balloon test occlusion，BTO）进行动脉临时阻断，外科医生可以在灌注不足或 Willis 环或其他侧支吻合中有足够的侧支血流的情况下评估神经功能缺陷。

另一个重要工具是 MRI，它显示肿瘤与其他大脑结构的位置关系，有助于制定最佳的肿瘤切除策略。MRI 结合无框立体定向技术，也称为神经导航，在手术过程中提供肿瘤和重要标志物的高精度定位 [19]。多个 MRI 序列允许使用扩散张量成像（diffusion tensor imaging，DTI）评估纤维束、使用 MRA 评估血管解剖结构、使用血氧水平依赖（blood oxygen level dependent，BOLD）

功能 MRI 评估氧消耗和功能激活，以及评估组织扩散、灌注和波谱学显示代谢物浓度。新型 PET/MRI 技术允许通过 $H_2^{15}O$ PET 测量脑血流，以及通过 $C^{15}O$ PET 测量脑血容量，并将其与解剖 MRI 融合[20]。

尽管 CT 显示的图像不如 MRI 详细，但 CT 血管造影更适合评估肿瘤与血管和颅骨结构的关系，这对手术方案的规划非常重要。在某些情况下，CT 可替代 MRA 和 DSA。

七、动脉重建策略

颅外－颅内（extracranial-intracranial，EC-IC）搭桥术是从颞浅动脉（superfcial temporal artery，STA）搭桥到大脑中动脉，由 YaSargil 教授于 1968 年首次实施[21]。这种方法最初被认为是一种增强血流量的方法，用于治疗严重的中脑缺血患者。然而，1985 年发表的一项大型前瞻性研究证明，该手术对此类患者没有统计学上的意义[22]。另一项为同样目的而进行的前瞻性试验也因无效而提前终止[23]。尽管有这些证据，当术前计划认为血管风险较高时，血管重建技术仍被视为一种预防措施。

建议在颅底肿瘤手术中进行血管搭桥[21, 24]。

- 良性复发性肿瘤或曾接受过放射治疗的肿瘤包绕主要血管，在剥离过程中血管病变风险高。
- 由于肿瘤侵犯，尤其是局部侵袭性肿瘤，手术是最有效的初始治疗方式（如脊索瘤），需要牺牲主要血管以实现肿瘤的完全切除。
- 肿瘤包绕侵犯围术期缺血风险高的血管，尤其是血管储备少、术前有缺血症状、曾接受过手术或放射治疗的患者。
- 术中血管病变无法直接缝合修复，尤其是术前有证据表明不耐受大血管切除术的患者[5]。

在复杂颅底肿瘤切除前是否进行预防性搭桥手术的决定必须个体化，考虑肿瘤的组织学和侵袭性、主要血管的包裹情况、次全切除与全切除的预后、患者的功能水平、血管储备（球囊阻断技术）、残余病灶的放射治疗选择、外科医生在血管技术方面的经验。

八、动脉重建技术

旁路可分为两大类：低流量和高流量技术。每种适应证都必须考虑到通过客观测量估计的待治疗区域的灌注缺陷，如带有血流测量方法的 PWI/MRI、水－PET 或带有选择性血管活性药物（尼莫地平）的经颅多普勒。

假如为了预防性或紧急替代颈内动脉血流，高血流转流技术是最佳选择，因为它提供的血流量＞50ml/min，最高可达 100～150ml/min。低血流转流为远端皮层区域提供充足的血流速度（＜50ml/min），如 MCA 或 PICA 的 M_2 分支，但当球囊阻断实验中有一个良好的 Willis 环时，可用于增强 ICA 血流速度[25]。

低流量颅外－颅内旁路（EC-IC 旁路）：①颞上动脉－大脑中动脉（STA-MCA）；②枕动脉－大脑中动脉（OA-MCA）；③枕动脉－小脑后下动脉（OA-PICA）。

低流量颅内－颅内搭桥术（IC-IC 搭桥术）：PICA-PICA，吻合两条小脑后下动脉。

低流量旁路术通常不需要插入移植物，其过程主要包括供体动脉的剥离、转位和吻合准备，以及近端和远端受体动脉的显露和临时血管阻断，然后根据技术采用端－端或侧－侧吻合。

高流量颅外－颅内搭桥术（EC-IC 搭桥术）：①颈外动脉－颈内动脉；②颈外动脉－大脑中动脉；③颌内动脉－大脑中动脉（IMAX-MCA）[26]。

高流量旁路手术采用插入移植物（通常来自大隐静脉或桡动脉）转移颅外动脉的血流，如颈外动脉或其分支（如颌内动脉）。该技术首先采集移植物并进行准备，然后显露供体血管，通常通过颈部切口显露颈动脉分叉。或者，也可以选择 IMAX-MCA 技术[26]进行颈部游离，该技术需要从硬膜外中窝入路显露上颌内动脉。在显露受体动脉（通常是大脑中动脉或颈内动脉的近端）后，将移植物端－端吻合到颈内动脉或端－侧吻合到颈外动脉。接下来，使用隧道器将血管穿过下颌翼窝隧道至颞部，然后端－端吻合至虹吸部或岩部 ICA 或端－端吻合至 MCA[27]。

高流量颅内－颅内旁路（IC-IC 旁路）：岩部 ICA－海绵窦部 ICA。

从岩段到颈动脉虹吸管插入移植物吻合术的高流量 IC-IC 技术避免了长移植物的使用和颈椎游离的需要，但存在与钻孔和游离相关的风险，特别是对于面神经和视神经管周围的视神经[27]（图 8-3）。

高流量旁路存在严重风险。据报道，严重的发病率和死亡率介于 7%～15%[28, 29]。这些并发症大多与暂时性血流中断有关。为了克服这一问题，荷兰乌得勒支大学的 Tuleken 等历时 20 年开发出了一种不同的技术。这种技术被称为 ELANA－准分子激光辅助非闭塞吻合术[30]，它允许外科医生在不闭塞动脉的情况下进行高流量 EC-IC 分流，从而避免了脑缺血的风险。事实上，术后血流 MRI 研究表明，血流可保持在 199 ± 72ml/min[31]。在最近一项关于 ELANA 效果的多中心研究中[32]，来自美国、欧洲和加拿大的 35 名复杂巨大颅内动脉瘤患者接受了 ELANA 治疗，其中 4 人在术后 30 天出现脑卒中，均与 ELANA 过程无关。因此，与传统方法相比，ELANA 被证明是一种可接受的替代方法。考虑到研究对象是并发症风险较高的人群，而且高流量分流术的适应证很少见，直接比较现有技术实际上是不可行的，适应证必须主要基于外科医生的经验和现有技术。

九、静脉窦重建

大的静脉窦损伤的风险是静脉梗死，随之而来的是水肿和脑出血，可能导致严重的神经功能受损、颅内压升高和死亡。对静脉窦的手术干预必须根据肿瘤治疗效果、潜在的继发性血栓形成、患者年龄和并发症、肿瘤治疗的替代方案（主要是放疗或放射手术）等因素慎重考虑[33]。如果选择积极的方法，完全切除肿瘤和受累的静脉窦，则必须采用重建技术。这些技术包括缝合自体补片、肌肉组织，甚至静脉旁路（如果进行了静脉窦完全切除）[2, 34]。

十、静脉窦重建技术（图 8-4）

决定是否完全切除涉及主要静脉窦的肿瘤是一个复杂和多因素的过程。这需要仔细考虑患者的预期寿命、估计的肿瘤相关生存期、治疗方案及其疗效、具体的技术难度、患者的并发症。为了帮助患者做出决策，Sekhar 提出了三组分类法：①边缘和部分窦受累（窦受累率＜50%）；②次全窦受累（窦受累率为 50%～99%）；③完全

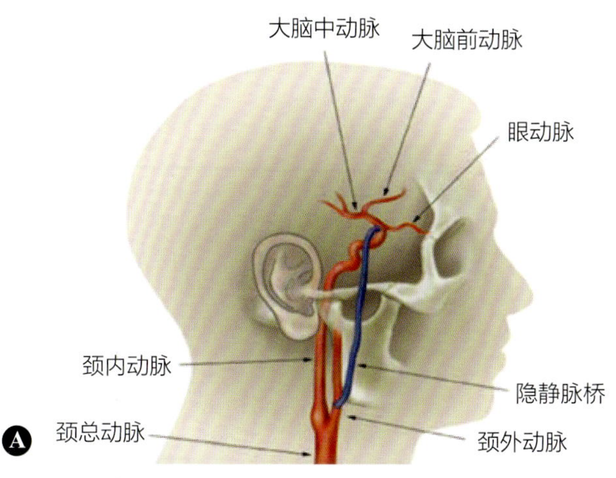

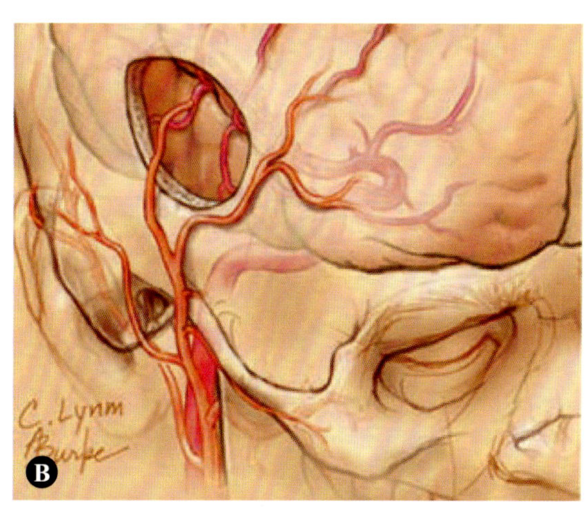

▲ 图 8-3　**A.** 连接颈部颈内动脉和虹吸部颅内颈内动脉的高流量旁路（**Bulsara et al.**[27]）；**B.** 通过颞部小开颅手术连接颞浅动脉和大脑中动脉的 M_4 段的低流量旁路（**Powers et al.**[23]）

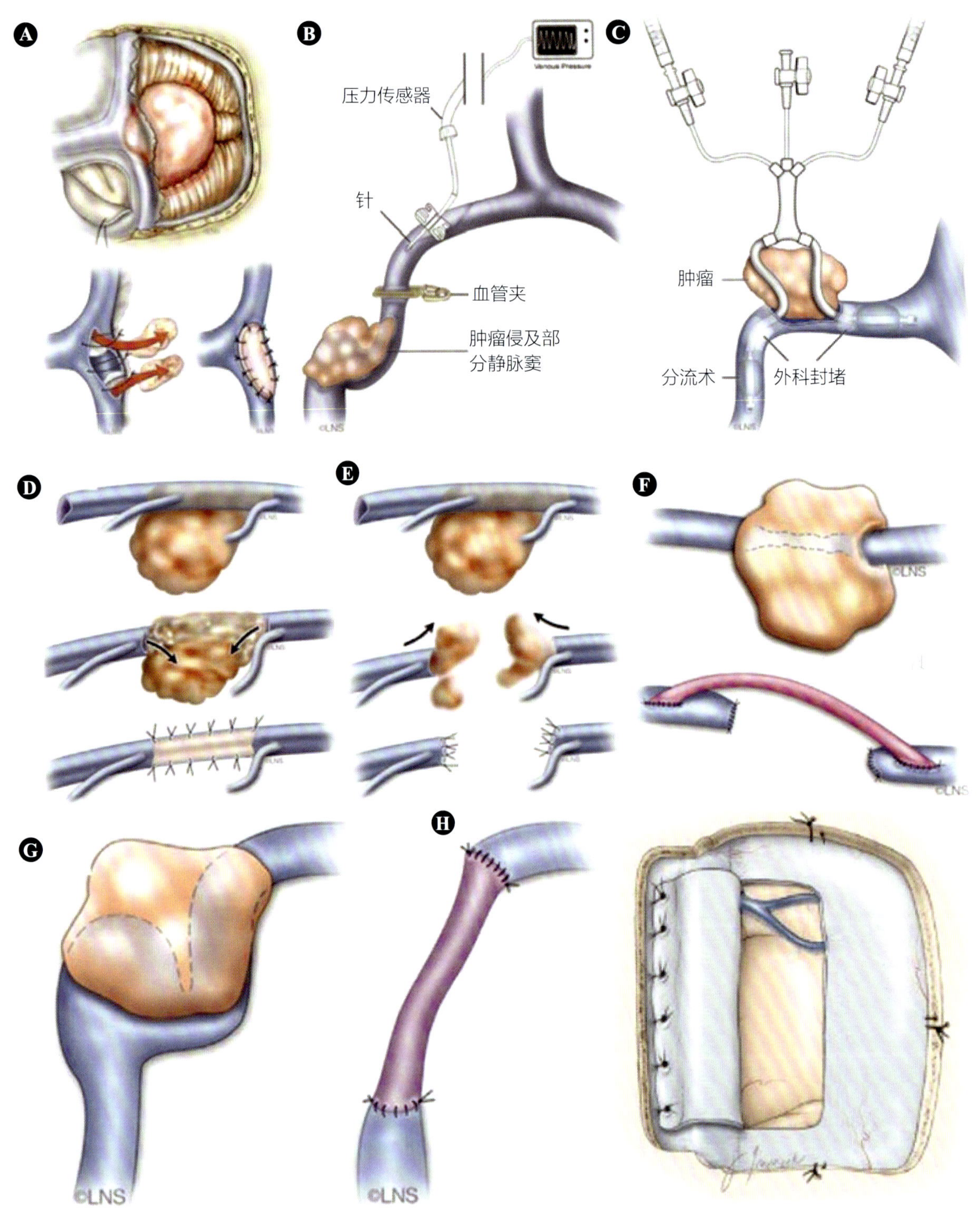

▲ 图 8-4 静脉窦重建技术

A. 肿瘤切除后的开放静脉窦可通过缝合硬脑膜、颞筋膜或肌肉补片进行重建；B. 如果压力没有从基线升高超过 5mmHg，则临时夹闭和腔内压力测量结果表明可以横切静脉窦；C. 在手术重建期间，可在近端和远端放置 Fogarty 球囊导管止血；D. 使用硬脑膜补片直接重建；E. 在窦长段闭塞（>2cm）的情况下进行静脉窦结扎；F. 在端－侧吻合中结扎静脉窦并植入桡动脉移植物；G. 在端－端吻合中植入大隐静脉移植物；H. 用硬膜“摆动法”技术重建大面积窦裂（改编自 Sekhar and Kalavakonda [29] and Aaron Cohen-Gadol，https：//doi.org/10.18791/nsatlas.v2.14.2）

闭塞[35]。

手术医生必须牢记，在大多数病例中，静脉窦完全闭塞是逐渐发生的，因此可以通过桥接静脉进行充分的静脉引流。为了评估脑血流动力学和血液引流效率，术前必须通过静脉 MRI 和 DSA 对静脉系统进行仔细研究。如果通过其他途径解决了足够的引流问题，就可以安全地进行全窦切除，而无须重建。在某些情况下，对于轻度无症状患者的晚期窦性病变，可以考虑采取观察等待的方法，即推迟手术干预，直到观察到完全窦性闭塞。

十一、预后

脑肿瘤搭桥术后的疗效和预后评估非常困难，因为需要搭桥的患者人数少，肿瘤类型和侵袭性不同，技术和血管再通区域也不同。

一项关于颅外至颅内分流术治疗颅底肿瘤的研究发现，有 368 例报道病例，其中大多数为脑膜瘤。带旁路的血管切除术后，肿瘤的总切除率（gross total resection，GTR）更高，高达 72%。移植物的通畅率为 71.5%～95.4%[36]。Sekhar 等报道了华盛顿大学 1988—2006 年对 130 例肿瘤进行直接血管再通的结果，GTR 为 63%，移植物通畅率为 95.4%，手术死亡率为 1.5%，疾病进展 / 复发死亡率为 13.1%[37]。

Yang 等对 18 例颅底肿瘤患者的 20 例高流量旁路手术进行了前瞻性研究，GTR 为 72%，没有出现移植物急性闭塞，只有一例迟发性移植物狭窄经手术矫正。患者的围术期总并发症发生率为 44.4%，其中 14 例患者临床疗效良好，4 例患者死亡，1 例死于与术后脑神经功能缺损有关的吸入性肺炎，2 例死于肉瘤复发（尽管进行了 GTR），1 例死于次全切除术后脊索瘤进展[24]。

在 Sindou 等对 80 例累及主要静脉窦的脑膜瘤的报道中，GTR 率为 91%，87.5% 的患者疗效良好。水肿和静脉梗死导致的死亡率为 3.6%。平均随访 8 年的复发率为 2.5%[34]。

十二、静脉血栓栓塞与神经肿瘤学

脑肿瘤患者常见的血管并发症是静脉血栓栓塞症，高级别胶质瘤患者每月生存风险为 1.5%～2%，脑膜瘤术后患者 VTE 风险为 30%[38, 39]。

胶质瘤患者的静脉血栓栓塞症发生率为 15%～30%[40, 41]。在一项包括九项回顾性队列研究的 Meta 分析[42]中，抗凝治疗并未增加脑转移瘤患者颅内出血（intracranial hemorrhage，ICH）的风险。相反，在胶质瘤的情况下，抗凝会导致颅内出血增加 3.8 倍。

对这些患者进行治疗性抗凝处理 VTE 的挑战在于 ICH 的风险。此外，一项研究表明，与未接受抗凝治疗的患者相比，使用依诺肝素后发生大面积 ICH 的胶质瘤患者的总生存期明显缩短[43]。

黑色素瘤、肾细胞癌、绒毛膜癌、甲状腺癌和肝细胞癌的转移灶发生自发性出血的风险较高，因此在对这些原发性肿瘤患者开始抗凝治疗前，进行脑部 MRI 检查并延迟抗凝治疗是合理的。对于其他原发性肿瘤，如果可以安全地延迟抗凝，也应进行脑部成像。

对于上述原发性肿瘤的转移瘤，在治疗颅内 VTE 病变之前，可适当置入下腔静脉滤器，但应考虑到 VCF 在脑肿瘤患者中的并发症发生率较高。因此，建议在 VTE 急性期后取出 VCF 并开始抗凝治疗[39, 44]。

对于通过手术或放疗的脑肿瘤，即使是出血风险较高的转移病灶，开始使用低分子量肝素抗凝治疗也是安全的。

PANWARDS 风险评分被认为是需要抗凝治疗的高级别胶质瘤患者 ICH 的良好鉴别指标。它考虑了血小板、白蛋白、充血性心力衰竭、华法林、年龄、种族、舒张压和脑卒中等因素[25, 27]。

血小板低（<50 000/μl）、有并发症和既往颅内出血史的患者应避免抗凝，但即使是这些患者，也可以根据患者的个体化情况，谨慎使用抗凝血药[44]。

十三、手术后开始抗凝的时间

根据神经外科 VTE 药物预防的多项研究，建议所有接受开颅手术的神经外科患者在术前开始使用弹力袜（compression stockings，CS）和（或）间歇性充气加压装置（intermittent pneumatic compression，IPC）进行机械预防，并持续使用（患者行走时除外）。此外，应在手术后 24h 开始使用 LMWH 或普通肝素进行药物预防。对于高危患者（风险因素包括恶性肿瘤、运动功能障碍、手术时间过长），术后 24h 应使用 LMWH 或 UFH 进行 IPC，并持续使用至患者脱离危险[45-47]。

启动全面治疗性抗凝治疗的争议更大。尽管如此，仍有研究报道称，与神经外科患者因肺部血栓栓塞导致死亡的高风险相比，ICH 发生率较低[48, 49]。基于这些研究结果，建议高风险患者在术后 48h 恢复抗凝治疗，并接受密切的神经监测。高危患者包括在前 1 个月内发生过重大缺血性事件（心肌梗死或脑卒中）或患有机械性心脏瓣膜或心房颤动的患者。虽然迄今为止已发布了各种评分系统[48, 50]，但确定患者的高风险是一个极具争议的问题。缺乏共识和个体风险凸显了跨学科讨论的必要性，即何时重新开始抗凝治疗以及哪种桥接策略和药物最好。

十四、肿瘤神经外科的血管和血管内专题：作者评论

- 神经外科肿瘤学中最常见的血管损伤发生在靠近重要脑血管的肿瘤，如颈内动脉及其分支、椎动脉和硬脑膜静脉窦。
- 矢状窦旁脑膜瘤起源于蛛网膜颗粒，可导致静脉窦侵犯，并可能导致其受压或闭塞。
- 颅颈过渡部位的肿瘤（如枕骨大孔脑膜瘤）手术有出血和脑干脑卒中的风险，这是由于肿瘤包裹和粘连椎动脉及其分支（如小脑后下动脉），以及乙状窦病变的风险。
- 蝶鞍和鞍旁肿瘤与海绵窦和颈动脉的密切关系增加了手术中血管损伤的风险。
- 医源性假性动脉瘤通常是由手术过程中动脉壁的直接创伤引起，更常见的是当使用经蝶入路时。
- 外科医生应该使用先进的成像来计划手术；该评估的一部分是确定灌注缺陷和主要血管风险，这表明在肿瘤切除前需要保护性旁路。
- 侵犯静脉窦的手术方法必须考虑患者的并发症、年龄、肿瘤预期寿命、治疗方案和所用重建技术。
- 原则上，所有患者都应在选择性开颅手术后 24h 内使用 LMWH 或 UFH 进行血栓栓塞药物预防。高危患者必须在入院后立即进行 IPC 治疗。

作者评论

颅内肿瘤累及血管时，通常由神经外科医生或介入神经放射科医生进行治疗。因此，在这种情况下，血管外科医生更多地参与静脉血栓栓塞症的治疗。

癌症患者罹患 VTE 的风险较高，这一点已得到公认。对于患有中枢神经系统（central nervous system，CNS）肿瘤的患者来说，这种风险更为显著，因为他们通常会因疾病本身（尤其是偏瘫）或神经外科术后导致行动不便。癌症相关血栓栓塞症（cancer-associated thromboembolism，CAT）的治疗方法与非癌症患者相同，主要是抗凝治疗[52, 53]。如果癌症患者罹患 VTE 的风险较高，那么由其引起的出血并发症的风险也会因治疗而增加，这对中枢神经系统肿瘤患者来说更是一个值得关注的问题。

因此，CAT 的管理，包括预防和治疗，都是一个挑战。有些情况会增加出血风险。例如，恶性肿瘤比良性肿瘤更容易发生出血并发症。在恶性肿瘤中，已知脑黑色素瘤转移、肾细胞癌、绒毛膜癌和甲状腺癌更容易发生自发性出血事件[54-58]。高级别胶质瘤和黑色素瘤转移患者的 MRI 中常见瘤内微量出血。然而，对于这种图像是否代表抗凝治疗会增加出血风险还存在争议。贝伐单抗等抗血管生成药物的治疗会增加接受抗凝治疗的患者发生出血事件的风险，但在这些病例中并不是

禁忌证[59, 60]。

如果患者在48h内出现内出血、严重的凝血功能障碍及血小板计数<50 000/μl，我们认为患者属于抗凝禁忌证。如本章所述，接受侵入性手术的动脉血栓栓塞并发症高危患者（如心房颤动）可在严格的神经监测下于48h内恢复抗凝。但在可能的情况下，我们会选择让风险较低的患者等待7～14天[52]。在下肢深静脉血栓患者中，植入下腔静脉滤器是预防肺动脉栓塞的另一种方法[61, 62]。当可以安全地恢复抗凝治疗时，取出下腔静脉滤器，并重新开始用药。

抗凝血药的选择

在癌症患者的治疗中，低分子量肝素比华法林更有效、更安全[63]。新型直接口服抗凝血药（direct oral anticoagulant，DOAC）的出现，尤其是利伐沙班、依多沙班和阿哌沙班，被认为出血风险较低（无胃肠道、泌尿生殖系统病变且肾功能保留）患者的首选药物[64–67]。然而，中枢神经系统肿瘤患者的数据仍然很少，因此这些患者仍将LMWH作为首选药物。在出血风险较高的情况下，我们更偏向于使用普通肝素，它具有较短的半衰期和与鱼精蛋白的可逆作用，直到临床病情稳定。

预防

中枢神经系统肿瘤患者围术期发生VTE的概率在10%～15%[68–70]。正如本章所述，术后24～48h立即使用间歇性气压和处方LWMH或UFH是安全的[71–75]。这些预防措施应持续到患者可以重新行走为止。对于门诊患者，药物预防不是常规的。

第9章　血管外科手术麻醉

Anesthesia for Vascular Surgery

Claudia Marquez Simões　著

王世知　赵文鹏　译　　周为民　校

一、术前评估

需要外科手术的肿瘤患者，通常由于他们存在多种潜在疾病而属于高风险。这对麻醉医生来说也是有挑战的，因为肿瘤的手术属于限期手术[1]。术前评估有助于识别潜在的风险因素。在血管外科患者中，手术风险可能与患者自身病情或手术过程相关，或两者皆相关。高血压、糖尿病、冠状动脉粥样硬化性心脏病、心肌病、心脏瓣膜病、肾脏疾病、呼吸系统疾病及脑血管疾病等常伴发于这类患者。因此，术前评估应细致入微，清晰识别所有风险。常规的术前指南并不完全适用于所有情况[2]，因为有时我们没有足够时间进行所有的术前优化。这就是为什么麻醉医生应始终将肿瘤患者视为需要紧急手术的特殊患者。时间对这类特定人群至关重要。

麻醉医生常用的一个非常实用且简便的分类方法是美国麻醉师学会（American Society of Anesthesiologists，ASA）体格状态分级法[3]（表 9–1）。

体格状态分类仅指患者本身的健康状况，而不考虑具体的手术操作过程。许多研究表明，不同医生对此分类的判断存在很大差异，但尽管变异性大，它仍是描述患者身体状况最常用的分类法之一，并且较为准确[4]。

术前评估的另一个重要方面是既往用药、放疗或化疗病史。我们甚至需要注意可能对围术期产生重要影响的天然草本补充剂的使用情况。例如，生姜抑制了 CYP3A4、CYP2C9 和 P-gp 酶的活性，这些酶负责许多药物的代谢[5]。膳食补充剂的另一个重要影响是它们对凝血和血流动力学的干扰。大蒜、红景天、人参、绿茶、美洲桉子、金丝桃和鱼油的出血风险已有报道。麻黄、人参和卡瓦草可引起心血管不稳定[6]。

在外科手术方面，涉及血管干预的手术种类繁多。我们可能会遇到一个复杂的患者，他没有合适的静脉通路，将在镇静下置入植入式静脉输液端口。这是一个很好的例子，虽然手术操作很简单，但由于缺乏确保患者安全所需的外周静脉，这对麻醉团队来说可能非常具有挑战性，也需要提供镇静以确保患者舒适。在极端情况下，由于缺乏外周静脉，即使是成人患者，吸入麻醉也可能成为一种替代方案；而即使是可以在局部麻醉下完成的手术，也可能需要进行全身麻醉。正如这些例子所示，肿瘤患者可能是不可预测的，我们应该保持开放的心态，考虑所有替代方案，才能安全地完成手术操作。

对于一些需要血管干预的手术，尤其是在肿瘤切除术中，麻醉医生的重要目标之一是留置一些大口径的静脉导管以供输液。在肿瘤切除手术

表 9–1　ASA 体格状态分级

[a]ASA 体格状态分级	定　义	成人示例（包括但不限于）
ASA Ⅰ	正常健康人群	健康；不吸烟；不喝酒或少量饮酒
ASA Ⅱ	轻微系统性疾病	轻微疾病，无实质性功能限制。例如（包括，但不限于）：当前吸烟者、社交饮酒者、妊娠、肥胖患者（30＜BMI＜40）、控制良好的 DM/HTN、轻微肺部疾病
ASA Ⅲ	严重系统性疾病	实质性的功能限制。一种或多种中、重度疾病。例如（包括，但不限于）：控制不良的 DM 或 HTN、COPD、病态肥胖（BMI≥40）、活动性肝炎、酒精依赖或酗酒、起搏器植入、射血分数中度降低、ESRD 定期透析、早产儿 PCA＜60 周（3 个月之前）MI、CVA、TIA 或 CAD/ 支架病史
ASA Ⅳ	严重系统性疾病，持续威胁生命	例如（包括，但不限于）：近期（＜3 个月）MI、CVA、TIA 或 CAD/ 支架病史。进行性心肌缺血或严重瓣膜功能病、严重的射血分数降低、败血症、DIC、ARD、ESRD 未定期透析
ASA Ⅴ	濒死：不手术无法生存	例如（包括，但不限于）：腹 / 胸动脉瘤破裂，大面积外伤颅内出血伴血肿块压迫，心脏病变并发肠缺血或多器官 / 系统功能障碍
ASA Ⅵ	脑死亡器官捐献者	

改编自 Abouleish et al.[3]

a. E. 急诊手术；急诊状态，延迟手术会对生命和身体造成严重威胁

BMI. 体重指数；ESRD. 终末期肾病；DM. 糖尿病；HTN. 高血压；COPD. 慢性阻塞性肺疾病；PCA. 孕后年龄；MI. 心肌梗死；CVA. 脑血管意外；TIA. 短暂性脑缺血发作；CAD. 冠状动脉疾病

中，我们可能会在切除过程中遇到挑战，术中涉及非常规的解剖结构和新生血管，有时肿瘤甚至紧邻或侵犯大血管。这是整个外科团队必须考虑的重要问题，尤其是当团队不经常处理此类病患时。肿瘤麻醉可以被视为一个新兴的亚专业，团队合作、沟通和危机资源管理、技术技能是这些专业人员的一些重要能力（图 9–1）。

二、癌症患者麻醉

手术与神经内分泌代谢反应（如炎症 / 免疫反应）相关。围术期的免疫抑制可能有利于肿瘤细胞增殖，导致转移。某些麻醉药物或技术可能影响免疫功能，近期的研究认为麻醉在外科肿瘤治疗中也可发挥重要作用[7]（图 9–2）。

在围术期，一些癌细胞可能会扩散，如果这些癌细胞察觉到免疫抑制削弱了身体防御系统，导致无法有效抵御癌细胞的侵害，它们可能会逃逸并在有利的环境中继续生长，这种情况可能与长期的癌症复发风险相关[8]。

人们可能认为，持续几小时的麻醉管理，不太可能对多年后的癌症复发产生影响。然而围术期产生的显著生物学刺激，会激活多个信号通路，抑制身体对抗癌症的主要防御机制甚至持续数天。因此，围术期实际上可能在整个癌症发展过程中发挥重要作用[9]（图 9–2）。

临床前研究发现，某些麻醉药物（如丙泊酚）可能特别影响自然杀伤（natural killer，NK）细胞[8]和调节基质金属蛋白酶功能[10, 11]，甚至影响 miRNA 表达[12]。当然这之中存在一些数据冲突，我们可以做出几个观察，这可能可以解释这些研究结果的不同。肿瘤并非相同，因此这些研究理想情况下应针对特定肿瘤，在相同的 TNM 分类中，具有相同的手术前治疗并在类似的患者中进行，但控制所有这些因素非常困难。

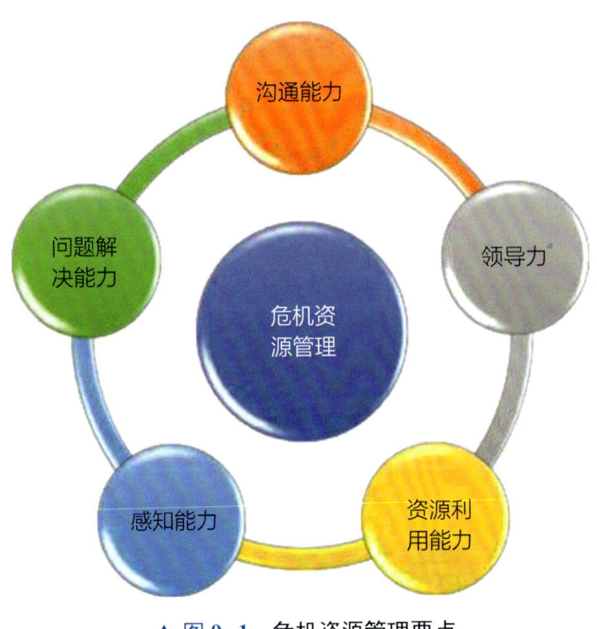

▲ 图 9-1 危机资源管理要点

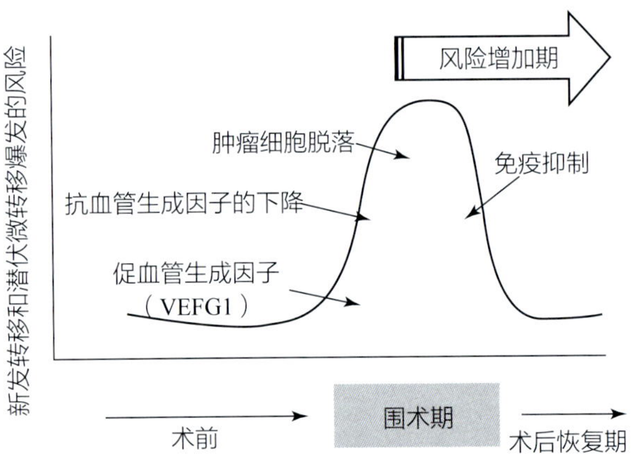

▲ 图 9-2 围术期肿瘤扩散的危险因素

改编自 Ben-Eliyahu et al.[8]

如先前的研究所示，挥发性麻醉剂会损害许多免疫功能，因此它们可能发挥有害作用。吸入性麻醉剂的一个重要作用机制是促进 HIF-1α 和 PI-3K-AKT 途径信号传导及其抗凋亡特性的上调，所有这些可能促进残留的微小病灶增殖[13]。

到 2020 年，我们已经有了比较不同麻醉技术对肿瘤结局的影响的临床研究结果。正如许多作者讨论的那样，考虑到研究设计的诸多局限性，所有结果仍有争议。一些前瞻性试验正在进行中，可能有助于明确这些药物在这类特定人群中的实际作用。但我们已经知道，麻醉对患者综合护理的影响要比几十年前认为的大得多。麻醉医生必须学习肿瘤发展的基础知识，并了解他们的行为如何影响肿瘤发展。目前可获得的数据表明，丙泊酚全静脉麻醉可减少肿瘤复发并改善存活率，其益处在进行重大手术的患者中最多见[9]。

另一种非常常用的阿片类药物在围术期也发挥着重要作用。这些药物对肿瘤发展也有负面影响。与阿片类药物相关的新生血管生成和转移风险增加可以通过免疫抑制、促炎症和促血管生成效应来解释[14]。

另外，尽管使用了麻醉剂，麻醉师和外科医生必须关注疼痛控制。我们不能忘记的是疼痛本身也是一个重要的免疫抑制机制[15]。

阿片类药物和免疫系统的完全相互作用尚未完全明确，但似乎免疫调节是通过直接作用于免疫细胞、通过下丘脑–垂体–肾上腺（hypothalamic-pituitary-adrenal，HPA）轴，或两者的组合发生[15]。这些效应也可以是外周或中央的，如图 9-3 所描述。

值得一提的是，中枢作用机制十分重要，研究证实可以通过观察可通过血脑屏障的阿片类药物比不可通过血脑屏障的阿片类药物具有更多免疫调节效应。

阿片类药物作为神经节刺激剂，快速给药可以影响交感神经系统的输出，从而改变免疫功能。这些交感神经可能抑制自然杀伤细胞的活性，并抑制外周血淋巴细胞的增殖。考虑到这些相互作用和效应，特别是临床反应，仍然存在许多未解答的问题。然而当前的趋势是尽量避免使用高剂量的阿片类药物，通过这种策略，不仅可以减少阿片类药物对免疫系统的负面影响，还能够降低其他副作用，如恶心、呕吐、肠梗阻和嗜睡等。

三、术后护理

基于前述概念，减少阿片类药物使用的策略是近期针对癌症患者麻醉管理的建议之一。这种

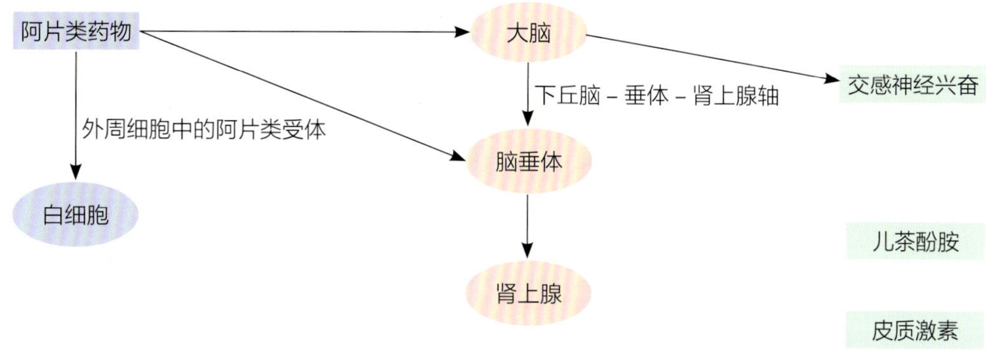

▲ 图 9–3 阿片类药物免疫调节作用的潜在位点：中枢和外周效应
改编自 Al-Hashimi et al.[15]

策略可能带来其他益处，并有助于我们更好地理解当前围术期护理的一些新理念。

为了成功减少阿片类药物的使用，一个重要的策略是多模式镇痛。这个概念是将不同的镇痛药联合使用，这样我们就可以减少单种药物的剂量，同时也减少其不良反应。值得注意的是，使用不同的镇痛药时存在协同作用，这就是我们通常可以减少总剂量的原因。神经阻滞麻醉也可以发挥重要作用，是多模式镇痛的重要组成部分。外周神经或腰硬联合镇痛在术后镇痛中扮演重要角色，也可以减少甚至避免使用阿片类药物。神经阻滞麻醉的不良反应较少，在保证安全并排除禁忌证的前提下，可以考虑作为多模式镇痛的一部分。采取不使用或减少阿片类药物的策略是可行的，依赖非阿片类辅助药物和神经阻滞麻醉不会对围术期的疼痛管理产生负面影响[16]。

增强术后恢复计划（enhanced surgical recovery program，ESRP）或加速康复外科应该是围术期护理的主要目标。通过这些理念，术后恢复在近年来发生了显著变化，对于肿瘤患者来说这一点尤为重要，原因多种多样。成功实施这种策略不仅与术中护理密切相关，也与术后护理息息相关。良好的镇痛技术、麻醉的快速恢复，以及维持正常体温是术后护理的关键要点，这有助于实现早期进食和活动。虽然这些措施看似简单，但实际操作远比麻醉过程复杂。要实现成功并获得良好的术后恢复，不仅需要优质的麻醉护理，还需要一个多学科团队的紧密协作[17]。

最近描述的一个重要概念是恢复预期肿瘤治疗的时间（return to intended oncologic therapy，RIOT）。RIOT 被建议作为评估围术期肿瘤治疗结果的一个标准，用于衡量增强恢复的效果。因此，传统的术后护理模型，如大量使用阿片类药物进行镇痛和术后长时间禁食已经不再适用。相反，早期进食和活动应尽可能早地开始，甚至可以在术后麻醉护理单元内启动。这种新的模式需要所有团队成员的紧密协作，包括外科医生、护士和麻醉师。

结论

在过去的几十年里，麻醉学有了巨大的进步，特别是肿瘤麻醉作为一个不断发展的亚专业，将帮助外科医生和患者进行癌症治疗，努力使整个过程始终安全舒适。如果先前的发现继续在即将进行的临床试验中得到证实，麻醉技术可能会作为围术期癌症护理的辅助手段发挥重要作用，缩短肿瘤治疗的恢复时间。

作者评论

癌症伴有外周血管疾病，特别是动脉性疾病的患者，具有更高的手术和麻醉风险。

动脉疾病的风险因素，如高龄、高血压、吸烟和肥胖，也是几种癌症的风险因素，包括肺癌、结直肠癌、乳腺癌和前列腺癌[18-20]。因此，这两类患者的围术期护理是相似的。

尤其是在颈部的肿瘤手术或有颈部手术和（或）放疗史的患者中，中心静脉穿刺置管具有挑战性，因为这类患者可能会出现正常解剖的扭曲和颈静脉（如颈内静脉）的血栓形成或结扎，以及皮肤和皮下细胞组织的瘢痕变化。颈部淋巴结肿大也可能阻碍中心静脉通路进入腔静脉系统。超声引导下的穿刺可以尽可量减少操作风险[21]。

有创动脉血压监测对巨创手术是必需的，但在癌症患者中应更加谨慎处理。由于动脉疾病及其伴随的危险因素，动脉钙化可能会阻碍穿刺操作，并增加血管闭塞的风险。事先评估掌动脉弓的完整性（如通过 Allen 试验）对于避免手部缺血性并发症至关重要。由于下肢动脉粥样硬化性疾病较为常见，因此应尽量避免下肢动脉的穿刺。有创动脉血压监测通常会在术后重症监护室中保留一段时间，并应尽可能早拔除。

癌症患者中的血管手术

即使是对于较小的手术，如中心静脉导管的植入，麻醉行为也有其特殊性。首先，无论选择哪种类型的麻醉（作者偏好于大多数情况下将镇静与局部麻醉结合使用），麻醉监测和麻醉医师到场都是必不可少的[22, 23]。即使是在超声引导下，深静脉的穿刺也并非没有风险。考虑到癌症患者有时血小板计数低于正常水平，因此无意中造成的动脉误穿，也可能会导致颈部血肿，从而影响呼吸。导丝、扩张器和血管鞘、导管本身等设备的血管内移动都可能会触发心律失常，这些异常可能会被专注于手术的外科医生所忽略。因此，即使使用局部麻醉，由麻醉师监测患者的生命体征也是必要的。

通常情况下，转而接受中心静脉导管植入的患者存在外周静脉通路变异，通常在接受乳腺癌治疗的患者中，由于腋窝淋巴结清扫术后限制了一侧肢体的穿刺。处于急性下肢深静脉血栓形成的患者，由于需要进行更大规模的肿瘤切除手术而必须较长时间中断抗凝治疗，这是下腔静脉滤器植入的适应证。这种设备（通常在麻醉诱导后，与肿瘤手术同时进行麻醉操作时植入。在这种情况下，我们建议通过穿刺颈内静脉进行手术，因为在腔静脉滤器植入后，可以通过导丝交换一个双腔导管，并将其放置于中心位置（即腔静脉与心房的连接处），从而避免对患者进行多次穿刺。

其他血管手术的准备工作与非癌症患者相似，应特别注意血小板计数，此外还要避免在重度中性粒细胞减少症患者（＜500/μl）中进行有创操作。

肿瘤手术

当肿瘤需要与大血管一起整体切除时，患者在血管夹紧前通常会接受 80U/kg 的普通肝素抗凝治疗。在静脉重建的情况下，术后通常会维持抗凝治疗，麻醉师在移除用于术后镇痛的任何硬膜外导管前必须采取必要的预防措施。不管使用的是自体还是人工血管，动脉重建通常不需要维持抗凝治疗[24, 25]。

患者抗凝管理

对于接受抗凝治疗的患者，在进行有创操作前应暂停用药，暂停时间根据出血风险的不同而有所不同（表 9–2）。

出血风险手术示例如下。

极低风险：小型皮肤手术、关节穿刺术、无活检的内镜检查。

低风险：冠状动脉成形术、关节镜手术、腹腔镜胆囊切除术、带活检的内镜 / 支气管镜检查、前列腺/膀胱/甲状腺活检、移除永久性中心静脉导管。

高风险：主要的肿瘤 / 血管 / 胸部 / 腹部 / 骨科手术、头颈部手术、重建性整形手术、结肠镜息肉切除术、肝脏 / 肾脏活检。

极高风险：神经外科手术（颅内或脊柱），包括脑脊液（cerebrospinal fuid，CSF）穿刺和神经阻滞、心脏手术、泌尿科手术。

在出现出血并发症的情况下，通常暂停药物就足够了。值得注意的是，抗凝血药的效果取决于药物的半衰期及患者的肝、肾功能（后者影响

表 9-2　根据出血性风险进行侵入性手术的抗凝血药暂停时间

抗凝血药	抗凝血药暂停时间	手术出血风险类型
UFH 肝素（预防剂量）	• 12h • 24h	• 极低 / 低风险 • 高 / 极高风险
UFH 肝素（治疗剂量）	• 6h（静脉注射）；12h（皮下注射） • 6h（静脉注射）；24h（皮下注射）	• 极低 / 低风险 • 高 / 极高风险
LMWH 低分子量肝素（预防剂量）	• 12h • 24h	• 极低 / 低风险 • 高 / 极高风险
LMWH 低分子量肝素（治疗剂量）	• 24h • 48h	• 极低 / 低风险 • 高 / 极高风险
DOAC	• 24h • 48～72h	• 极低 / 低风险 • 高 / 极高风险
华法林	• 24h • 5d • 7d	• 极低风险 • 低风险 • 高 / 极高风险

DOAC. 直接口服抗凝血药；LMWH. 低分子量肝素；UFH. 普通肝素
注：DOAC（利伐沙班、伊多沙班、阿哌沙班、达比加群）保证通过静脉注射或皮下给药

较小）。我们认为最后一次给药后五个半衰期抗凝效果完全消退。表 9-3 展示了每种药物的半衰期和肾脏排泄率。

出现严重出血危及生命的患者应接受严密监测，同时进行循环支持，包括进行液体扩容和输血（浓缩红细胞、如有血小板减少则输血小板）、维持体温、血液 pH，并特别注意水电解质紊乱尤其是血清钙水平。

普通肝素的抗凝作用通过活化部分凝血活酶时间（activated partial thromboplastin time，aPTT）来监测，而通过测量抗Xa 因子活性（anti-factor X activity，aFXa）来监测低分子量肝素。华法林的监测是通过凝血酶原时间（prothrombin time，PT）。直接口服抗凝血药通常不进行常规监测。对于达比加群，标准的凝血酶时间（thrombin time，TT）测量可以明确该药物抗凝效果是否持续存在。由于 TT 对达比加群的高敏感性，即使循环中有最少量的药物，也可能导致测试结果异常。对于利伐沙班、依度沙班、阿哌沙班和贝曲沙班的 aFXa 活性测量，需要精确校准的测试来评估这些药物的作用，这在紧急情况下并不可行。在任何情况下，无论校准如何，aFXa 活性的缺乏与这些直接口服

表 9-3　主要抗凝血药的半衰期和肾脏排泄率

抗凝血药	半衰期 / 肾脏排泄率
UFH	1h/50%
LMWH	5～7h/40%
阿哌沙班	8～15h/25%[a]
依多沙班	6～11h/50%[a]
利伐沙班	5～9h/35%[a]
贝特沙班	19～27h/11%[b]
达比加群	12～17h/80%～85%
华法林	20～60h/ 经肝脏代谢

LMWH. 分子肝素；UFH. 普通肝素
a. 严重的肝衰竭可增加血清药物水平
b. 不推荐给肝衰竭的患者

抗凝血药（direct oral anticoagulant，DOAC）的效果并不相关，关于贝曲沙班的研究相对较少[26]。

接受抗凝治疗且出现活动性出血的患者，可以仅通过暂停抗凝治疗和临床观察进行处理。其他疗法可能也是必要的，如使用活性炭移除抗凝血药（适用于直接口服抗凝血药）和（或）进行血液透析（仅对达比加群有效，其可通过血液透析消除50%～60%），使用抗纤溶药物（如曲安奈德），凝血因子（凝血酶原复合物）或特定解毒剂（肝素用鱼精蛋白，达比加群用伊达珠单抗，其他直接口服抗凝血药用安细泰），外科手术或其他有创操作直接止血[27-31]（表9-4）。

目前，缺乏关于逆转直接口服抗凝血药效果的文献数据，这也是为何仅在严重生命危险的情况下考虑这一选项。在这种情况下，必须权衡出血性风险与新发血栓栓塞事件的风险，后者可能由于使用一些药物［如Andexanet alfa和凝血酶原复合物浓缩物（prothrombin complex concentrates，PCC）］而增加。

使用鱼精蛋白逆转肝素和维生素 K_1 对华法林的作用更为成熟。对于使用DOAC的患者，在危及生命的情况下，我们建议使用具有止血作用的产品（PCC或特殊解毒剂）或抗纤溶剂（氨甲环酸、依普西隆－氨基己酸）。由于缺乏关于直接口服抗凝血药抗凝的文献，建议避免使用活化重组因子（rFⅦa）、血浆或冷沉淀。

表9-4　逆转抗凝血药的替代方法及主要抗凝血药的实验室控制检测

抗凝血药	抗凝逆转剂	实验室控制检测
HNF	• 鱼精蛋白1mg/100U慢速（最大量50mg） • 氨甲环酸1g静脉注射，每6小时1次	TTPa
LMWH	• 依诺肝素－鱼精蛋白1mg/1mg缓慢静脉注射 • 达肝素－鱼精蛋白1mg/100U缓慢静脉注射 • 氨甲环酸1g静脉注射，每6小时1次	• TTPa • aFⅩa
华法林	• 维生素 K_1 10mg缓慢静脉注射 • CCP（50U/kg大剂量静脉注射） • PFC（10～15ml/kg静脉注射4～6h） • 氨甲环酸1g静脉注射，每6小时1次	TP（INR）
直接口服抗凝血药	• 每小时口服50～100g活性炭 • CCP（50U/kg快速推注） • 氨甲环酸1g静脉注射，每6小时1次 • 特定解毒剂 　– 伊达鲁珠单抗：达比加群 　– 安得塞奈：阿哌沙班、伊多沙班、利伐沙班、贝曲沙班	• TT（达比加群） • aFⅩa

aFⅩa. 抗因子X活性；CCP. 非活化凝血酶原复合物与四种凝血因子；INR. 国际标准化比值；LMWH. 低分子量肝素；PFC. 新鲜冷冻血浆；TP. 凝血酶原时间；TT. 凝血酶时间；TTPa. 活化部分凝血酶时间

中　篇

临床肿瘤学与肿瘤血液学

Clinical Oncology and Oncohematology

第 10 章　血管外科和肿瘤内科

Vascular Surgery and Medical Oncology

Rubens CopiaSperandio　Gustavo Schvartsman　著

周志斌　方华强　译　　朱仙花　校

血管外科和肿瘤内科是密切相关且相互重叠的医学专业。癌症发病机制和特殊肿瘤的治疗，需考虑到可能发生的血管并发症。这种相互作用的例子包括但不限于静脉和动脉血栓栓塞风险和出血并发症的增加。此外，两个专业领域还同样交叉于植入以安全输注刺激性和（或）溶血性抗癌药物的中心静脉导管，以及化学栓塞和选择性内放射治疗（selective internal radiation therapy，SIRT）等器官靶向疗法，这些都需通过血管内途径达成。

一、癌症治疗的历史

几个世纪以来，癌症最初依赖于如手术切除肿瘤的局部治疗方式，后来应用放射治疗照射肿瘤周围区域。在早期手术中，血管外科就被应用于加强血管控制及规避介入治疗中常见的出血并发症。到 20 世纪，癌症的临床前模型成功建立后，全身系统抗癌药物才开始被发现和应用于临床实践。第二次世界大战是这一发现的里程碑。在意大利港口意外发生芥子气体泄漏事故后，人们观察到受害者出现骨髓和淋巴结衰竭。此外还观察到临床前肿瘤移植模型暴露于同一类化学制剂后病变明显消退。1943 年，随着科学的进步，首次对一名患有晚期非霍奇金淋巴瘤并发气道阻塞的患者进行了化学制剂氮芥的临床试验。这一干预取得了积极效果，其临床指征暂时得到改善。随后又进行了更大规模的试验，最终环磷酰胺等几种烷化剂获得批准并投入临床使用，而环磷酰胺至今仍是临床上的重要药物[1]。

在随后的几十年里，为了治疗恶性肿瘤，人们发现了不同种类的抗肿瘤药物，特别是用于细胞毒性化疗的药物。其基本原理是此类物质作用于细胞周期的特定阶段，破坏细胞周期，从而导致细胞死亡。这些药物可分为烷化剂、抗代谢物、抗肿瘤抗生素、拓扑异构酶抑制药、有丝分裂抑制药等[2]。恶性克隆等高增殖细胞比正常细胞更快、更频繁地经历细胞周期，因此更容易受到化疗的影响。遗憾的是，这些药物对肿瘤细胞的特异性较低，其作用也会影响健康细胞。这一缺点解释了为什么这些治疗方法具有高毒性和剂量限制性[3]。

随着癌症生物学知识的发展，人们对每种癌症的分子特征及与致癌有关的信号蛋白和通路了解不断得到加深，从而发现了靶向疗法。自 20 世纪 90 年代以来，针对遭破坏的通路（通常涉及与细胞增殖和肿瘤生长有关的调节机制）开发的药物一直备受关注。靶向疗法主要通过包括酪氨酸激酶抑制药（tyrosine-kinase inhibitors，TKI）和单克隆抗体（monoclonal antibody，mAb）在内的药物旨在阻断一种或多种上述特定途径[4, 5]。

这类抗肿瘤药物的首次应用是针对 Bcr-Abl 酪氨酸激酶、EGFR 和 VEGFR 通路。通过阻断信号传导，TKI 可抑制细胞增殖和肿瘤组织的生长。然而，与预期相反的是，这些疗法也表现出与细胞毒性化疗类似不良反应和毒性，因为其特异性同样很低，干扰了整个机体的细胞和通路[6]。

此外，关于癌症进展与宿主免疫反应之间关系的医学知识在过去几年里取得了显著进展。免疫检查点蛋白的识别及阻断肿瘤抑制免疫反应分子的开发正在彻底改变高度侵袭性肿瘤（如黑色素瘤和非小细胞肺癌）的治疗和预后，即使这些癌症被诊断为晚期也同样有效。尽管该领域最近取得了重大进展，但仍缺乏可靠的生物标志物来准确预测治疗反应，而且由于过度激活免疫，可能会损害对自身的耐受性并攻击宿主正常组织，因此控制免疫相关的毒性具有挑战性[7]。

二、血管生成：癌症的标志

正确理解癌症的致病特征有助于更好地选择和应用治疗方案。Hanahan 和 Weinberg 于 2000 年首次提出并在 2011 年[8]再次提出的“癌症标志物”概念被定义为癌细胞在复杂过程中获得的生物学功能，以使其获得肿瘤性和恶性增殖能力（图 10–1），包括启动细胞增殖、维持增殖信号、绕过抑制失控生长的调控过程、逃脱细胞死亡和免疫破坏、改变细胞代谢、促进侵袭和扩散的能力。其中，肿瘤细胞诱导血管生成的能力是癌症的一个关键特征。

新生血管的形成是肿瘤生长的早期阶段，为营养物质和氧气需求极高的恶性肿瘤细胞提供基础[9]。在胚胎发生的早期，新生血管生成作为正常的生理过程，分为两个主要步骤：血管发生，即内皮细胞的迁移和管状排列；血管生成，即从先前的血管中萌发出新的血管。血管会转入静止状态，并在伤口愈合和女性生殖周期等情况下根据需要进行短暂激活。然而，作为癌变过程的一部分，可能会发生被称为“血管生成开关”的事件，而导致新血管的持续形成，此过程中刺激血管生成因子的作用超过了抑制信号。

VEGF-A 基因编码的 VEGFR 通路是研究最为广泛的通路，其包括了 VEGFR-1、VEGFR-2 和 VEGFR-3[10]，是多种药物治疗的靶点。该膜受体家族产生的信号受缺氧和癌基因激活等情况的多层次调节，导致这些受体表达上调，从而刺激促血管生成途径。血 VEGF 除了是一种血管生成刺激途径外，还被证明具有保护作用，可通过抑制细胞凋亡和损伤来调节内皮功能[11]。通过一氧化氮的产生，VEGF 具有抗血小板、抑制白细胞黏附和减少血管平滑肌细胞增殖的作用。其他可靶向分子，如 FGFR 也参与了增殖信号转导。该领域正处于持续性研究中，已由多条途径得到报道。通常其最终引起一个共同的诱导信号。另一方面，血管生成过程的抑制剂包括 TSP-1、纤溶酶片段和 18 型胶原蛋白等共有十几种，但这些药物的临床应用仍处于试验阶段。

当血管生成开关被永久激活时，血管生成异常，表现为毛细血管早期喷射、血管分支过多、血管扭曲和扩张、血流不规律、内皮细胞增殖和凋亡异常水平表达，以及血浆渗漏至实质组织中引起的微出血。这些新生血管通过与被招募至疾病部位的正常细胞相互作用并形成基质，在肿瘤微环境中扮演重要角色。总而言之，这些因素均构成了复杂的肿瘤微环境，在该环境中，许多病理过程启动并持续存在，使得癌症具有自主扩增和侵袭性特性。此外，周细胞是作为血管祖细胞的骨髓来源细胞，它们是对内皮细胞的支持元素，也参与了血管生成过程。

肝细胞癌（hepatocellular carcinoma，HCC）、肾细胞癌（renal cell carcinoma，RCC）、胶质瘤等高度血管化的肿瘤，通常对化疗不敏感，反而更容易对靶向血管生成的药物敏感。主要靶向血管生成途径的药物和适应证简述见表 10–1。

三、癌症引起的凝血性改变

癌症被广泛认为是引发动脉和静脉血栓栓塞症的主要风险因素。癌症患者出现临床表现的这

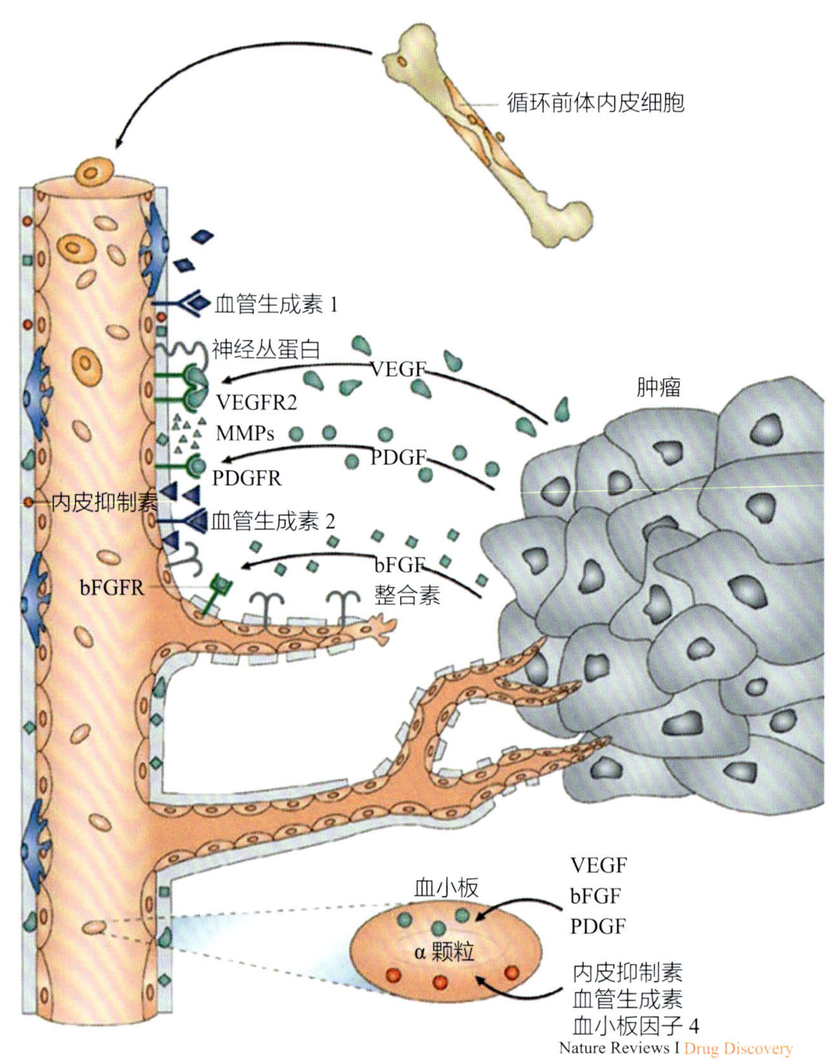

▲ 图 10-1　血管生成是癌症的标志（引自 **Folkman**[49]）

表 10-1　抗血管生成药物

药　物	适应证	
贝伐单抗	• 转移性结直肠癌 • 非小细胞肺癌 • 肾细胞癌	• 卵巢癌 • 子宫颈癌 • 多形性胶质母细胞瘤（非欧洲）
雷莫芦单抗	• 晚期胃癌 • 非小细胞肺癌 • 转移性结直肠癌	
多激酶靶向药物（如舒尼替尼、索拉非尼、帕唑帕尼、万得他尼、卡波替尼、阿希替尼、利伐替尼和雷戈拉非尼）	• 肾细胞癌 • 肝细胞癌 • 胃肠道间质瘤 • 难治性甲状腺癌	• 胰腺神经内分泌肿瘤 • 软组织肉瘤 • 难治性慢性髓性白血病 • 难治性转移性结直肠癌

些并发症的预计发生率高达15%[12]。血管并发症的发生与癌症诊断的时间关系多样，甚至可能早于癌症诊断数年[13]。临床表现范围广泛，从轻微的无症状事件到危及生命的情况不等。其中于VTE发生最常见的相关癌症类型为肺癌（17%）、胰腺癌（10%）、结肠直肠癌（8%）、肾癌（8%）和前列腺癌（7%）[14]。

癌症患者的内在病因特征、人口统计学和并发症可能增加血栓栓塞风险。癌症类型、部位、分期、诊断的早晚影响血栓栓塞事件的发生率，晚期癌症与更高的风险相关。某些类型的恶性肿瘤，如胰腺癌、中枢神经系统肿瘤和多发性骨髓瘤，更容易与高凝状态相关联[15, 16]。此外，患者特征，如年龄、肥胖、既往深静脉血栓形成史、起搏器置入、医疗和外科干预措施，也可能是导致因素[17]。

Virchow三要素作为血栓形成的病理生理学标志，自19世纪以来就被人们熟知，其由以下三个方面构成：血流淤滞、内皮损伤和高凝状态[18]。癌症导致血流淤滞的情况很常见，包括癌症引起患者活动减少和卧床休息、身体状况不佳、手术导致恢复时间延长、血管直接收到外部压迫、血小板增多和白细胞增多等。

而且在感染情况下，炎性细胞因子增加血管通透性并改变内皮表面蛋白的表达，可能导致内皮功能障碍。弥散性血管内凝血（disseminated intravascular coagulation，DIC）也与这种机制相关。血管导管的存在和抗肿瘤药物的使用也可导致内皮功能变化。

恶性肿瘤与高凝状态相关，其可改变凝血因子的水平和功能。一方面，已报道了肿瘤细胞可产生促凝血分子，如癌症促凝血物（cancer procoagulant，CP）[19]和组织因子（tissue factor，TF）[20]，并激活凝血级联反应，从而导致凝血酶的形成。另一方面，在机体对肿瘤的反应中，正常宿主细胞可能产生促凝血分子，如与TF暴露相关的P-选择素、ADP和vWF，这些导致促凝血状态的形成[21–23]。此外，在多达50%的癌症患者中发现了血小板活性的升高和循环炎性细胞因子的增加，如TNF和IL-1[24, 25]。这些分子破坏内皮功能并抑制内源性纤溶系统的活性。细胞内包括中性粒细胞死亡时释放的物质和产物，以及多聚磷酸盐（polyphosphates，polyP）的分泌（负电荷分子，可激活第Ⅶ因子和凝血内在途径）和MET的表达，MET是一种改变PAI-1和COX-2表达模式的癌基因，也被认为增加了血栓栓塞事件的风险[26, 27]。

四、抗肿瘤治疗相关的思考

除癌症本身因素外，大多数抗肿瘤治疗也会增加血管并发症的风险。据报道，在化疗开始后初期血管并发症风险更高。癌症患者可能出现静脉血栓栓塞症，以DVT和肺栓塞多见，同时动脉血栓栓塞（arterial thromboembolism，ATE）也可出现，表现为脑卒中和心肌梗死，以及血小板减少和抗凝血药使用导致的出血风险增加。

癌症治疗以多种方式影响凝血系统组分和内皮功能。据报道，凝血因子、血小板数和功能、血管生成调节途径、血管内皮界面分子的表达可能发生改变。随着这些改变的发生，促凝和抗凝状态之间脆弱的平衡变得不再稳定。抗肿瘤干预可能会降低抗凝血蛋白水平，如抗凝血酶、蛋白C和蛋白S，或者通过内皮细胞的蛋白质表达变化增加促血栓活性，同时也可能增加vWF水平。此外，已报道了此过程中血小板数和功能的发生变化，血小板减少或黏附性增加和聚集是凝血功能受损或加重原发性止血功能障碍的最常见机制[28]。与这些变化相关的药物还包括化疗药物（L-天冬酰胺酶、顺铂和沙利度胺及其类似物），以他莫昔芬为代表选择性雌激素受体调节剂，以及针对VEGFR和EGFR途径的抗血管生成单克隆抗体和酪氨酸激酶抑制药[29]。

所有TKI中，特别是抗VEGFR药物，都与药物诱导性高血压有关，而高血压是血管疾病的主要危险因素。高血压与脑卒中、心肌梗死和主动脉夹层的发病率增加有关。研究还表明，血管病变的另一个基石，即动脉粥样硬化，也可能被抗 VEGFR 治疗加速疾病进展。可能是由于其破坏了内皮细胞稳态所致。使用抗血管生成剂可导致血管壁结构异常，因此增加动脉瘤和夹层的发生率[30-32]。

据报道，靶向 VEGFR 的药物增加患者出血风险，其作用机制扰乱内皮功能，导致动脉壁形成不良、平滑肌细胞功能受损，造成凝血功能障碍。这药物有效且导致肿瘤缩小的情况下尤为棘手，最终可导致颅内出血、肺部出血和空洞化。深入研究血管生成过程中，VEGFR 信号既保护，同时调节内皮功能。因此，VEGFR 信号的阻断虽然减少了肿瘤生长，但也对正常血管产生损伤，导致血管毒性。

抗肿瘤治疗中引起的骨髓抑制会降低血小板计数，导致血小板减少症，也增加了出血的风险。大多数临床可用的抗 VEGFR 药物并不只作用于该途径，而是同时靶向多种不同的激酶，如 PDGFR 等。这导致一种称为“靶外活性”的效应，进一步改变内皮功能，导致内皮表面从光滑的抗凝血表面转变为暴露磷脂、胶原和组织因子的促凝血结构。

在 EGFR 通路抑制药中，文献报道了单克隆抗体西妥昔单抗和帕尼单抗导致出血风险增加，但 TKI 厄洛替尼和奥西替尼并不增加出血风险[33]。对激素受体阳性的转移性乳腺癌患者的内分泌治疗联合应用的细胞周期依赖性激酶抑制药帕博西尼、利波西尼和阿贝西尼时，也增加血栓栓塞事件风险[34]。

此外，癌症治疗中常用的支持性干预和其他辅助干预，如用于治疗贫血的促红细胞生成素[35]和皮质类固醇[36]，也被认为可诱导血管变化和增加血管并发症风险。总之，肿瘤的治疗可能会导致出血和血栓栓塞事件，这具体取决于肿瘤情况和治疗过程中的血液学变化。

五、血管通路和肿瘤治疗

随着癌症治疗向多模式方法的发展，长期可靠的血管内通路间断输送具有刺激及腐蚀药物、肠外营养及允许频繁抽血成为标准要求。随着多种器械的开发，肿瘤内科医师和血管外科医师必须熟悉它们的概念和适应证、制造材料、置入技术、维护护理和可能的并发症。选择最合适的装置时应考虑抗肿瘤方案的类型、持续时间和频率，以及每种方案的患者便利性和并发症、优缺点和风险。导管通常插入中心静脉，其末端可分为外部或植入式，即皮下组织、皮内组织。

外部的可在隧道式和非隧道式导管中进一步分离；前者的使用时间较长，取决于皮下隧道的建立，而后者是最快的插入，它的使用时间最长 14 天，一旦不再需要，它就被移除。外周中心静脉置管（peripherally inserted central catheters，PICC）是一种更持久的替代方法，通常由专门的护士或介入放射小组插入上肢静脉，直至上腔静脉。尽管最大限度地降低了气胸或血管损伤的风险，但仍具有相似的感染风险。此外，PICC 管比中心静脉导管更容易发生血栓，需要更多的常规维护，给患者带来更多的不适[37, 38]。

而植入式装置（如输液港和持续输注泵）由于完全被皮肤覆盖且可经皮进入，因此可最大限度地减少血管系统在环境中的暴露。它们的放置是在局部麻醉和镇静下，在手术室或介入放射学室完成的手术操作。手术后，在前胸壁的口袋中放置一个称为输液港的装置；一根特殊的针通过门脉装置进入导管，该装置必须定期肝素化。这种途径通常用于抗肿瘤治疗，因为许多目前的化疗方案都是间歇性的，一个周期到另一个周期间隔几天或几周。通过良好的维护，这些设备可以在数年内保持工作，并且没有并发症。此外，由于癌症患者通常需要造影增强扫描来进行分期、评估缓解情况和随访，因此也开发了一种可以进行对比剂治疗的更具抗性的设备。尽管并发症的风险很低，必须加以考虑手术操作引起的感染和肺气肿[39]。

在选择最合适的设备时，一般原则是考虑预期使用时间；尽量选择管腔数量最少的导管，因为它直接与感染率[40]相关；评估血管解剖和器械的既往使用情况，以及团队的专业知识。导管类型、适应证和注意事项见表 10–2。

导管并发症可分为即刻和远期并发症。即刻并发症常继发于手术本身，最常见的是气胸，其次是导致血肿的血管损伤和心律失常。血栓形成和感染是更相关的远期并发症[41]。

高达 50% 的癌症患者可能出现血栓并发症，但只有 5%～10% 有临床意义。正如预期的那样，由于异物导致的内皮损伤，凝血的风险较高，并且伴随的感染、导管尖端位置错误或其他患者因素（如解剖改变、狭窄、压迫、既往血栓或血栓前状态）会加重凝血[42]。用肝素化的生理盐水冲洗防止血栓形成，并用溶栓药物治疗可预防或逆转血栓形成[43]。静脉炎、深静脉血栓形成和栓塞（肺栓塞或反常栓塞）是导管相关血栓形成的主要风险，但预防性抗凝尚未得到很好的证实，也不建议常规使用[44]。

导管相关感染[包括中心静脉导管相关血流感染（central-line-associated blood stream infections，CLABSI）]的发生率低于血栓性并发症，但可能至关重要，需要移除或更换装置。微生物学研究是必需的，因为可能分离出耐药微生物，并且可能需要一个疗程的广谱全身性抗生素（通常涉及革兰阳性菌覆盖），并伴有或不伴有抗生素治疗[45]。

许多化疗药物具有刺激性和（或）糜烂性。需要特别关注的是这些药物的潜在外渗，导致严重的血管和软组织病变。已经制定了方案，在可行的情况下，必须使用拮抗药[46]。

表 10–3 总结了最常用的刺激性和糜烂性化疗药物。

六、其他应用

血管外科和肿瘤内科的专业合作已经出现了越来越多的不同场景。介入肿瘤学的一个新兴领域已经与癌症的综合治疗模式齐头并进：内科、外科和放射肿瘤学[47]。同时，对于需要结扎或重建主要血管结构的癌症手术领域，提出了一个新的命名：肿瘤血管外科[48]。

随着外科技术和科技的进步，微创化手术已成为一种趋势，其目的是减少并发症，改善预后，缩短住院时间，加快康复，减轻术后疼痛。器官靶向治疗通常使用血管内方法作为实现肝细胞癌靶向定位的手段，如经动脉化疗栓塞或放射栓塞（也称为选择性内放射治疗），用于患有不适合手术或肝移植的局部疾病的患者。对于肾细胞癌，保留肾单位的手术包括栓塞作为一种治疗选择。其他例子包括头颈部和脑血管化肿瘤（如

表 10–2　中心静脉导管概述（不包括临时外周导管，如 Jelco 和 Intima）

留置时间	类　型	皮下类型	导　管	适应证	特　点
短期（14～21 天）	外置	非隧道	中心静脉导管	急性情况，如液体复苏、输送血管加压剂和血流动力学监测	快速插入；超声定位；床旁；较高感染风险和短期并发症
长期（数月至数年）			外周中心静脉导管	中长期，患者舒适	由专科护士和介入医师置入；低血管损失和并发症风险；血栓形成高风险；抗感染能力强
		隧道	高流量	血液透析、单采	更高的即刻并发症
			低流量	肠外营养	
	植入	隧道	输液港	间歇或连续给药，化疗药物	方便，耐用性；需要介入放射科或手术室放置

表 10-3　最常用的刺激性和糜烂性化疗药物

刺激性	糜烂性	
柔红霉素	阿多曲妥珠单抗	氟尿嘧啶
多柔比星	苯达美汀	吉西他滨
维恩妥尤单抗	博来霉素	异环磷酰胺
表柔比星	硼替佐米	伊立替康
伊达比星	卡铂	脂质体多柔比星
丝裂霉素	卡莫司汀	米尔法兰
长春碱	顺铂	米托蒽醌
长春新碱	环磷酰胺	奥沙利铂
长春瑞滨	阿糖胞苷	紫杉醇
	达卡巴嗪	白蛋白结合型紫杉醇
	多西他赛	拓扑替康
	依托泊苷	

副神经节瘤、脑膜瘤、血管胶质母细胞瘤和中枢神经系统转移瘤）的术前栓塞；这种辅助干预的目的是降低出血风险，缩短手术时间，促进手术成功。

另一个专科的交叉情况与发生 VTE 且有抗凝治疗禁忌证的癌症患者有关。此外，抗凝的并发症 [如出血和肝素诱导的血小板减少症（heparin-induced thrombocy topenia，HIT）] 及抗凝失败（在抗凝治疗中，新发 DVT 或既往 DVT 或 PE 恶化）也可能需要放置 VCF。在特殊情况下，也可考虑置入 VCF 作为预防措施。手术在介入室进行，并发症包括在置入部位的 DVT，下腔静脉血栓形成，侵蚀、断裂或移位。

最后，肿瘤血管外科作为一门医学专业的概念最近被提出。对于一些局部但局部侵袭性的肿瘤，外科整块切除是根治的基础，因此与大血管关系密切、需要同时行血管结扎或重建的肿瘤较为常见。恶性肿瘤包括腹膜后肿块（软组织肉瘤、生殖细胞肿瘤）、起源于血管结构的肿瘤（血管肉瘤、腔静脉平滑肌肉瘤、副神经节瘤）和避免截肢的肢体肿瘤。

结论

本章总结了血管外科和肿瘤内科专业相互关联的主要方面。在 20 世纪，关于癌症生物学的医学知识取得了科学进步，从而开发出了多种治疗模式，这些治疗模式能够改变这一难以控制的异质性疾病的自然史。随着对发病机制的深入了解，血管生成作为癌症的标志受到关注，针对这一通路的各种治疗方法被开发出来。此外，癌症作为一种疾病及其治疗方案与血栓栓塞和出血性事件的风险增加相关，有时危及生命，需要医疗专业人员和外科医生立即干预。此外，大多数癌症患者需要一个长期的植入式装置来安全输送抗肿瘤药物，而这种干预有许多特殊的考虑因素，从材料、解剖部位、持续时间方面选择最佳的导管，到操作的固有风险和注意事项。这两种专业相关的其他情况包括通过血管内手术实施器官导向的局部治疗、放置腔静脉滤器，以及在癌症手术期间开发切除和重建主要血管的技术。

作者评论

癌症、心血管事件和周围血管事件以几种方式相关联。正如第9章评论所指出的，导致某些类型癌症出现的几个因素也与循环系统疾病的发展和恶化有关[50–56]。

本章详细介绍了血管生成在癌症发病机制中的作用，以及肿瘤本身与不同类型的静脉和动脉事件治疗之间的关系，后者能够影响心血管和外周血管系统。这一主题在第12章也有详细说明。

在动脉区域，与癌症或癌症治疗相关的并发症在既往有动脉粥样硬化疾病的患者中表现得更严重，在这些情况下治疗也可能有问题。这种急性动脉事件经常发生在营养状况异常（某种程度的营养不良甚至恶病质）的患者，此外还有免疫功能低下和凝血功能障碍，这些都增加了最终手术治疗的风险。除了常规的临床参数外，对于某些类型的侵入性治疗的决策，与癌症直接相关的问题也很重要。任何癌症治疗的延迟及其对疾病控制的影响，甚至对患者预后的考虑都必须仔细评估，从而影响血管治疗计划。对于肿瘤患者的慢性动脉疾病的治疗也考虑了同样的因素，其优势是从肿瘤学的角度来看，急性事件以外的患者可以在更方便的时间进行血管治疗。

对于动脉瘤性疾病，许多科学家认为某些化疗药物导致主动脉瘤扩张的风险较大，但这仍然是一个有争议的话题[57]。对于临床条件较差的患者或既往有腹部手术史的患者，血管内技术的创伤较小，这在开放手术中可能更为重要[58–60]。

主动脉瘤合并癌症患者的预后与肿瘤疾病的关系大于与动脉瘤性疾病的关系[61]。同时手术治疗癌症和动脉瘤的决策；然而，我们必须考虑两次大手术的相关风险和动脉瘤治疗中使用的血管假体感染的风险的总和，无论是通过血管内入路还是更大程度上通过开放入路[60, 61]。因此，除非患者的主动脉瘤直径过度增大或有与动脉瘤相关的症状，作者建议在手术矫正动脉瘤之前先进行癌症治疗。

传统上，癌症及其治疗与静脉血管事件，特别是静脉血栓栓塞更相关。这种关系将在第14章中详细说明。在任何情况下，重要的是要记住，癌症患者遭受静脉血栓栓塞事件和出现治疗的主要并发症（出血）风险都更大。这种出血风险与营养不良、肾功能障碍、肝衰竭和药物相互作用有关。这些参数中有几个是动态演变的，因此必须经常重新评估。

这种多学科的相互作用也有利于指示静脉化疗的血管通路。这个决定是基于抗肿瘤治疗的时间表（药物类型、应用频率、应用间隔、估计输注治疗的时间），当然，除此之外，还要看患者的情况，评估周围静脉是否充足。

癌症患者的治疗是多学科的，但它应该以肿瘤学家的形象为中心，负责治疗计划和与之相关的一切，如不良反应、并发症和药物相互作用，并且通常是最接近患者病情的专业人士。

第 11 章　肿瘤血液学
Oncohematology

Jaqueline Sapelli　Jayr Schmidt Filho　Otávio Cesar Carvalho Guimarães Baiocchi
Philip Bachour　André Neder Ramires Abdo　Juliana Fagioli Bombonatti
Silvia Rosi Lóss　Mariana Massarenti Langhi　著
章文文　刘诗琛　吕凡振　译　　周为民　校

一、概述

血液肿瘤（hematological neoplasms，HN）是一种起源于造血细胞的癌症[1]。临床上，依据主要受影响的细胞类型，可将血液肿瘤分为白血病、淋巴瘤、浆细胞肿瘤和骨髓增生异常综合征（myelodysplastic syndromes，MDS）[1, 2]。起源于骨髓细胞的肿瘤称为髓系肿瘤，由急性髓系白血病（acute myeloid leukemia，AML）、慢性髓系白血病（chronic myeloid leukemia，CML）和 MDS 组成。源自淋巴系统的肿瘤称为淋巴肿瘤，除了多发性骨髓瘤（multiple myeloma，MM）外，还包括霍奇金淋巴瘤、非霍奇金淋巴瘤、急性淋巴细胞白血病（acute lymphocytic leukemia，ALL）和慢性淋巴细胞白血病（chronic lymphocytic leukemia，CLL）[3]。

巴西数据显示，HN 占所有肿瘤新发病例的 5% 和所有癌症死亡的 7%[4]。尽管如此，HN 导致的死亡率有所下降，并且有记录某些疾病的趋势。因此，我们看到有更多的老年患者接受抗肿瘤治疗。尽管已经有许多治疗方法，如单克隆抗体，毒性较小的口服药物治疗，但我们面对的是不同的人群，通常患有多种并发症，这些并发症可能会影响治疗选择，以及与治疗相关的不良事件[4]。

如前所述，近年来，癌症患者的治疗有所改善。许多疗法以治疗为目的，但其他疗法侧重于疾病控制和生活质量或姑息治疗。尽管有多种新药可用，但旧的化疗药物仍被广泛使用。传统细胞毒素的作用是对抗癌细胞，破坏细胞 DNA，但它们最终也会破坏正常的细胞。这些药物是抗代谢药物，如甲氨蝶呤、烷基化剂和环磷酰胺。此外，免疫疗法，如单克隆抗体和免疫检查点抑制药，已被用于治疗 HN。靶向癌症疗法是另一类使用的药物，通过干扰肿瘤生长和发展所必需的特定分子，小分子可以穿透细胞膜与目标蛋白相互作用，该组药物由硼替佐米和伊马替尼组成[5–8]。

所有这些药物及其作用机制都可引起毒性，并对患者造成不可逆转的损害。化疗药物对血管的急性毒性作用是常见的，可能是由于“脱靶”药物作用的结果，或者更重要的是由于正常血管功能所需的信号通路与肿瘤生长所需的信号通路之间的显著重叠。化疗后的血管毒性通常表现为血管内皮功能障碍、血管松弛作用丧失、抗炎和血管修复功能受到抑制。这些作用可能会导致高血压、血栓形成和动脉粥样硬化的发生。除了癌症本身的促凝作用外，血小板活性还会因内皮细胞一氧化氮生物利用度降低而进一步增强[9, 10]。

基础疾病，如既往血管疾病、高血压、糖尿病和其他心血管危险因素，影响癌症治疗过程中心血管并发症的发生[11]。目前，许多心血管风险评分已被用于预测心血管疾病的风险，并选择最合适的化疗方案。虽然大多数时候使用积极的治疗方法来控制危险因素，但有时它可能与某些类型的治疗相抵触，这凸显了对癌症患者采取多学科治疗的重要性。

（一）抗癌治疗的并发症

1. 化疗相关并发症

(1)VEGF 抑制药：VEGF 是参与血管生成的最重要的生长因子之一，新生血管的形成过程是许多肿瘤生长的中心。化疗药物可能会直接影响 VEGF 的效果，其作用像 VEGF 抑制药一样，或者像“经典”细胞毒性药物，包括抗代谢药物、紫杉烷类、蒽环类药物和烷化剂，作为一种继发效应出现[12–14]。索拉非尼是细胞内酪氨酸激酶的小分子抑制药，用于血液肿瘤的非 VEGFR2 特异性药物；此外，它还抑制其他受体酪氨酸激酶，包括 PDGF 和 c-Kit 信号[15]。VEGF 信号的阻断与血管毒性和临床后遗症的发展有关，如高血压、急性冠脉综合征、脑卒中、静脉血栓形成和血栓栓塞症[12, 16–19]。

高血压是最常见的并发症，几乎所有患者的血压都会上升，有时会很严重并且很难治疗，但通过持续监测和适当的降压药是可以控制的。然而，尽管有出血并发症，但血栓形成的影响似乎占主导地位，VEGF 与动脉和静脉血栓形成和血栓栓塞症的风险增加 1.5%～4%，并且动脉血栓形成的风险似乎大于静脉血栓形成的风险[11, 20–22]。

除了其临床相关性外，绝对风险增加很小，并且不能证明预防性抗血栓治疗的合理性。尽管如此，重要的是要关注有心血管危险因素的患者，因为在这些患者中抗血小板治疗可能起作用。然而，对潜在出血倾向的担忧限制了这一策略的适用性。此外，他汀类药物在这方面的潜在心脏保护作用仍有待评估[11]。

(2) 酪氨酸激酶抑制药：酪氨酸激酶抑制药是针对致癌融合基因 *Bcr-Abl* 开发的用于治疗血液系统恶性肿瘤的药物，主要用于治疗慢性粒细胞白血病，它们的发展改变了这种疾病的预后。但其中一些与急性动脉血栓形成有关，如尼洛替尼和波纳替尼；或与肺动脉高压的形成有关，如达沙替尼。第一代 TKI 是伊马替尼，对静脉和动脉并发症的影响较小。第二代 TKI（主要是达沙替尼和尼洛替尼）和第三代 TKI 波纳替尼与心血管毒性有关。

随着酪氨酸激酶抑制药效力的增加，不良反应也会增加，导致许多治疗剂量减少或停药。2 年内，帕纳替尼引起动脉血栓事件的发生率接近 12%，静脉血栓的发生率相对较高，1 年发生率为 2.2%，2 年发生率为 2.9%。因此，帕纳替尼最初被撤出市场，但后来，考虑到其临床益处，于 2014 年重新上市，并附有美国 FDA 的“黑框”警告。尼洛替尼也与动脉血栓的高发生率有关，在最初的研究中，有 25% 的患者经历急性动脉血栓[23]。2 年内发生急性动脉血栓的概率为 15%，预测 10 年内发生进行性外周动脉疾病的风险为 33%[24]。无论基线心血管状况如何，发生血栓的风险似乎仍然很高[25]。这类事件的发生机制尚未阐明，尽管并不是所有的抗 Bcr-Abl TKI 都与这种风险有关，但发生血栓时最合适的治疗方法仍然不清楚。已提供了评分来预测启动这类药物的风险，并建议在启动治疗前对有心血管风险因素的患者进行评估并控制所有这些因素，以避免治疗相关并发症的发生为主要目标[26]。

(3) 烷基化剂：在血液系统恶性肿瘤中，最常用的烷化剂有两种，即环磷酰胺和顺铂。环磷酰胺与高血压、心肌缺血、脑卒中、雷诺现象和肝静脉闭塞有关；顺铂与高血压、心肌缺血和梗死、血栓栓塞症和脑血管疾病有关[10]。以顺铂为基础的化疗与血管内皮细胞损伤和功能障碍有关，其潜在机制为增加 vWF 和降低一氧化氮生物利用度，从而引起血小板活化、黏附和聚集的血液高凝状态，发生血栓栓塞的风险为 9%[27, 28]。不同的是，持续低剂量给予环磷酰胺可能会降低循环中 VEGF 的浓度，这可能是产生血管毒性的基础。尽管如此，目前还没有已知的标准疗法可以预防或治疗此类并发症，控制风险因素似乎是最好的方法。

(4) 抗代谢药物：S– 氟尿嘧啶（S-FU）及其前体药物卡培他滨主要与心肌缺血有关，心肌缺血可能是由于冠状动脉痉挛、血栓形成或内皮功能障碍[19, 29, 30]。这些药物并不常用于血液系统的恶性肿瘤。在这类药物中，阿糖胞苷、6– 巯基嘌呤、氟达拉滨、吉西他滨和甲氨蝶呤的使用较多，但与心血管毒性的相关性较小。

(5) 抗癌抗生素：这类药物由多柔比星等蒽环类药物组成，与严重的心脏毒性有关，对心脏结构和功能有明显的长期影响。主要的不良反应是累积、永久性和剂量相关的心脏毒性，继而导致左心功能不全和心力衰竭[31, 32]。这一过程可能是通过直接的病理生理机制发生，而不是系统性高血压或动脉或静脉血栓形成的继发性结果[32, 33]。博莱霉素也属于这类抗癌药物，广泛用于血液肿瘤的治疗，机制主要是通过 DNA 损伤和破坏细胞骨架，使内皮细胞生长的剂量依赖性减少和诱导细胞凋亡。这些血管毒性效应部分解释了相关的心血管并发症，包括心肌缺血和梗死、血栓形成和血栓栓塞症、肺纤维化和雷诺现象[12]。

微管靶向的药物，如长春生物碱类，长春新碱和长春碱，是导致细胞死亡的微管蛋白结合剂，主要用于白血病和淋巴瘤的治疗。它们主要的心血管不良反应是心肌梗死，往往发生在治疗期间或治疗后不久，因此可能与细胞缺氧导致的冠状动脉血管痉挛有关[19]。

2. 与肿瘤相关的并发症

(1) 弥散性血管内凝血：失代偿性弥散性血管内凝血的发生是癌症患者面临的主要治疗挑战，特别是对于患有血液系统恶性肿瘤的患者，它可能是潜在恶性疾病的第一个信号，往往出现在早期阶段，或先前诊断并经过严格治疗的癌症患者的晚期并发症[34, 35]。这表明凝血 / 纤溶途径与癌症组织之间存在相互作用[36–38]。这种相互作用是由一定量的分子 / 酶介导的，如癌症促凝剂、肿瘤细胞表面组织因子、携带组织因子的微粒、uPA、PAI-1[38–41]。因此，癌细胞同时具有促血栓形成和纤溶特性，并且几乎所有癌症患者都存在血栓形成倾向状态。因此，血栓栓塞事件和 DIC，或凝血消耗凝血病，可能是癌症相关血栓形成前倾向的结果。

在大多数血液恶性肿瘤病例中，失代偿性 DIC 表现为一种急性消耗性凝血病，伴有血小板计数快速下降和凝血因子耗竭，可能导致严重和致命的出血[42]。然而，出血并不是唯一影响 DIC 患者的危及生命的并发症。此外，在微血管中广泛沉积的富含纤维蛋白的血栓和随后的缺血都是导致致命性多器官功能障碍综合征（multiple organ dysfunction syndrome，MODS）的因素[43–45]。尽管表现为血小板减少症，但在 DIC 过程中观察到的上述类型的血栓性微血管病（thrombotic microangiopathy，TMA）与其他 TMA 相比具有不同的发病机制，至少在早期阶段与凝血因子消耗无关[46]。

根据临床表现的严重程度，失代偿性 DIC 的治疗方法从观察到积极治疗不等。立即治疗疾病诱因并恢复（如有必要）凝血因子和血小板计数在失代偿性 DIC 病程进展中起着关键作用[47]。对于监测患者而言，即使血小板计数减少，白细胞计数升高、血红蛋白降低和 D– 二聚体升高等一些标志物也可能被认为是潜在有用的。值得注意的是，癌症相关 DIC 患者的凝血酶原时间和部分凝血活酶时间可能不会延长，尤其是亚临床型 DIC，此时凝血因子水平仅中度降低。类似的，促凝型 DIC 中血清纤维蛋白原水平很少降低，尽管在纤溶亢进型 DIC 中，血清纤维蛋白原水平可能急剧降低。纤维蛋白原的突然减少可能是任何类型的 DIC 出血的强烈危险因素，对于持续性严重低纤维蛋白原血症（＜1.5g/L）且有活动性出血的患者，可以推荐使用纤维蛋白原浓缩物或冷沉淀物以预防这种并发症[48]。监测 D- 二聚体值作为 DIC 中过量凝血酶生成和纤维蛋白溶解的替代标记可能有用。纤溶亢进型可能具有非常高的 D- 二聚体值，可以通过适当的治疗来降低该值，而促凝型和亚临床型的 D- 二聚体可以升高至不同水平[49]。再次强调，D- 二聚体的恶化而非绝对值对于 DIC 的诊断至关重要。

基于指南建议，治疗上建议将与癌症相关的 DIC 分为三种亚型：促凝血亚型、纤溶亢进型和亚临床亚型。所有患者都应接受血栓形成和出血可能性的风险评估。对于活动性出血的 DIC，必须输注血小板，使血小板计数达到 50×10^9/L 以上。此外，新鲜冰冻血浆（15～30ml/kg）或凝血酶原复合物浓缩物以避免容量超负荷也是必要的。如果发现纤维蛋白原值较低（＜1.5g/L），则需要使用冷沉淀（每 10 千克 1～1.5 袋）或纤维蛋白原浓缩物。对于出血风险高的 DIC，如急性早幼粒细胞白血病（acute promyelocytic leukemia，APL）血小板计数低于 30×10^9/L，其他肿瘤血小板计数低于 20×10^9/L，建议输注血小板[48, 50]。

在这种情况下，还应牢记另外两个注意事项。首先，输注的血小板和纤维蛋白原的寿命可能很短，特别是对于凝血激活和纤维蛋白溶解剧烈的患者[51]。这些患者需要频繁的血液监测以确定血小板和纤维蛋白原水平，以及是否需要继续输注。此外，肝衰竭等器官损伤可导致血小板和纤维蛋白原的产生和功能减少。此外，人们一直认为需要过度抑制凝血酶，但出血风险促使一些人建议在高度促凝形式的 DIC 中，尤其是与实体瘤相关的 DIC 中，限制其使用[52]。在没有低血小板计数（低于 20×10^9/L）或活动性出血等禁忌证的情况下，应考虑将肝素作为预防性治疗。亚临床类型的 DIC 也将从肝素预防中获益，但最好避免用于高纤溶性 DIC[53]。随机对照研究尚未具体解决急性白血病患者发生血栓栓塞的治疗问题。鉴于 APL 等血液系统恶性肿瘤患者出血的高风险，建议使用低分子量肝素治疗剂量，并定期监测抗Ⅹa 峰值水平[42]。在这种情况下，凝血筛查异常本身不应被视为绝对禁忌证，尤其是在没有出血的情况下。关于肝素的选择，选择普通肝素是因为它更容易可逆，而在所有其他情况下，应该给予低分子量肝素[50]。其他方法，如抗纤溶剂（如氨甲环酸或氨基己酸），尚未被证明是显著有益的，包括对早期出血性死亡的发生率[54]。由于这些原因，不能推荐其常规使用，并且可能有害；然而，如果在高纤溶性 DIC 中难治性出血占主导地位，则可以考虑使用氨甲环酸。重组 FⅦa 在癌症相关 DIC 管理中的作用仍不确定，因此不推荐使用[50]。

不幸的是，大多数治疗措施都不是基于高水平的证据。由于 DIC 是疾病的中介机制，并且总是继发于潜在的过程，因此对潜在的恶性肿瘤进行适当的管理是治疗的关键目标。

(2) 急性大面积静脉血栓栓塞疾病：大多数死于这种疾病的患者是在大面积肺栓塞的前 30min 内死亡的。这种疾病的治疗方法是使用纤溶剂诱导快速溶解，从而恢复阻塞的肺循环。下肢深静脉是肺栓塞的主要来源，tPA 的广泛使用比目前可用的药物（如链激酶和尿激酶）具有优势，这将在未来改变下肢深静脉血栓的治疗方法[55]。

(3) 继发于纵隔大肿瘤的上腔静脉综合征：上腔静脉综合征（superior vena cava syndrome，SVCS）发生在上腔静脉（superior vena cava，SVC）的外源性压迫或其他闭塞的情况下，主要是由于胸部肿瘤的生长。此外，留置静脉导管的存在可能导致 SVCS。它的发生是由于肿瘤对血管的外部压迫，导致头部、颈部和上肢的静脉引流受损。压迫性肿瘤通常发生在中或前纵隔及右侧气管旁和颅内结区。压迫导致静脉侧支的形成，包括奇静脉。继发于奇静脉下方受压的上腔静脉综合征可导致更严重的症状，凸显了奇静脉作为侧支血管的重要性[56]。

SVCS 可以是急性、亚急性或更隐蔽的。高度增殖的肿瘤和上腔静脉血栓形成可导致快速出现症状，如呼吸困难、端坐呼吸、咳嗽、头面部饱胀感和头痛，往往因弯腰而加剧。不太常见的症状包括胸痛、咯血、声音嘶哑、头晕、头晕，甚至晕厥。我们经常会看到面部、颈部和手臂肿胀，以及胸部、颈部和手臂近端部位的静脉扩张。喘鸣和精神状态改变是令人担忧的体征，分别提示喉水肿和颅内压升高[57]。胸部平片可能提示 SVCS，但最佳的诊断方法是静脉造影剂的 CT。尽管如此，MRI 在禁忌使用静脉造影的情况下尤其有用。对于治疗，分级 SVC 可能会有所帮助。在 2008 年，Yu 和合作者创建了一个分类系统，该系统根据患者的症状将其分为 0～5 类，并定义其治疗紧迫性[58]。与脑或呼吸道水肿和循环不稳定有关的症状和体征需要紧急开始治疗。如果病因尚不清楚，SVC 的血管内支架置入术可以迅速缓解 SVCS 的症状，是症状非常严重的患者的首选治疗方法[59, 60]。放射治疗对许多患者有效，但在开始放射治疗之前需要建立组织活检诊断，而且症状缓解可能很慢。放射治疗有时最常用于实体肿瘤，因为血液系统的恶性肿瘤往往对糖皮质激素有反应。此外，如果知道淋巴瘤的诊断，至少在免疫组织化学肿瘤定义之前，可以使用环磷酰胺、长春新碱和泼尼松进行细胞减量化疗。必要时必须给予补充氧气的支持性护理。抗凝治疗应保留给有上腔静脉血栓或其他静脉血栓并发症的患者，并考虑用于接受支架置入的患者。导管定向溶栓对继发于血栓的上腔静脉血栓可能有用[61]。最终的治疗是由潜在的癌症决定的，这也是患者预后的主要决定因素，也是解决该综合征的最终最佳方法。

（二）选择血管通路的最佳方案

选择最好的化疗方式仍然是一个挑战。静脉注射（intravenous，IV）是否为最佳治疗仍不清楚。尽管较少使用蒽环类药物和持续时间发生了变化，例如，每 3 周给药，3～6 周为 1 期，皮下给药以维持，多次静脉注射仍然是最佳选择[62, 63]。

一般来说，静脉治疗可以通过在每次去化疗期间插入手臂静脉的外周静脉通路，在患者回家之前取出，或者通过中心静脉通路（central venous access devices，CVAD），如 PICC 和植入式血管通路装置（“端口”）来实施。PICC 是插入上臂的经皮中心线，在整个化疗过程中一直留在手臂内。化疗结束后，它很容易被移除。输液港是通过外科手术放置在胸腔皮下的贮液器。在系统治疗结束后移除它更加复杂[64]。这些静脉通路技术在发病率和医疗保健系统的成本方面有很大的不同。每种静脉给药途径都有其自身的优点和并发症，必须根据每个患者和提供的系统方案进行权衡。因此，尽管外周静脉进入意味着需要最低限度的后续护理，但外周静脉炎和化疗外渗（即意外渗漏到周围组织而不是血管内）的风险增加。另一方面，使用 PICC 或输液港被认为可以降低渗出的风险，确保可靠的输液通道，提高患者满意度，并消除因给予发泡剂药物而对周围静脉造成的长期影响[65]。然而，CVAD 也与血栓形成和感染性并发症的风险增加相关[66-69]。

与 CVAD 决策相关的最常见因素是既往静脉通路困难、化疗护士报告（如果认为外周通路有问题）、化疗方案外渗的风险、化疗类型（如蒽环类药物的使用）、与患者相关的因素（如既往血栓栓塞性疾病或静脉用药史及患者的个人偏好）[70]。此外，我们缺乏直接比较癌症患者化疗给药的各种血管通路的前瞻性临床试验数据。尽管 CVAD 昂贵，而且所有类型的血管通路都与并发症相关，并影响患者的生活质量，有回顾性文献表明，使用中央通路设备可能会增加血栓和感染并发症的风险，但这些数据容易出现许多偏差和混杂因素[66-68]。迄今为止，关于血管通路使用的最佳实践尚未达成明确共识。目前很少有试验对各种策略进行比较，并且这些方法的应用也与相当程度上的临床均势相关[70]。

最重要的是权衡每种方案的益处及其可能的并发症，并加上患者的意愿来确定最佳策略。通常，不需要在第一次会诊或第一次应用化疗时就确定要使用的治疗类型。尽管有渗漏的风险，但大多数化疗药物都可以通过外周通路进行治疗，随后根据化疗过程中的困难、护士和患者本人的意见确定明确的通路。联合决策通常是最好的策略。

（三）总结

与此同时，随着癌症生存率的提高，化疗药物的心血管作用越来越受到关注。除了化疗药物的急性血管毒性作用外，直接和间接心血管毒性变得更加相关。当患者的存活时间足够长时，这些影响就会显现出来，尤其是现在人们更加关注生活质量。

然而，对与癌症化疗相关的血管并发症的研究较少。尽管如此，目前使用的各种治疗方式造成的各种并发症，在大多数情况下，没有明确的治疗策略或基于强有力的证据，但对危险因素的控制和多专业的方法是治疗成功和维护患者身体完整性和生活质量的基础。

二、淋巴瘤

（一）霍奇金淋巴瘤

霍奇金淋巴瘤是一种B淋巴细胞起源的淋巴样肿瘤，由Reed-Sternberg细胞在炎性微环境中组成。它在年轻人中的发病率较高，50岁后出现第二个高峰，好发于男性[71]，约占所有淋巴瘤的30%，早期时90%的病例被认为是可治愈的[72]。

临床表现为淋巴结病，可能与躯体症状、乏力和瘙痒有关。多数患者有无痛性淋巴结肿大，并且坚固而有弹性，60%～80%的病例会影响到颈部。也可能出现巨大的纵隔肿块，引起胸部不适，呼吸道症状，甚至与血管和呼吸道压迫相关的紧急并发症。约40%的病例出现全身症状，或也称为B症状，如发热、盗汗和体重减轻，少数患者的临床表现相对无特异性或不典型[73]。

切除活组织检查可对可疑淋巴结做出诊断，病理评估确定RS细胞处于由非肿瘤细胞组成的炎症微环境中。RS细胞是表达免疫组织化学标记CD30和CD15的B淋巴细胞。霍奇金淋巴瘤可分为经典霍奇金淋巴瘤（最常见）和以结节性淋巴细胞为主的霍奇金淋巴瘤[73]。

在制定治疗计划时，通过影像学检查对疾病进行分期是至关重要的，最好是PET-CT，并根据预后因素（如高龄、男性、存在较大纵隔肿物、3个以上淋巴结区域受累、VHS升高、贫血、白细胞增多或淋巴细胞减少）进行分型[74]。

经典的霍奇金淋巴瘤的治疗包括化疗或联合放射治疗。最常用的化疗方案是ABVD（多柔比星、博莱霉素、长春新碱和达卡巴津）。对于复发或难治的病例，患者接受化疗后进行自体造血细胞移植，同种异体骨髓移植仅用于自体移植后的变性病例[75]。

最近推出了治疗霍奇金淋巴瘤的新药，即使在复发或难治性疾病中也能取得良好效果。Brentuximab vedotin是一种抗CD30抗体，适用于骨髓移植后疾病复发，以及高危患者自体骨髓移植后的维持治疗，也可应用于晚期合并化疗的病例。检查点抑制剂纳武单抗和帕博利珠单抗也被应用到骨髓移植后复发的患者中，意味着霍奇金淋巴瘤的治疗有重大进步[75]。

（二）非霍奇金淋巴瘤

非霍奇金淋巴瘤由50多种不同亚型的肿瘤组成，约占肿瘤的4%，其来源可能是B淋巴细胞、T淋巴细胞或自然杀伤细胞，可影响所有年龄、种族和社会经济水平的患者。NHL的诊断和分类需要足够的活检标本，因为不同类型的淋巴瘤的临床表现、预后和临床处理有很大的不同[76]。

非霍奇金淋巴瘤的病因不明，可能是由染色体易位、感染、环境因素、接触化学物质、免疫缺陷状态和慢性炎症引起的。

NHL可根据惰性和侵袭性淋巴瘤的临床表现进行分类。惰性淋巴瘤生长缓慢，淋巴结肿大增多，数月或数年后逐渐减少，也可表现为肝大、脾大和血细胞减少。在这一亚组中，最常见的类型是滤泡性淋巴瘤，主要影响老年人，占所有淋巴瘤的20%。它们通常具有低级别的解剖病理特征、低的增殖指数和较成熟的细胞特征。

另一方面，侵袭性淋巴瘤表现出更快的生长速度，通常与症状明显和迫切需要治疗有关。侵袭性淋巴瘤最常见的是弥漫性大B细胞淋巴瘤，在形态上具有较高的增殖指数和细胞特征较不成熟，占成人非霍奇金淋巴瘤的30%左右[76]。

非霍奇金淋巴瘤的临床表现因组织学亚型和受累部位而异，侵袭性或高度侵袭性淋巴瘤，如Burkitt淋巴瘤，临床表现为亚急性或急性肿块迅速增长，发热、盗汗或体重减轻，并可能出现肿瘤溶解综合征。

少数患者最初表现为结外受累（原发性结外非霍奇金淋巴瘤），但许多其他患者在病程中发展为结外疾病。胃肠道原发结外淋巴瘤、原发中枢神经系统淋巴瘤和皮肤淋巴瘤是最常见的病例，其临床表现与受累器官有关。

一些患者表现不典型，如瘙痒、对昆虫叮咬或叮咬的夸大反应、全身疲倦、不适、不明原因的发热、腹水或脑卒中，这些症状可能伴随结节或结外NHL，也可能是淋巴瘤的唯一表现[77]。

急症和危及生命的并发症可以在非霍奇金淋巴瘤的表现中发现，也可以在疾病或其治疗过程中发展。尤其是对于Burkitt淋巴瘤等高度侵袭性的亚型，及时识别和处理至关重要，因为这些并发症可能因延误治疗而致命。非霍奇金淋巴瘤的肿瘤并发症包括膨胀性损伤引起的脊髓压迫、淋巴瘤脑膜炎或中枢神经系统肿块、呼吸道阻塞、心脏压塞、上腔静脉阻塞、静脉血栓栓塞病、胃肠道阻塞或肝衰竭、肿瘤溶解综合征、高黏滞综合征等[78]。

诊断可通过活检，最好是切除神经节。细针抽吸穿刺术（fine needle aspiration puncture，FNAP）混淆的可能性很高，因此禁止使用。除了形态和免疫组织化学特征外，病理学家还可以寻找定义淋巴瘤亚型的基因变化。

非霍奇金淋巴瘤的预后通常根据不同的淋巴瘤亚型而不同。对于惰性淋巴瘤，采取观察并仔细监测可能持续数月甚至数年的症状，通常不立即治疗。需要治疗的主要指标被归类在GELF标准中（肿块>7cm，三个以上受累淋巴结组，细胞减少和躯体症状）。当这些病例有治疗指征时，进行免疫或化疗方案，但不能治愈。惰性非霍奇金淋巴瘤的自然病史容易复发，使化疗更加棘手，而且复发的时间间隔会越来越短[77]。

对于侵袭性非霍奇金淋巴瘤，应立即进行治疗，并联合使用单抗和化疗。R-CHOP方案（利妥昔单抗、环磷酰胺、多柔比星、长春新碱和泼尼松）是LDGCB的一线治疗方案，根据分期进行放射治疗。复发病例采用挽救性化疗，在体能状态良好时进行自体移植。在这一背景下出现了新的治疗方案，包括CART细胞疗法，该疗法最近在美国获得批准并显示出有良好的效果，主要对T淋巴细胞进行个体化治疗，诱导靶向基因修饰过的T淋巴细胞死亡[79]。

三、急性白血病

（一）急性髓系白血病

急性髓系白血病（AML）是一种以骨髓、外周血和其他器官中的祖细胞（原始细胞）克隆性增殖为特征的血液肿瘤。在AML中，这些前体细胞是发育中的髓系细胞，即那些产生粒细胞、单核细胞、红系细胞或巨核细胞的细胞。

白血病原始细胞或未成熟细胞在骨髓、外周血中积聚，偶尔在其他组织中积聚，导致正常红细胞、血小板和成熟粒细胞的产生不同程度的减少。恶性细胞的产生增加，加上这些成熟成分的减少，导致各种全身性后果，包括贫血、出血、感染风险增加及其他症状和并发症[80]。

AML的一种特殊亚型称为APL，约占AML病例的10%。ALI与AML在形态、临床表现和治疗方式上有所不同，因此将单独阐述。

1. 发病率　在成人中，AML是最常见的急性白血病，约占该年龄段病例的80%[80, 81]。

在美国和欧洲的报道中，发病率为3～5/100 000[82, 83]。

在成人中，确诊时的平均年龄约为65岁。随年龄增长而增加，65岁及以上人口分别约为

2/100 000 和 20/100 000[84]。男女比例约为 5∶3，无明显种族差异。在一项研究中，非西班牙裔白种人的发病率最高（4/100 000），而西班牙裔白种人、黑种人和亚太裔的发病率略低（3/100 000）[84]。

2. 风险因素　接触溶剂、吸烟、电离辐射、化疗（主要是烷化剂和拓扑异构酶Ⅱ抑制药），以及氯霉素和苯基丁酮等其他药物[85]。

文献中尚不清楚有家族病史的人患急性白血病的风险增加，也没有发现孟德尔遗传模式。

一些先天性遗传综合征（唐氏综合征、Klinefelter 综合征、特纳综合征、神经纤维瘤病等）与急性髓细胞白血病及脊髓衰竭综合征（如范可尼贫血）、先天性角化不良、Schwachman-Diamond 综合征、Blackfan-Diamond 综合征、无核细胞血小板减少症和恶性疾病（骨髓增生异常综合征和骨髓增生性疾病）有关[85, 86]。

3. 临床表现　与红细胞减少有关的症状包括疲倦、感染、发烧和出血（瘀伤、牙龈出血、鼻出血、子宫出血）。

约 10% 的病例会出现内脏肿大。

神经系统症状可能表明中枢神经系统的渗透。

牙龈肿大常见于单核细胞成分高的病例中。

髓外疾病（粒细胞肉瘤或绿瘤）发生在不到 1% 的病例中，可能先于或伴发于髓内疾病。最常见的部位是骨、骨膜、软组织和淋巴结，罕见部位是眼眶、肠、纵隔、硬膜外区域、子宫和卵巢。

代谢和电解质异常可能与肿瘤溶解综合征有关，肿瘤溶解综合征是一种癌症急症。疑似高磷血症、高尿酸血症、低钙血症、高钾血症患者。

4. 诊断　完整的病史和体征，包括年龄、种族、家族史、个人史、既往接触有毒物质、治疗史（化疗、放射治疗）、既往疾病、并发症和个人工作状态[85]。

辅助检查：网织红细胞计数、电解质、尿酸、肝肾功能、凝血图、DHL、β_2 血清微球蛋白、HIVA、HIVB、HIVC、HTLV-Ⅰ和Ⅱ、β-hCG（育龄妇女）的血清学检查，胸部 X 线，心电图，超声心动图，患者和兄弟姐妹的人类白细胞抗原分型，如果有神经症状，进行脑脊液穿刺术。

骨髓造影是诊断急性髓细胞白血病患者必不可少的，骨髓活检不是强制性的，除非是“干抽吸”。所有病例都必须进行形态学、免疫表型、细胞遗传学和分子遗传学研究。从这些研究中获得的信息对于正确的诊断和正确的分类是必要的，治疗方式的选择和准确的预后很大程度上依赖于来自这些研究的信息。

急性白血病的诊断是通过外周血或骨髓中超过 20% 的原始细胞来做出的。在存在某些遗传异常的情况下，无须 20% 的原始细胞即可考虑急性髓系白血病的诊断。

- LMA 存在 t（8；21）（q22；q22）；RUNX1–RUNX1T1。
- LMA 存在 inv（16）（p13.1q22）或 t（16；16）（p13.1；q22）；CBFB-MYH11。
- APL 存在 t（15；17）（q24.1；q21.1）Pml-RARA。

粒细胞肉瘤的存在也证实了 AML 的诊断，与原始细胞计数无关[87]。

白血病细胞的髓系起源必须通过形态上存在 Auer 棒、细胞化学反应中髓过氧化物酶阳性或免疫表型识别的髓系 / 单核细胞标志物的存在来确认[88]。

5. 急性髓系白血病的预后因素　急性髓系白血病患者的治疗反应和总存活率是不同的。

主要相关因素包括：①高龄；②肿瘤细胞的细胞遗传学和（或）分子发现预后不良。③性能状态不佳；④既往接触过细胞毒性药物或放射治疗病史；⑤既往患有骨髓增生异常或其他血液系统疾病。

6. 治疗　治疗目标应由医生和患者共同决策，并由家属提供意见。AML 是大多数患者的临终疾病，预后受患者的健康状况、年龄、个人价值和偏好、白血病细胞预后特征的影响，并强调治疗对短期和长期结果的好处[89]。

对于大多数 AML 患者来说，达到完全缓解（complete remission，CR）（血液或骨髓中原始细胞<5%）是一个合适的目标，CR 对延长患者生存期、提高生活质量有关，而且这是 AML 治愈的必要条件。对于一些患者来说，由于年龄大、身体虚弱和既往的治疗[89]，为了达到完全缓解甚至改变病程是不可取的。

对于一些虚弱的患者来说，较低强度的靶向治疗可能是一种选择。我们对虚弱或不适合治疗的虚弱患者，目的是控制 AML 的病程。

对不符合重症监护条件的患者进行诱导化疗：

- 低强度阿扎替丁静脉或皮下注射，75mg/m^2，连用 7 天，同时口服万乃馨第 1 天 100mg，第 2 天 200mg，第 3 天开始 400mg，每天 1 次，28 天为 1 个周期。
- 地西他滨 20mg/m^2，第 1～5 天静脉滴注，联合维诺克拉昔布口服，第 1 天 100mg，第 2 天 200mg，第 3 天开始 400mg，每天 1 次，28 天为 1 个周期。
- 小剂量阿糖胞苷悬浮剂。
- 对照治疗为口服羟基脲、输血治疗。

支持性护理：对虚弱患者的支持性护理治疗应主要侧重于支持性护理，通过减少 AML 引起的症状来提高生活质量。对 AML 患者的支持治疗包括输注红细胞、血小板、抗感染、生长因子支持和纠正凝血病。

有资格接受重症监护诱导化疗的患者，在肿瘤血液学治疗中使用了几种方案。

- 阿糖胞苷 200mg/m^2，连用 7 天；柔红霉素 60mg/m^2，连用 3 天。
- 阿糖胞苷 100mg/m^2 或 200mg/m^2 连续输注 7 天；柔红霉素 60～90mg/m^2 或去甲氧柔红霉素 12mg/m^2 或米托蒽醌 12mg/m^2 连续输注 3 天。
- Flt3 基因突变：阿糖胞苷 200mg/m^2，持续静脉滴注 7 天，柔红霉素 60mg/m^2，连用 3 天；米多妥林 50mg，每 12 小时口服 1 次，8～21 天。

骨髓采集在诱导化疗开始后 14～21 天采集，主要用于符合重症监护条件的患者。

被认为适合进行骨髓移植的患者应该在首次缓解时进行移植。

（二）急性早幼粒细胞白血病

APL 是 AML 的一个亚型，约占 AML 的 10%。其特征是存在 t（15；17）（q22；q12）/Pml-RARA。

1. 临床表现 APL 常与弥漫性血管内凝血、凝血时间改变和出血有关。凝血障碍是这种疾病早期死亡率高的原因[90]。

治疗上使用全反式维 A 酸（all-trans retinoic acid，ATRA），具有独特的促进原始细胞分化和逆转凝血障碍的能力，不需要等待细胞遗传学和分子测试的结果就可以开始药物治疗。

2. 诊断 治疗方法和诊断应遵循与 AML 相同的原则。形态学可能表明它是一种 AL1，可分为典型的、异常的早幼粒细胞和骨髓中的高颗粒幼稚细胞及低颗粒变异型幼稚细胞伴少量颗粒。诊断必须通过 Pml-RARA 融合的分子检测来确认[91]。

3. 治疗 当怀疑 APL 时，应立即开始使用全反式维 A 酸治疗。

- ATRA 联合三氧化二砷（arsenic trioxide，ATO）组：ATRA 45mg/m^2，口服，每天 2 次；ATO 0.15mg/kg，静脉滴注，每天 1 次。第 28 天重新评估骨髓。
- 全反式维 A 酸联合蒽环类药物化疗：全反式维 A 酸 45mg/m^2，分 2 次口服，第 2、4、6、8 天加用伊达比星 12mg/m^2。

最常用的方案具体如下。

- ATRA 45mg/m^2 口服 2 周，每 4 周 1 次，共 7 个周期，+ATO 0.15mg/kg 静脉滴注，每周 5 天，每 8 周 1 次，共 4 个周期。

维持治疗：对于接受 ATRA 和 ATO 治疗的低危患者，不需要维持治疗。应在高危患者和联合 ATRA 和化疗的低危患者中进行。

4. LPA 的最终考虑因素 分子生物学缓解的评估必须使用 RT-PCR 方法对骨髓样本进行，这对于确定复发风险至关重要。

由于有出血并发症的风险，在诱导治疗之前和期间应避免侵入性操作。

对于诊断时被认为是高风险的患者，应给予类固醇类药物以预防分化综合征[91]。

只有高危患者或有某些中枢神经系统症状的患者才考虑中枢神经系统的预防。

（三）急性淋巴细胞白血病

淋巴细胞白血病是一种以骨髓、外周血或其他器官中未成熟的淋巴样细胞增殖为特征的异质性血液病。

根据 B 细胞和 T 细胞的谱系进行分类：

- 白血病 / 淋巴母细胞性 B 淋巴瘤（B-ALL/LBL）。
- 白血病 / 淋巴母细胞性 T 淋巴瘤（B-ALL/LBL）。

1. 流行病学 美国的发病率为每年 1.5/100 000，每年约有 6000 例新病例和 1440 例死亡。确诊时的平均年龄为 15 岁，其中 60% 的患者在 20 岁之前确诊，26% 的患者在 45—64 岁确诊，11% 的患者在 65 岁之后确诊。

B-ALL/LBL 的原因尚不清楚，但它可能与电离辐射或尚未确定的感染源有关[92]。家族性 ALL 是罕见的，尽管它与 PAX5、ETV6 和 TP53 的遗传突变有关[93]。在患有唐氏综合征和其他体质障碍的儿童中，B-ALL 的发病率增加[94]。B-ALL 还与特定基因中的某些单核苷酸多态有关，包括 GATA3、ARID5B、IKZF1、CEBPE 和 CDKN2A/B[95]。

2. 临床表现 类似于急性髓细胞白血病，临床表现有疲劳、嗜睡、躯体症状、呼吸困难、感染和自发性出血，约 20% 的病例在体检时出现淋巴结肿大、脾大或肝大。

3. 诊断 血液或骨髓中超过 20% 的淋巴母细胞。淋巴母细胞性淋巴瘤涉及结节或结外部位，其母细胞比例低于 20%。

需要免疫表型和细胞遗传学 / 分子学结果来区分 LLA-B/LBL 与其他白血病和淋巴瘤，因为仅靠形态不能诊断。

B 细胞抗原：B-ALL/LBL 淋巴母细胞几乎总是 CD19、胞质 CD79a 和胞质 CD22 阳性；这些标记物单独出现时没有一个是诊断特异性的，但联合阳性或高强度阳性强烈支持淋巴细胞白血病的诊断[96]。

- T 细胞抗原为阴性（如 CD3）。
- 可表达 CD13、CD33 等髓系抗原，不排除 B-ALL/LBL 的诊断[90]。然而，髓过氧化物酶的表达被认为定义了髓系谱系，MPO 和 B 系抗原的共同表达排除了 B-ALL/LBL 的诊断[97]。

ALL 可根据其形态学、免疫表型和细胞遗传学特征进行分类。这种分类将使我们能够设计更适合患者的治疗方案。

4. 治疗

- 青年（15—39 岁）费城染色体阳性：诱导治疗采用化疗 + 酪氨酸激酶抑制药或糖皮质激素 +ITK。如果完全缓解，则继续进行造血干细胞移植巩固治疗，并维持 HSCT 后 ITK 至少 1 年。在无供者的情况下，遵循化疗方案（巩固和维持）。
- 成人（>40 岁）费城染色体阳性：诱导治疗采用化疗 +ITK 或糖皮质激素 +ITK。如果完全缓解，则继续进行造血干细胞移植巩固治疗，并维持 HSCT 后 ITK 至少 1 年。
- 青年（15—39 岁）费城染色体阴性：采用化疗或临床研究的诱导治疗。如果完全缓解，则随后进行异体造血干细胞移植巩固治疗。在无供者的情况下，遵循化疗方案（巩固和维持）。
- 成人（>40 岁）费城染色体阴性：采用化疗或临床研究的诱导治疗。如果完全缓解，则随后进行异体 HSCT 巩固治疗。在无供者的情况下，禁忌 HSCT 的并发症遵循化疗方案（巩固和维持）。

5. 白血病结局 人们对白血病知之甚少，但应该意识到可能与之相关的症状和体征，发病时及时寻求医疗救治。治疗方案每年都在改进，应该由一个多学科团队实施，为每个病例提供最适当的治疗，目标是在可能的情况下治愈这种疾病。

四、多发性骨髓瘤

浆细胞肿瘤的特征是分化的B细胞的克隆扩增分泌单克隆免疫球蛋白的细胞，也称为单克隆蛋白（M蛋白质）。然而，本章强调了克隆性浆细胞病的症状多发性骨髓瘤。根据世界卫生组织2017年分类可分为以下几类。

1. 非IgM型意义不明的单克隆丙种球蛋白病　非IgM型意义不明的单克隆丙种球蛋白病（non-IgM monoclonal gammopathy of undetermined significance，GMSI）患者无症状。GMSI在白人人群中的患病率在50岁以上人群的发病率为3.2%[98]。在一定浓度下通过M蛋白IGG、IGA或很少IGD的存在来定义<3g/dl；骨髓中克隆性浆细胞增多小于10%，无靶点与单克隆蛋白沉积无关的器官损伤（高钙血症、肾脏失败、贫血、骨损伤）和缺乏B细胞淋巴瘤或其他M蛋白易产生疾病。

2. 无症状或多发性骨髓瘤　患者无症状，但处于已经被认为是癌前的阶段进展为症状性或活动性多发性骨髓瘤的高风险。

非IGM单克隆蛋白≥3g/dl或尿中大于或等于500mg/24h，和（或）骨髓中克隆浆细胞10%～60%，无抗病事件或淀粉样变。

无症状MM在诊断后5年内可为每年10%的速度进展为活动性多发性骨髓瘤，随后几年每年3%，此后为每年1.5%[99]。

3. 症状性或活动性多发性骨髓瘤　诊断需要存在一个或多个定义疾病的因素，同时骨髓中克隆性浆细胞≥10%，或活检显示浆细胞瘤。2014年，国际骨髓瘤工作组（International Myeloma Working Group，IMWG）补充了三个特定的生物标志物，也用于判定活动性多发性骨髓瘤：骨髓中克隆性浆细胞≥60%，轻链比值（κ或λ）≥100（游离轻链受累超过未受累），以及MRI中存在一个以上的局灶性病变[100]。

本章将详细讨论这一主题。

4. 孤立性浆细胞瘤（骨或骨外组织）　在单个骨部位或单个髓外部位变性为浆细胞瘤，骨髓无克隆浆细胞的证据。正常的骨骼X线、MRI和（或）低压全身断层扫描（原发病灶除外）。

5. 免疫球蛋白储存病（原发性淀粉样变性）　淀粉样变是一个通用术语，用于指由各种蛋白质的低分子量亚基组成的纤维的细胞外组织沉积，其中许多蛋白质作为血浆的成分循环[101]。

免疫球蛋白沉积疾病相关亚型是AL淀粉样变性，它与免疫球蛋白轻链碎片衍生的蛋白质沉积有关。这是一种浆细胞发育不良的并发症，如果血清和尿液免疫固定，>95%的患者在尿液和（或）血清中可以检测到单克隆蛋白[101]。

这是一种全身性疾病，可能出现各种症状或体征，包括严重的蛋白尿（通常在肾病范围内）、水肿、肝脾肿、不明原因的心力衰竭和腕管综合征。

它们通常与低级浆细胞克隆有关，但可能与多发性骨髓瘤有关，或者Waldenström大球型胰岛素血症或非霍奇金淋巴瘤的频率要少得多。轻链沉积病有类似的发病机制和AL淀粉样变的一些临床表现；主要区别在于，沉积的轻链碎片通常不会形成纤维，也不会产生淀粉样蛋白辅因子的沉积。在极少数情况下，淀粉样蛋白可以从免疫球蛋白重链片段中提取，在这种情况下，它被称为AH淀粉样变[102]。

6. 与副肿瘤综合征（POEMS综合征）相关的血浆细胞肿瘤　POEMS综合征是一种罕见的副肿瘤综合征，以多发性神经病变和单克隆浆细胞疾病为特征。其发病机制尚不清楚，且发病率难以准确统计。

诊断取决于主要标准和次要标准。主要的强制性标准是多发性神经病变，典型的脱髓鞘性疾病和单克隆性疾病。还有三个主要的次要标准，其中只需要一个存在：Castleman病、硬化性骨病变或VEGF升高。

有6个次要标准，其中一个足以完成诊断三联征：器官肿大、血管内容量增加、内分泌病、皮肤改变、视盘水肿和血小板增多/红细胞增多。

在 POEMS 综合征结束后，必须对治疗方法进行评估。治疗的基础是抑制单克隆细胞[103]的增殖。

(1) 流行病学：流行病学尽管被认为是其一种罕见的癌症，但它是第二大确诊的血液肿瘤，发病率为 6.2/100 000，在男性中多于女性，在非裔美国人血统的个体中更普遍[104]。

它是一种常见于老年患者的疾病，中位年龄为 65—75 岁；只有 2%～10% 的患者年龄分别小于 40 岁和 50 岁[104, 105]。

其发病率因种族而异，非洲裔后裔和非裔美国人的发病率是白种人的 2～3 倍[106]。另一方面，亚洲人的风险较低，主要是在日本。造成这种发病率差异的遗传和（或）行为原因需要更好地澄清[107]。

关于巴西 MM 发病率和患病率的官方数据并不精确，并被纳入了美国国家癌症研究所（National Cancer Institute，NCI）的统计数据，包括在“其他肿瘤”的分类中。MM 发展的风险因素尚未确定。

然而，许多病毒和其他感染因子与该疾病的发病机制及暴露于有毒物质和辐射有关。

一小部分病例被认为是家族性的，估计每 1000 例多发性骨髓瘤患者中就有 3 例家族性病例[108]。

(2) 发病机制：MM 的发展是一个有几个步骤的致癌过程，随着肿瘤前克隆浆细胞的增殖而产生。

在初始阶段，高达 60% 的获得性基因突变发生，如涉及免疫球蛋白重链基因（14q32）的跨位置，在稍后阶段，发现了其他新的遗传改变，如 MYC（8q24）、K-RAS 和 TP53（17p）；证实了介绍中描述的肿瘤克隆进化。此外，在疾病进展中，肿瘤浆细胞和骨髓微环境之间存在异常相互作用，这加剧了血管生成。

(3) 诊断：大多数多发性骨髓瘤患者都表现出与骨髓或其他器官中浆细胞浸润相关的体征和症状，或与免疫球蛋白沉积相关的肾损伤[109]。

诊断要求存在一个或多个疾病定义事件，以及骨髓中克隆浆细胞大于或等于 10% 的证据，或证明浆细胞瘤的活检。疾病定义事件包括来自英语 CRAB 的首字母缩略词的体征和症状 [C 为高钙血症（calcium elevated），R 为肾衰竭（renal failure），A 为贫血（anemia），B 为溶解性病变（bone lesion）]。2014 年，IMWG 补充了三个特定的生物标志物，这些标志物也决定了活动性多发性骨髓瘤：骨髓中大于或等于 60% 的克隆浆细胞，轻链比（κ 或 λ）≥100（涉及非参与的自由轻链），以及 MRI 上存在多个局灶性病变。2014 年标准的更新代表了范式转变，因为它允许在目标器官损伤之前及早诊断活性 MM 并开始药物治疗[99]。

(4) 治疗：一旦发现活动性多发性骨髓瘤，患者应接受治疗。在过去的 20 年里，随着高剂量化疗的引入、自体造血骨髓移植和前沿药物的应用，使多发性骨髓瘤得以治疗。主要目标是提高患者的存活率和生活质量。

治疗选择基于进行自体骨髓转运种植（HSCT）和风险分层的资格，如表 11–1[99] 所示。

治疗多发性骨髓瘤是否需要通过长期导管进行化疗输注，这将取决于所选择的药物方案的类型、计划化疗疗程的数量和患者的外周通路条件。目前，绝大多数治疗多发性骨髓瘤的治疗方案提供了与口服途径相关的皮下应用药物治疗的选择，消除了长期导管的需要。不过，必要时，首选导管。

7. 符合自体 HSCT 治疗条件的患者 HSCT 资格取决于患者的年龄和并发症。尽管对药物组合有了新的观点，但国际指南仍然建议将三重组合作为诱导选项[100]。

诱导治疗可以使用含有至少一种蛋白酶体抑制药（硼替佐米）或与其他化疗药物相关的免疫调节剂（沙利度胺或来纳利度胺）的化疗方案进行（平均为 4～6 个周期）。

最近，抗 CD38 单克隆抗体达拉图单抗是一种药物选择，可与硼替佐米、沙利度胺和地塞米松联合使用，作为合格患者 MM 的一线药物诱导[111]。

表 11-1 多发性骨髓瘤的国际分期系统（R-ISS）

分 期	危险因素	中位总生存期（月）	5 年总生存率 [a]（%）
1	所有因素：血清白蛋白≥3.5g/dl，β_2 微球蛋白＜3.5mg/L，无高细胞遗传学危险因素，血清 DHL 低于正常上限	未达到	82
2	不包括第一阶段或第三阶段	83	62
3	B_2 血清微球蛋白≥5.5mg/dl E 高危细胞遗传学 t(4;14);t(14,16) 或 del 17p 或高 DHL	43	40

引自 Palumbo et al.[110]
DHL. 乳酸脱氢酶
a. 中位随访 46 个月

所有这些治疗之后都是大剂量梅尔法兰化疗和自体 HSCT。巴西目前用于符合 BMT 条件的患者的主要三重和（或）四重治疗方案如下。

• 硼替佐米、来那度胺、地塞米松。
• 硼替佐米、沙利度胺、地塞米松。
• 达拉珠单抗、硼替佐米、沙利度胺、地塞米松。
• 卡非佐米、来那度胺、地塞米松。
• 环磷酰胺、沙利度胺、地塞米松。

8. 不符合骨髓移植条件的患者　约 60% 的 MM 患者陷入这种不符合条件的情况。使用新的化疗药物后，如免疫调节药（沙利度胺、来那度胺）、促茶酶体抑制药（硼替佐米）和单克隆抗体（如达拉图 - 穆马布）后，与更好的生存率相关的反应率有所提高。治疗直到进展和有限时间的可能性也已讨论过，但重要的是要记住，在治疗老年患者时，我们必须平衡疗效和毒性[99]。

巴西目前使用的主要治疗方案，对于没有资格接受 BMT 的患者，平均 9～12 个周期。

• 硼替佐米、美法仑、泼尼松。
• 硼替佐米、来那度胺、地塞米松。
• 硼替佐米、地塞米松。
• 达拉图单抗、硼替佐米、美法仑、泼尼松。
• 达拉图单抗、来那度胺、地塞米松。
• 达拉图单抗、硼替佐米、地塞米松。
• 美法仑、泼尼松、沙利度胺。

(1) 治疗反应标准：治疗反针对多发性骨髓瘤制定的反应标准对于标准化 MM 中使用的各种疗法的评估至关重要；为此，我们使用了以下描述的 IMWG 标准。

• 严格完全缓解（strict complete response，sRC）：在游离光下与标准 κ/ λ 比值相关的完全缓解，并且在骨髓活检免疫组化中没有单克隆浆细胞。

• 完全应答：血清和尿液中免疫反应阴性，浆细胞瘤消失，小于或等于骨髓中浆细胞的 5%。

• 非常好的部分反应(very good partial response，VGPR)：血清和（或）尿液免疫检测但正常蛋白质电泳，或≥90% 血清 M 蛋白和 24h 尿 M 蛋白水平＜100mg。

• 部分反应（partial response，PR）：减少≥50% 的血清 M 蛋白，减少 24h 尿 M 蛋白≥90% 或＜200mg。如果 M 蛋白无法测量，受累和未参与轻链之间的差异减少≥50%，或骨髓浆细胞减少≥50%。如果在诊断时出现浆细胞瘤，肿瘤大小缩小≥50%。

• 稳定型疾病：没有 RC、RC、RPMB、RP 或疾病进展的标准。

目前，一些研究表明，获得深刻的反应，如严格的完全反应和最小的负面残留疾病，特点是完整的答案和克隆膨胀浆细胞的骨髓＜1/105，治疗后导致无进展生存期(progression-free survival，PFS）和总生存期(overall survival，OS）增加。

(2) 维持治疗：在多发性骨髓瘤的治疗中是一个仍具有争议的话题，可以根据 HSCT 后获得的治疗反应的风险和质量，对符合条件的患者实施解除维持的策略[112]。

对于不适合 HSCT 的患者，一项Ⅲ期临床研究表明，对于使用来那度胺联合地塞米松方案，并在疾病进展前持续维持来那度胺治疗的患者，其无进展生存期（PFS）和总生存期（OS）均具有显著优势[99]。对于符合 HSCT 条件的患者，无论是否联合使用皮质类固醇，还是使用免疫调节药（沙利度胺或来那度胺）进行维持治疗，在 PFS 方面都显示出优势，但在 SG 方面则未显示出优势[113]。然而，应谨慎使用，因为沙利度胺已显示出许多不良事件，尤其是影响这些患者生活质量的周围神经病变。

对于仅使用到疾病进展的药物来那度胺，有两项研究显示对 PFS 有优势，其中一项也显示对 GS 有利[114]。

(3) 复发和耐药性：复发是指疾病在缓解一段时间后再次进展。经典复发表现为与 MM 活动相关的临床变化，或定义为血清或尿液中单克隆成分较最低点增加≥0.5g/dl 和≥200mg/24h，或游离受累 / 未受累轻链比值＞100mg/L[115]。

难治性患者在治疗期间或在最后一次治疗结束后 60 天内取得进展。没有获得至少微小反应的患者被视为原发性难治性[115]。

大多数 MM 患者最终会随着复发而发展，需要不同的抢救治疗，从而成为血液科医生的一项艰巨的任务。此外，随着患者复发，该方案的有效性降低，因为它与肿瘤细胞的基因组复杂性和获得突变和（或）表观遗传改变有关，需要具有不同机械作用机制的新药物类别。

有许多有效的治疗方法可用，选择取决于几个因素，如对以前治疗的反应、药物可用性、复发的侵袭性、是否适合接受新的骨髓移植，以及复发是否发生在患者接受治疗或是否接受治疗时。

除了在世界范围内批准的新药物类别，我们必须记住异体骨髓移植，虽然目前很少使用，但在一些选定的病例中必须记住。此外，一些患者也可能受益于临床试验治疗。

巴西 NCCN 建议的治疗 MM 复发的主要治疗方案如下。

- 硼替佐米，来那度胺，地塞米松。
- 卡非佐米，来那度胺，地塞米松。
- 卡非佐米，沙利度胺，地塞米松。
- 达拉图单抗，硼替佐米，地塞米松。
- 达拉图单抗，来那度胺，地塞米松。
- 依沙唑米，来那度胺，地塞米松。
- 埃洛妥珠单抗，硼替佐米，地塞米松。
- 埃洛妥珠单抗，来那度胺，地塞米松。
- 多血液疗法（选定病例）。

(4) 主要并发症：高黏度综合征是多发性骨髓瘤的一种典型的肿瘤急症，其特征是神经无力、视力改变和黏膜出血。该综合征的病理生理学包括血流缓慢、微血管循环受损和组织灌注不足。因此，治疗必须立即进行，并伴有临床措施和治疗性血浆置换[109]。

鉴于基础疾病本身会损害体液免疫系统，感染性疾病是与其相关的常见并发症。此外，免疫抑制治疗会增强由包膜病原体引起的感染。因此，在某些情况下建议使用预防性抗生素。

血栓性事件在多发性骨髓瘤患者中也值得注意。同样，还有一些与患者相关的因素，如心血管疾病、外科手术过程、肥胖、吸烟和选定的药物治疗因素。

使用被称为免疫调节剂的化疗药物，尤其是来那度胺和沙利度胺，这些药物被认为是促血栓形成的，因此，使用这些药物容易出现血栓事件。

根据多发性骨髓瘤患者确定的危险因素，阿司匹林（100mg/d）甚至充分抗凝（特别是华法林或低分子量肝素）应与血液学家讨论。

(5) 支持护理

- 骨病：MM 患者的常见症状，会给患者带来显著的病痛。双膦酸盐类药物，如唑来膦酸和帕米膦酸，仍然是主要的治疗药物，可以减少骨相关事件、高钙血症、骨痛、椎体骨折、脊柱压缩等。此类药物必须使用2年。其他治疗方法包括放射治疗、骨科手术和药物镇痛，记住避免使用非甾体抗炎药物，因为有相关肾脏损害的潜在风险。最近地舒单抗被纳入多发性骨髓瘤骨损伤的治疗药物。这是一种抗RANK结合单克隆抗体，肾衰竭患者使用时无须调整剂量。

• 贫血症：MM患者的贫血是一种常见的并发症，其原因是多因素的。它可由MM中的髓质浆细胞侵袭，药物毒性，甚至是一种以上疾病的重叠引起。例如，我们有与肿瘤性膨胀性贫血相关的防御性贫血。作为这些病例的支持性治疗，输血支持与填充红细胞和皮下使用的药物促红细胞生成素突出。

• 传染病：鉴于这些患者发生严重感染疾病的风险增加，对他们的感染监测是必要的。预防性抗生素治疗的适应证将取决于所使用的治疗、相关的共病和血液科医生的联合决定。

• 血栓形成事件：血栓事件监测对于MM的所有阶段的治疗是必要的，特别是如果患者将使用免疫调节药物（特别是沙利度胺和来那度胺）。

• 肾功能不全：在许多情况下，需要一个肾病医生来正确处理这些患者的肾脏损伤。管理方法从口服药物到肾脏替代疗法（血液透析）不等。

(6) 总结：尽管被认为是一种复杂的血液肿瘤疾病，仍然被认为是不可治愈的，但多发性骨髓瘤患者的预后近年来有了显著的改善，这是由于新药的开发和对该疾病生物学的更多了解。

五、骨髓移植

造血干细胞移植（hematopoietic stem cell transplantation，HSCT）是一种治疗方式，包括静脉输注造血干细胞（hematopoietic stem cells，HCTH）来重建髓质和免疫功能，因为这些细胞可以繁殖和分化为所有成熟的血细胞。HSCT可以从患者本人（自体）或同一物种的供体（异体）中获得，无论是相关或不相关的。这些细胞可以直接从骨髓中提取出来。它们可以从外周血循环和脐带[116]中收集到。

它主要用于治疗血液病，但也有其他疾病需要治疗（表11-2）。

表11-2　造血干细胞移植的主要适应证

自体移植	异基因移植
• 肿瘤性疾病 • 多发性骨髓瘤 • 霍奇金淋巴瘤和非霍奇金淋巴瘤 • 急性髓系白血病 • 神经母细胞瘤卵巢癌	• 肿瘤疾病 • 急性髓系白血病 • 急性淋巴系白血病慢性髓系白血病 • 骨髓增生 • 异常综合征 • 骨髓增生性疾病 • 霍奇金病和非霍奇金淋巴瘤 • 慢性淋巴性白血病多发性骨髓瘤
其他疾病 • 生殖细胞肿瘤 • 自身免疫性疾病	其他疾病 • 再生障碍性贫血 • 阵发性夜间血红蛋白尿 • 范可尼贫血 • 地中海贫血 • 主要贫血镰状细胞性贫血 • 合并严重免疫缺陷 • Wiskott-Aldrich综合征 • 先天性代谢错误

今天，巴西有87个骨髓移植中心来实施这些手术。根据巴西器官移植协会（Association of Organ Transplantation，ABTO）2018年提供的数据，每年估计进行了超过3000例手术，包括自体（1827例）和异体（1235例）。

考虑到手术的发病率和死亡率，在患者评估后，考虑年龄和共病，并计算与移植相关的风险评分。

（一）移植类型

有三种骨髓移植类型[116]。

1. 自体供体 是患者本人，用药物刺激他，使细胞被收集、冷冻和储存，直到输注当天。

2. 异体患者 接受的骨髓来自其他人，他们可能是家庭成员，也可能不是家庭成员。非相关捐赠者可以在骨髓捐赠登记（Bone Marrow Donor Registry，REDOME）或任何国际捐赠登记的国家捐赠库中找到。

3. 供体 是一个同卵双胞胎兄弟。由于人群中同卵双胞胎的发生频率较低，这是最罕见的移植方式。

（二）造血干细胞的来源

造血干细胞（hematopoietic stem cells，HSC）在骨髓、外周血和脐带血中存在不同的浓度。这些细胞是通过骨髓中髂后嵴的多次穿刺获得的。推荐使用＞2.0×10^8/kg的有核细胞，以确保髓质移植[117]。

另一种来源是外周细胞，可以用于自体和异体移植，并可以注入新鲜或冷冻。为了获得它，由于外周血中星状细胞的含量较低，我们采用两种策略：①在脊髓恢复开始时让患者接受化疗疗程，联合使用生长因子（最常用的是细粒因子）；②仅使用10μg/（kg·d）剂量的生长因子，连续5天。理想的收集时间是由于外周血中$CD34^+$细胞的数量在10个以上，收集目标为2.0×10^6/kg。

为了通过单采程序收集这些细胞，有必要通过血库来评估外周静脉网络。如果这个网络很糟糕，就必须通过一个更大的中心静脉导管，如Schiller导管。单采是一种用于去除特定血液成分的程序，在我们的病例中，是星状细胞；它是在床上进行的，不需要麻醉，根据采集目标[117]所需的血浆血容量的数量，有不同的持续时间。

脐带血细胞是专门用于异体移植的。它含有高浓度的星状细胞，但体积有限（50～200ml），使移植主要用于低体重的儿童和成人。收集和冷冻是在出生后立即进行的，对供体和产妇没有任何风险。建议注入4×10^7/kg，以避免脊髓附着失败。免疫重建通常是缓慢的。脐带血移植已广泛应用于没有家庭捐赠者的迫切需要[118]移植的患者。

另一个来源是单倍供星状细胞，使用环磷酰胺移植后的技术已经使用最减少排斥的可能性，高利率GVHD通常发现在这种类型的移植HLA不相容。最近的研究表明，环磷酰胺柱的单倍相同移植可以导致类似于不相关的HLA兼容的供体移植的生存率，使其成为没有HLA兼容的家庭供体[119]的患者的另一种治疗选择。

（三）自体移植

自体移植是指骨髓前体细胞来自移植个体（受体）。这种类型的移植用于疾病不影响骨髓的质量，也就是说，那些不直接源于骨髓或当疾病已经减少到不再检测到骨髓（缓解状态）。最常见的是多发性骨髓瘤、霍奇金淋巴瘤和非霍奇金淋巴瘤。

患者接受移植前的一般临床评估，以评估可能的风险和禁忌证，考虑到疾病状态（完全缓解、部分缓解）、年龄、表现状态和共病。然后，它被高剂量的生长因子动员，无论与化疗是否相关，然后通过单采收集细胞。星状细胞可以冷冻以供以后使用或新鲜灌注（最常见的是多发性骨髓瘤移植）。

然后，我们对患者进行条件化处理（大剂量化疗），通过中心静脉导管（双腔或三腔）进行静脉输注。具体方案根据基础疾病的不同而有所不同，最常用的方案包括淋巴瘤采用BEAM方案（卡莫司汀、依托泊苷、阿糖胞苷和美法仑）和BeEAM方案（苯达莫司汀、依托泊苷、阿糖胞苷和美法仑）；多发性骨髓瘤采用大剂量美法仑；急性髓系白血病则采用 BuCy 方案（白消安和环磷酰胺）和 BuMel 方案（白消安和美法仑）。之后，在第 0 天❶进行造血干细胞输注。患者需住院接受临床和输血支持，并控制主要的采集效应，即发热性中性粒细胞减少症和黏膜炎，直至脊髓移植完成[119]。

（四）异基因移植

异体移植是指造血干细胞（HSC）来源于其他个体（供体）的移植方式，其可行性取决于血液配型的相容程度。这一疗法需分多个阶段实施：首先需明确移植的必要性——适应证是否明确？患者的年龄及并发症是否允许实施移植，而不致使其面临过高的风险？

在肿瘤血液学领域，同种异体移植更常应用于以下疾病：急性白血病、重症再生障碍性贫血、范可尼贫血及免疫缺陷病等[120]。

确定移植必要性后，下一步需筛选最佳供体：首选亲属供体；若无合适亲属供体，则需通过志愿捐献者登记库（REDOME）进行非亲缘供体搜寻。供体需通过健康评估（包括静脉通路条件）并确认捐献意愿后，方可进入捐献流程。

接下来的步骤是实施预处理方案，其目的在于减少甚至根除潜在的残留病变，并诱导患者免疫抑制以促进供体移植物被成功接受。由于化疗药物经外周静脉输注存在外渗及并发症风险，需置入中心静脉导管（如 Hickmann，双腔或三腔）用于化疗给药。

预处理方案可分为以下类型：大剂量（清髓性）、减量（非清髓性）或减低强度（reduced intensity，RIC）。主要方案如下。

(1) 清髓性方案。

再生障碍性贫血：环磷酰胺 + 抗胸腺细胞球蛋白，联合或不联合全身照射（total body irradiation, TBI）。

急性白血病及骨髓增生异常综合征：白消安 + 环磷酰胺，或环磷酰胺 + TBI。

(2) 非清髓性 / 减低强度方案。

氟达拉滨 + 白消安，联合或不联合 TBI；

氟达拉滨 + 美法仑；

氟达拉滨 +TBI[120]。

下一步是通过中心静脉导管输注星状细胞。使用免疫抑制药（如他克莫司、霉酚酸盐、环孢霉素和甲氨蝶呤）的移植物抗宿主病（graft against host disease，GVHD）也很必要。患者仍因不良反应住院控制［黏膜炎、发热性中性粒细胞减少、急性 GVHD、肝窦阻塞综合征（sinusoidal obstruction syndrome, SOS）］，进行临床和输血支持，直到脊髓移植。

有助于杀死任何残留的癌细胞。然而，以同样的方式，也会发生一种供体的免疫系统可以识别受体患者的细胞，包括肿瘤细胞，作为外来细胞并排斥它们。这种有益的反应被称为移植物抗肿瘤效应。在许多类型的癌症中，由移植细胞引起的免疫反应提高了治疗的整体有效性。这种免疫反应针对受体正常组织的免疫反应，称为移植物抗宿主病。

（五）并发症

1. 黏膜炎　它是骨髓移植中最常见的并发症之一，特别是在那些使用清髓调节方案的患者中。它的特征是病变，通常是溃疡，在口腔，伴有疼痛和低食物摄入量。除了一般的口腔保健外，激光也可以有助于预防和治疗。黏膜炎可影响任何黏膜内衬的区域；因此，恶心、呕吐和腹泻也可能出现[120]。

2. 发热性中性粒细胞减少症　移植患者的免疫抑制强烈，因此，非常容易发生机会性感染，特别是在发育不全期间。最常见的感染是革兰阴性菌从胃肠道易位的 J.Sapelli 等。然而，病毒(巨细胞病毒再活化、BK 病毒或腺病毒引起的出血

❶ 第 0 天，指患者接受预处理（如大剂量化疗或放疗）后，正式回输供体造血干细胞（HSC）的日期。—译者注

性膀胱炎）和真菌（念珠菌病、曲霉菌病）感染也可能发生[120]。

3. 肝窦阻塞综合征　也被称为肝静脉闭塞性疾病（venous-occlusive disease，VOD），其特征是肝大、黄疸和腋液潴留。它是由于窦状内皮细胞损伤，阻碍肝循环和肝细胞损伤。这可能是致命的。使用全身照射、布苏凡和环磷酰胺是一些可引起 SOS 的药物。一些危险因素，如慢性肝病和特异性血色素沉着症基因多态性已被确定。应建议通过仔细选择调理方案进行预防，并使用尿沙科醇和抗凝血药，直到允许血小板计数。重症患者可使用脱溴肽[120]。

4. 急性移植物抗宿主病　它是异体 BMT 最关键的并发症，是由来自供体的细胞毒性 T 淋巴细胞触发的。急性 GVHD 可影响皮肤、肝脏和胃肠道（gastrointestinal tract，GIT）。尽管进行了预防治疗，但它仍影响约 50% 的患者，而主要的危险因素是 HLA 系统的不兼容性。对于急性 GVHD 分级大于或等于Ⅱ的患者，初始治疗是使用皮质类固醇进行免疫抑制[121]。

5. 慢性移植物抗宿主病　发生得较晚，主要的危险因素是年龄较大、外周收集的星状细胞来源、非相关供体和存在急性 GVHD。它是由于自我耐受性的丧失造成的，通常类似于自身免疫性疾病，如硬皮病和干燥综合征。它可以影响一个或多个器官，如皮肤、眼睛、唾液腺、口腔、TGI、肝脏和肺。广泛疾病的患者需要长期使用免疫抑制，导致继发性慢性并发症，如糖尿病、骨质疏松症和感染。它与所谓的移植物抗肿瘤效应相关，因为患有慢性 GVHD 的患者对基础疾病的复发率较低[121]。

6. 继发性肿瘤　所使用的调理方案的类型和强度，以及长期使用免疫抑制药，可能导致那些接受异体骨髓移植的患者发生皮肤肿瘤、口腔黏膜、中枢神经系统、甲状腺和骨骼的风险更高。另一方面，接受自体骨髓移植治疗的患者发生继发性血液系统恶性肿瘤，如骨髓增生异常综合征和急性白血病的风险增加。

（六）支持治疗

1. 静脉通路　中心静脉导管（central venous catheter，CVC）是接受 HSCT 患者的基本工具，它对于干细胞的采集与回输、化疗药物的给予以减少外渗风险，以及在整个治疗过程中的支持治疗（补水、抗生素治疗、血液成分输注、在更严重的病例中使用血管活性药物和血液透析）都是必不可少的。然而，CVC 需要正确的操作，以避免由于完全闭塞、移位、弯曲、破裂、血栓形成或危及生命的并发症（如导管相关血流感染）而导致的功能故障[122]。

2. 输血支持　输血是 HSCT 患者护理的重要组成部分，血小板和红细胞是输血最多的血液成分。除了减少白细胞抗原的同种异体免疫发生率和巨细胞病毒传播的风险外，还应减少发热性非溶血反应，并应照射以减少输血相关移植物抗宿主病的风险，这是一种罕见和严重的并发症，捐赠袋中的活 T 淋巴细胞对受体产生免疫反应。如果供体和受体之间的 ABO 血型不兼容，必须注意患者在移植的哪个阶段，以调整要输血的血液成分的血型[122]。

3. 营养　移植患者，特别是异体患者，有营养不良的风险，这与较差的临床结果、总生存期降低、感染和免疫并发症的风险增加、中性粒细胞移植延迟和住院时间延长有关。营养支持必须单独适应，减少热量防御，减少负面代谢影响的风险[122]。

4. 接种疫苗　应被视为所有 HSCT 受者的常规做法，无论是自体还是异体，成人还是儿童，必须包括那些与患者住在一起的人。国际共识的建议见表 11–3[123]。

5. 随访　移植患者，评估基础疾病复发、慢性 GVHD、心血管疾病、继发性肿瘤等并发症。

作者评论

骨髓移植适用于血液学肿瘤、实体肿瘤和自身免疫性疾病的患者。患者的骨髓被新的干细胞所取代，能够填充它并再生新的血细胞。

表 11-3 国际共识建议（Ljungmanet 等[123]）

疫 苗	剂量数量	在造血干细胞移植（HSCT）后接种疫苗的时间
输注（灭活）疫苗	• 1 剂 • 2 剂（适用于 9 岁以下儿童，或 HSCT＜6 个月）	4～6 个月，每年，终身季节性疫苗接种
麻疹、流行性腮腺炎、风疹疫苗[a]、[有妊娠潜力的成人血清（–）女性]	1 剂（儿童为 2 剂）	24 个月
乙型肝炎疫苗（遵循国家对一般人群的建议）[b]	3 剂	6～12 个月
人乳头瘤病毒疫苗遵循每个国家对一般人群的建议	遵循对每个国家的一般人口的建议	
失活脊髓灰质炎疫苗	3 剂	6～12 个月
• 肺炎球菌结合疫苗（PCV） – 肺炎球菌多糖疫苗（PPS） – 若存在移植物抗宿主病（GVHD），第 4 剂应需用 PCV 代替 PPS	• 3 剂 – 1 剂 – 1 剂	• 移植后 3～6 个月开始 – 最后一剂 PCV 后 6 个月 – 最后一剂 PCV 后 6 个月
脑膜炎球菌结合疫苗（遵循国家对一般人群的建议）	1 剂	6～12 个月
嗜血杆菌结合疫苗	3 剂	6～12 个月
白喉 – 破伤风疫苗（DT 优于 Td）	3 剂	6～12 个月
百日咳（脱细胞）疫苗（DTaP 优于 Tdap）	3 剂	6～12 个月

a. 这些疫苗在 HSCT 后 24 个月前或出现活性 GVHD 或 IS 时禁用（EIII）。这些疫苗通常作为联合疫苗一起接种

b. 建议对乙型肝炎病毒 HBV 表面抗原阴性或 HBV 核心抗体阳性患者接种疫苗，因为接种疫苗可以降低逆转血清转化（BII）的风险。对于 HBV 表面抗原阴性或 HBV 核心抗体阴性的 HSCT 患者，应遵循对其居住国的一般人群的建议

自体和异体造血干细胞移植的细胞因子化外周血干细胞（peripheral blood stem cell，PBSC）被越来越多地用于治疗血液病患者。

干细胞可以从脐带、骨髓或血液（单采体）中获得。采血可通过上肢外周通路或双腔导管进行，需要 50～100 毫升 / 次[124]。

从周围静脉采集可以通过静脉通路（间歇性）或两次通路(连续性)进行[125]。2007 年国际注册[126]显示，单采中使用的主要进入途径如下：①非植入式中心静脉导管；②周围静脉；③股静脉（通过导管）。

导管是亚洲和美洲的首选途径，而外周静脉在欧洲和澳大利亚。股静脉入路是亚洲的第二种选择途径。

使用导管的优点是保证在收集过程中持续排便，四肢没有穿刺。缺点之一是手术的成本和并发症发生率（低但非零）[127]，如血栓形成、感染和气胸，特别是考虑到是否发生在健康的供体。

在 Couzin 等[128]的研究中，对 273 名患者和 128 名健康供体进行了 617 次单采治疗，以进行异体或自体移植。主要适应证为多发性骨髓瘤和淋

巴瘤。380 例（94.8%）患者通过外周静脉通路进行单采，占 584 次（94.7%）。21 例（5.2%）患者使用中心静脉导管，占 33 次（5.3%）。只有 4 名供体（0.9%）的异体移植需要导管。通过 $CD34^+$ 计数和中性粒细胞污染进行评估。

两组之间对收集产品的质量没有差异。在骨髓移植过程中，患者在某些治疗阶段总是需要一个中央导管，无论是进行化疗、细胞输注、输血、收集血液检测、使用抗生素，还是其他类型的静脉支持。

跨学科的讨论对于决定采用静脉通路是至关重要的，因为它们涉及暂时性免疫功能低下患者的成本和并发症问题。使用另一种中心导管、骨髓移植调节、白细胞减少和急性髓系白血病等因素是肿瘤患者发生中心静脉导管相关感染的独立危险因素 [129]。

第 12 章 癌症治疗的血管毒性和心脏毒性

Vascular Toxicity and Cardiotoxicity of Cancer Treatment

Ariane Vieira Scarlatelli Macedo Carolina Maria Pinto Domingues de Carvalho e Silva
Larissa Brailowsky Pellegrino Patricia Tavares Felipe Marcatti 著
徐颖奇 熊剑翔 译 周为民 校

一、概述

在过去 30 年中，随着癌症治疗的发展和抗癌手段的增加，癌症患者的存活率大幅提高。随着癌症患者生存期的延长与癌症治疗相关的毒性反应也通过新的表现形式得到了扩展，并具有了新的临床意义。因此，这些治疗对各系统的不良反应，尤其是对心血管系统的影响越来越受到人们的关注和重视[1, 2]。

化疗能够直接引起的心血管变化，原有的心血管疾病（尤其是治疗不当时）也可能出现失代偿和恶化，在某些情况下会影响癌症治疗的进程[1, 2]。

（一）心脏毒性

心脏毒性是指任何继发于癌症治疗致心脏功能下降的心脏损伤。急性心脏毒性是指在开始治疗后 1 周内产生的，而慢性心脏毒性则可早期或晚期（即癌症治疗结束后 1 年内或 1 年后）发生。心脏毒性导致的心脏功能衰退通常由多种机制引发，并可表现为心血管系统的多种变化。造成这些损害的原因包括心肌细胞的直接损伤、灌注和神经支配的改变、激素紊乱、心肌中炎症细胞的侵入。侵害的结果对心脏结构产生直接影响（心肌坏死），影响收缩和舒张功能、传导障碍、全身和肺血管效应，以及影响心肌对压力的反应。作为这一过程的最终结果，心脏毒性可表现为心肌病、心律失常、静脉血栓栓塞、急性血管痉挛、动脉血栓形成和加速动脉粥样硬化[2, 3]。癌症患者心功能下降的原因可能是癌症疗法对心肌的直接毒性作用或继发于其他可导致心功能下降的改变。非毒性或非反应性原发性炎性心肌炎是癌症治疗相关心肌病的一个独特亚型，需要进行免疫抑制治疗。

治疗潜在或诱发的异常对恢复心功能至关重要，同时，心衰治疗也是必不可少的。表 12-1 列出了与各类心肌病相关的癌症疗法及诊断和治疗策略。

（二）传统化疗、靶向治疗和免疫治疗

传统化疗药物是一种旨在攻击肿瘤细胞，作用于其高代谢需求和有丝分裂活动的化学合成物。然而，这类药物的特异性不高，因此对正常细胞造成损害的可能性很大。蒽环类药物是这类药物中最有效、最突出的例子之一，其作用是嵌入 DNA 或 RNA 链的碱基对之间，从而抑制 DNA 或 RNA 的合成。与其他传统化疗药物一样，心脏毒性是蒽环类药物治疗的剂量限制性毒性。与蒽环类药物一样，还有一系列属于这一类的药物[2, 3]。

表 12-1　与癌治疗相关的心肌病

	直接影响心肌	间接影响心肌	与心肌炎有关的影响
治　疗			
多柔比星	是	是	是（毒性或反应性）
环磷酰胺	是	是	是（毒性或反应性）
氟尿嘧啶	是	是	否
HER2 抑制药	是	是	未报道
VEGF 抑制药	是（与 TKI 相关）	是	未报道
ICI	可能	可能	是（免疫介导）
放疗	是（大剂量时）	是	是（毒性或反应性）
诊　断			
影像	超声心动图，心脏 MRI，MUGA 扫描	超声心动图，（负荷）心脏 MRI，核负荷试验，CT 冠状动脉造影，血管活性研究	心脏 MRI，PET，超声心动图
生物标志物	考虑使用心肌肌钙蛋白，利钠肽（尤其是长期）	儿茶酚胺，ECG 异常（如 ST 段改变，T 波倒置）	心肌肌钙蛋白，利钠肽，ECG 异常（如心脏传到阻滞，异位）
处理方法			
治疗	考虑进行癌症治疗，β 受体阻滞药（卡维地洛），ACEI，ARB，螺内酯	考虑暂缓癌症治疗，治疗根本原因（如纠正心肌缺血或瓣膜疾病）	考虑暂缓癌症治疗，进行 ICI 治疗，抗炎和免疫抑制治疗，支持治疗

MRI. 磁共振成像；CT. 计算机断层扫描；ACEI. 血管紧张素转化酶抑制药；ARB. 血管紧张素受体阻断药；ECG. 心电图；ICI. 免疫检查点抑制药；MUGA. 多门控采集；PET. 正电子发射断层扫描；TKI. 酪氨酸激酶抑制药；VEGF. 血管内皮生长因子

靶向治疗是治疗癌症的一类新型药物。与普通药物不同，这类化疗药物更有针对性，其设计目标是提高成功率，降低并发症发生率。

它们是针对恶性细胞分子作用的药物。曲妥珠单抗就是一个典型的例子，它是一种针对 HER2 的人源化抗体。因此，HER2 抑制药取得了革命性的临床成功。然而，尽管它是一种靶向药物，但研究显示，与曲妥珠单抗相关的心脏毒性发生率为 15%～20%，高频率＜5%。不过，当停止使用曲妥珠单抗治疗时，大多数患者的心功能都能恢复到接近基线的水平。表 12-2 列出了该治疗类别中的其他药物 [2]。

最近，出现了免疫疗法。这些药物更加特殊，其开发目的是训练宿主的免疫细胞识别、锁定和消灭癌细胞。虽然这些药物的心脏毒性较小，但也会对心血管产生不良影响 [2]（表 12-2）。

二、血管毒性

心肌病是癌症治疗相关的最常见的心血管毒性并发症，血管毒性是第二常见的癌症治疗相关心血管并发症。血管事件不仅包括静脉血栓栓塞（一种众所周知并被深入讨论的疾病），还包括动脉血栓栓塞事件（arterial thromboembolic event，ATE）。虽然较少被讨论，但在癌症患者中却很常见：在这些患者中，动脉血栓栓塞事件的发生率是健康人群的 2 倍多 [1]。

表 12-2 癌症免疫疗法的心血管毒性效应

免疫检查点抑制药	癌症治疗适应证（按照说明书使用和超说明书使用）	毒　性	心律失常	血管毒性
伊匹单抗（anti-CTLA4）	结直肠癌，黑色素瘤，RCC，SCLC	+	+	+
纳武单抗（anti-PD1）	结直肠癌，HNSCC，肝细胞癌，HL，黑色素瘤，NSCLC，RCC，SCLC，尿路上皮癌	+	+	++
派姆单抗（anti-PD1）	宫颈癌，胃癌，HNSCC，肝细胞癌，HL，黑色素瘤，Merkel 细胞癌，NSCLC，原发性纵隔大 B 细胞淋巴瘤，尿路上皮癌	+	+	+
阿特珠单抗（anti-Pdl1）	乳腺癌（三阴性），NSCLC，SCLC，尿路上皮癌	+	–	+
阿维单抗（anti-Pdl1）	Merkel 细胞癌，尿路上皮癌	+	–	–
度伐利尤单抗（anti-Pdl1）	非小细胞癌，尿路上皮癌	+	–	–
司利弗明（anti-CD19）	ALL，弥漫性大 B 细胞淋巴瘤	++	+++	++

心血管毒性反应频率：– 为未报道；+ 为少见（<1%）；++ 为常见（1%～10%）；+++ 为非常常见（>10%）
ALL. 急性淋巴细胞白血病；CAR. 嵌合抗原受体；CTLA4. 细胞毒性 T 淋巴细胞抗原 4；HL. 霍奇金淋巴瘤 .HNSCC；头颈部鳞状细胞癌；NSCLC. 非小细胞肺癌；PD1. 细胞程序性死亡 1；Pdl1. 细胞程序性死亡配体 1；RCC. 肾细胞癌；SCLC. 小细胞肺癌

ATE 可定义为任何影响动脉（包括冠状动脉、脑血管系统和外周动脉）的血栓栓塞事件。根据 Herrmann J 的研究[2]，ATE 可分为三大类：急性血管痉挛、急性血栓形成和加速动脉粥样硬化。

（一）急性血管痉挛

急性血管痉挛是一种公认的与氟尿嘧啶和卡培他滨（5–FU 口服原药）相关的并发症，自 20 世纪 80 年代以来就一直在讨论这种并发症[3]。血管平滑细胞反应亢进和内皮功能障碍（5–FU 的直接毒性作用）是导致这些事件的部分机制[4]。因此，基线内皮功能障碍（即任何动脉粥样硬化疾病，临床或亚临床）的患者极易发生与 5–FU 相关的血管痉挛[5]。近一半的病例（45% 的患者）临床表现为心绞痛[6]。较少见的表现有心肌梗死（22%）和心律失常（23%），以及罕见的心源性休克、心力衰竭、章鱼壶心肌病和心脏骤停（<5%）[6]。

其他较少与血管痉挛有关的癌症疗法包括紫杉醇（可能与心肌缺血有关）和顺铂/长春新碱（与内皮功能障碍和冠状动脉事件有关）[7]。

对急性血管痉挛的处理应遵循针对每种临床综合征的现有指南。关于血管痉挛发生后再次接受癌症治疗的安全性，目前证据有限。在这种情况下，可以使用血管舒张剂，但其对新的血管痉挛发作的疗效仍是未知数[8]。

（二）急性动脉血栓栓塞事件

癌症患者的急性血栓形成源于癌细胞促进的血栓形成状态，尤其是胰腺癌、肺癌、胃癌及未分化癌和晚期癌症患者[9]。癌症诊断前后 1 个月的 ATE 风险最高，但诊断后第一年的 ATE 风险仍然很高[1]。关于癌症疗法与 ATE 之间的关系，顺铂与这些事件有着广泛的联系。典型的临床表现是急性动脉血栓（即冠状动脉血栓），但没有明显的动脉粥样硬化或斑块破裂。所提出的病理生理机制是由于对内皮细胞的直接细胞毒性作用造成的表皮内皮侵蚀[10]。由于贝伐单抗具有 VEGF 抑制药活性，因此可诱发静脉或动脉事件[11]。尼洛替尼和泊纳替尼是慢性髓性白血病患者使用的酪氨酸激酶抑制药。这两种药物具有促血栓形成作用，因此与心肌梗死和脑卒中等急性心肌梗死有关[12]，除了加速动脉粥样硬化外。

（三）加速动脉粥样硬化

除了与血管痉挛和急性血栓形成有关外，顺铂还可能导致慢性内皮功能障碍和加速动脉粥样硬化。代谢紊乱（如高血压和血脂异常）可影响多达30%曾接受过顺铂治疗的睾丸癌幸存者[13]，在这一人群中，动脉粥样硬化疾病和纵隔放疗可能是导致心血管事件发生率增加的共同因素。原有的动脉粥样硬化性疾病和纵隔放疗可能是共同因素，会进一步增加这些患者的心血管事件发生率。顺铂相关的全身毒性与累积剂量有关，心血管事件也可能从850mg左右的剂量开始[13]。

抗BCR-ABL TKI（如尼洛替尼和泊纳替尼）也与加速动脉粥样硬化有关。有趣的是，尼罗替尼和泊纳替尼在开始使用TKI后不久就出现了外周动脉疾病进展，而其他部位没有动脉粥样硬化斑块[14]。在使用泊纳替尼后出现了急性外周动脉事件，导致销售暂时中断[15]。这种效应的病理生理学尚不完全清楚，但主要涉及慢性内皮功能障碍和斑块不稳定性的增加[2]。

放射治疗是另一个与动脉粥样硬化加速相关的传统因素，尤其是当胸腔/纵隔剂量超过30Gy时[16]。通常，大动脉近端受到辐射影响易导致斑块形成[17]。由于化疗药物对心脏的晚期毒性作用，癌症幸存者的心血管风险很高，经典心血管风险因素的发生率也较高，因此放疗似乎在动脉粥样硬化过程中起到了叠加作用[18]。

对加速性动脉粥样硬化的治疗应遵循每种临床综合征的现有指南。由于大多数患者呈慢性病程，因此通常以药物治疗为主。有人建议将连续踝肱指数（ankle-brachial indices，ABI）作为抗BCR-ABL TKI治疗期间的一种可能监测方法[8]。然而，尚未确定筛查时间表和触发治疗调整/干预的临界点。

预后 Naviet等[1]的研究表明，即使匹配了其他因素和癌症分期，ATE仍与死亡率增加有关。在这项研究中，癌症患者与对照组相比，发生ATE后30天的累积死亡率分别为17.6%和11.6%[1]。如此高的死亡率与其他出版物中的数据一致，即血管毒性是接受门诊治疗的癌症患者第二常见死因[2]。尽管血管毒性反应对预后有很大影响，但对其的研究仍然很少。在这一领域，必须开展更多设计合理、实施良好的临床试验。

作者评论

癌症治疗的进步使患者有了更大的治愈机会，在无法治愈的情况下，患者的生存率也得到了提高，癌症就像一种慢性疾病。然而，癌症治疗可能会导致新疾病的出现或原有疾病的恶化，从而影响患者的死亡率和生活质量。接受癌症治疗的儿童成年后患心血管疾病（如全身动脉高血压、冠心病、颈动脉疾病）的风险较高，代谢紊乱（如血脂异常）的发病率也较高[19]。

本章讨论抗肿瘤治疗对心肌和血管系统的毒性作用。外周血管系统也有类似的并发症。

如第9章所述，癌症和动脉粥样硬化具有共同的风险因素，如年龄、吸烟、肥胖和缺乏运动。在巴西圣保罗州癌症研究所（Cancer Institute of the State of São Paulo，ICESP）接受治疗的50岁以上实体瘤患者中，退行性腹主动脉瘤的发病率为2.5%，这与动脉粥样硬化的风险因素有关。缺血事件在癌症患者中的发生率为1.5%～3.1%[20, 21]。除了癌症及其治疗导致的高凝状态外，一些因素也会增加这些缺血事件的风险，如慢性阻塞性肺病、肾病、化疗、输血、感染等[22]。

如表12-3所示，某些化疗药物与某些缺血性事件有关。

众所周知，放疗会加速动脉粥样硬化过程，使辐射区域内的动脉病变更加严重和广泛[23-25]。这种现象可能是微循环损伤导致内皮功能障碍、动脉壁炎症和氧化应激的结果。放疗与冠心病风险增加有关，尤其是乳腺癌、非霍奇金淋巴瘤、肺癌和颈动脉肿瘤患者[26-34]。

预防缺血性事件的基础是严格控制血压和

表 12-3 化疗及相关缺血事件[22]

化 疗	缺血事件
L- 天冬酰胺酶	脑血管事件
顺铂	脑血管、外周血管事件、主动脉血栓形成
氟尿嘧啶	心肌缺血（冠状动脉血管痉挛）
贝伐单抗	心肌缺血（冠状动脉血管痉挛），脑血管事件
吉西他滨	末梢缺血，血栓性微血管病变
沙利度胺	动脉血栓（罕见）
索拉非尼 / 舒尼替尼	心肌梗死，脑血管病
博莱霉素	雷诺综合征

血糖。只要条件允许，就会使用抗血小板药物和他汀类药物。抗凝血药不作为常规用药。改变生活方式、改善饮食习惯和定期进行体育锻炼也是重要的治疗措施。在无明显诱因的急性动脉血栓栓塞事件中，只要目前没有禁忌证，就应进行全身抗凝治疗。血管重建取决于患者的临床状况和肢体存活能力。由于手术创伤较小，腔内手术是首选。在曾接受过手术和（或）放疗的区域进行开刀手术在技术上具有相当大的挑战性。

下　篇

血管和腔内血管外科

Vascular and Endovascular Surgery

第 13 章　肿瘤外科血管重建

Vascular Reconstruction in Oncologic Surgery

Mariana Krutman　Kenji Nishinari　著
邱佳聪　译　　周为民　校

恶性肿瘤侵袭躯干动脉和静脉是罕见的。血管受累可能由于肿瘤起源于血管壁本身或肿瘤肿块的连续生长。第二种情况最常见，可导致血管壁直接浸润或嵌顿。

Conley JJ 在 1953 年第一个报道关于动脉重建与恶性肿瘤的相关系列病例[1]。该研究概述了 10 例接受颈动脉重建的患者，其中 8 例为恶性肿瘤。这些病例有较高的血管并发症发生率，有 3 例移植物闭塞和 1 例破裂，导致 3 例患者死亡。

在当时，恶性肿瘤出现侵犯血管、神经和骨骼的患者手术治疗受到限制。在这些情况下，技术和治疗的限制使得肿瘤切除极其困难。在很长一段时间，这些病例被认为是不可手术切除的，近 20 年的文献很少，仅限于病例报道。

在 20 世纪 70 年代末，肿瘤侵袭血管的治疗取得了一定的进展。治疗这种疾病的方法是多学科的，在重建、血管重建技术和有效的辅助治疗方面取得了进展。这些技术的改进和不断增长的专业知识使得肿瘤因血管侵犯而不可切除的概念几乎被摒弃了。

最近，对于一些特定的肿瘤，如软组织肉瘤，有证据表明，长期生存结果不受血管切除和重建的影响，这表明血管侵犯并不一定是肿瘤生物侵袭性的预测指标[2]。

一、血管侵犯的外科治疗

血管受累可通过术前影像学检查怀疑，但是是否需要血管切除是根据术中情况来决定的。当肿瘤靠近血管结构而无法获得足够的安全范围时，有三种可行的方法。

1. 外膜下血管剥离　外膜下血管剥离包括通过剥离血管外膜与肿瘤之间的平面，释放被肿瘤包围的血管。解剖平面并不总是很明确，在大多数情况下，切除邻近肿瘤后血管壁可能发生变薄。

该技术的优点包括因没有夹持血管引起组织缺血和充血而降低手术并发症发生率。

它的缺点是由于肿瘤的微小结构侵入血管壁，局部复发的机会较高，并且由于血管壁薄而增加破裂或移植到其他地方的风险。

在 1977 年，Kennedy 等报道了 28 例宫颈癌颈动脉侵犯的患者[3]。其中 20 例患者行外膜下切除术。观察到 5 例出现动脉破裂和 10 例局部疾病复发，提示该技术的局限性。

同样地，在腹部区域，Jaeger 和 Donohue 等报道了覆膜后肿瘤切除术后主动脉外膜下剥离后出现的严重术后并发症，如主动脉破裂和主动脉肠瘘[4]。

2. 残端血管切除和结扎术　这是最快的技术

选择，然而由于切除主干血管和侧支循环，可能导致缺血和充血的风险。

Moore 和 Baker 在 1955 年发表了 88 例颈动脉结扎患者的系列病例，其中大多数与肿瘤切除有关[5]。脑缺血导致的发病率和死亡率分别高达 45% 和 31%[5]。

量化脑侧支循环的测试，如动脉造影[6]、颈动脉远端逆行压测量[7]、球囊闭塞试验[8]、渐进式颈动脉夹持耐量试验[9]，在排除颈动脉结扎后神经系统事件方面并不完全可靠。

在四肢，也没有有效的测试来评估侧支循环情况。Fortnere 等在 1977 年在 7 例下肢肿瘤切除患者中，有 3 例进行了动脉结扎术，均未出现严重缺血[10]。另一方面，Paulson 在 1975 年[11]和 Wright 等在 1987 年[12]报道了动脉结扎导致严重缺血和上肢截肢的病例。

静脉结扎后的影响取决于受影响的部位。在颈部区域，单侧的颈内静脉结扎术通常被实施，没有明显的临床后果[13]。然而，在腹部和四肢，主干静脉如下腔静脉、髂静脉、股静脉和腘静脉的结扎可导致急性或慢性静脉高压，通常有明显的症状[14]。副静脉和淋巴管的联合切除是水肿的加重因素和产生因素。只要有术中临床条件和技术可行性，我们选择在除颈部以外的任何身体部位进行静脉重建。

3. 血管切除重建　这是首选的技术，推荐用于恢复动脉流动和静脉回流，避免缺血或组织充血及其并发症。此外，这种技术是最适合实现整体切除的，有足够的边缘，符合理想的肿瘤学原则。

二、术前评估

肿瘤外科小组对所有患者进行初步评估。当 CT 或 MRI 等影像学检查不能显示肿瘤和血管束之间有清晰的间隙，就应该考虑血管受累情况。

血管外科医生的临床评估包括全面的病史和临床检查。由肿瘤块引起的动脉狭窄或闭塞是罕见的；然而，由静脉压迫或闭塞引起的四肢水肿更为常见。

多普勒彩超扫描对评估自体替代物（隐静脉、颈内静脉、股静脉）的口径和通畅程度很重要。

在颈部肿瘤病例中，必须通过双功多普勒彩超仔细评估对侧颈动脉和椎动脉的通畅情况。

计算机断层血管造影（computed tomography angiography，CTA）可用于对双功彩超不容易扫描到的血管进行更精确的评估，如腹部和胸部的血管。当双功彩超检查到血管闭塞时，CTA 可能对补充发现更重要。

此时，确定要使用的血管替代物，并考虑血管直径和血管切除的活动度等细节，选择理想的替代物。

三、动脉和静脉重建

在与恶性肿瘤相关的血管重建中，一个重要的关注方面是主干和侧枝血管切除导致组织缺血和充血。手术技术应尽量缩短夹闭的时间。为此，可以选择以下几种策略。

- 在选择用于重建的血管替代物后，在整体切除的最后阶段对血管进行夹闭和切除血管。
- 当选择隐静脉作为血管替代物时，应在肿瘤切除前将隐静脉切下并做好准备。
- 在颈动脉或四肢血管重建中，临时转流（如 Pruitt-Inahara 转流器）可用于确保远端灌注，在这些情况下，近端的端-侧吻合是必要的。
- 在肿瘤侵入腹部血管，如主动脉或腔静脉，可使用聚四氟乙烯（PTFE）或涤纶移植物进行临时旁路（图 13-1）。

四、血管移植物

用于血管重建的血管替代物可以是自体、合成或同源的。只要可以，最好使用自体移植物，因为其更高的通畅率、较低的感染风险。

强烈推荐自体材料的特殊情况，包括四肢血管重建、颈动脉重建[10]，以及有潜在感染的手术。

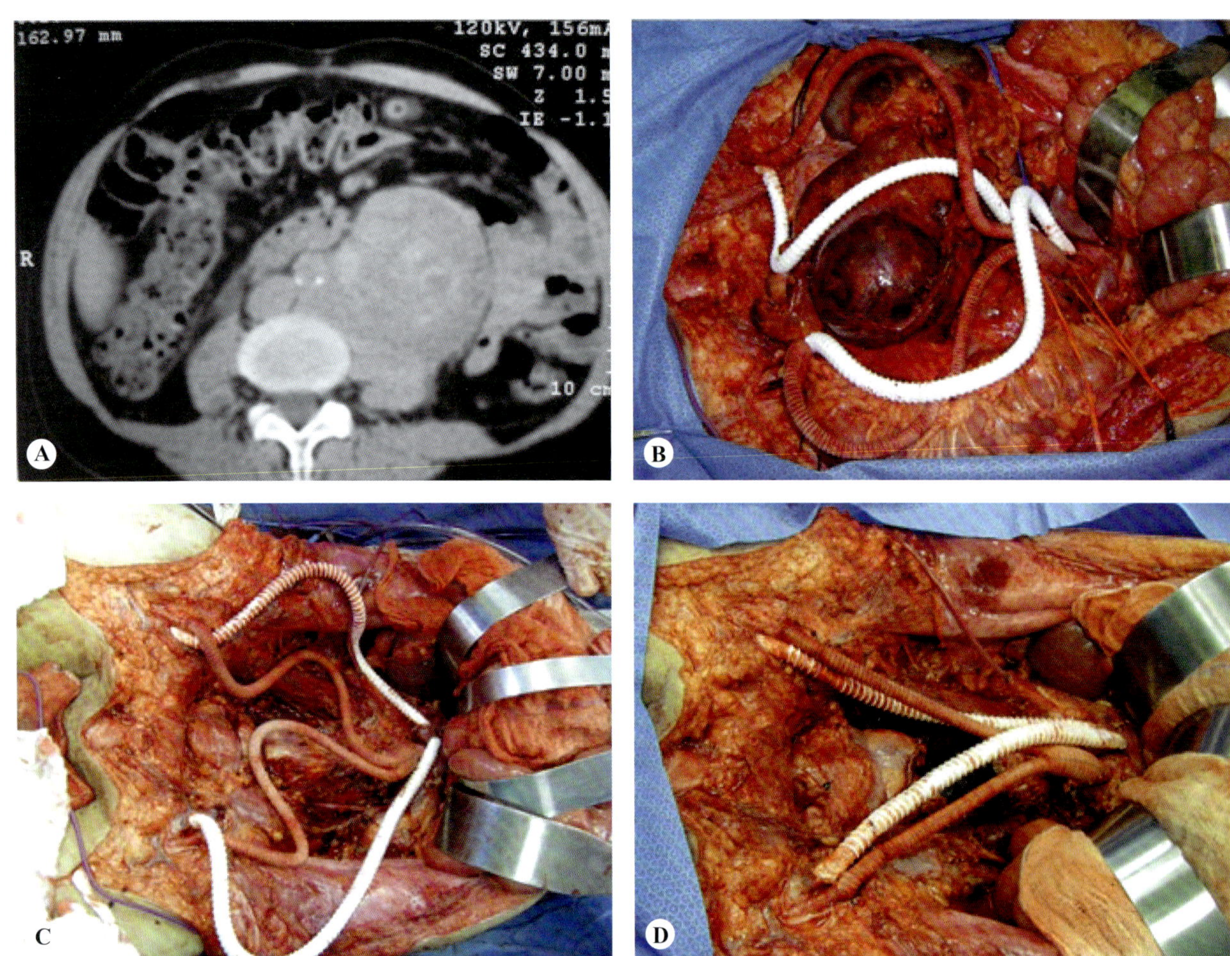

▲ 图 13-1 临时主动脉 – 双侧股动脉和双侧股静脉 – 下腔静脉搭桥治疗侵犯肾下主动脉的生殖细胞瘤

A. 肿瘤的 CT 显示主动脉侵犯；B. 肿瘤切除前临时主动脉 – 双侧股动脉（涤纶）和双侧股静脉 – 下腔静脉（环形聚四氟乙烯）移植；C. 肿瘤切除后过长的移植物；D. 移植物调整后的最终情况

五、自体移植物

最常用于搭桥或补片的自体替代物是大隐静脉。其他的替代物还有小隐静脉、颈内静脉、股静脉、肾静脉、腹膜移植物、上肢静脉和股浅动脉。

六、合成移植物

可用于血管重建的合成材料包括涤纶或聚四氟乙烯移植物。聚四氟乙烯移植物可以有也可以没有外环来加强和增加通畅。当血管切除为非圆周且直接闭合会导致明显狭窄（大于血管直径的 30%～40%）时，可以用牛心包、聚四氟乙烯或涤纶补片重建。图 13–2 显示了使用合成移植物重建的例子。

七、同源移植物

同源替代物依赖于冷冻保存的同种移植物（通常是髂静脉和下腔静脉或主动脉）的存在，主要用于髂静脉和下腔静脉的重建 [15]。

八、术后护理和随访

在接受重大肿瘤切除术的患者中，在手术后的前 2 年，每 3 个月或 4 个月常规进行一次 CT 或 MRI 检查，第 3 年后检查频率降低。

在门诊进行术后随访，包括血管体格检查和影像学辅助检查。在颈部和四肢前 2 年每 6 个月

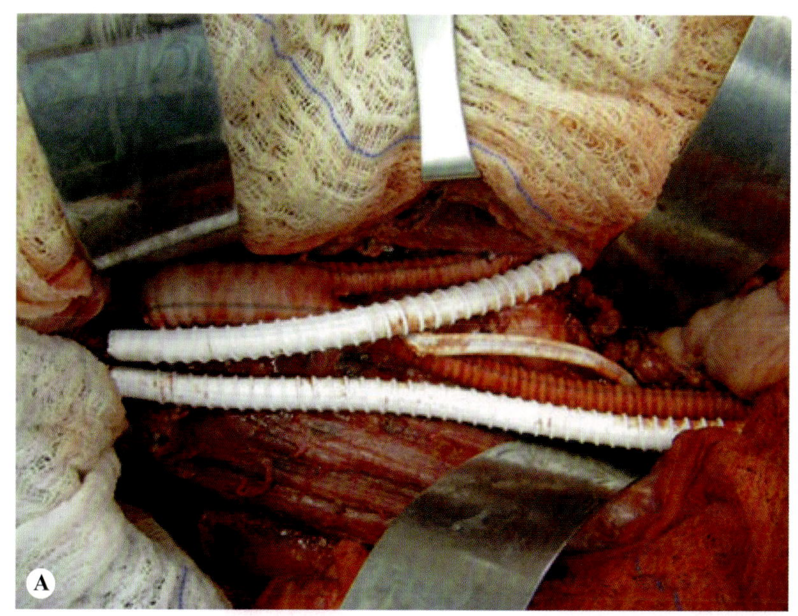

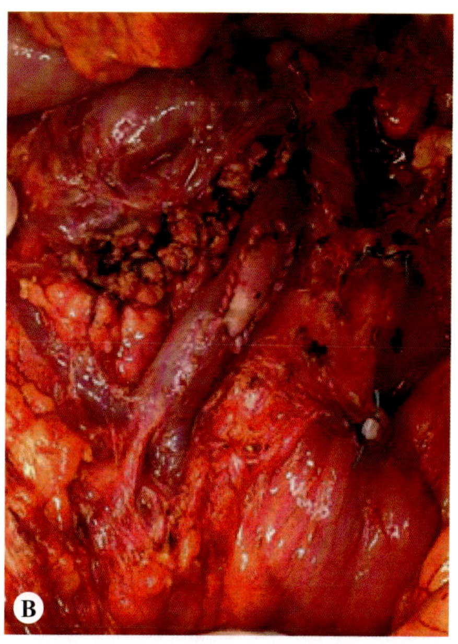

▲ 图 13-2　A. 聚四氟乙烯移植重建肾下主动脉和右髂内动脉，环形聚四氟乙烯重建“新腔”；B. 牛心包重建门静脉

进行一次双功多普勒彩超检查，之后每年进行一次。

在胸部和腹部，如果用于肿瘤随访的临床检查和常规影像学检查不足以确认重建血管的通畅性和无并发症，则行 CTA 检查可能是必要的。

如果怀疑有并发症（狭窄、闭塞或扩张），应立即进行影像学辅助检查。

九、肿瘤外科切除血管重建后的抗栓治疗

抗栓治疗在接受血管重建手术的患者术后护理中的作用经常引起讨论，目前文献中获得的信息令人困惑。由于手术场景范围广泛，抗凝和抗血小板治疗方法也多种多样，治疗方案多种多样，远未达成共识[16-20]。因此，由于缺乏标准化的方案，外科医生可以根据自己的个人喜好采用各种各样的抗栓方案。

没有证据支持对自体移植物（动脉或静脉）重建进行常规抗凝[17-19]。这个观点同样也适用于使用合成移植物的动脉重建[17-18]。

对于静脉血运重建，尽管大多数作者同意华法林充分抗凝可以增加血管通畅的结果，但现有的证据是不完全认同的[16, 17, 20]。

到目前为止，还没有明确的证据支持 DOAC 在肿瘤外科血管重建后的术后使用，以增加通畅率。对于伴有胃肠道切除术的病例，应特别注意，因为 DOAC 的吸收可能会受损，从而降低预防血栓形成的效果[21]。

十、不同身体部位血管重建的特殊性

肿瘤对血管的侵袭可发生在身体的所有部位和肿瘤亚型繁多的原因，每一种手术干预都是独特的，需要根据所涉及的血管口径、侵犯范围和部位进行规划。

为了研究的目的，将这些无数的变量标准化并尝试进行分组比较，按照血运重建过程可以将身体部位分为头颈部、胸部、腹部和四肢。

十一、头颈部

在头颈部，起源于不同组织（皮肤、舌头、咽部和喉部）的鳞状细胞癌，是最常见的有血管浸润的肿瘤亚型。既往接受手术切除、化疗、放疗的患者多数存在局部复发。

直到20世纪90年代，自体移植物（大隐静脉和股静脉）和合成移植物（聚四氟乙烯、特氟龙和尼龙）替代品都被用于头颈部血管重建。然而，该部位观察到手术后高感染的特点。气道消化道黏膜暴露和操作，气管切开的存在，操作前组织和唾液瘘被辐照，是手术部位感染的主要易感因素。

因此，自20世纪90年代以来自体替代品成为首选。Sessa等于1998年发表的一个30例患者使用股浅动脉进行颈动脉重建报道，作者认为股浅动脉比隐静脉更具抵抗性[22]。尽管如此，仍观察到吻合口破裂和晚期无症状闭塞等并发症。

如今，几乎所有这一区域的重建都涉及颈动脉，都使用隐静脉移植进行[23, 24]。隐静脉在该区域具有良好的口径相容性，感染低，通畅率高，5年原发性通畅率为93%[24]。然而，由于基础疾病预后不良，生存率较低（2年生存率为19.4%），长期通畅分析受到限制[24]。在这一区域，用肌皮瓣对移植物进行足够的覆盖对于减少感染并发症至关重要。

中枢神经系统并发症是移植物闭塞的后果。早期闭塞（<30天）更为频繁，通常是有症状的，与手术技术失败导致急性血栓形成有关。移植物感染导致动脉破裂和结扎是早期移植物闭塞的另一个原因，导致高达30%的病例出现脑半球缺血。晚期移植物闭塞通常是无症状的。

脑神经损伤或切除引起的其他神经系统并发症包括声音嘶哑（喉返神经）、吞咽困难（舌咽部和迷走神经）和肺不张（膈神经）。

Carvalho A等[25]报道了224例既往未接受治疗的晚期宫颈肿瘤患者的系列研究。这些患者接受了三种不同的治疗方式：临床支持（33例）、放射治疗（137例）和外科手术（54例）。3年生存率分别为7.9%、7%和17.9%（$P<0.001$）。虽然这些患者预后较差，但手术治疗效果最好[25]。

图13-3显示了一例复发性鳞状细胞癌切除后头颈部多处血管重建的复杂病例。

十二、胸部

在胸部区域，血管重建与多种肿瘤相关，其中最常见的起源于甲状腺、胸腺、乳房和肺。

在这一领域中包含最大系列的血管重建移植物，合成移植物是最常用的。

Sekine Y等在2010年报道了一个20例肿瘤侵犯上腔静脉的病例报道，采用环形聚四氟乙烯（8～12mm）移植物进行了31次重建手术[26]。其中，9例肿瘤起源于肺部，8例起源于胸腺，2例起源于生殖细胞，1例起源于甲状腺。未观察到30天内死亡。7例患者无术后并发症。非血管并发症包括心律失常（5例）、肺不张（3例）、广

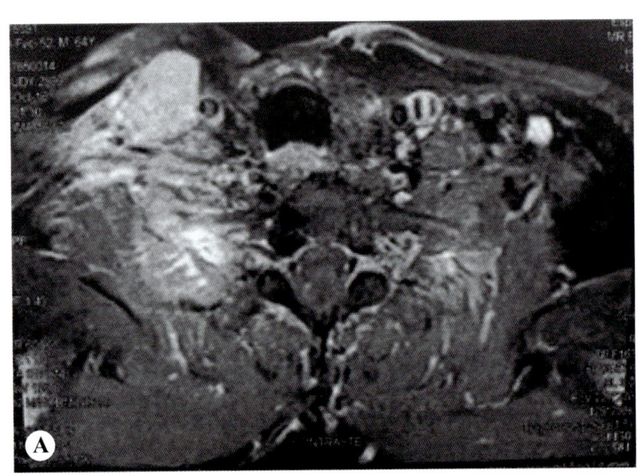

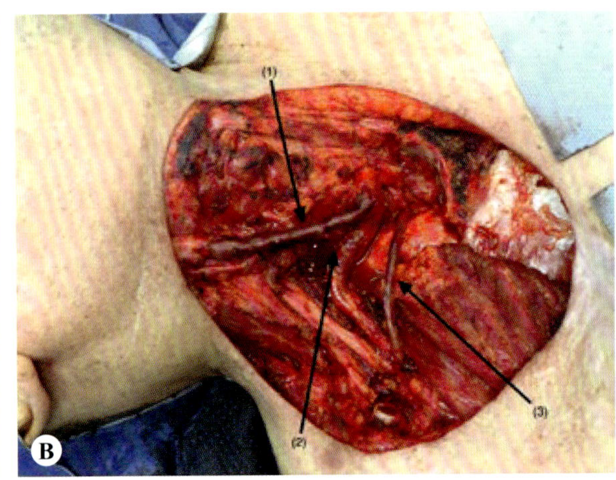

▲ 图13-3 **A.** 多发血管侵犯的头颈部复发性鳞状细胞癌的MRI表现。**B.** ①颈总动脉间置隐静脉移植物；②锁骨下动脉的牛心包补片；③无名-锁骨下静脉间置隐静脉移植物

泛胸腔积液（2例）、肺炎（2例）、呼吸衰竭（1例）、支气管瘘（1例）、膈神经麻痹（4例）、胃溃疡（1例）、麻痹性肠梗阻（1例）、重症肌无力危象（1例）。

单侧移植物重建术9例，双侧移植物重建术10例，双侧移植物合并肺动脉重建术1例。所有患者均采用华法林全面抗凝治疗3～6个月。术后4周未见移植物闭塞。平均随访45个月，1年原发通畅率为70%，这与文献中观察到的原发通畅率为62%～100%。出现闭塞的患者症状持续长达12个月。

在2015年，Mercier O等描述了85例锁骨下动脉重建手术[27]。非小细胞肺癌69例，肉瘤11例，乳腺癌3例，甲状腺肿瘤2例。无死亡、神经系统后遗症、假体感染或肢体缺血的发生。非血管并发症包括：肺炎16例，神经麻痹6例，出血4例，肺栓塞1例，脑脊液漏1例，乳糜胸1例，伤口感染2例。

重建方法：端对端吻合48例，PTFE移植物间置21例，锁骨下至颈总动脉转位8例，股浅动脉移植物1例。无死亡、神经功能缺损、闭塞或移植物感染的记录。中位随访44个月后，观察到2例无症状的PTFE闭塞，分别发生在术后12个月和31个月，5年内78%的通畅率。一期吻合口重建无狭窄、闭塞病例。

图13-4描述了一例胸腺瘤伴上腔静脉侵犯。

十三、腹部

在腹部，最常见的需要血管重建的肿瘤类型是腹膜后（肉瘤）、肾脏、肝脏和胰腺肿瘤。由于该区域血管的大口径，大多数重建使用人工血管移植物进行。

在2006年，Schwarzbach MH等[28]报道了141例腹膜后肉瘤患者的系列研究，并根据累及血管的类型提出了分类：Ⅰ型，累及动脉和静脉（4例）；Ⅱ型，仅累及动脉5例；Ⅲ型，仅累及静脉16例；Ⅳ型，无血管受累（116例）。8例采用人工血管间移植术重建动脉，再植1例。6例采用了人工血管移植物进行了静脉重建，其中4例为补片，2例为一期重建，1例为二期重建。只观察到1例因穿孔性憩室炎引起血管移植物感染，并伴有动脉和静脉血栓形成。该并发症经去除移植物和解剖外动脉搭桥治疗。中位随访时间为19.3个月，原发性动脉和静脉通畅率分别为

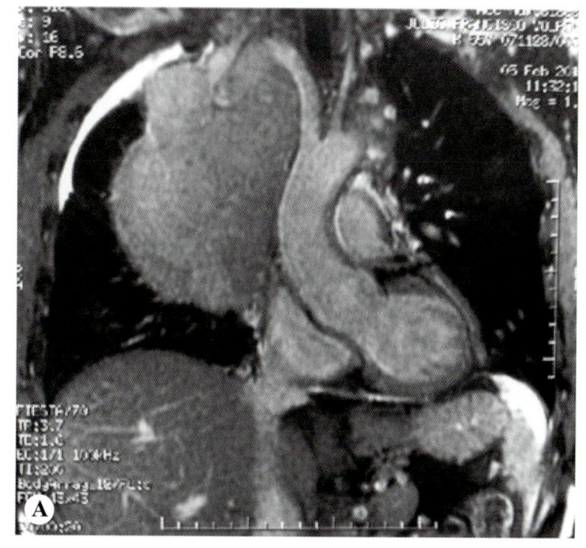

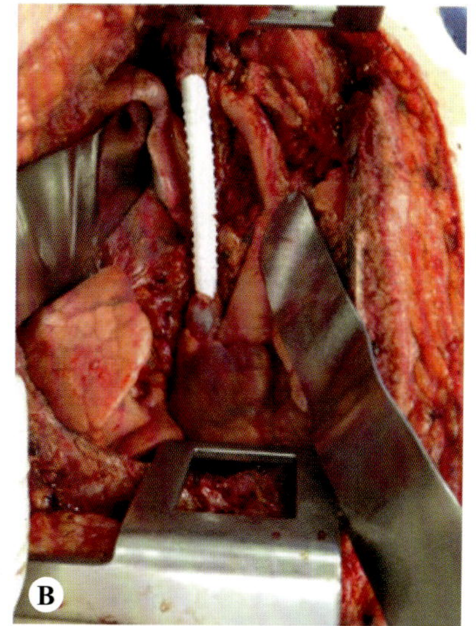

▲图13-4　A.胸腺瘤伴上腔静脉侵犯的CT；B.带环聚四氟乙烯移植物重建右无名静脉/上腔静脉

88.9% 和 93.8%。

在 2017 年，Wortmann M 等描述了 20 例因腹膜后软组织肉瘤侵袭而接受腹主动脉（6 例）和髂动脉（14 例）重建的患者。14 例患者使用人工合成移植物，6 例患者使用自体移植物，无主动脉重建并发症（均为人工合成移植物）。在髂动脉重建中，有 2 例需要去除的人工移植物感染和 2 例无症状的自体移植物闭塞。1 年和 2 年无病生存率分别为 84% 和 46%。

2019 年，Ferraris M 等发表了一系列与腹膜后肉瘤相关的静脉重建。在 741 例手术患者中，67 例（9%）同时行静脉切除术，其中 24 例为髂静脉，39 例为下腔静脉，4 例为下腔静脉伴髂静脉。所有患者均接受低分子量肝素预防性剂量治疗 30～90 天。当残余血管狭窄不超过原直径的 50% 时，在部分切除中进行直接缝合。如果残余狭窄超过原始血管的 50%，则使用补片进行重建。在环周切除的情况下，进行间置移植物或血管结扎（当术前 CT 和术中发现足够的侧支循环证据时）。下腔静脉环周切除 38 例（88.4%），部分切除 5 例（11.6%）。在接受环周切除的患者中，32 例需要移植物重建（22 例采用同种移植物，10 例采用 PTFE 移植物），6 例采用结扎治疗。17 例患者肾静脉重建。在接受移植物重建的患者中，5 例在术后 1 个月内出现血栓形成，均为同种异体移植物。聚四氟乙烯移植物 5 年下腔静脉初次通畅率为 100%，同种移植物为 76.7%。

在髂血管病例中，进行了 21 例环切和 3 例部分切除。在接受环形切除的患者中，9 例接受移植物重建，1 例采用同种移植物，7 例采用聚四氟乙烯移植物，1 例采用对侧股静脉，12 例采用结扎。5 例接受移植物重建的患者在术后 3 个月中位随访时间出现血栓形成（同种移植物 1 例，聚四氟乙烯移植物 3 例，股静脉 1 例）。所有下腔静脉及髂静脉移植物闭塞均予保守治疗。2 例下腔静脉受累患者（1 例闭塞的同种移植物和 1 例未愈合的聚四氟乙烯移植物）和 5 例髂静脉受累患者（4 例结扎和 1 例闭塞的自体移植物）发生持续性肢体水肿。未观察到移植物感染，尽管在一些病例中伴有肠切除术。

5 例接受移植物重建的患者在术后 3 个月的随访中位时间出现血栓形成（同种移植物 1 例，聚四氟乙烯移植物 3 例，股静脉 1 例）。所有下腔静脉及髂静脉移植物闭塞均予保守治疗。2 例下腔静脉受累患者（1 例闭塞的同种移植物和 1 例开放的聚四氟乙烯移植物）和 5 例髂静脉受累患者（4 例结扎和 1 例闭塞的自体移植物）发生持续性肢体水肿。尽管在一些病例中伴有肠切除术，但未观察到移植物感染。

图 13-5 显示一例腹膜后肉瘤伴肾下主动脉和腔静脉侵犯。

胰腺手术相关的血管切除和重建越来越普遍。目前，该手术被认为是胰头肿瘤患者肠系膜上静脉和门静脉有限受累的标准治疗方法 [29]。Jiqiao Zhu 等根据胰腺肿瘤侵袭的部位和范围，提出了血管切除和重建的主要手术策略 [30]。可能的方法包括静脉部分切除直接闭合、静脉节段切除端-端直接吻合、肠系膜上静脉支段性切除术、静脉成形术及静脉间置导管切除术。JiqiaoZhu 等注意到了这一现象，尽管样本量有限，但上述所有的重建方法都是相似的 [30]。

Song W 等于 2017 年发表了一项 Meta 分析，分析了 14 项与胰腺肿瘤相关的肠系膜上和门静脉重建研究 [31]。分析了包括 257 例移植物重建患者和 570 例非移植物重建患者（即端-端吻合或侧楔吻合）。两组患者再手术、胰瘘、胃轻瘫、出血和胆道瘘相关的死亡率和发病率相似。

对重建手术病例进行围术期和远期分析。在围术期，两组（有或没有移植物）的血栓发生率相似，并且与用于重建的移植物类型无关。

长期来看（≥6 个月），移植物组血栓发生率较高。根据所使用的移植物类型（自体静脉或假体）的亚分析显示，与没有移植物的组相比，自体替代物的血栓发生率更高。当替换为假体时，没有统计学差异。

图 13-6 显示了使用颈静脉作为导管重建脾-

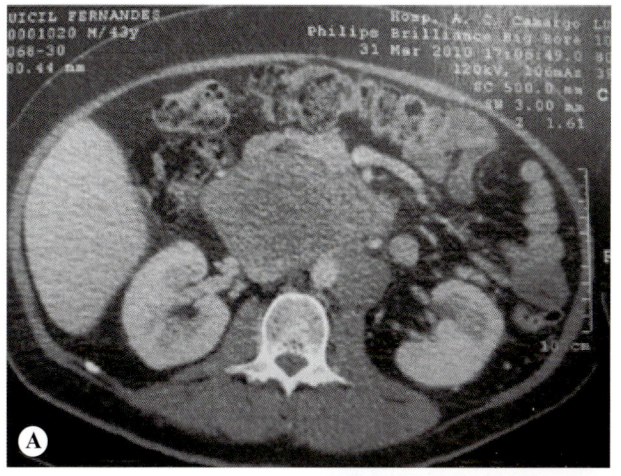

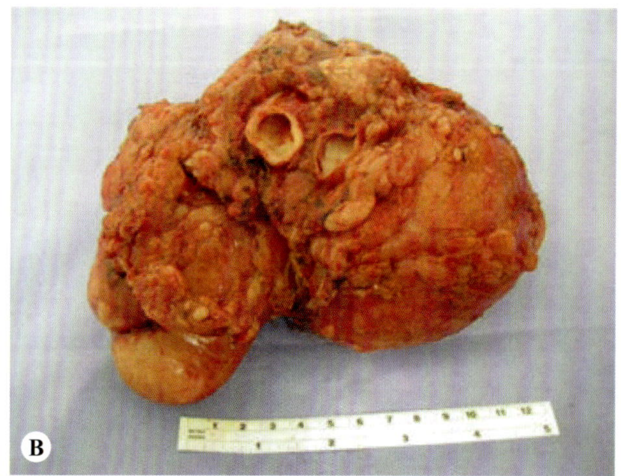

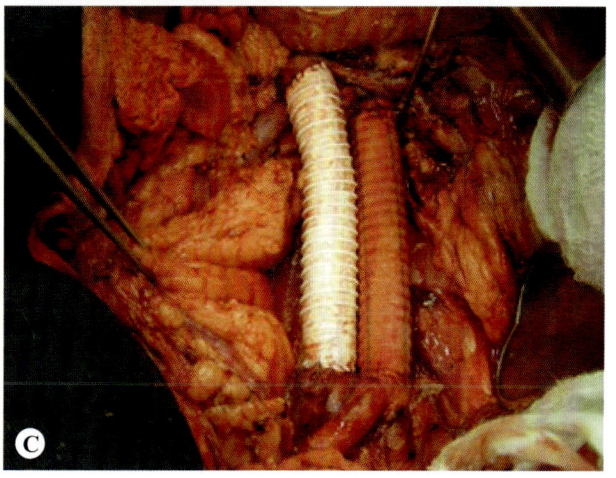

▲ **图 13-5**　**A.** 腹膜后肉瘤伴肾下主动脉及腔静脉侵犯的 CT；**B.** 切除肿瘤肿块的宏观表现及主动脉和下腔静脉横切面；**C.** 涤纶和环形聚四氟乙烯移植物重建主动脉和下腔静脉，移植物行股动脉静脉间置移植术

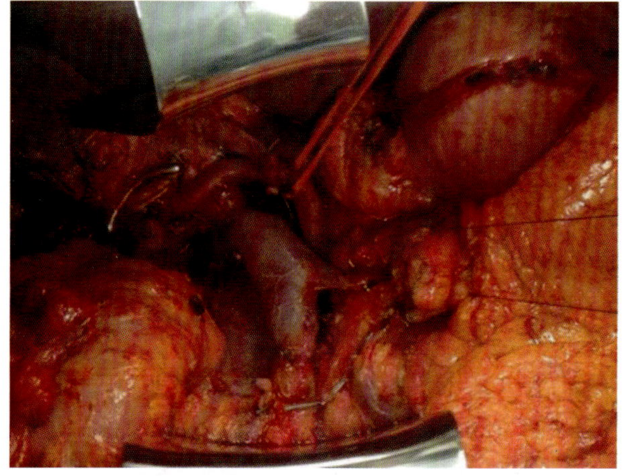

▲ **图 13-6**　颈内静脉移植重建脾 - 肠系膜汇合处，脾静脉再植采用颈外静脉

肠系膜连接处。

十四、四肢

在四肢，软组织肉瘤和骨肉瘤是最常与血管侵犯相关的肿瘤。如果不积极治疗并给予足够的手术切缘，则会出现不良的结果。考虑到这种类型的肿瘤通常影响年轻人，肢体保存是重要的，尽管进行了大面积切除，但大部分都恢复非常成功。

对于下肢动脉重建，在使用自体或合成替代物之间找到平衡 [32]。大隐静脉、合成涤纶或聚四氟乙烯移植物均表现出较高的通畅率，但使用自体移植物的效果更佳 [36, 37]。但合成移植物的感染更为常见[38]。由于更大的口径兼容性和更低的感染率，隐静脉是该区域重建的最佳选择（图 13–7 和图 13–8）。

四肢肿瘤切除后静脉重建的益处是有争议的。支持静脉结扎的作者报道说，静脉结扎的闭塞率很高，通过临床措施和时间的推移，患者对水肿的控制是令人满意的（18 例，19 例）。另一方面，由于结扎后致残性慢性静脉高压症状的发展是不可预测的，可能会严重限制生活质量，因此需要进行常规下肢静脉重建（5 例）。此外，淋巴管随着肿瘤肿物不可避免地切除也加剧了水肿。

在四肢静脉重建中，研究表明 PTFE 移植物的使用多于自体移植物[34, 39]。然而，也有明确的证据支持自体移植物在低感染和高通畅方面的优势[36, 37]。

主要的神经系统并发症涉及股神经和足部神经损伤，需要物理治疗和使用矫形器或关节融合术。

十五、单一癌症中心血管重建的经验

在我们 20 年的恶性肿瘤相关血管重建单中心研究经验中，91 例患者接受了 139 次间置移植物血管重建术（92 例动脉移植，47 例静脉移植）[23]。肿瘤累及全身各部位，分布如下：头颈部 23 例，上肢 6 例，胸部 3 例，腹部 30 例，下肢 29 例。

在一个中位随访时间 134 个月的病例中，24 个月和 60 个月总动脉通畅率分别为 96.7% 和 84.9%。24 个月和 60 个月静脉通畅率分别为 71.4% 和 64.2%。动脉和静脉通畅曲线如图 13–9 所示。

结论

恶性肿瘤血管侵犯患者的治疗是复杂的。术前影像学检查对早期诊断和确定治疗策略至关重要。有效的辅助治疗和先进的手术技术相结合，使得能够在不破坏肿瘤的情况下整体切除肿块手术得以实现，使生存率和治愈率逐步提高。

作者评论

术前通过影像学检查，怀疑肿瘤细胞侵犯血管。因此，这是一种选择性手术，血管外科医生应从一开始就参与治疗计划。

当肿瘤切除手术时碰到无意的血管病变时，通常需要在“紧急”的情况上进行血管重建。在这些情况下，血管并发症发病率和死亡率增加。

Morin 等[40] 对 78 例患者行腹膜后淋巴结切除术，其中 17 例（22%）需要血管干预。在 9 例患者中，修复是由于切除肿瘤块时的不慎损伤（主动脉 1 例，下腔静脉 2 例，肾动脉 6 例）。修复主

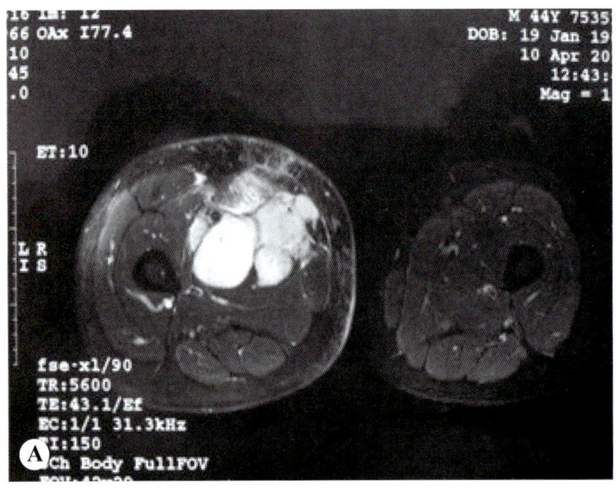

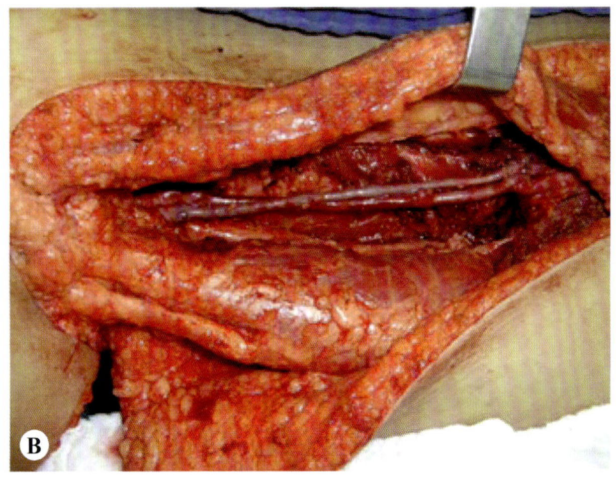

▲ 图 13–7 **A.** 侵袭股血管肉瘤的 MRI；**B.** 采用同侧内隐静脉移植物行股动脉静脉间置移植术

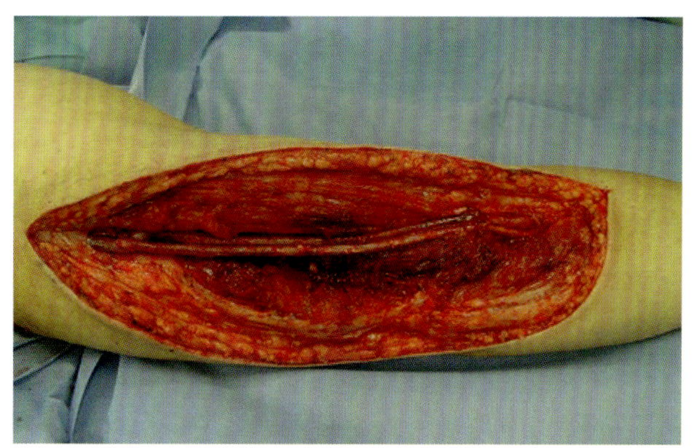

▲ 图 13-8 用隐静脉移植物重建肱动脉和静脉

动脉（主动脉 – 胆道移植）和下腔静脉的患者预后令人满意，但有3例肾动脉病变患者需要切除肾脏。

Palfalvi L 等[41]进行了184例根治性妇科干预，其中大多数与淋巴结切除术相关。13例患者发生血管损伤，分别发生在髂外动脉（4例）、下腔静脉（3例）、髂外静脉（5例）和股静脉（1例）。所有患者均只需要一期引流。其中4例出现并发症，2例股静脉血栓形成，2例髂动脉闭塞。动脉闭塞的患者发展为下肢的间歇性跛行。

Bianchi 等[42]在病例系列报道中，39例患者行血管重建，其中6例因意外损伤（主动脉1例，颈内动脉1例，肠系膜上动脉1例，锁骨下静脉1例，腋窝静脉1例，门静脉1例）。肠系膜上动脉重建患者随着肠道缺血而死亡。

侧支循环的重要性

侧支循环在静脉和动脉主干切除的肿瘤切除术后具有重要意义，在肿物切除术中，切除肿物附近的许多侧枝血管，可以保证肿物的安全。

在2004年Machado MA 等的研究中（43例），3例患者行胰腺肿瘤切除术，其中2例腹腔干动脉闭塞，肠系膜上动脉开口狭窄，临床无明显症状。肿瘤切除后，3例患者均出现严重的肠道或内脏缺血，需要立即进行动脉血运重建术，导致症状的减退和病情的良好发展。

我们认为主干血管和侧支循环的相关切除最终会损坏下游组织，使主干重建成为基础。

由血管外科医生组成的手术治疗小组必须为这类手术做好准备。

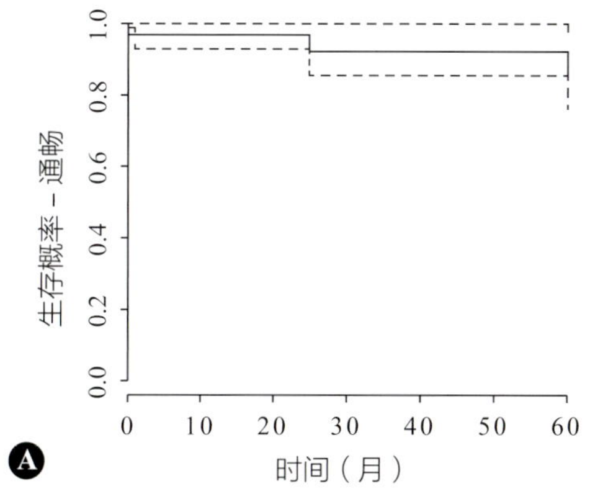

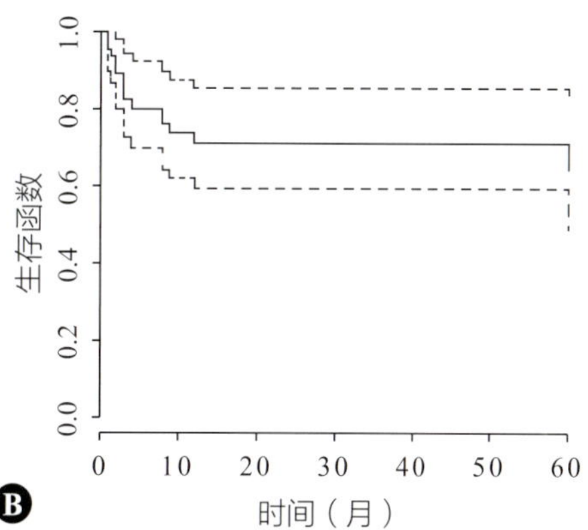

▲ 图 13-9 单一癌症中心的动脉（A）和静脉（B）血管重建的通畅曲线
引自 Krutman et al, J Vasc Surg, 2018

第 14 章 静脉血栓栓塞与癌症

Venous thromboembolism and Cancer

Guilherme Yazbek Bruno Soriano Pignataro 著
钟志惟 译 周为民 校

静脉血栓栓塞（venous thromboembolism，VTE）由深静脉血栓和肺栓塞组成，是癌症患者常见的并发症。自 150 多年前 Armand Trousseau 首次将血栓性静脉炎描述为内脏恶性肿瘤的征兆以来，癌症对凝血的影响一直是医疗保健提供者面临的主要挑战。凝血级联紊乱，可表现为血栓形成、出血和弥散性血管内凝血，是住院癌症患者的常见症状，对治疗、预后和生活质量具有重大影响[1]。

肿瘤患者发生 VTE 的可能性是非癌症患者的 4.1 倍，化疗期间这种风险达到 6.5 倍[2]。VTE 的高发生率反映了发病率的增加，并且是该群体死亡的主要原因[3]。VTE 风险包括癌症相关、患者相关和治疗相关原因（表 14–1）。癌症相关原因与活动性癌症、癌症类型和外在压迫有关。在某些类型的癌症中，VTE 的风险更大，如胰腺癌、膀胱癌、结肠癌、卵巢癌、肺癌和胃癌。

活动性癌症患者的高凝状态有多种原因。生物因素，包括肿瘤细胞特异性的促血栓特性和宿主细胞对肿瘤的炎症反应，在癌症相关血栓形成的发病机制中发挥着核心作用。癌细胞产生并释放促凝血蛋白和溶纤蛋白及炎症细胞因子。此外，它们能够直接黏附到宿主细胞（即内皮细胞、单核细胞、血小板和中性粒细胞），从而刺激宿主效应细胞的额外促血栓特性。肿瘤脱落的促凝血微粒也有助于患者的高凝状态。最后，组织因子促进肿瘤“生态位”基质细胞的变化，从而改变止血[4]。

有证据表明，肿瘤细胞的结构发生变化，不仅开始表达促凝血蛋白（组织因子、促凝血癌和因子Ⅶ），而且还表现出结构变化，如 EGFR 突变，使它们对这些相同的促凝血剂更加敏感。这种自我滋养的关系促进了肿瘤的发展和增殖[5]。

患者相关和治疗相关的危险因素也会导致 VTE 的发生（表 14–1）。年老、心血管风险和长时间不动是与患者相关的风险因素的一些例子，化疗、延长手术时间和中心导管的存在都是与治疗相关的危险因素的例子。最终结果是促凝血、抗纤维蛋白溶解、促聚集状态，此外还释放促炎症和促血管生成细胞因子。

一、诊断：实验室、影像

（一）临床体征和症状

深静脉血栓形成：疼痛、小腿肿胀和患处水肿是常见症状，但非特异性。出现这些症状的患者中只有 1/4 被确诊患有 DVT。当怀疑下肢 DVT 时，可以进行 Homans 和 Flag 信号等症状学操作。在某些情况下，由于 DVT 体征明显，诊断很容易确立（图 14–1）。

肺栓塞：没有典型或特有的临床症状。年

表 14–1　VTE 的危险因素

患者相关	老年
	遗传性或获得性血栓形成倾向（妊娠）
	并发症（感染、肾脏疾病、肺部疾病、CHF、动脉血栓栓塞）
	肥胖 BMI＞35kg/m^2
	血小板＞350 000/μl（化疗前）
	白细胞增多＞11 000/μl（化疗前）
	贫血＜10g/dl（化疗前）
	既往 VTE 病史
	住院治疗
	长时间不活动
	性能低下
癌症相关	活动性癌症
	原发性高危部位（中枢神经系统、胰腺、胃、膀胱、妇科、肺、肾淋巴瘤、骨髓增生性肿瘤）
	外源性血管压迫
治疗相关	手术时间延长
	中心静脉导管插入
	使用高剂量地塞米松 + 沙利度胺 / 来那度胺 / 泊马度胺
	使用激素治疗（激素替代疗法、避孕药、他莫昔芬 / 雷洛昔芬、DES）
	使用促红细胞生成素药物

VTE. 静脉血栓栓塞；CHF. 先天性肝纤维化；BMI. 体质指数；DES. 乙烯雌酚

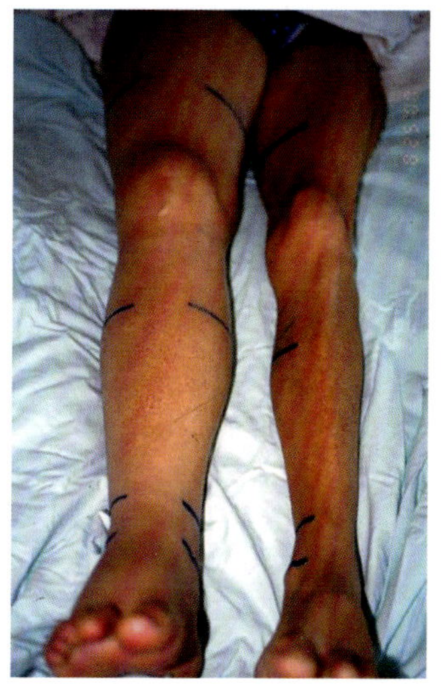

▲ 图 14–1　髂股深静脉血栓形成

轻、健康的人可能会在没有明显临床证据的情况下患上 PTE，而患有并发症的老年人可能会出现被潜在疾病掩盖的 PTE 症状和体征。最常见的体征和症状是呼吸困难、咳嗽、胸膜炎性疼痛、呼吸急促（RF＞20）和咯血。

实验室

D– 二聚体（DD）：产品脱溶降解。它具有高灵敏度和低特异度，特别是在癌症组中，患者长期处于这种状态。DD 剂量只能用于 DVT 临床可能性较低的住院患者，因为他们不具有 100% 的灵敏度。有强有力的证据表明，单独使用 DD，即不结合预测试分数，在特定人群中具有很高的阴性预测价值，如门诊患者、非复发患者、成人（非老年人）和持续时间短的患者的治疗。症状，如对于 DVT 或 PE 预检概率较高的患者，DD 的作用值得怀疑且作用有限。

（二）图像

下肢多普勒超声（生态多普勒彩色）：无创且易于进行的检查，非常适合 DVT 的诊断，灵敏度为 96%，特异度为 98%～100%。与有症状 DVT 相比，其诊断无症状 DVT 的准确性较低。根据 Wells 评分，EDC 阴性且 DD 阳性的可能性较高的患者，应在 3～7 天内重复 EDC。对于 PE 的诊断，其效用有限，因为只有约 50% 的患者伴有 DVT。然而，一旦确诊 DVT 且临床怀疑 PE，则无须进行额外检查，诊断已确定。

超声心动图：PE 的非侵入性、低灵敏度测试。当在鉴别诊断中排除充血性心力衰竭和冠状动脉疾病等心脏病时，它特别有用。它与 PE 的最大相关性是在血流动力学不稳定的患者中观察急性右心室扩张和肺动脉高压的存在。在这些情况下，经食管超声心动图比经胸超声心动图更灵敏、更可靠。

血管断层扫描：由于 PE 的高灵敏度和约 95% 的特异度，被认为是黄金标准检查（图 14–2）。

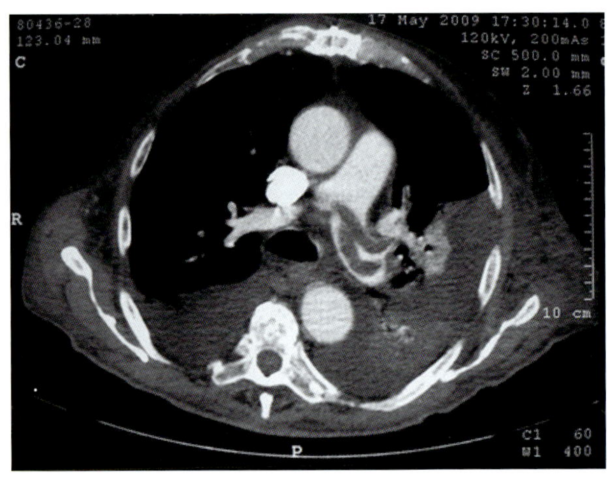

▲ 图 14–2　血管断层扫描显示大量肺栓塞

二、流行病学

癌症相关血栓形成几乎占所有 VTE 事件的 20%。尽管有负担，但与癌症相关的 VTE 并未减少，这可能是由于诊断方法的灵敏度较高和治疗效果欠佳所致[6]。脑癌、胰腺癌、卵巢癌、结肠癌、胃癌、肺癌、肾癌和骨癌及存在远处转移的癌症的发病率较高[7]。

第一次 VTE 发作后，这些患者的复发率几乎每 100 人每年增加 10 次，在前 6 个月达到峰值 22.1 次。初次 DVT 或 PE 后的复发情况没有差异。1 年后死亡率约为 65%，10 年后死亡率接近 90%[8]。在癌症患者中，VTE 是第二大死亡原因[9]。对于自发性 VTE 患者，约 10% 与进一步诊断为恶性疾病相关[10]。

三、预防

（一）临床患者：住院患者

因心力衰竭、呼吸功能不全、脑卒中、传染性或炎症性疾病等急性疾病住院的患者发生静脉血栓栓塞的风险增加[11]。初级 VTE 预防可以减少一些高危人群（如住院患者或术后环境）的深静脉血栓、肺栓塞和致命性 PE。在癌症人群中，识别出最有 VTE 风险的患者，然后采取有效的预防措施，可以改善发病率、死亡率、癌症治疗的实施、癌症相关的结果、生活质量和医疗保健资源的使用[5]。经验证的风险评分包括其他因素，如行动不便、高龄、癌症、既往静脉血栓栓塞和 D– 二聚体水平升高，有助于识别有症状的静脉血栓栓塞风险的患者。

对所有因急性内科疾病住院的癌症患者进行抗凝血栓预防被认为是标准做法，并在临床指南中强烈推荐[12]。这些建议是根据并非专门在癌症队列中进行的随机对照预防试验推断出来的。其中一项是 Medenox 试验，这是一项前瞻性、双盲、随机、安慰剂对照试验，招募了 1102 名住院的重症患者，接受 40mg 依诺肝素、20mg 依诺肝素或安慰剂治疗。持续 6～14 天。在 40mg 剂量下，心力衰竭住院患者及患有其他疾病（包括呼吸衰竭、传染病或风湿性疾病）的患者发生静脉血栓栓塞的风险显著降低。在接受 40mg 依诺肝素的组中，静脉血栓栓塞发生率为5.5%，这一比例高于接受安慰剂的组中的14.9%（$P<0.001$），这一益处在3个月的随访中得以维持[13]。

由于住院癌症患者是一个独特的人群，静脉血栓栓塞事件和大出血的风险增加，因此验证初级血栓预防在该人群中的有效性和安全性至关重要。一项Meta分析试图证明这一点，并且只能选择三项安慰剂对照随机试验，将静脉血栓栓塞事件作为主要结局，并根据癌症亚组进行分析。抗凝治疗并未显著降低住院癌症患者的VTE风险［静脉血栓栓塞事件的汇总相对风险为0.91（95%CI 0.21～4.0）；I（2），与安慰剂相比，接受血栓预防的患者中有68%］[14]。需要强调的是，纳入的癌症患者在VTE风险方面存在异质性，并且癌症患者的样本量较小，并且无法获得癌症亚组的出血信息。

迄今为止，还没有对照随机试验评估仅癌症人群的住院血栓预防。这些数据对于所有住院癌症患者的普遍性尚不清楚，特别是对于那些仅接受预定化疗且在其他方面可以走动且接近基线健康状况的患者。然而，住院治疗会增加住院癌症患者发生VTE的风险。许多住院癌症患者都有其他VTE危险因素，这会大大增加风险，需要使用风险评估模型，可能会加强血栓预防的适当使用。因此，ASCO建议对患有活动性恶性肿瘤和急性内科疾病或在没有出血或其他禁忌证的情况下活动能力下降的住院患者使用药物血栓预防，并接受对患有以下疾病的住院患者使用药物血栓预防：没有其他危险因素的活动性恶性肿瘤[7]。即使正在进行干细胞/骨髓移植，也无须因小手术或化疗输注而入院，无须进行药物血栓预防。值得注意的是，目前尚无针对不耐烦患者的定向抗凝血药的对照随机试验。使用普通肝素、低分子量肝素（依诺肝素和达肝素）和磺达肝素是药物血栓预防的可接受选择。

（二）临床患者：接受抗癌治疗的门诊患者

VTE主要发生在门诊，是一个重要的死亡原因。CAT的风险变化很大（2%～20%），并且取决于一些变量[15]。某些类型的肿瘤与较高的VTE风险相关，如胰腺、胃、肾脏和大脑的肿瘤。目前，已经有增加住院患者患有淋巴瘤和肺癌的风险。文献中对预测模型的搜索最终导致了Khorana评分（范围为0～6，评分越高表明静脉血栓栓塞风险越高）的发布，以便识别可能受益于药物预防的最易受影响的患者[16]（表14-2）。从胰腺肿瘤的诊断来看，患者已被归类为中度风险，根据其他因素（血小板计数、血红蛋白水平、白细胞计数和体重指数）的存在，可以达到高风险[17]。

为了提高Khorana评分的有效性，提出了一些修改，添加了两种生物标志物：P-选择素和D-二聚体。另一组建议修改评分，添加化疗药物，如铂类抗肿瘤治疗和吉西他滨（Protecht评分）[18]。

门诊癌症患者抗血栓预防的获益-风险概况很难确定。一些研究使用低分子量肝素或DOAC评估了这种情况下的抗凝血药。在SAVE-ONCO中，他们比较了3212名开始接受化疗的转移性或局部晚期实体瘤患者使用低分子量肝素或安慰剂的情况。尽管治疗时间较短（3.5个月），但他们观察到接受司莫肝素治疗的患者风险显著降低（HR=0.36，95%CI 0.21～0.60，$P<0.001$），并且大出血未增加（HR=1.05，95%CI 0.55～1.99）[19]，高危患者亚组（Khorana≥3）需要治疗的人数（number needed to treat，NNT）为25人，而低风险患者为333人。另一项研究，PROTECTH试验，也是经过短暂的研究后治疗（4个月），描述了当那屈肝素在接受化疗的转移性或局部晚期癌症患者中使用时，相同的出血发生率，但血栓栓塞事件的发生率显著降低（2.0%那屈肝素×3.9%安慰剂，$P=0.02$）[20]。在亚组分析（Khorana评分≥3）中发现，安慰剂组的VTE率为11.1%，那屈肝素组的VTE率为4.5%。因此，高风险患者需要治疗的人数为15人，而低/中风险患者需要治疗的人数为77人[12]。

一些主要关注LMWH预防血栓的Meta分析表明，与安慰剂[21]和多发性骨髓瘤使用维

表 14-2 Khorana 分数

Khorana：化疗相关 VTE 的预测模型		
极高风险（胃、胰腺）		2
高风险（肺癌、淋巴瘤、妇科肿瘤、膀胱癌、睾丸癌）		1
化疗前血小板计数＞350×10^9/L		1
化疗前白细胞计数＞11×10^9/L		1
血红蛋白水平＜100g/L 或使用红细胞生长因子		1
BMI≥35kg/m^2		1
总得分	**风险类别**	**有症状性 VTE 的风险**
0	低	0.3%～1.5%
1～2	中间	1.8%～4.8%
≥3	高	6.7%～12.9%

VTE. 静脉血栓栓塞；BMI. 体质指数

生素 K 拮抗药华法林相比（RR=0.33，95%CI 0.14～0.83），使用 LMWH 预防组可降低 VTE 风险，特别是在某些特定人群中，如胰腺肿瘤（RR=0.31，95%CI 0.18～0.55）和肺肿瘤（RR=0.42，95%CI 0.25～0.71），而 LMWH 和阿司匹林之间的差异不具有统计学意义（RR=0.51，95%CI 0.22～1.17）[22]。

CASSINI[23] 和 AVERT[24] 两项试验描述了使用定向抗凝血药作为化疗下门诊患者的预防方案，分析了具有高或中到高 VTE 风险的特定人群使用 Khorana 评分（≥2）。

AVERT 研究将阿哌沙班 2.5mg 每天 2 次和安慰剂的使用与主要疗效结果（180 天随访期内的客观和记录的 VTE）及主要安全性结果（大出血）进行了比较。从 574 名随机患者中，563 名被纳入意向治疗分析。阿哌沙班组的 VTE 显著降低（4.2% × 10.2%，HR=0.41，95%CI 0.26～0.65，P＜0.001），治疗分析亚组中结果也很显著（1% × 7.3%，HR=0.14，95%CI 0.05～0.42）。关于安全性结果，阿哌沙班组中有 10 名患者（3.5%）和安慰剂组有 5 名患者（1.8%）出现大出血（HR=2.00，95%CI 1.01～3.95，P=0.046）。治疗期间，阿哌沙班组有 6 名患者（2.1%）和安慰剂组有 3 名患者（1.1%）出现大出血（HR=1.89，95%CI 0.39～9.24）。

CASSINI 试验与 AVERT 相似，但研究（筛查检测 VTE 作为终点，841 名患者随机分组）期间，差异在于利伐沙班 10mg 与安慰剂相比的血栓预防，以及基线时强制下肢超声检查（因此排除基线时任何不明显的深静脉血栓）及试验期间的连续时间点。超过 50% 的研究参与者被诊断出患有极高风险的肿瘤类型（胰腺癌或胃食管癌），只有 7% 的患者患有淋巴瘤。在 Khorana 评分为 2 分或更高的 VTE 筛查患者中，4.5% 的患者在基线筛查影像中发现血栓形成，不符合随机分组的条件。主要终点的 VTE 降低与安慰剂相比并未达到显著性（6% × 8.8%，HR=0.66，95%CI 0.4～1.09，P=0.10），其中大多数事件发生在利伐沙班组停药后发生。对治疗进行分析时，VTE 显著降低（2.6% × 6.4%，HR=0.40，95%CI 0.2～0.80）。利伐沙班治疗中 2.0% 发生大出血，对照组与安慰剂组的比例为 1.0%（HR=1.96，

95%CI 0.59～6.49，P=0.26）。

在未经选择的患者的试验中，绝对获益不大，这意味着许多患者需要预防性治疗来预防单一VTE事件，因此在晚期胰腺癌患者或选定的高危人群的试验中观察到VTE风险的绝对降低幅度最大[6, 9]。因此，指南不建议对门诊癌症患者进行常规血栓预防[6, 25, 26]。

针对高危人群（包括胰腺癌、多发性骨髓瘤）的研究描述了使用高于标准预防剂量的LMWH可以降低血栓预防组中VTE的风险。在FRAGEM研究中，达肝素200U/kg，每天1次，持续4周，然后在FRAGEM研究中逐渐降至150U/kg，持续8周[27]；在CONKO-004中，依诺肝素1mg/kg，每天1次[28]。基于这些数据，指南支持使用Khorana评分来识别可能受益于阿哌沙班、利伐沙班或低分子量肝素血栓预防的患者，前提是在动态癌症中没有明显的出血危险因素，也没有药物相互作用。接受化疗的患者考虑此类治疗时，应与患者讨论这种情况下的相对益处和危害、药物成本和预防持续时间。对于接受沙利度胺或来那度胺为基础的化疗和（或）地塞米松方案的多发性骨髓瘤，应为低危患者提供阿司匹林或LMWH药物预防血栓，为高危患者提供LMWH[6]。

（三）手术患者

肿瘤手术后，癌症住院患者出院后发生VTE的风险会升高。癌症患者术后临床上明显的VTE发生率为1%～3%，具体取决于手术类型，40%的VTE发生在术后21天后，导致46%的死亡[29]。

众所周知，如ENOXACAN Ⅱ试验所述，在癌症手术患者中，延长血栓预防时间可降低VTE发生率。接受腹部或盆腔手术的手术患者1周后使用依诺肝素40mg，两组被随机分配继续使用依诺肝素或安慰剂预防19～21天。与安慰剂相比，持续使用依诺肝素的住院患者VTE发生率显著降低（分别为4.8%和12.0%，P=0.02）[30]。Rasmussen等比较了427名因癌症接受腹部手术并随机接受达肝素5000U治疗7天或21天的患者的VTE发生率。他们还发现，长期血栓预防组的VTE发生率降低（分别为7.3%和16.3%，RR降低55%，95%CI 15%～76%，P=0.012），并且大出血没有增加（0.5%vs.1.8%）[31]。

正如Vedovati等所描述，腹腔镜癌症手术也会增加VTE的风险。他们招募了225名接受腹腔镜检查的结直肠癌患者。他们比较了短期预防和长期预防（1周和4周），发现延长组在3个月[28天（SD 2）]后VTE降低（A组为9.7%，B组为0%，P=0.001），出血情况无差异，得出结论认为，结直肠癌腹腔镜手术后，与1周预防相比，延长抗血栓预防是安全的，并且可降低VTE风险[32]。

鉴于预防方式多种多样，包括药物制剂和机械装置，一些研究评估了最佳方法。在一项评估LMWH（每天1次）和普通肝素（每天3次）用于癌症手术后血栓预防的有效性和安全性的临床试验Meta分析中，未发现LMWH与UFH的死亡率存在差异治疗（RR=0.89，95%CI 0.61～1.28）或存在临床怀疑DVT的风险（RR=0.73，95%CI 0.23～2.28）。然而，每天使用2次UFH会降低预防VTE的有效性。普通肝素在预防VTE方面似乎与LMWH一样有效。

大多数指南建议机械方法可以添加到药物血栓预防中，但不应用作预防VTE的单一疗法，除非由于上述原因之一而禁止使用药物方法[20, 33]。韩国一项在亚洲人群中进行的研究显示，由于血栓形成倾向因素（因子Ⅴ Leiden和凝血酶原G20210A突变）可能较低，因此血栓栓塞事件的发生率较低，该研究比较了两种类型的预防措施，即使用间歇性充气加压（在癌症胃切除术中仅使用IPC）或IPC加依诺肝素。在分析纳入的666名患者中，VTE的总体发生率为2.1%。与IPC+LMW肝素组相比，仅IPC组的VTE发生率在统计学上显著较高（3.6%，95%CI 2.05～6.14%vs.0.6%，95%CI 0.17%～2.18%，P=0.008），但IPC+LMW肝素组的出血发生率较高（9.1%vs.1.2%，P＜0.001）[34]。

总之，对于高危VTE癌症手术患者，建议

在术前使用普通肝素每天 3 次或 LMWH 进行药物血栓预防，并结合机械方法，延长持续时间长达 4 周，术后住院患者的治疗效果不佳。接受大型开放式或腹腔镜腹部或盆腔手术且具有高风险特征的患者，如活动受限、肥胖、VTE 病史或具有其他危险因素[7, 14, 35]。

在表 14-3 中，我们描述了一些血栓预防方案[36]。

四、治疗

VTE 的治疗是充分抗凝，必须有效减少 VTE 复发，同时安全，将出血风险降至最低。建议至少治疗 6 个月，是否停止治疗取决于疾病状况和出血风险。

约 20 年来，低分子量肝素作为癌症相关血栓形成的治疗方法一直盛行。最近，定向抗凝血药、Xa 因子和凝血酶抑制药在 CAT 治疗中取得了进展。DOAC 相对于 LMWH 的优点是成本较低且可口服。

选择 LMWH 是基于将 LMWH 与维生素 K 拮抗药（vitamin K antagonist，VKA）（如华法林和醋硝香豆素）进行比较的临床试验。在这些试验中，与 VKA 相比，LMWH 可以更有效地降低复发性静脉血栓栓塞风险，并且不会增加出血风险[37]。CLOT 是一项前瞻性、随机性且具有较大统计力的研究；总共 654 名患者，其中 336 名患者在 LWWH 组（达肝素），336 名患者在 VKA 组（醋硝香豆素）。VKA 组中复发率为 53/336，而达肝素组复发率为 27/336。相对风险为 0.51（95%CI 0.33～0.79）。其他临床试验也显示出 LMWH 比 VKA 更有效的趋势，但统计功效较低[38-40]。

阿哌沙班、达比加群、依度沙班和利伐沙班等 DOAC 成为非癌症人群 TEV 的首选治疗选择[41, 42]。后来进行了专门针对肿瘤患者的随机临床试验，将 DOAC 与 LMWH 进行了比较。Select-D 研究了利伐沙班、HOKUSAI-Cancer 依

表 14-3　ASCO 指南中预防癌症患者静脉血栓栓塞症的给药方案[7]

药物（抗凝）预防		
住院医疗患者	普通肝素	每 8 小时 5000U
	达肝素	5000U，每天 1 次
	依诺肝素	40mg，每天 1 次
	磺达肝素	2.5mg，每天 1 次
手术患者	普通肝素	5000U 术前 2～4h，此后每 8 小时 1 次
	达肝素	• 术前 2～4h 2500U，此后每天 1 次 5000U • 或术前 2～4h 5000U 或术前 10～12h，术后 5000U 每天 1 次
	依诺肝素	术前 2～4h 或术前 10～12h 40mg，此后 40mg 每天 1 次
	磺达肝素	2.5mg，每天 1 次，术后 6～8h 开始
门诊患者	达肝素	5000U，每天 1 次
	依诺肝素	40mg，每天 1 次
	磺达肝素	2.5mg，每天 1 次
	阿哌沙班	2.5mg 口服，每天 1 次
	利伐沙班	10mg 口服，每天 1 次

度沙班和 Caravaggio 阿哌沙班。这些试验表明 DOAC 与 LMWH 一样有效，但会增加胃肠道癌症的出血风险[43-45]。

首次发表的 HOKUSAI-Cancer 包括 1046 名患者。主要结局是复发性静脉血栓栓塞与大出血的关联。LMWM 治疗 5 天后，将艾多沙班 60mg 每天 1 次与达肝素进行比较。如果肌酐清除率在 30～50ml/dl 或患者体重＜60kg，艾多沙班剂量为 1 次 30mg。艾多沙班组主要结局发生率为 12.8%，达肝素组为 13.5%（RR=0.97，P=0.006，非劣效性）。艾多沙班组复发率较低，相对风险为 0.71（95%CI 0.48～1.06），但出血风险较高，相对风险为 1.77（95%CI 1.03～3.04）。胃肠道肿瘤出血的机会较高[44]。

Select-D 研究比较了利伐沙班在前 21 天内 2 次服用 15mg，随后每天 1 次服用 20mg 利伐沙班与达肝素。每组包括 203 名患者。研究了有症状和无症状的偶发性肺栓塞。仅包括有症状和近端深静脉血栓。53% 的人群发现转移性疾病。利伐沙班组的复发率较低，相对风险为 0.43（95%CI 0.19～0.99）。利伐沙班组有更多出血的倾向；大出血的相对风险为 1.83（95%CI 0.68～4.96），临床相关非大出血的相对风险为 3.76（95%CI 1.63～8.69）。作者强调，大出血主要发生在胃肠道肿瘤，可能是由于利伐沙班的局部和全身作用所致[43]。

继 SELECT-D 和 HOKUSAI-Cancer 之后，Caravaggio 试验发表。尽管胃肠道出血增加，但他们纳入了胃肠道肿瘤患者，但不包括中枢神经系统肿瘤、中枢神经系统转移或急性血液疾病患者。Caravaggio 试验比较了前 7 天阿哌沙班 10mg 每天 2 次，随后 5mg 每天 2 次与达肝素联合使用的情况。主要结局是复发性静脉血栓栓塞，阿哌沙班组 576 例患者中有 32 例（5.6%）发生这种情况，达肝素组 579 例患者中有 46 例（7.9%）发生这种情况，风险比为 0.63（95%CI 0.37～1.07，P＜0.001 为非劣效性）。阿哌沙班组有 22 名患者（3.8%）发生大出血，而达肝素组有 23 名患者（4.0%）发生大出血，风险比为 0.82（95%CI 0.4～1.69，P=0.60）。Caravaggio 试验中出血的机会并未增加[46]。

现实世界的研究与这些临床试验一致，复发率可接受，但与出血率相关的谨慎。在一项由 400 名诊断为静脉血栓栓塞的患者接受利伐沙班治疗的队列中，复发性静脉血栓栓塞的发生率为 3.25%，大出血为 5.5%，临床相关非大出血为 15.2%[47]。在另一个包含 296 名患者的队列中，118 名患者患有活动性恶性肿瘤。恶性组（3.3%）和非恶性组（2.8%）之间的复发率相当（P=0.53）[48]。

因此，一些指南的建议得到了更新，DOAC 在 CAT 治疗方面也取得了一些进展。国际血栓与止血学会（International Society on Thrombosis and Haemostasis，ISTH）指南推荐 DOAC（利伐沙班和艾多沙班）用于 CAT，因为出血风险低且无药物相互作用。LMWH 更适用于胃肠道癌、膀胱癌，以及黏膜异常（胃炎、食管炎、结肠炎和十二指肠溃疡）[49]。与 ISTH 指南一致，ASCO 推荐 LMWH、DOAC（利伐沙班和艾多沙班）、磺达肝素和普通肝素，当没有这些药物时，VKA 是一种替代药物。当需要肠外治疗时，LMWH 优于 UFH，当肌酐清除率＜30ml/min 时才适用。除了 ISTH 之外，ASCO 还推荐在处方 DOAC 之前仔细评估出血风险。两个指南都同意患者应该参与治疗决定[12]。这些指南是在 Caravaggio 研究之前发布的，这就是阿哌沙班尚未被引用的原因。

（一）药品

1. 低分子量肝素 根据主要指南，癌症患者急性 DVT 和 PTE 发作的标准治疗是使用 LMWH 抗凝[35, 50]。该建议基于与维生素 K 拮抗药相比在降低新血栓栓塞事件发生率方面更具优越性[39, 40, 51, 52]，还预测药代动力学和低药物相互作用[53]。

主要缺点是成本高，在我们的环境下，大多数门诊治疗不可能进行，而且给药是皮下注射的。此外，虽然比普通肝素发生率低，但它也可引起肝素诱导的血小板减少症[53]。

2. 直接口服抗凝血药 与维生素K拮抗药相比，使用NOAC，即激活因子Ⅹ抑制药（利伐沙班、艾多沙班和阿哌沙班）的优势在于剂量学（无须根据RNI调整剂量）和药物相互作用较少。LMWH的优势在于给药（口服）的简便性和成本。缺点是药物相互作用，特别是作用于蛋白P和细胞色素P_{450}代谢的药物，如一些抗真菌药、抗反转录病毒药、抗有丝分裂药（紫杉醇）、免疫调节药（地塞米松）、酪氨酸抑制药（伊马替尼）（图14-3）。它们对于血小板减少症和肾衰竭患者的用途也有限[54]。鉴于DOAC的口服给药途径，恶心或呕吐也可能影响DOAC的使用依从性。

在出血风险增加的情况下，使用DOAC时需要特别小心。对于存在其他出血危险因素的患者，如使用抗血小板药物、肾或肝功能损害、血小板减少症或既往有胃肠道出血史，应给予适当的咨询。患有未切除的黏膜肿瘤或活动性黏膜病变的患者在使用DOAC时可能会比使用LMWH时出现更多的出血。这种低分子量肝素出血风险高的情况目前是首选[12]。

达比加群酯与LMWH在治疗环境中的比较尚未发表数据，并且在获得疗效和安全性数据之前不推荐用于癌症环境。

3. 维生素K拮抗药 VKA的主要优点是口服给药且成本低于NOAC和LMWH。它们通过抑制维生素K依赖性凝血因子的合成来发挥作用：Ⅱ、Ⅶ、Ⅸ、Ⅹ和抗凝蛋白C和S。

当凝血因子受到抑制和耗尽时，抗血栓作用就会开始。这需要时间，如凝血酶原（因子Ⅱ）的半衰期约为65h。另外，通过更快地消耗天然抗凝血药蛋白C（半衰期为6h）可以诱导初始促凝状态；必须在第一天使用一些抗凝血药，直到达到足够的抗凝水平（INR在2～3）。

这种治疗方式的主要缺点是药物和食物的相互作用，以及对有机完整性的依赖，这对癌症患者来说是一个挑战，因为在化疗过程中要使用多种药物，并引发除器质性疾病外（如肝脏和肾脏）的营养不良、恶心和呕吐。这一次，在很多情况下，维生素K拮抗药的抗凝作用变得不可预测。

在表14-4和表14-5中，我们描述了ASCO指南中癌症患者的给药方案选择。

治疗延长（全剂量、减少剂量、暂停/减少标准）和随访。

延长抗凝治疗的选择取决于复发风险。我们应该根据VTE患者停止抗凝治疗后复发的风险将患者分为不同的亚组：①手术引起的VTE（主要的暂时性危险因素，5年复发率为3%）；②由非手术短暂危险因素（如雌激素治疗、妊娠、腿部受伤、打架等）引起的VTE>8h（5年复发率为15%）；③无端（也称为“特发性”）VTE，不符合由暂时性危险因素或癌症引发的标准（5年复发率为30%）；④与癌症相关的VTE（年复发

抑制药			
唑类抗真菌药	蛋白酶抑制药	免疫抑制药物	其他
酮康唑	利托那韦	环孢素	克拉霉素
伊曲康唑	洛比那韦/利托那韦	他克莫司	考尼伐坦
伏立康唑	依地那韦/利托那韦		
泊沙康唑			
氟康唑			
诱导剂			
抗癫痫药	其他		
苯妥英钠	利福平		
卡马西平	圣约翰草		

▲ 图 14-3 **CYP3A4和（或）P-糖蛋白的强抑制药，以及诱导剂**

引自Ref.[54]

表 14-4　住院癌症静脉血栓栓塞（VTE）患者初始治疗的给药方案

治疗静脉血栓栓塞		
初始	普通肝素	80U/kg IV 推注，然后 18U/（kg · h）IV 并根据 aPTT 调整剂量
	达肝素	每 12 小时 100U/kg
		200U/kg，每天 1 次
	依诺肝素	每 12 小时 1mg/kg
		1.5mg/kg，每天 1 次
	亭扎肝素	175U/kg，每天 1 次
	磺达肝素	＜50kg：5.0mg，每天 1 次
		50～100kg：7.5mg，每天 1 次
		＞100kg：10mg，每天 1 次
	利伐沙班	每 12 小时口服 15mg，持续 21 天

表 14-5　住院癌症静脉血栓栓塞（VTE）患者长期治疗的给药方案

治疗静脉血栓栓塞		
长期	达肝素	200U/kg，每天 1 次，持续 1 个月，然后 150U/kg，每天 1 次
	依诺肝素	1.5mg/kg，每天 1 次
		每 12 小时 1mg/kg
	亭扎肝素	175U/kg，每天 1 次
	华法林	调整剂量以维持 INR 2～3
	利伐沙班	每 12 小时口服 15mg，持续 21 天，随后每天 1 次 20mg（两种剂量均与食物一起服用）
	艾多沙班	在开始之前需要至少 5 天的肠外抗凝，对于体重≤60kg、肌酐清除率在 30～50ml/min 或需要同时使用 P- 糖蛋白的患者，改用 60mg 口服，每天 1 次抑制药

风险为 15%；由于癌症死亡率较高，未估计 5 年复发风险）[50]。

关于癌症住院 6 个月以上患者抗凝治疗的风险和益处的信息有限。此类数据收集因以下元素而变得复杂。

在延长治疗试验中招募和保留患者（由于死亡率高且普遍不愿继续治疗超过 6 个月）。在 Daltecan 试验中，患有 VTE 的癌症患者接受了达肝素的延长治疗。在 334 名入组患者中，109 名完成了 12 个月的达肝素治疗（116 名患者在 12 个月的研究期间死亡）。大出血风险在治疗第 1 个月最高（3.6%），在第 2～6 个月期间降至每位患者每月 1.1%，在第 7～12 个月期间降至 0.7%。同样，第 1 个月复发 VTE 的风险最高，为 5.7%，第 2～6 个月为 3.4%，第 7～12 个月为 4.1%[55]。此外，Hokusai-VTE-Cancer 研究显示 38% 的患者在试验期间（12 个月）死亡[44]。

CAT 治疗的最佳抗凝持续时间尤其具有挑战性。根据所述的无端 VTE 患者的推断，存在一个共识，即应考虑对选定的患者进行 6 个月以上的持续抗凝治疗，因为活动性癌症患者的复发风险持续较高。

大多数 CAT 指南支持延长抗凝治疗（≥6 个月）作为 VTE 的二级预防，或者只要患者患有活动性恶性肿瘤（没有预定的停止日期）就继续治疗[56]。抗凝治疗的决定必须考虑出血风险、治疗费用、生活质量、预期寿命和患者偏好。关于延长 CAT 治疗时间的进一步研究将是有益的，但可能仍然难以获得。

（二）腔静脉过滤器

Mobin-Uddin 于 1967 年描述了首次经皮下腔静脉阻断（使用腔静脉滤器）[57]。腔静脉滤器置入术的数量呈指数级增长，从 20 世纪 70 年代末的 2000 例增加到 2003 年的 140 000 多例[58]。早在 20 世纪 90 年代初，腔静脉过滤器放置就被认为是癌症患者深静脉血栓护理的一种可能解决方案。但最近的研究表明医疗实践发生了变化，人们对是否放置这些过滤器的决定进行了更多反思[59]。

PREPIC1 研究是唯一在 8 年随访期间采用永久性 IVC 滤器的随机对照试验，表明与单独抗凝治疗相比，在标准抗凝治疗中添加 IVC 滤器至少 3 个月可减少（尽管并未消除）新发肺栓塞的发生，以静脉血栓形成的频率更高为代价。患有癌症的患者分别占有和没有滤器的 16% 和 12%[60]。最近发表的 PREPIC2 随机试验发现，对于患有 PE 和 DVT 且有其他复发性 VTE 危险因素的抗凝患者，放置 IVC 滤器 3 个月并不能减少复发性 PE，包括致命性 PE[61]。这一证据是根据一些指南得出，即接受抗凝血药治疗的急性 DVT 或 PE 住院患者建议不要使用 IVC 滤器[50]。

后来，在临床实践中，人们相对一致地认为，滤器将在不具备抗凝资格或有与之相关的并发症的患者中发挥作用，因此需要机械保护以防止肺栓塞。尽管有这一共识，对于有抗凝治疗禁忌的住院患者，尚无随机临床试验数据来指导治疗，但越来越多的证据表明非随机研究的长期危害。住院癌症患者的队列研究表明，长期 VTE 复发率要高得多，并且滤器缺乏生存优势[12]。

一项针对患有 VTE 且有抗凝禁忌证的住院患者的研究报道称，IVC 滤器接受者的死亡率增加。在对 247 名患有急性近端静脉血栓形成的肿瘤患者进行回顾性分析中，比较了 100 名需要腔静脉滤器的连续患者（过滤组）与由 147 名可能接受抗凝治疗的患者组成的对照组（抗凝组）的生存率，他们发现 IVC 滤器癌症患者是一个标志物，表明患者的疾病严重程度和预后较差（死亡风险高出 8.83 倍）[62]。另一项回顾性研究对 250 名接受腔静脉滤器放置的癌症患者进行了回顾性研究，其中 59.2% 在放置滤器时出现转移性疾病，约 31.2% 满足早期死亡标准。间隔 3 年或 5 年存活率较高的患者似乎是那些在围术期放置过滤器的患者（特别是选择性手术和根治性手术），他们没有营养不良，而且当时的疾病没有转移[59]。

关于滤器的问题是，在癌症治疗中，永久滤器比可回收过滤器更可取。当抗凝禁忌证预计是暂时的时候，选择可回收滤器是合理的，并且应实施积极的去除滤器的研究方案[12, 59]。

由于缺乏随机对照试验、不确定的短期益处及越来越多的证据表明过滤器的长期危害，ASCO 指南建议不应向已形成或慢性血栓形成的患者插入腔静脉过滤器（VTE 诊断，超过 4 周前），也不适用于有抗凝治疗暂时禁忌证（如手术）的患者。由于存在长期危害问题，植入滤器对于 PE 或 DVT 的一级预防或预防也没有作用。如果血栓负荷被认为危及生命，则可以将其提供给在急性治疗环境中具有抗凝治疗绝对禁忌证的患者（过去 4 周内诊断出 VTE）[12]。根据 NCCN，如果手术 1 个月内发生静脉血栓栓塞（如下肢 DVP ± PE），应考虑放置腔静脉滤器（最好是可回收的）[63]。

有些情况具有挑战性，必须根据具体情况做出决定，不仅涉及医务人员（肿瘤科医生、外科医生），还涉及患者和家属的多学科决策。对于严重的肿瘤病例，在根据总体状况决定插入腔静脉滤器之前应进行多学科评估（并可能考虑姑息治疗）。

（三）血栓切除术

抗凝可防止血栓扩展和复发，但不会主动溶解血栓。如果在所有情况下，生物体都能有效地自发溶解所有血栓，那么静脉系统的流量就会恢复，瓣膜的功能也会得到保留。1 年后，腘远端区域高达 90% 的 DVT 静脉会发生完全再通 [64]，但髂股区域的发生率较低。

在血栓吸收血栓的过程中，通常会发生瓣膜的破坏。因此，DVT 的结果是血栓后瓣膜功能障碍，这可能导致受影响的下肢慢性静脉高压，从而引起血栓后综合征的体征和症状。

临床体征和症状可能较轻微，如皮肤色素沉着过度、下肢静脉扩张、不适和水肿；甚至更严重的情况下，其表现会损害生活质量，伴有慢性疼痛、水肿和淤滞性溃疡。其发病率各不相同，研究显示发病率较低（13%）[65]，而其他研究显示发病率超过 60%[66]。这些患者中 40%～50% 出现静脉性跛行，定义为行走时大腿或小腿疼痛，休息时情况有所改善 [67]。5%～10% 在 5 年内出现溃疡 [66]。除了美观功能的变化之外，我们还验证了与需要辞去工作以治疗溃疡相关的经济后果。

对于近端 DVT 病例，真正的治疗选择是溶纤。对深静脉血栓患者进行溶栓的预期目标是改善症状、挽救肢体处于痰液状态并降低血栓后综合征的发生率。

主动清除血栓的第一份报告涉及需要进行肺动脉栓塞切除术的大量 PTE 患者。直到 20 世纪 60 年代初，“心肺转流术” 的使用才取得了较好的效果。1969 年，Greenfield 等描述了第一个用于抽吸血栓的机械溶栓装置（图 14-4）[68]。

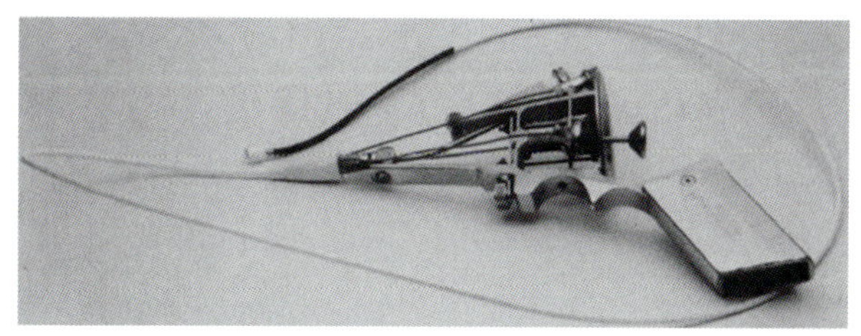

▲ 图 14-4　用于血栓抽吸的 Greenfield 装置

20 世纪 50 年代末，人们开始对溶纤作用进行研究，Astrup 等的科学著作描述了凝血和溶纤系统之间的动态平衡 [69]。从这些研究中，临床应用开始于其在冠状动脉中的应用。Kakkar 等发表了第一个关于在 DVT 患者中使用具有溶纤作用的药物的研究。1969 年 [70]，他将链激酶的使用与普通肝素进行了比较，结果显示接受溶纤治疗的患者的再通率更高（70% vs. 30%，再通）。

将纤溶酶原转化为纤溶酶的过程似乎是引发纤维蛋白溶解的最重要的过程。这种关键酶导致蛋白和纤维蛋白原的裂解，从而破坏血栓 [71]。生物体稳态的维持是由于 PAI 和 PA 之间的平衡而发生的。我们临床实践中使用的溶纤药物是 PA。我们可以提到链激酶、尿激酶和 rt-PA(阿替普酶、瑞替普酶和替奈普酶)。

通过使用导管进行血栓内输注来进行选择性溶纤似乎比全身治疗更有效，因为它减少了残留血栓的存在。除了改善生活质量外，它还可以改善深静脉系统的通畅性，降低血栓后综合征的发生率和 DVT 的复发率 [72]。Laiho 等在使用导管治疗的患者中，44% 的患者在溶栓后显示出深静脉系统的能力，而在全身使用溶栓治疗的患者中，只有 13% 的患者有能力 [73]。这种治疗的局限性与无法更全面地使用有关，特别是当患者因出血风险而有使用溶纤剂的禁忌时，出血风险在癌症患者中很常见。

将药物溶纤与机械装置相结合的导管的开发进一步提高了溶纤的功效和安全性，并且似乎是血栓清除治疗的主要区别 [74]。这些装置的特点是旋转、流变和超声波。其最佳使用时间为长达 14 天，这与较高的成功率相关。在此期间之后，再通率显著恶化[75]。

目前仍缺乏关于其在 DVT 患者（尤其是癌症患者）中的适用性的科学数据。Cavent 试验是一项没有癌症患者的挪威多中心 RCT 研究，结果表明，与抗凝治疗相比，住院患者接受导管溶栓治疗 24 个月后，PTS 显著降低（41.1% vs. 55.6%，P=0.047）[76]。另一项 RCT 试验 TORPEDO 试验比较了接受药物机械溶栓和抗凝治疗或仅接受抗凝治疗的患者在 6 个月随访时的疗效和安全性，以及复发和血栓后综合征的发生率。他们发现复发率（2.3% vs. 14.8%，P=0.003）和血栓后综合征（3.4% vs. 27.2%，P＜0.001）显著减少，并且出血量没有增加[77]。

ATTRACT 试验（急性静脉血栓形成：辅助导管定向溶栓治疗血栓清除）是一项多中心、对照、随机研究，随机分配 692 名急性近端深静脉血栓形成患者接受单独抗凝治疗（对照组）或抗凝加药物机械溶栓治疗（导管溶栓治疗－介导或装置介导的 rt-PA 的血栓内递送和血栓抽吸或浸渍，有或没有支架置入）。随访24个月后，血栓后综合征（post-thrombotic syndrome，PTS）患者的比例没有显著组间差异（药物机械溶栓组为 47%，对照组为 48%；HR=0.96，95%CI 0.82～1.11，P=0.56），10 天内大出血增加（1.7% vs. 0.3%，P=0.049）[78]。据作者称，“结果表明，药物机械导管定向溶栓（pharmacomechanical catheter-directed thrombolysis，PCDT）不应常规用于预防患有以下疾病的患者的血栓后综合征，腘静脉上方有症状的近端深静脉血栓形成，因为让他们面临额外的导管溶栓的风险和成本并没有额外的好处”，但对髂股亚组进行了一些考虑。

ATTRACT 试验中 391 例累及髂静脉或股总静脉的急性深静脉血栓患者中，PCDT 并未影响 PTS 的发生（Villalta 评分≥5 或溃疡：49% PCDT vs. 51% 无 PCDT，HR=0.95，95%CI 0.78～1.15，P=0.59）或复发性静脉血栓栓塞，但 PCDT 显著减轻了早期腿部症状（P＜0.01），并且在 24 个月内降低了 PTS 严重程度评分，降低了出现中度或重度 PTS 的患者比例（Villalta 量表≥10 或溃疡：18% vs. 28%，HR=0.65，95%CI 0.45～0.94，P=0.021），并导致静脉疾病特定生活质量的更大改善（P=0.029）。这些发现支持对症状严重、出血风险低且更重视减少早期和晚期症状而不是 PCDT 的风险、费用和不便的急性髂股 DVT 患者早期使用 PCDT[79]。

回顾性患者系列研究表明，癌症患者可以从 PCDT 中受益[80, 81]。2012 年 ACCP 指南不建议常规使用 CDT 而非单纯抗凝治疗，但建议具有以下因素的患者最有可能从 PCDT 中获益：髂股 DVT，症状持续时间少于 14 天，良好的功能状态，预期寿命至少 1 年，出血风险低[82]。NCCN 专家组认为，PCDT 和血栓切除术可以被视为针对有大面积症状的四肢 DVT 患者的治疗选择，特别是当他们对常规抗凝治疗没有反应时[83, 84]。根据我们的经验，我们观察到最大益处的病例是治疗上腔静脉综合征，该综合征通常与完全植入式导管的存在相关，与下腔静脉综合征相比（P=0.063），治疗后的病例的生存概率更大（图 14-5 至图 14-7）。

作者评论

也许使癌症更接近外周血管疾病的主要事件是静脉血栓栓塞。自 19 世纪以来，两者之间的关系就已为人所知，当时 Armand Trousseau（1801—1867）在去世前 2 年描述了血栓形成与恶性疾病

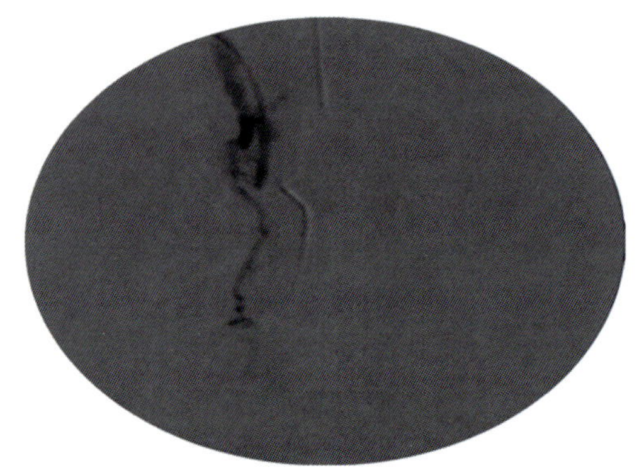

▲ **图 14-5** 上腔静脉综合征（称为静脉阻塞和上腔静脉）的血管造影图像

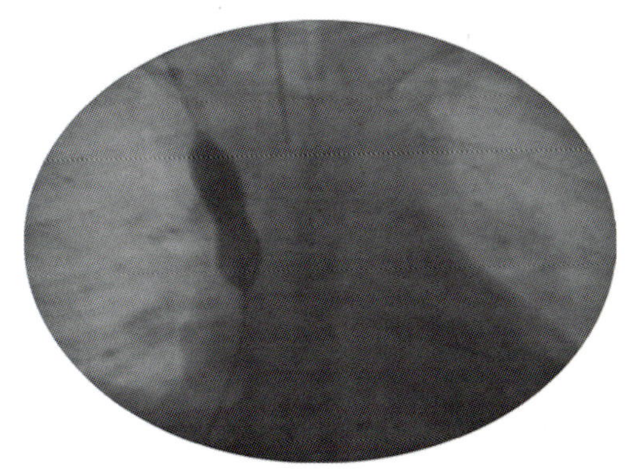

▲ 图 14-6 **PCDT，上腔静脉血管成形术和支架置入术**

▲ 图 14-7 **血管内治疗后的最终结果**

之间的关联[85]。与癌症相关的游走性自发性静脉血栓形成的诊断被称为 Trousseau 综合征，他本人就是胃癌的受害者，在出现血栓性静脉炎后被诊断出[85, 86]。

“我搞不清楚了；今晚出现的静脉炎让我对我的疾病的性质毫无疑问。”

——Armand Trousseau[86]

从那时起，VTE 已成为癌症患者的第二大死因，仅次于肿瘤疾病本身。DVT 的临床表现范围从没有症状到更严重的情况，包括剧烈疼痛和苍白（白股肿）或发绀（蓝股肿）。症状通常是模糊的，并且对于其他几种临床病症来说是熟悉的，尤其是在癌症患者中。临床表现取决于受影响的静脉、阻塞程度和侧支循环发育。最常见的体征和症状是疼痛和水肿、充血、浅静脉突出、低热、发绀、被动足背屈疼痛（Homans 征）、肌肉肿胀、苍白[87]。大约 70% 具有特征性 DVT 症状的患者没有确诊，而 50% 确诊 DVT 的患者没有表现出典型症状，这表明有必要进行本章中描述的补充试验以进行诊断一致性[87]。

由于癌症患者经常接受影像学检查，无论是为了肿瘤分期还是为了调查其他并发症，此类检查可能会偶然发现静脉血栓和（或）肺栓塞的存在。偶发性 VTE 占与癌症相关的 VTE 病例的一半，应以与症状性 VTE 相同的方式进行治疗，因为其风险与症状性 VTE 相当。更仔细的调查可以揭示患者或其医生可能归因于其他原因的体征或症状。由于癌症分期的影像学检查不一定以与 VTE 研究所进行的相同方式标准化，因此可能有必要继续为此目的明确进行调查。

临床治疗住院患者及高危手术患者都需要进行预防。最近的研究表明，对接受门诊抗肿瘤治疗的高危患者进行预防是有益的。

与非癌症患者一样，治疗基于抗凝，并且应考虑出血风险。关于抗凝血药（DOAC）在癌症患者中的疗效和安全性研究的传播导致重要医学协会的指南发生变化，如本章所揭示，允许在出血风险较低的个体中使用利伐沙班、依度沙班和阿哌沙班。使用溶栓和药物机械血栓切除术的替代治疗应被视为例外，并在该人群中进行非常严格的评估。

对于肺栓塞患者，基于肺栓塞严重程度指数（pulmonary embolism severity index，PESI）等分类的风险估计可用于确定长期死亡率和发病率[88]（表 14-6）。

对于高危 PTE 患者，只要没有禁忌证，就需要在重症监护室进行溶纤治疗，然后进行全面抗凝。在中危或高危病例中，由于临床恶化的风险，患者在重症监护病房中使用普通肝素或低分子量肝素进行全面抗凝治疗。中危和低危患者均采用全面抗凝治疗，考虑出血风险和药物相互作用来选择抗凝血药。

表 14-6 肺栓塞严重程度指数（原始版本和简化版本）[88]

范 围	原 版	简化版
年龄	年龄（岁）	1 分（如果年龄>80 岁）
男性	+10 分	
癌症	+30 分	1 分
慢性心力衰竭	+10 分	1 分
慢性肺部疾病	+10 分	
脉率>110 次 / 分	+20 分	1 分
收缩压<100mmHg	+30 分	1 分
呼吸频率>30 次 / 分	+20 分	
温度<36℃	+20 分	-
精神状态改变	+60 分	-
动脉氧合血红蛋白饱和度<90%	+20 分	1 分
	风险层（基于点数总和）	
	• Ⅰ级：≤65 分，30 天死亡风险极低(0%～1.6%) • Ⅱ级：66～85 分，低死亡风险（1.7%～3.5%） • Ⅲ级:86～105 分，中度死亡风险（3.2%～7.1%） • Ⅳ级:106～125 分，高死亡风险（4.0%～11.4%） • Ⅴ级：>125 分，极高死亡风险(10.0%～24.5%)	• 0 分：30 天死亡风险 1.0%（95%CI 0.0%～2.1%） • ≥1 分：30 天死亡风险 10.9%（95%CI 8.5%～13.2%）

第 15 章　癌症患者的腔内手术治疗

Endovascular Procedures in Cancer Patients

Felipe Nasser　Marcela Juliano Silva Cunha　Leonardo Guedes Moreira Valle　José Luiz Orlando　著
徐　创　译　　李　响　戴向晨　校

一、肿瘤和血管畸形的栓塞

根据 ISSVA[1] 普遍采用的分类，血管异常分为两大类：①以血管内皮细胞增生为特征的血管肿瘤分为良性、局部侵袭性或交界性和恶性；②血管畸形，其内皮细胞呈现正常细胞周期，由于局灶性胚胎衰竭而产生，即发生在子宫内生命中的血管分化，导致血管系统发育异常（图 15–1）。

二、血管肿瘤

（一）良性血管肿瘤

它们的特征是内皮细胞的增殖。婴儿血管瘤（infantile hemangioma，IH）约占儿童肿瘤的 70%，是该组中唯一一种免疫组织化学标记 GLUT1 呈阳性的肿瘤 [2, 3]。

IH 出现在出生后的第 1 个月，表面病变呈现鲜红色、质地坚硬且粘连。出生后的第 1 年（增生期）迅速生长，缓慢消退，直到 10—12 岁（消退期），大多数会完全消退。

血管瘤发生在身体的任何部位，主要发生在头部，可以是单个或多个，也可以是浅表或深部。它们的诊断依据基本上是临床诊断，如果病变位于较深的平面，它们很容易与高流量血管畸形（vascular malformations，VAM）或其他类型的肿瘤混淆。在这种情况下，应该通过多普勒超声和 MRI 等成像检查来鉴别诊断。一般来说，IH 的治疗方式是药物临床治疗，普萘洛尔（β 受体阻滞药）是首选药物。该药物通过抑制内皮细胞增殖、加速细胞凋亡发挥作用，一旦检查无心脏病禁忌证，应尽早使用，以减少局部后遗症和并发症。

1. 肝血管瘤　肝血管瘤(hepatic hemangioma，HH）被认为是该器官最常见的良性肿瘤。一般来说，它们是无症状、多发的，保守治疗时常体积减小 [4]。然而，在大约 10% 的病例中，这些病变可增长到直径超过 5cm，除了通常由局部创伤引起的破裂而具有出血风险外，还会引起不同的非特异性症状。在这些情况下，必须考虑手术治疗和选择性导管栓塞，后者尤其适用于更复杂的病例，如肿瘤累及肝门，或那些累及胸部或骨盆的病例 [5, 6]。

血管瘤的经导管栓塞在 1917 年首次被重新启用，但很少有其成功的报道 [7, 8]。Szejnfeld 等 [9] 于 2015 年发表的一篇原创文章中，作者使用乙醇和碘油联合选择性栓塞治疗有症状的巨大血管瘤，结果令人满意，症状完全消退，所有患者的生活质量都有显著改善。作者的经验基于一项已发表的实验，该实验使用了与肿瘤学治疗相同的肝栓塞策略 [10]。关于所获得的结果，作者的一个很好的论点是其认为选择了合适的液体栓塞剂，并且得益于其良好的扩散和与血管内皮的紧密接

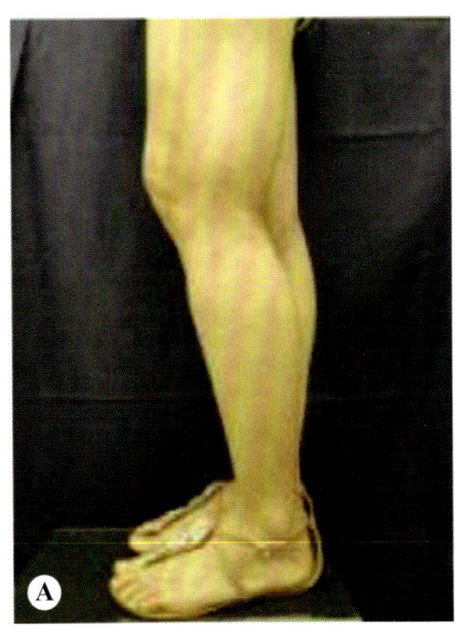

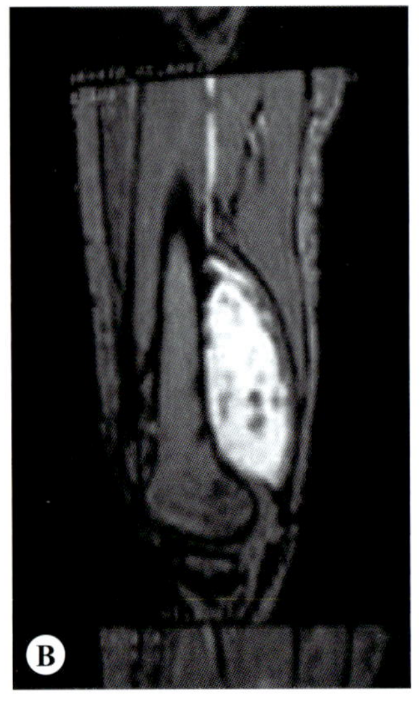

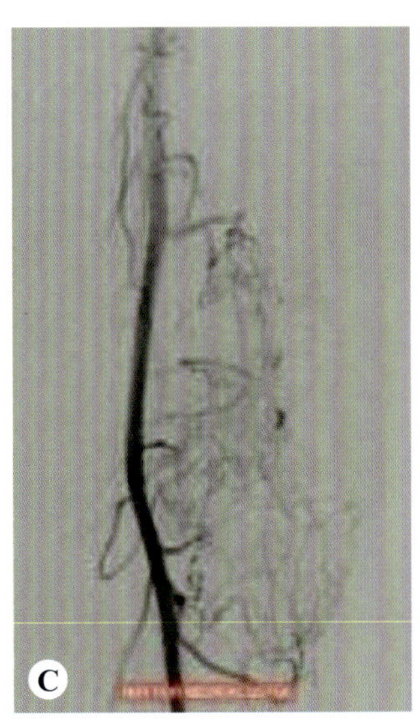

▲ 图 15-1 **A.** 一个 27 岁女性患者，从青春期开始，左侧大腿外侧和后侧的非搏动性肿瘤；**B.** 左大腿 **MRI**，粗椭圆形分叶边缘，内膜与股二头肌计数，T_1 为中间信号，**STIR** 序列高信号，顺磁剂浸渍均匀；**C.** 左股动脉造影术，来自股浅动脉的几个动脉蒂，用高流量冲洗先前的栓塞术导致的，与多个较小动脉分支相关的血管畸形（动脉 – 动脉吻合）

触，可以有效地闭塞肿瘤，而不会出现与治疗相关的并发症。

2. 先天性肝血管瘤　它们是出生时完全形成的肿瘤，约占血管瘤病例的 30%[11]。

先天性血管瘤是 GLUT1 阴性，尽管其组织学与儿童血管瘤相似[12, 13]。它们也可以根据对合能力分类为以下情况。

(1) 快速消退的先天性血管瘤(rapidly involuting congenital hemangioma，RICH)：这是一种罕见的肿瘤，出生时就出现，出生后第 1 年就完全消退。它们可能会因快速退化而留下后遗症，如皮肤和皮下萎缩。这种类型的血管瘤可在新生儿期演变为短暂性血小板减少症，更罕见的是伴有消耗性凝血病 Kassabach-Merritt 综合征（Kassabach Merritt syndrome，KMS)。在这些情况下，必须立即进行治疗，否则可能导致死亡。

(2) 非侵袭性先天性血管瘤（non-invasive congenital hemangioma，NICH)：也被描述为增殖性血管瘤的一种变体，与 RICH 不同，它不表现为自发消退。在男性中更常见，最好的治疗方法是手术切除。

(3) 部分退行性先天性血管瘤(partially involuting congenital hemangioma，PICH)：也被描述为增殖性血管瘤的一种变体，与 RICH 和 NICH 不同，它表现为部分自发退化，发病率与性别无关。最好的治疗方法是手术切除残余病变。

NICH 和 PICH 的先天性病例可能与血管畸形混淆，与活检相关的影像学研究的补充可以确定诊断和治疗行为。

（二）局部侵袭性或交界性血管肿瘤

在这一部分，我们将重点介绍 Kaposiform 血管内皮瘤（Kaposiform hemangioendothelioma，KHE)，这是一种罕见的儿科血管肿瘤，GLUT1 基因呈阴性，侵袭皮肤、皮下脂肪和肌肉，其特征是蓝紫色病变，质地坚硬，有时不易触及，触诊常伴疼痛。可能累及局部淋巴结，但未观察到转移。从组织学角度来看，它表现为不规则的结节性病变，与血管瘤的形态学模式相似，但更具浸润性。这种病变通常与血小板减少有关，也可演变为 KMS。在这种情况下，由于病变对血小板的影响，会导致血小板减少症加重，引发溶血性贫血和消耗性凝血病，可能导致心脏失代偿和肝脏受累，死亡率高。

KHE 在临床上常与血管畸形或其他血管肿瘤混淆。其诊断应结合临床、组织学表现和辅助影像学检查，以及与 KMS 相关的血液学检查。

影像学检查首选 MRI，T_1 加权序列通常显示边界显示不清的软组织肿块，真皮和皮下组织增厚，钆弥漫增强。T_2 加权序列显示弥漫性信号增强，皮下脂肪杂乱。梯度序列显示了软组织块内部和周围离散扩张的血管。

若有条件，应获得组织学证实，以指导精准治疗。然而，如果临床和影像学检查结果高度提示该诊断，则可以推迟活检，以避免操作过程中可能出现的出血并发症。

推荐的治疗方法是在药物灌注中使用激素类药物。如存在与 KMS 相关的持续细胞增殖，应使用长春新碱。

最近引入的药物西罗莫司作为细胞受体 mTOR 的抑制药，可防止新生血管生成，可被视为治疗 KHE 的首选药物，稳定疾病进展有助于减少血液病。另外值得一提的是，由于血小板和红细胞被肿瘤消耗，因此输注血小板和血细胞被正式禁止，因为会导致血液成分的自我消耗。在有死亡风险的极端情况下，由于并发症的高风险，输血必须在重症监护室进行严格监测。

即使采用了适当的治疗，KHE 病变也可能不会完全消退，随着年龄的增长，尤其是在青春期，可能会复发。症状通常会随着炎症和疼痛而加重。长期影响包括慢性疼痛、淋巴水肿、心力衰竭和骨科问题[14]。

（三）恶性血管肿瘤

1. 血管肉瘤 血管肉瘤是高度恶性的肿瘤，占肉瘤的 2%，可以出现在身体的任何部位，在软组织中更常见。它表现出独特的生物学行为，并取决于初始位置，在儿童中侵袭性和转移性较小，因此预后更好。有报道称，其在儿童中发生表现为多处皮肤病变和肝脏病变，其中一些 GLUT1 阳性。

它通常先影响骨骼、肌肉、肝脏、脾脏、乳房、皮下组织和腹膜后，当它到达皮肤时，表现为暗红色结节性隆起。骨骼受累较为罕见。它可能与化学致癌、放疗和慢性淋巴水肿有关。由于深平面的侵犯和邻近结构的界限不清，它们出血的可能性很高。除了局部的侵袭性生长外，转移也经常发生。

局部疾病的治疗最初是外科手术。成人局限性皮肤病灶适合放射治疗，转移性疾病适合手术、化疗和放疗相结合。抑制血管生成的生物制剂已在成人血管肉瘤中显示出活性，但仍在研究中[15]。

恶性血管瘤的鉴别诊断通常是非常具有挑战性的，无论是在光谱低端，区分上皮性血管内皮瘤和上皮性血管瘤，还是在光谱高端，区分血管肉瘤和恶性上皮性血管内皮瘤。在这种鉴别诊断中，临床放射学方面（大小和多灶性）和免疫组织化学标记物（内皮标记物的表达）通常相似，因此可能无法区分良性和恶性血管病变。

三、血管畸形

血管畸形（vascular malformations，VVM）是由发育异常的血管引起的。一般来说，它们在出生时就存在，与个体的发育成比例地生长，从未出现消退[16]。这种方面与血管瘤的病史完全不同，血管瘤可以在短时间内快速生长。

VAM 根据血管成分的优势分为静脉、淋巴、毛细血管、动脉或混合型，并根据流量高低特征进行分类。

（一）静脉畸形

静脉畸形的特征是浅表病变中的蓝色肿物或肌肉中的病变、皮肤颜色正常。它们通常质地较软，触诊时可颜色变浅，没有震颤或搏动。

VM 的多普勒超声特征为异常静脉，可压瘪，位于浅表或肌内，流动缓慢，并呈现低回声内容物。病变内可出现血栓或静脉石（钙化血栓）。

在体积较大的病变或影响肌肉的病变的情况下，建议结合 MRI 进行诊断，以更好地分辨血管肿瘤。VM 的 MRI 特征是 T_2 加权序列上的高

信号病变和 T_1 加权序列上可变强度信号，通常与流空效应相关，表明存在静脉石和局部脂肪肥大。

可选择的治疗方式是经皮硬化剂注射术[17]，如使用无水乙醇（95%～98% 乙醇），每次治疗的最大推荐剂量为 1ml/kg[18]，或使用 3% 的聚多卡醇泡沫形式注射（Tessari 技术），每次不超过 10ml 泡沫。

（二）淋巴管畸形

淋巴管畸形主要发生在头段淋巴管，也可能发生在身体的任何部位。它们表现为存在于皮肤或黏膜中的微囊性病变，以内含物清晰的囊泡形式出现，与毛细血管畸形分离或相关，或表现为位于皮下细胞组织或深层组织中的微囊型病变，并可能导致皮肤隆起，而不改变基本颜色。它们表现出纤维弹性的一致性，并且可能由于炎症或感染过程而经常演变为炎症迹象。

诊断应辅以超声检查，超声检查显示大小不等的囊性病变，即微囊性（<0.5cm）或大囊性病变（>0.5cm），不可压缩，内部无血流，较大囊肿之间仍有隔膜。内容物也可以从回声（纯淋巴）到低回声（混合：淋巴静脉）不等。

除了 T_2 加权序列中的高信号和 T_1 加权序列中识别的隔膜外，MRI 还可以通过发现大囊肿中的液位来区分静脉病变来确认诊断。

在超声引导下直接穿刺病变后，应尽早开始治疗，使用液体硬化剂，如 OK-432、博莱霉素和多西环素。穿刺囊肿后，清空其淋巴内容物，然后病变内注射上述液体制剂。

（三）动静脉畸形

动静脉畸形的特征是存在搏动、压之可缩小的肿瘤，质地均匀，存在由血液湍流引起的震颤或杂音[19]。这些病变的其他特征性表现是近端动脉脉搏增加和明显迂曲静脉流出道。远端出现缺血和静脉高压引起的继发性变化，如水肿、皮肤色素沉着、静脉性湿疹、溃疡和坏疽也可能发生[20, 21]。

在大多数情况下，四肢的病变很容易通过临床表现来诊断；然而，在面部和躯干、骨盆，诊断应结合影像学检查来更好地区分其他血管异常及软组织肿瘤。

超声多普勒检查是血管起源的软组织病变患者进行初步评估的首选检查[22, 23]，它可以从形态学和血流动力学的角度来诊断血管畸形。

MRI 可以评估病变累及的范围及其与相邻解剖结构的关系，有助于区分高流量和低流量病变[24, 25]。AVM 的特征是 T_1 和 T_2 加权序列中的信号缺失区域（流空效应），对应着滋养动脉和畸形病灶[26–28]。

MRI 也有助于鉴别诊断软组织肿瘤，如血管瘤，其特征是明确的分叶病变，除了轮廓中的流空效应外，还有 T_2 加权序列上的高信号和 T_1 加权序列中的中间信号[15, 23, 29]。

其他肿瘤，如肉瘤、神经母细胞瘤、血管外皮细胞瘤、纤维肉瘤、横纹肌肉瘤，表现出与病灶周围水肿相关的组织侵袭特征[23, 30–32]。

新型栓塞剂的进展和小口径导管（微导管）的使用更有助于超选滋养血管，使栓塞技术成为 AVM 的首选治疗方法[20, 33, 34]。

AVM 栓塞治疗的目标是闭塞病变血管巢的滋养血管，避免非靶病变区的填塞，使用的材料应基于目标血管的口径、长度和数量、血液流速流量及静脉流出道情况[35, 36]。因此，在上述条件下，液体栓塞剂是最合适的。

目前广泛使用的液体栓塞剂主要有两种：黏合剂，如组织胶水（主要成分是氰基丙烯酸正丁酯 –NBCA）有 Histoacryl®（B.Braun, Melsungen, Germany）和 Glubran2®（GEM Srl，Viareggio，Italy 利）两种产品可使用；非黏性液体栓塞剂，如 Onyx®（Onyx System，MTI-Micro Therapeutics Inc., San Clemente, CA, USA）、Squid® 和 Phill®（沉淀疏水性注射液体）。

组织胶水（组织黏合剂）具有多种用途，可在使时根据 AVM 的不同调整不同的稀释度[37]。这种液体栓塞剂能够通过微导管，当在靠近病灶或在病灶区域内释放时，它开始聚合过程形成血栓并阻断血液循环。它与碘化罂粟籽油（Lipiodol®UF-Guerbet）的结合使材料X线下可显影，并延迟聚合时间，便于手术操作[38]。因此，根据待治疗病变的特性，用碘油以1∶1至1∶8的比例稀释氰基丙烯酸酯。氰基丙烯酸酯的注射速度应根据所选择的稀释度和病变内的流动模式从慢到快不等。对于蔓状血管畸形、体积大或流量低的病变，建议使用低浓度（15%～20%）的稀释氰基丙烯酸酯。对于瘘管型的高流量病变，浓度为33%～50%的氰基丙烯酸酯溶液更有助于闭塞靶病变。

使用氰基丙烯酸酯进行栓塞的风险，意味着微导管可能会粘在血管上，使其无法撤出。将这种风险降至最低的策略包括使用较低浓度的氰基丙烯酸酯溶液，以及加温以降低黏度。

非黏性液体制剂，如Onix、Squid和Phill，使用DMSO有一定的腐蚀性，因此应使用耐上述材料腐蚀的微导管，避免注射过程中材料的损坏。这些药物在一般AVM的治疗中具有良好的适用性，尤其是在蔓状病灶或由多个分支滋养的巨大病变中，流量高低不会干扰其使用。然而，它不适用于有直接血供的高流量动静脉瘘，这种情况下应使用氰基丙烯酸酯。

从技术角度来看，栓塞期间微导管中的注射压力应足以促进血管中材料的聚合过程，避免向微导管回流。只要回流距微导管远端有1.0～1.5cm的距离就可以接受。尽管这些试剂没有黏性，但长时间注射这种材料会导致回流，导致微导管撤出困难。栓塞结束后，应动作轻柔，平稳渐进的撤出微导管。撤出时的暴力操作会增加动脉或导管破裂的风险，增加并发症的发生率。

术前术后血管造影术对于验证手术是否有效和是否需要进一步治疗是非常必要的。

对于动静脉瘘栓塞术的理想方法，文献中没有达成共识。治疗可以一次性完全栓塞整个病变，或分期进行。较大的病变通常需要多次治疗，这样可以减少水肿或出血等栓塞治疗的不良反应[39]。

栓塞治疗虽然创伤小，相对安全，但同样有出现并发症的可能。因此，应告知患者治疗过程中的潜在风险。可能的并发症包括皮肤损伤，如压疮，有时因感染和出血而加重。其他可能更严重的并发症包括栓塞剂进入到正常血管分支引起非靶器官和组织缺血[40]。

四、最终考虑事项

血管肿瘤的诊断一般是临床的，但在有些情况下，应结合与免疫组织化学标记物相关的组织学检查。在大多数情况下，良性血管肿瘤主要依靠药物治疗。其他血管肿瘤，需要对局部侵袭性血管肿瘤和恶性血管肿瘤进行鉴别诊断，以便迅速制定适当的肿瘤治疗方法。

血管畸形的诊断和治疗仍然是一个挑战，因为病变种类繁多，往往非常复杂。低流量病变通过经皮注射硬化剂治疗，高流量病变通过介入导管栓塞治疗。

另外要注意的是，应对具有特殊血管造影特征并被视为假肿瘤的高流量病变（AVM）进行活检，进行病理学和免疫组织化学分析。在确诊为良性病变后，可以通过介入栓塞进行治疗，并通过影像学检查随访。

五、肝脏化学栓塞

1977年，Yamada等对120例接受明胶海绵栓塞治疗的肝癌患者进行了经动脉化疗栓塞术（transarterial chemoembolization，TACE）[41]。然而，直到2000年，比较TACE与不使用化疗药物的TAE研究才有效地证明了TACE的优越性[42]。

肝脏具有来自门静脉和肝动脉的双重血供。门静脉负责供给肝脏2/3的肝血流量和肝细胞的滋养。肝动脉则优先滋养胆管，它负责供给肝脏1/3的肝血流量。大多数肿瘤是富血供的，如肝细胞癌（hepatocellular carcinoma，HCC）、癌症转移（colorectal cancer，CCR）、神经内分泌肿瘤（neuroendocrine tumors，NET）等。

肝肿瘤栓塞技术的原理是阻断为肿瘤供血的动脉循环，维持正常的肝细胞循环（门脉流量）[43]。化疗药与栓塞剂的结合提供了对肿瘤的缺血作用和局部化疗，后者直接作用于肿瘤并抑制新血管生成，化疗的血清浓度较低[44]。

（一）cTACE X DEB-TACE

常规 TACE（cTACE）是用碘油溶液和化疗药进行的。碘油是一种碘化罂粟油，可作为对比剂、临时栓塞剂和化疗载体。肝癌细胞对碘油具有亲和力，能够主动捕获并长时间保留碘油。这些特征允许在注射乳化剂之后，通过介入超选靶病变滋养动脉进行栓塞，保证抗癌效果。

在 DEB-TACE 中，使用能够携带一些化疗剂的生物相容性微粒。如今市场上有几家公司，每一家都有材料、规模和制备的特殊性。通过导管将微粒注入肝动脉后，癌细胞吸收微粒，闭塞瘤内血流，并逐渐释放药物（图 15-2）。

栓塞后，微粒可释放药物 14 天，作用直径可达 1.2mm，同时还能保持较低的血药浓度[45]。

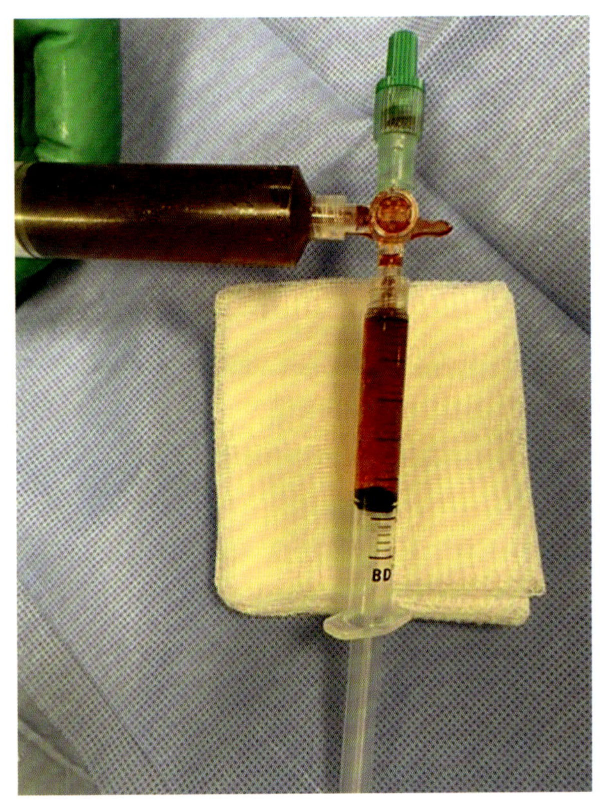

▲ 图 15-2 含多柔比星的栓塞颗粒

第一项多中心、国际、前瞻性随机研究 PRECISION V 结论是，治疗 6 个月后 DEB-TACE 治疗 HCC 比 cTACE 更具安全性和有效性。即使在高剂量下，肝毒性和多柔比星相关的不良反应也显著降低，同时证明了 DEB-TACE 对 Child-Pugh B 和 ECOG1 患者是更有益的。对于其他患者，DEB-TACE 的完全缓解率（27% vs. 24%）、客观缓解率（52% vs. 44%）和疾病稳定率（63% vs. 52%）均有改善，但这些改善均无统计学差异[46]。

两项 Meta 分析发现，DEB-TACE 比 cTACE 具有优势，DEB-TACE 有更高的总体生存率和完全缓解率，并且不良反应发生率较低。然而，这些结果，目前仍需要对这两种方法进行更多的多中心随机和设计更优秀的研究[47, 48]。

（二）肝细胞癌

肝细胞癌是最常见的原发性肝癌，是世界上第六种最常见的癌症，死亡人数排名第四。巴塞罗那临床肝癌（Barcelona Clinic Liver Cancer，BCLC）分期系统根据病变的数量和大小、肿瘤侵袭、肝功能和表现状态（ECOG）进行分类。根据 BCLC，B 期疾病的患者，即保留了肝功能和 ECOG 的多结节病变，TACE 是姑息治疗的标准治疗方法，对 2 年生存率有积极影响[49]。

在登记进行肝移植的患者中，使用 TACE 或 DEB-TACE 可对疾病进行有效的局部控制，无论是在等待供体器官的同时使患者保持在米兰标准内（桥接治疗），还是缩小肿瘤大小并在移植标准内重新判定（下一阶段）。

然而，化疗栓塞术的适应证已扩展到 BCLC 0～C 期。在 0 期和 A 期患者，化疗栓塞术可作为不能切除或射频消融（radiofrequency，RFA）的替代方案。与 RFA 联合使用时，对比单独 RFA，可更好地局部控制 3～5cm 的结节。研究表明，在晚期疾病（BCLC C 期）病例中，进行系统治疗时，更好的局部肿瘤控制也是有益的[50]。

（三）转移

肝脏是大多数肿瘤转移的目标。其中，结直

肠癌肝转移最为常见。

在确诊时，20%～30% 的患者已经出现转移，在疾病过程中，60% 的患者会出现肝转移。只有约 25% 的结直肠癌转移患者适合接受根治性治疗[51, 52]，即使是成功切除的患者，目前复发率也高达 60%。

全身化疗是患者提高存活率的标准方法，但它对全身影响较大的同时，疗效确十分有限。

肝化疗栓塞术适用于不能切除的转移瘤（或无消融指征）和全身化疗无效的患者，能缓解患者症状或提高存活率[53]。适合的患者应该至少有主要或唯一的肝病，预期寿命>3 个月，功能状态（ECOG）<2[54]。

Ranieri 等证明，当对第一线全身治疗难治的患者进行第三线化疗时，总体生存率和无病生存率都有所提高（完全缓解 21.8%，部分缓解 13%，病情稳定 52.2%，病情进展 13%；平均 37 个月）[55]。

由于先前的研究证明了其安全性和有效性，新的研究方案包括将 DEB-TACE 用于结直肠癌转移的肝脏化学栓塞作为第一条治疗线，与 FOLFOX/ 贝伐单抗联合使用，后续切除的成功率增加，生存率提高。

基于丝裂霉素 C 和顺铂或多柔比星方案的 TACE 在抢救治疗开始后平均存活 11～14 个月。然而，2/3 的患者出现了这种技术的栓塞术后综合征。与多柔比星或伊立替康联合使用的 DEBTACE 技术可降低化疗的血药浓度，并可能增加对治疗后不良反应的耐受性[53]。

其他肝转移瘤也可以采用治疗方法，其中神经内分泌肿瘤转移就是其中之一。类癌对全身化疗的有效率低至 20%，因此局部治疗在控制肿瘤进展和控制激素相关症状方面的效果令人满意。由于缺乏 NET 转移治疗的前瞻性随机研究，导致结果不一，放射学有效率为 25%～95%，5 年生存率为 13.7%～83%。此外，对于 TACE 中使用的方案以及最佳反应是否与早期或晚期适应证相关，还没有达成共识[56]。

（四）手术过程

在手术前，必须评估患者及其既往肿瘤治疗史，包括化疗路线、使用哪种化疗药物、既往手术，有必要进行影像检查（CT 或 MRI）和对比检查、肿瘤标志物、肝功能检查和体格检查。患者必须符合 BCLC 或转移的适应证标准。

有肝功能障碍（胆红素大于 3mg/dl 或 Child-Pugh C 级）、脑病、出血或活动性感染、白细胞减少和低预期寿命的患者不符合化疗栓塞术标准。门静脉血栓形成可能是手术禁忌；然而，如果超选择性地对病变的供血支进行插管，保留正常的肝实质，则有可能进行手术。

手术可在全身麻醉或局部麻醉镇静下进行；使用 5F 诊断导管对腹腔干进行插管，可进行全景血管造影，以识别解剖变异和营养分支。如果位于肝脏表面的大结节对正进行的 TACE 治疗没有反应，必须检查肝外侧支的存在。尤其是多血管肿瘤，伴随着新生血管的形成，来自非肝脏分支（膈动脉、胃左动脉、胃十二指肠动脉和肋间动脉）的肿瘤营养可能证明化疗后没有坏死。

通过同轴系统，对肝动脉进行超选择性插管，然后进行血管造影术，确认病变的供血。在可能的情况下，建议在亚节段分支进行栓塞术（使用碘化油和多柔比星乳剂或载体颗粒），以保存对健康肝实质的灌流。

血管造影检查应显示无明显血管强化，病变消失，栓塞段血运减少，血管主干保留。

在 45～60 天内对患者进行影像检查（断层扫描或三期 MRI）以评估局部肿瘤学反应。

（五）不良反应和并发症

TACE/DEB-TACE 最常见的不良反应是栓塞后综合征，有 2%～36% 的病例发生。它是由肿瘤坏死和肝细胞损伤引起的炎症综合征引起的发热、右胁肋疼痛、恶心和呕吐。通常在 14 天内出现良性的自限性发展，可通过口服止痛药、止吐剂和退热药进行控制[57, 58]。

并发症可能是消化道出血、消化道溃疡、腹水、肿瘤出血、胆囊炎、非靶器官栓塞、夹层、肝脓肿和感染，这与血流反复和非选择性坏死有关[59, 60]。

主要并发症是罕见事件，每次手术发生率为0.84%～2.7%；然而，当它们发生时，死亡风险为16.7%。在肝脓肿病例中，Arslan认为，由于动脉分支闭塞，坏死区域无法获得足够的基质和抗生素治疗，从而导致感染恶化[61]。

急性肝衰竭和肝梗死是TACE（常规或DEB）后最严重的并发症，与门静脉血栓形成、AST、胆红素和AFP水平高、人血白蛋白和钠水平低等危险因素有关[62]。

（六）肿瘤学中的止血栓塞

约10%的晚期肿瘤患者发生临床相关出血[63]。这些年来，存活率有所提高。然而，在美国，每年约有60万人死于癌症。癌症超过心血管疾病，成为美国80岁以下人群的主要死亡原因[64]。

在肿瘤学背景下，由于疾病进展、恶性肿瘤的扩展或感染、出血或血栓栓塞并发症等急性情况，疾病演变为多器官衰竭可能会自发发生[65]。

这些患者出血有几个原因，而且往往是相伴而生的。

(1) 肿瘤侵袭：机械性侵袭与局部炎症反应相结合。肿瘤可局部渗入血管和淋巴管，侵蚀大大小小的血管。例如，在头颈部肿瘤中，出血具有灾难性的后果，死亡率为40%，而在存活的患者中，神经后遗症的发生率很高[66]。此外，某些类型的肿瘤产生的血管生成因子促进了肿瘤的过度血管生成，使患者容易出血。肝癌，尤其是富血供性肝癌，当破裂时，可能导致难以处理的腹腔内出血[67]。

(2) 全身因素：血小板减少是肿瘤患者最常见的凝血系统改变，与化疗无关[68]。当血小板超过20 000/μl时，通常不会发生自发性出血。凝血障碍可由弥散性血管内凝血、原发性纤维蛋白溶解和肝病引起。它被确定为肿瘤患者最常见的出血原因[69]。弥散性血管内凝血更常见于产生黏蛋白的肿瘤，如前列腺癌、胰腺、胃肠道、肺、乳腺和卵巢。抗凝血药与出血增加有关，特别是在晚期肿瘤患者。在一些患者中，即使有足够的治疗剂量，抗凝的风险也可能超过其益处。此外，抗血小板药物，如阿司匹林和非类固醇消炎药，可导致或加剧出血，特别是在血小板减少症患者中[70]。

(3) 治疗相关的出血：黏膜炎是接受放化疗的患者出血的原因之一，广泛性黏膜炎是接受干细胞移植的患者消化道出血的常见原因。即使没有黏膜炎，骨髓移植也与出血有关[71]。

（七）肿瘤患者出血性因素的管理

由于缺乏指导癌症出血患者治疗的大型研究，治疗通常基于个人偏好、可用医疗资源和成本。在表15-1中，总结了这些患者可用的治疗方案[66]。

旨在纠正凝血缺陷的系统治疗在治疗这些出血患者中是必不可少的。如果血液系统缺陷得不到最低限度的纠正，大多数其他治疗方法都将是徒劳的。

血管外科医生在肿瘤患者治疗的过程中的作用非常重要。他们主要参与可能需要血管重建的手术切除，并作为肿瘤手术中并发症的候补救援医生，并且担任多学科肿瘤学团队的外科医生，为患者做出最佳治疗决策[72]。

表15-1 癌症患者的出血控制

局部处理
- 外科包扎
- 加压敷料
- 局部止血
- 放射治疗
- 内镜治疗
- 姑息性栓塞

系统性干预
- 输血治疗
- 输注血小板
- 输注血浆制品（新鲜冷冻血浆、冷沉淀）
- 使用维生素K
- 使用去氨加压素
- 使用降纤药
- 重组凝血因子Ⅶa
- 凝血酶原复合物

随着医生角色和腔内手术的不断进展，血管外科医生和介入医生逐渐成为肿瘤姑息治疗的一个重要里程碑。动脉和静脉系统为大多数肿瘤治疗提供了一条快速且可到达的入路。导管的进步，尤其是成像技术的进步，大大增加了经皮微创治疗的范围[73]。

经皮动脉栓塞(percutaneous arterial embolization，PAE)是一种在使用栓塞剂后用于减少血管中的血供的技术。该手术通常通过股动脉或肱动脉/腋动脉进行，使用于腔内技术可到达的血管且栓塞不会导致重要器官缺血的区域。它已用于治疗各种类型肿瘤的出血，如头颈部、膀胱、前列腺、宫颈、肺、肝、肾，以及转移性疾病[66]。此外，它可以在富血供肿瘤的围术期间进行，因为富血供的肿瘤出血可能很难控制，通常在大出血的手术期间或术后紧急使用，或者在晚期肿瘤自发出血时预防性使用。

该手术可以在镇静下进行，使用碘化对比剂，必要时也可以使用二氧化碳或钆。肿瘤及其血管化可以来源于为该器官提供血管的最大动脉（如肾动脉），也可以从附近区域募集，如肝肿瘤和TGI。

高质量的血管造影可以显示出肿瘤的动脉供应，但最近血管内外科医生可以依靠锥形束CT获得的血管造影，该照片可以以亚毫米分辨率显示动脉系统。此外，工作站可以通过3D技术优化手术过程。VesselNavigator™（Philips，Amsterdam，NE）是一款允许使用CT或MRI的血管影像，创建与实时透视图像重叠的3D路线图的软件。此外，还有像EmboGuide™这样的软件（Philips，Amsterdam，NE）检测肿瘤及其供血血管，在荧光透视图像上创建路线图以引导导管插入，将到达肿瘤血管的概率提高50%[74]（图15-3）。

栓塞技术涉及将导管尽可能超选栓塞位置，以尽可能减少并发症。理想情况下，导管应能自由漂浮在动脉中，这样不需要注射器加压注入，仅靠血流就可以将栓塞剂冲到远端。这样可以减少非靶器官栓塞并发症。

最常用的栓塞剂如下：①吸收性明胶海绵，一种低成本且临时有效的方法，血管再通发生在几周内（图15-4）；②栓塞颗粒（图15-5），它们是永久性栓塞剂，通常由聚乙烯醇（polyvinyl alcohol，PVA）制成，根据大小不同分级，小颗粒（45～150μm）可导致毛细血管床闭塞，导致坏死，颗粒经过精确校准，可变形，与导管兼容，不会形成肿块，但成本更高；③弹簧圈，有多种尺寸、形状和材料供选择，有些具有黏附的尼龙或涤纶纤维以诱导凝血，它们可以是自由释放或受控释放（图15-6）；④无水酒精可诱导坏

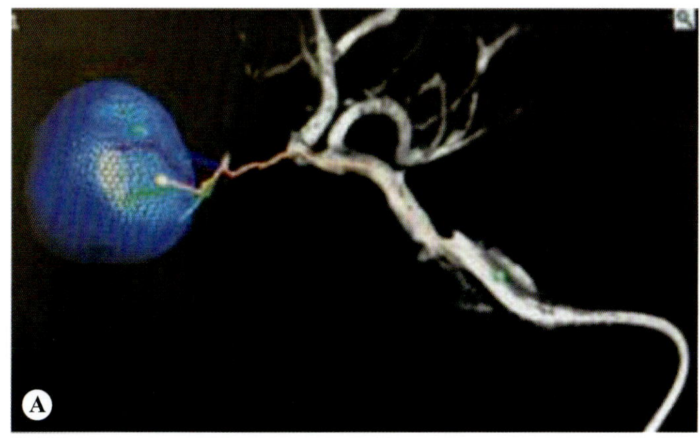

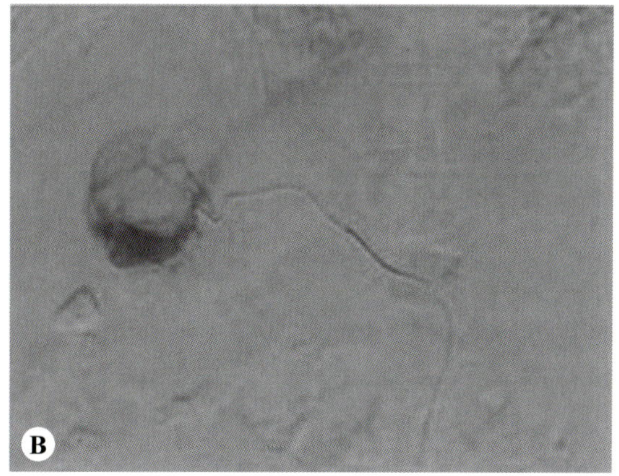

▲ 图15-3 **A.** 通过软件 **EmboGuide，™Philips，Amsterdam，NE**，选择性肝固有动脉血管造影后重建图像，识别由右肝动脉（**V**段的分支）供血的肿瘤，并自动创建到病变的“路径”作为路线图；**B.** 在软件的帮助下，右肝**V**段分支的超选择性血管造影显示了先前确定的肿瘤富血供区域

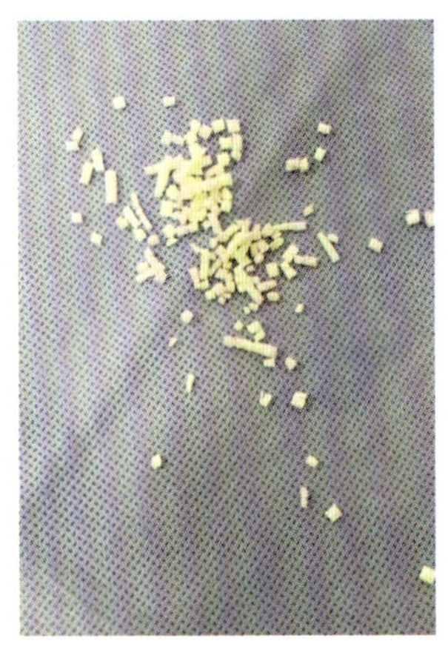
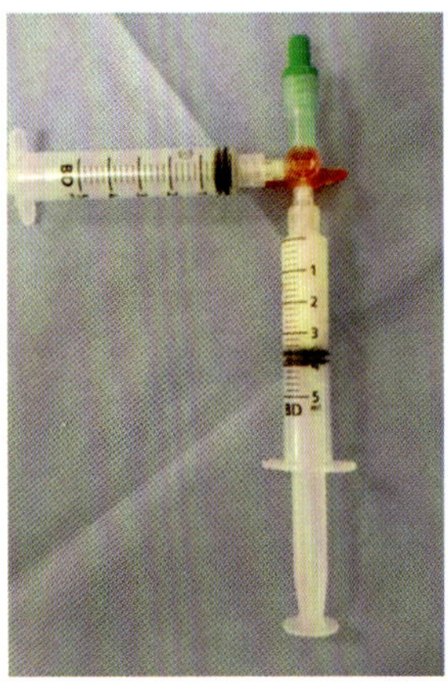

▲ **图 15-4** 吸收性明胶海绵 **Gelfoam（™Pfizer，NewYork，United States）**，准备用于栓塞

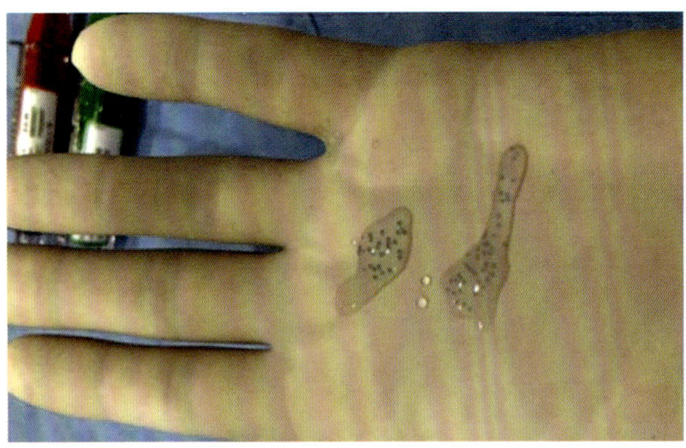

▲ **图 15-5 Bead Block™** 栓塞颗粒（**Boston Scientifc，Massachusetts，Estados Unidos**）

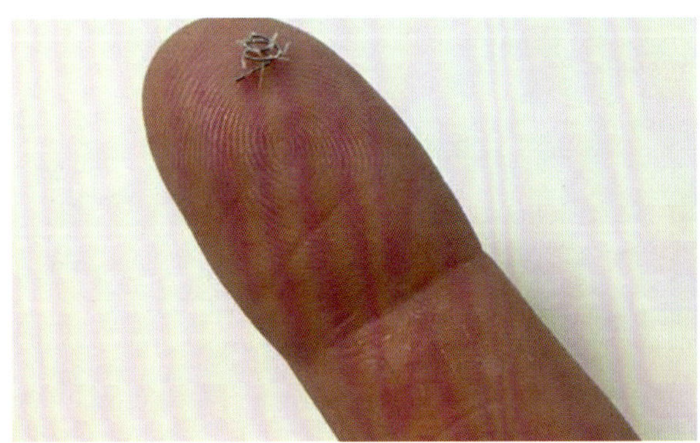

▲ **图 15-6** 纤维弹簧圈（**Interlock™，Boston Scientific，Massachusetts，United States**）

死，但会出现明显疼痛且需要全身麻醉[73]。

（八）需要腔内治疗的情况

1. 咯血 30% 的咯血是由恶性肿瘤引起的；30% 的癌症患者会出现咯血，其中 10% 会出现大量咯血。在需要干预的咯血病例中，支气管动脉出血占 90% 以上[75]。

肺实质的血管走行变化很大，由支气管动脉和非支气管动脉组成。最常见的血管形成类型仅发生在 25% 的患者中，包括一条从右支气管肋间干伸出的右支气管动脉和两条直接从 T_5 和 T_6 之间的降主动脉伸出的左支气管动脉。在患有胸膜疾病（提示胸膜增厚＞3mm）的患者中，通常局部会有丰富的动脉。因此，偶尔可能累及膈下动脉、胸廓内动脉和甲状腺下动脉。多发支气管－纵隔吻合也可能存在，尤其是在咯血的患者中。当这些吻合肥大时，是复发的风险因素，应进行治疗，如支气管间吻合术[76]。

整个相互连接的血管网也与缺血性并发症有关，其中最令人担心的是脊髓缺血，它是由肋间动脉栓塞引起的，这些分支解剖结构也各不相同。75% 的病例位于 $T_{9\sim12}$ 左侧（65%～80%）[77]。此外，重要的是血管外科医生能够在血管造影术中识别它，并注意它的侧支反向供血，避免这些侧支的栓塞。

胸部 CTA 在咯血的诊断和治疗中起着非常重要的作用，以下提示肺部存在病变血管并可能导致咯血：①直径较大（＞2mm）的血管；②过度迂曲；③极少数情况下，全身肺分流；④对比剂溢出。

由于靶血管的体积较小，栓塞治疗通常需要使用微导管。栓塞应具有足够的选择性，以避免靶血管通过侧支重建血流。然而，栓塞部位不能太靠近末梢，以避免缺血性并发症的风险。考虑到复发的风险，进入栓塞动脉干的近端区域应保持畅通。最常用的制剂是不可吸收微粒（直径大于 200μm）和 Onyx®（Medtronic，Dublin，Ireland）。应避免使用弹簧圈，尤其是单独使用时，因为它不能完全阻止血流，并且可能影响下一步的手术操作。最近的研究表明，肿瘤患者的临床成功率接近 90%，但预后较差，1 年内死亡率为 64%[78, 79]。

2. 上消化道出血　1%～8% 的上消化道出血是胃癌导致的。消化内镜被认为是评估和治疗这些病例的一线方式，对 67%～100% 的病例能实现初步止血作用。然而，41%～80% 的患者再次出血，最大直径＞20mm 的肿瘤常会出现内镜治疗失败。姑息性放疗是非手术肿瘤患者的另一种选择，但对于可切除肿瘤突然出血导致血流动力学不稳定的患者，经动脉栓塞也是一种适用的选择（图 15–7）。

在 Part 等发表的研究中，TAE 的技术成功率高达 85%，临床成功率达 65%，但需要栓塞的患者预后较差，术后平均生存期为 85 天。最常见的治疗是单独对胃左动脉进行 TAE，其次是胃左动脉和其他血管，如胃网膜右动脉。尽管文献中缺乏共识，但在缺乏活动性出血的影像的情况下，靶血管的选择应基于肿瘤的位置，如果肿瘤位于大弯，则选择胃网膜右动脉；如果肿瘤位于胃底，需栓塞胃短动脉。尽管在栓塞剂的选择上没有达成共识，但吸收性明胶海绵等临时性药物与较高的血管再通率相关，所以最好使用永久性栓塞剂。在接受治疗的 40 名患者中，未发现重大并发症，仅有两例患者出现了无须手术干预的脾梗死[80]。

Koo 等发表了 20 名患有 ADH 的间质瘤患者接受 TAE 治疗的结果。所有患者先前均通过腹部 CTA 进行评估。根据有活动性出血的血管或通过肿瘤位置进行血管栓塞术。栓塞剂的选择基于介入医师的经验和偏好，所涉及的栓塞剂包括氰基丙烯酸正丁酯与碘油混合、各种尺寸的颗粒、线圈和吸收性明胶海绵。95% 的患者取得了技术上的成功，90% 的患者取得临床上的成功。只有一名患者出现复发性出血，75% 的患者在出血控制后进行了根治性切除手术。本研究中未描述与 TAE 相关的主要并发症[81]。

3. 下消化道出血　肿瘤导致约 12% 的下消化道出血。最常见的症状是便血，占 55.5%。仅有 11% 的患者出现黑便。结直肠癌是美国第三常见的癌症，也是肿瘤出血的主要原因。在 50 岁以上的患者中，至少 10% 的便血是由肿瘤出血引起的。

目前，对内镜治疗无效的下消化道出血患者，或者由于技术原因或患者有禁忌证而无法进行结肠镜检查的患者，TAE 已经取代了手术成为首选治疗方式。一旦证实了靶血管有出血，治疗

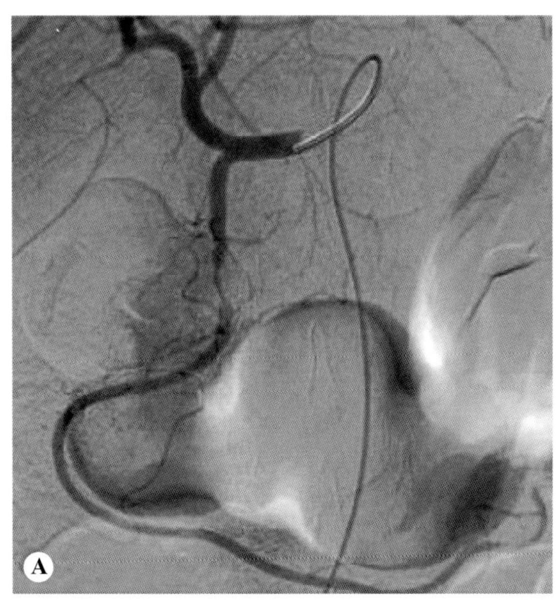

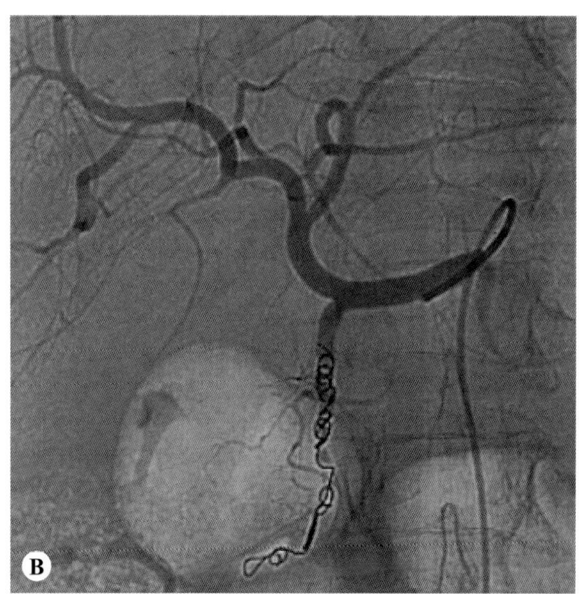

▲ 图 15–7　小肠肿瘤患者，消化道大量出血

A. 胃十二指肠动脉的血管造影研究显示肿瘤累及胃十二指肠动脉；B. 胃十二指肠动脉弹簧圈栓塞后的血管造影

包括注射血管升压药（停药后复发率高）或超选靶血管进行栓塞治疗。TAE 可以在高危患者中进行，作为手术治疗的备选，也可以作为拟行肿瘤切除目前状态不稳定患者的桥接治疗。TAE 即刻止血的成功率高达 98%，但该手术也可能出现并发症。最常见和最严重的并发症是肠缺血，在 TAE 中发生率高达 20%[82]。然而，随着微导管、超选择性导管栓塞技术的出现，在一项验证弹簧圈作为栓塞剂疗效的研究中，肠缺血发生率降至接近 4.5%（图 15–8）[83]。

4. 破裂的肝细胞癌　HCC 是肝硬化失代偿期出血的间接原因之一，可直接由肿瘤破裂引起。尽管这种并发症并不常见，但如果不及时治疗常导致患者死亡。临床表现是突发上腹部疼痛、休克和腹胀等一系列症状。有时肿瘤可破裂入胆管，导致胆汁淤积性黄疸、上腹部疼痛和黑便 / 便血。

这种并发症最常见的原因是肿瘤侵犯肝静脉，导致肿瘤流出道受阻，肿瘤内压力突然增加进而出血，最初出血发生在肿瘤内，直到破裂和腹腔内出血。危险因素包括高血压、肝硬化、大于 5cm 的肿瘤、侵入肝包膜的肿瘤、血管血栓形成和肝外侵犯。

对于基础条件较差的患者，栓塞治疗是有效的，并且比手术治疗造成的创伤更小。选择的药物是明胶微球，但如果患者的血流动力学不稳定，并且化疗药物可用，也可以进行化疗栓塞术（图 15–9 和图 15–10）。血栓性门静脉阻塞是绝对禁忌证，胆道扩张是相对禁忌证。因为缺血和胆管炎的风险必须与出血的严重程度相权衡。由于情况紧急，很难将 BCLC[84] 指南应用于这些患者，因此在治疗方面没有达成共识。尽管如此，栓塞在 94% 的病例中仍能有效控制出血[85]。与破裂的 HCC 相关的不良预后与几个因素有关，如出血表明局部或远处晚期病变和肝硬化失代偿。此外，肿瘤破裂至腹腔代表腹膜转移的风险，并且短期内禁止器官移植治疗[86]。

5. 乳腺癌出血　乳腺肿瘤，尤其是局部晚期肿瘤，特别是在溃疡的情况下，很少出现难以控制的急性出血。这种并发症很难进行手术治疗，并且收效甚微。局部压迫加上各种敷料也效果不佳。在这种情况下，TAE 在患者的治疗中发挥的

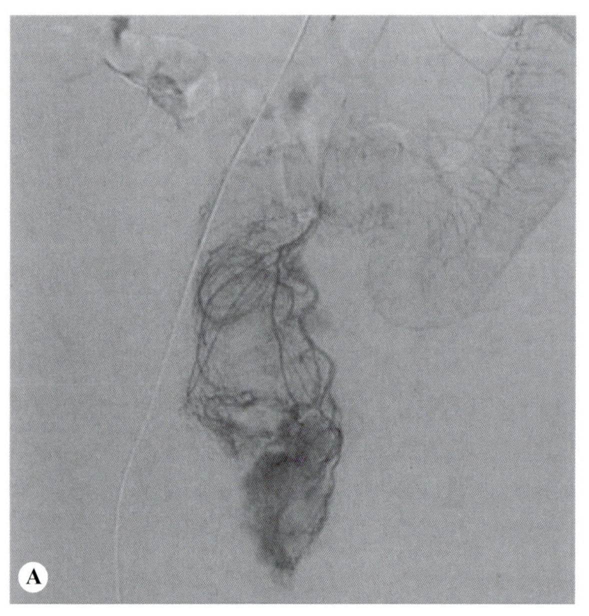

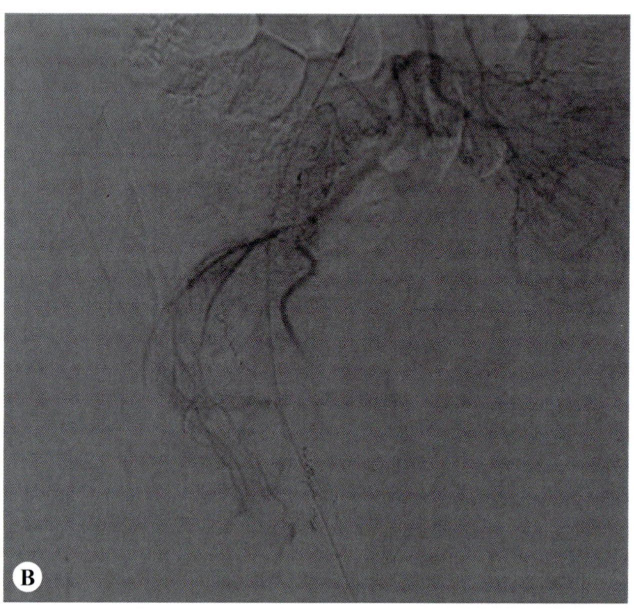

▲ 图 15–8　一位 44 岁女性患者肛管鳞状细胞癌患者出现下消化道出血

A. 直肠上动脉的超选择性血管造影术，确定动脉红色区域，提示出血；B. 用金属钉和微球栓塞直肠上动脉后的对照血管造影术，显示保留了主干血管，出血得到控制

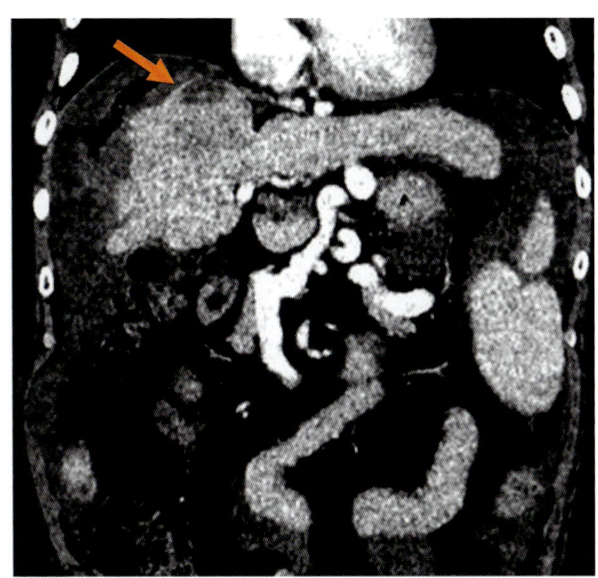

▲ **图 15-9　门脉期腹部 CTA 冠状切面**

橙箭显示有血流、假包膜和脂肪成分的结节，位于Ⅳ肝段周围，长 5.6cm，与肝癌相吻合。病变上边缘有一个轮廓不连续的焦点，提示出血。在腹水的中间，可以看到充血区域，提示腹腔积血

作用越来越重要。文献中有一些病例报道证明了栓塞技术可以充分控制出血，PVA 和颗粒的使用在技术上取得了成功[87, 88]。最常见的是肋颈干和乳腺内动脉，也可以累及胸支、肋间支和肋间上动脉（图 15-11）。

6. 腹膜后肿瘤破裂　腹膜后肿瘤破裂是一种罕见的情况，最常见于肾肿瘤，具有非特异性症状，50% 的病例可能包括 Lenk 三联征：突然的单侧腰椎疼痛、腰椎水肿和血流动力学改变。通常无血尿症状[89]。血管平滑肌脂肪瘤和肾细胞癌通常血管丰富，这是出血的危险因素。这些病例的影像学首选检查是腹部 CT[90]。由于存在肾周血肿和出现多个囊肿的患者，肿瘤的鉴别诊断可能比较困难。不管出血的原因是什么，栓塞都是一线治疗方法。通常是有效的，并且可以鉴别出血原因。在急诊治疗后，对病因的鉴别和治疗是很重要的。如果没有找到病因，要注意有很高的概率存在恶性肿瘤，甚至应该仔细考虑是否需要进行肾切除术[91]。

嗜铬细胞瘤的自发性破裂也很罕见，但死亡率达到 32%。不仅可以导致出血，还可以释放致命剂量的儿茶酚胺。因此，栓塞也是首选的治疗方法，它可以控制出血，并给患者争取时间准备手术，同时使用 α 肾上腺素能阻滞药稳定血压并降低心律失常的风险[92]。

7. 血尿与膀胱癌症　在排尿末期无痛的肉眼血尿是 80% 膀胱癌症患者的症状。病因多种多样，并且往往相关：原发性肿瘤出血、光化性或药物性膀胱炎、严重感染或其他盆腔肿瘤共存。尿激酶的抗凝作用使出血难以止住[93]。血尿的后果可能是膀胱肿大、梗阻性肾损伤或失血性休克。这些病例可以采用多种方法治疗，包括口服药物治疗、膀胱内冲洗、放射治疗和内镜 / 手术切除。

栓塞和动脉内注射化疗药物是不需要全身麻

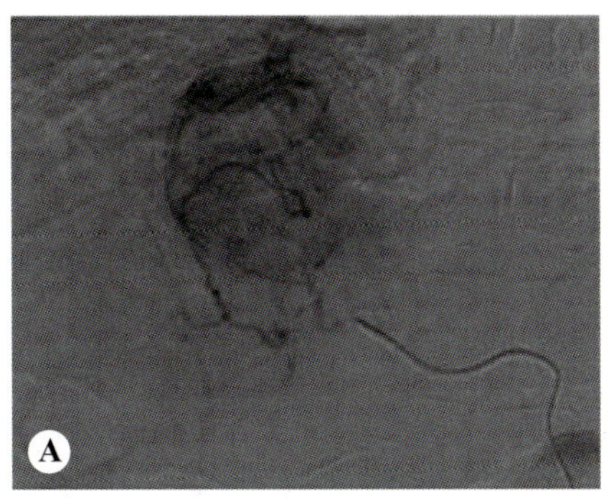

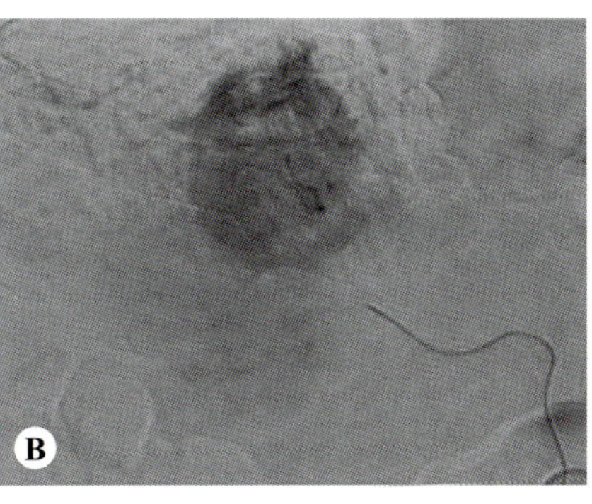

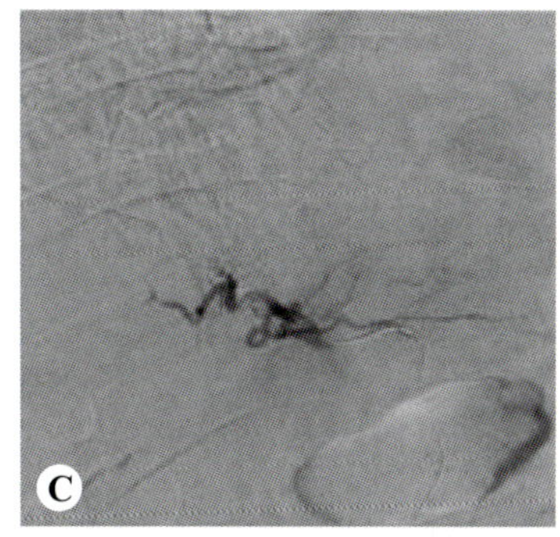

▲ **图 15-10　A 和 B. 静脉段分支超选择性微导管造影图像与血管增生性病变图像，与先前腹部断层扫描发现的肝癌相一致，病变左侧有一个不连续区域，碘对比剂溢出，提示为破裂；C. 对照血管造影术识别 300～500μm 微球栓塞后病变的断流**

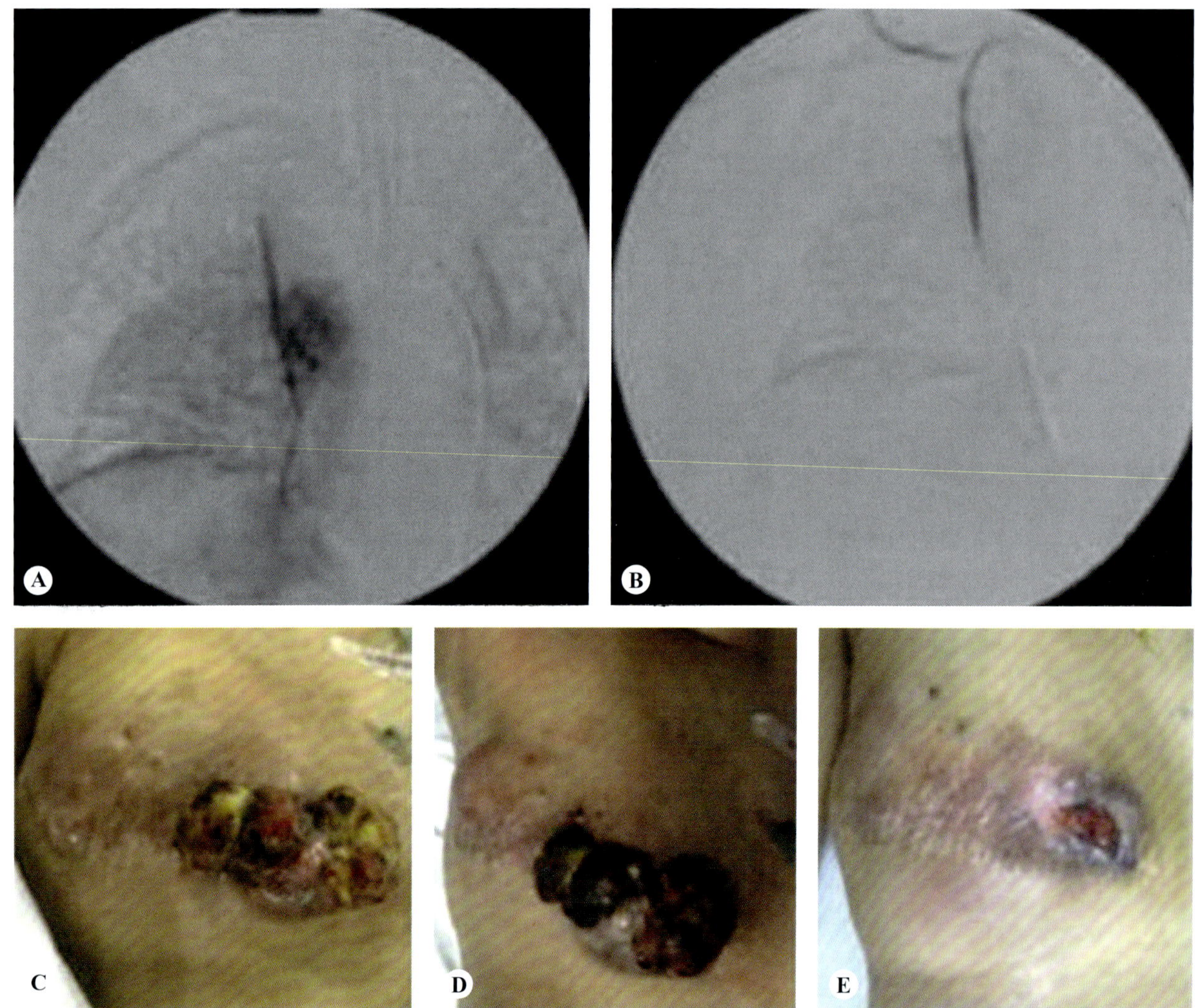

▲ **图 15-11　右乳腺肿瘤局部复发，伴有局部溃疡和出血，全身治疗困难。DEBDOX 是一种 100～300μm 的微球，每瓶含有 75mg 多柔比星**

A. 实质期的右胸内动脉造影显示右乳房局部的血管过度增生病变；B. 对照右胸内动脉近端化疗栓塞后的血管造影术治疗血流淤滞；C. 化疗栓塞前右乳房的外观；D. DEBDOX 后第 1 天的右乳房外观；E. 术后第 34 天右侧乳房的外观，病变外观改善，以及体积减小

醉的替代治疗方法。必须进入髂内动脉的前分支，栓塞剂最好使用微球或 PVA 颗粒进行超选择性栓塞。最常见的并发症是臀肌疼痛和排尿改变（图 15-12）。

8. 动脉－输尿管瘘　该病的发生率被低估了，而且还在持续增加。其风险因素包括腹部或盆腔肿瘤手术史、尿液异常、长期使用膀胱探针、既往放疗或存在血管支架。最常见的部位是髂动脉和输尿管之间的交叉点，因为两处结构很接近，而且动脉壁和输尿管壁容易受到炎症和纤维化反应的影响。如果不治疗，其死亡率为 58%，诊断延误是预后较差的一个因素。主要症状是血尿，可以是镜下血尿，也可以是肉眼血尿。74% 的病例出现血尿，约 10% 的病例伴有腰痛和感染。主要诊断方法是血管造影术，因为只有 42% 的病例诊断是通过 CT 明确的，4% 的诊断是由膀胱镜检查明确的。一旦明确诊断，应使用覆膜支架[94]。

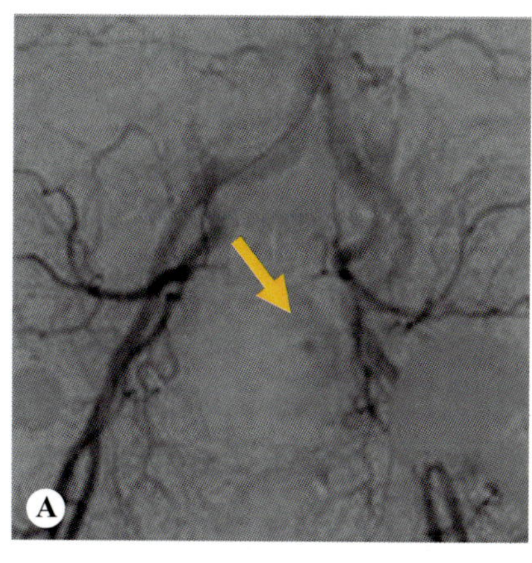

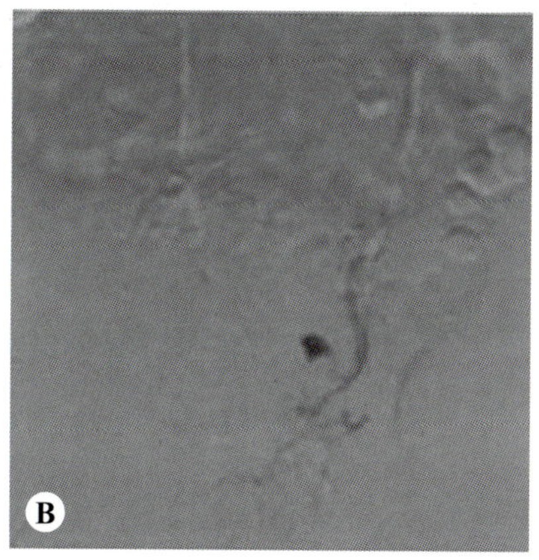

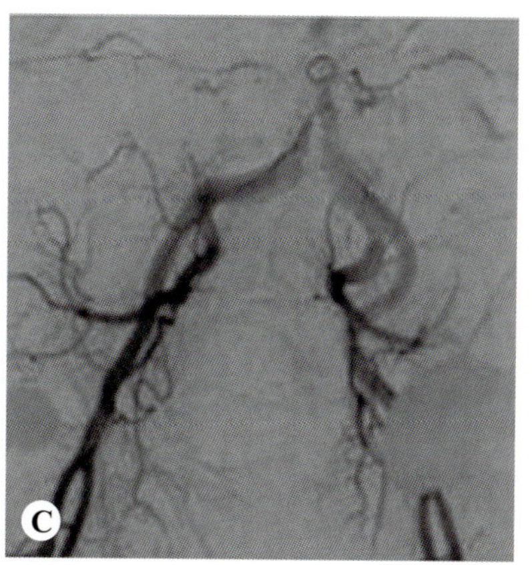

▲ **图 15-12 一名 82 岁男性患者，诊断为膀胱癌，合并血尿**

A. 盆腔血管造影术，左膀胱壁可见对比剂，提示出血灶（黄箭）；B. 左上膀胱动脉超选择性造影可见对比剂溢出；C. 用 500～700μm 颗粒和弹簧圈进行膀胱分支栓塞后，控制骨盆血管造影术，显示出血得到控制

作者评论

本章介绍了肿瘤和血管畸形的栓塞治疗流程。

在这些评论中，我们打算在治疗癌症患者常见血管疾病的基础上，探讨腔内治疗癌症直接引起的周围血管并发症的可能性。

药物机械血栓抽吸术治疗静脉血栓栓塞是第 14 章的主题。患有大肿瘤的患者可能会出现血管结构受压症状，尤其是胸部、腹部和骨盆的静脉。上腔静脉综合征在参考第 2 章的评论。在腹部和骨盆区域，髂静脉受压较为常见，导致相应的下肢静脉高压症状，并增加静脉血栓形成的风险。肿瘤与髂静脉的整体切除需要尽可能重建静脉血流（见第 13 章），即使在术前症状轻微的患者中也是如此，因为切除肿瘤通常会牺牲很大一部分侧支循环，此外还会影响淋巴回流，这些都有可能导致术后水肿。如果没有手术切除肿瘤的计划，静脉压迫的治疗旨在缓解症状和提高生活质量。尽管文献中的数据有限，但对于静脉性高血压症状的患者，支架植入术是一种值得考虑的治疗方式[95-97]。

第 1 章对颈动脉体瘤进行了讨论。颈动脉体瘤的治疗主要是外科手术，但这是一种大出血风险高的手术，可能是由于动脉壁损伤，也可能是因为肿瘤本身血供较为丰富。因此，为了降低出血性并发症的发生率，有报道称，在手术切除前进行血管腔内手术，如肿瘤栓塞或用覆膜支架覆盖颈内动脉段；然而，这些措施的益处尚未在文献中得到证实[98-101]。

由于肿瘤病变可能在血管壁中持续存在，切除附着于颈动脉上的头颈部肿瘤需要仔细解剖，或者对带有肿瘤的动脉进行广泛整体切除，以防止复发。颈动脉壁变薄可导致颈动脉破裂和术后大出血。这种被称为颈动脉破裂综合征的并发症也可能是由肿瘤侵袭或放疗后并发症导致的动脉壁侵蚀导致的，也可通过栓塞或覆膜支架植入进行血管腔内治疗[102-105]。肿瘤侵袭对动脉的侵蚀可发生在其他区域，同样可导致并发症，如上消化道肿瘤中的主动脉食管瘘和源于生殖器癌的腹股沟淋巴结转移患者的股动脉出血（股动脉破裂综合征）[106-108]。

正如我们在第 9 章和第 12 章中所看到，癌症和动脉粥样硬化性疾病具有相似的危险因素，因此肿瘤和外周动脉疾病共存并不罕见。通常，动脉疾病治疗，无论是阻塞性疾病的还是动脉瘤性疾病的，都是在癌症治疗期间或在抗肿瘤治疗（手术、放疗）留下后遗症的部位更容易出现。因此，微创手术作为非癌症患者的首选，在治疗有癌症病史或活动性癌症患者时也是首选。

血管腔内技术为癌症患者治疗腹主动脉瘤带来了与普通人群相同的良好结果[109, 110]。当主动脉瘤直径巨大时，特别是如果患者将进行重大的癌症手术，其治疗必须在肿瘤手术之前进行，或者在某些特殊病例中，可以行联合手术[109]。化疗对主动脉瘤生长速度是否有影响目前仍在研究中。

头颈部肿瘤患者的颈动脉狭窄不仅是因为常见的危险因素，还因为放疗加速和加重了动脉粥样硬化过程（见第12章）。因此，由于广泛的肿瘤手术/放疗后遗症，颈动脉在复杂颈部的重度/症状性狭窄是血管内治疗的绝对指征[111–113]。

第 16 章　癌症患者的淋巴水肿

Lymphedema in Cancer Patients

Mauro Figueiredo Carvalho de Andrade　Anke Bergmann　Eduardo Montag
Jaqueline Baiocchi Munaretto　Alfredo Jacomo　著
罗光泽　译　　李　响　戴向晨　校

一、癌症患者的淋巴水肿

淋巴系统本质上是通过调节组织间质来维持组织间的稳态。从微循环、大分子、血管外血细胞和细胞产物中渗出的过量组织液由淋巴系统通过毛细血管、淋巴管和淋巴结组成的复杂网络进行调控。

当淋巴系统失效时，间质平衡被破坏，细胞外液积聚，淋巴细胞运输和局部免疫反应受损，以及组织过度生长，其主要由纤维化和脂肪组织沉积引起。在临床上，淋巴水肿是由低淋巴液输出引起的，或者是由先天性异常引起的，或者是由肿瘤阻塞和治疗性干预引起的，这些干预破坏了先前正常的淋巴系统。

淋巴淤积引起的肿胀可发生在手臂、腿部、生殖器、面部、颈部和躯干，这取决于肿瘤的位置或淋巴介入的部位。与淋巴水肿发展相关的最常见疾病是乳腺癌、泌尿系统和妇科的恶性肿瘤、黑色素瘤、软组织肉瘤和头颈部的癌症。

由于我们仍然面临着不同的诊断标准来定义临床淋巴水肿，很难估计淋巴水肿的真实患病率，很可能在癌症患者的淋巴结分期或治疗过程后，淋巴水肿的负担在很大程度上被低估了。

乳腺癌治疗后的淋巴水肿有大量的文献报道。据报道，与乳腺癌治疗相关的淋巴水肿发生率为 11%～57%，结合发病率预估，在随访期间至少有 1/4 的乳腺癌幸存者中会出现淋巴水肿。虽然在侵入性较小的腋窝前哨淋巴结活检方法降低了风险，但淋巴水肿仍对约 6% 的患者产生了影响。妇科恶性肿瘤（子宫癌、子宫内膜癌和外阴癌）也有显著的下肢淋巴水肿风险。宫颈癌治疗后发病率为 27%，子宫内膜癌和外阴癌治疗后的发病率分别为 27%，为 1%～16% 和 30%[1]。在接受淋巴结清扫术的黑色素瘤患者中，发生上肢或下肢淋巴水肿的风险估计分别为 3% 和 18%。考虑到这些患者的前哨淋巴结活检，风险降到 4%。因黑色素瘤而接受淋巴结清扫的患者发生上肢或下肢淋巴水肿的风险估计分别为 3% 和 18%。鉴于对这些患者的前哨淋巴结活检，风险降至 4%[2]。关于头颈癌治疗的数据很少。

二、淋巴系统解剖学概况

淋巴系统是由许多逐渐增大的血管结构组成的，其中散布着一系列的淋巴结及调节淋巴流动和免疫反应的复杂过滤器，从组织间质中回流至胸导管末端（或右淋巴管），最终在颈部进入颈内静脉和锁骨下静脉内。实际上，淋巴系统不像血液循环那样是循环系统，淋巴单向地从间质流向中心静脉系统。

淋巴系统始于淋巴毛细血管，其主要功能是吸收液体和大分子。在结构上，它们与毛细血管不同，其形状类似于手套上的手指，它们的基膜不完整，比相应的毛细血管大[3]。它们的内皮细胞有开放的连接，在血管中没有发现（除了窦状毛细血管和损伤的血管）。在某些区域，相邻的内皮细胞部分重叠，使间质液进入管腔，同时防止淋巴反流到间质。此外，这些内皮细胞的延伸起源于两个相邻细胞之间的细胞间接触区域的外表面，延伸到间质的弹性纤维和胶原纤维（锚定丝）上。它们是淋巴毛细血管表现出的独特解剖特征；当间质体积增加时，这些纤维就会拉开细胞间隙，使更多的间质液进入毛细血管。

最近，一个由初始淋巴管主动吸收淋巴液的模型被提出，这表明 Starling 定律所描述的由水力驱动的被动流动可能不是淋巴液形成的唯一方式[4]。

集束血管和主干的结构与静脉相似，尽管它们的三层（内膜、中膜和外膜）比静脉系统中观察到的更薄，更不明显。与血管系统不同，肌肉层呈现自发收缩，促进向心流动。腔内的半月瓣遍布整个系统，数量较多，但与静脉瓣相似。它们是内皮、平滑肌和结缔组织的褶皱。在颈锁骨下交界处的淋巴汇合处也有一个瓣膜，从而避免了血液回流到主要的淋巴管[5]。

淋巴结是被纤维包膜包裹的淋巴组织簇，排列成数量不等的淋巴结群，分布在身体固定的部位。据估计，全身有 600～700 个淋巴结[6]。它们的形状是球形或圆形的，它们的大小可能相差很大。传入收集器到达它们的凸面，将淋巴液引流到包膜下空间，随后在小梁和髓窦形成的网络中进入淋巴滤泡，并作为传出收集器出口，也就是一个也包含血管和神经的凹陷区域[7]。

淋巴系统按其分布可分为浅表淋巴、深层淋巴和内脏淋巴。皮肤和皮下组织由浅表淋巴系统回流，而深层淋巴系统负责筋膜下组织的回流。内脏系统也可以被认为是深层系统的一部分。穿透血管穿过筋膜连接浅层和深层系统。一些学者也认为交通血管负责浅层和深层系统淋巴回流。四肢的淋巴收集器，包括表面和深层，都伴随着邻近的血管[8]；通过浅表淋巴回流系统比四肢的淋巴引流更为重要。

与淋巴管一样，当淋巴结群或淋巴结网嵌入皮下组织或深入筋膜下或位于腹腔或胸腔内时，可根据其位置分为表浅淋巴结群或淋巴结网[8]。

三、上肢淋巴管解剖

上肢的上淋巴引流几乎完全通向同外侧腋窝。来自皮肤和皮下组织的淋巴通过位于皮下区域的收集器到达腋窝淋巴结，可以辨认出 10 束且它们之间相互沟通吻合。

这些束伴随表面静脉由一个或多个收集器组成。其中 6 个位于手臂，4 个位于前臂和手部[9]。

在手臂上有 3 个前束（头侧、长骨侧和前肌侧）和 3 个后束（后内侧、后侧和后外侧）。引流远端区域的 4 个束分为 2 个前束（前桡骨和前尺骨）和 2 个后束（后桡骨和后尺骨）。

深层淋巴系统占少数上肢淋巴引流。深淋巴集束由 6 束组成，其中包含一些靠近主要动脉（肱动脉、深肱动脉、桡动脉、尺动脉和骨间动脉）的血管。

上肢最重要的淋巴结群位于腋窝。腋窝淋巴结接受来自手臂和同侧躯干的淋巴，并在腋窝血管周围排成 5 条淋巴网。

前组（也包括胸肌、外乳肌或胸外侧）：这些淋巴结位于胸大肌下缘胸小肌外侧。它们与胸外侧血管有关，并从大部分乳房和脐上区域排出淋巴液。

侧群（或腋窝）：这条链靠近腋窝血管，仍然位于胸小肌的外侧，并从上肢排出大部分淋巴。

后肌群（或称肩胛下肌群）：位于肩胛下肌群的前面，胸小肌群的外侧，沿着肩胛下血管，接受来自背部的淋巴。

中间肌群（或称中央肌群）：也位于腋窝血

管之后，但位于胸小肌群的后面，紧邻前一肌群的内侧，接受来自前、后、外侧肌链的传出血管的淋巴。

内侧肌群（或尖肌群）：最后一群位于胸小肌群的内侧，接收中间肌群的传出血管，从中间肌群发出血管形成锁骨下干，流向右侧的淋巴管和左侧的胸管。

这些组也可以根据它们与胸小肌的关系进行分类，如 Berg Ⅰ、Ⅱ和Ⅲ级，这对于在腋窝进行手术干预非常有用。前链、侧链和后链被称为一级，中间链被称为二级，顶端链被称为三级。

虽然侧组主要接受上肢的淋巴，而前组与乳腺淋巴引流密切相关，但解剖研究未能证明这些身体区域引流到独立的淋巴结。这些淋巴结不仅密切联系，而且交通引流也很常见[10]。

另外，上肢的部分淋巴没有到达腋窝淋巴结，这些血管被称为衍生或附属血管。在上肢有两条重要的衍生通路：头侧（Mascagni 途径）延伸至锁骨上淋巴结，臂后束到达肩胛骨后淋巴结[9]。这些衍生途径可能解释了为什么一些患者在腋窝清扫和乳腺癌放射治疗后没有淋巴水肿。

四、下肢淋巴管解剖

相对于上肢而言，下肢的淋巴引流也包括更重要的浅表淋巴和深部淋巴系统[8, 12]。

浅表系统包括六个不同的束[11]，两个远端在足部和腿部，根据它们所伴行的主要静脉命名，大隐静脉束（或腹内侧）、小隐静脉束（或后外侧）和大腿上有四束。前束是大腿前内侧（或大隐窝）和前外侧。大腿后束分为后内侧束和后外侧束。

腿的大隐肌束向上延伸并延续为大腿的前内侧肌束。这些淋巴管在股骨内侧髁后方汇合，到达大腿，并与小隐静脉束的吻合血管相连。大腿前外侧束，也叫副隐静脉束，起源于大腿，所以它和腿的淋巴管之间没有直接的联系。这些收集器与大隐静脉密切相关，特别是在膝盖处，使它们容易受到创伤[8]。

腹股沟浅淋巴结位于腹股沟和腘窝区域的皮下，根据其与邻近静脉的解剖关系而命名。有 7 个表淋巴结链，其中 6 个位于股隐窝交界处附近，最后一个位于腘隐窝交界处。在腘窝区，腘窝浅淋巴结通常是唯一的，并接受来自腿后外侧束的淋巴。

三个腹股沟链位于隐弓下方，包含一个或几个豆状淋巴结：大隐静脉、外侧副隐静脉和隐间静脉。其余三个是颅到隐股交界处，通常包含几个小的圆形淋巴结（旋髂浅静脉、腹壁浅静脉和阴部外静脉）。

通常，下肢的淋巴回流到达腹股沟下淋巴结（大隐淋巴结、外侧副隐淋巴结和隐间淋巴结），而下肢的淋巴引流则从脐下腹部、臀肌、外生殖器和部分子宫接收淋巴回流。阴部大阴唇有同侧回流和对侧回流。

在腹股沟淋巴结之后，下肢的淋巴到达髂外淋巴结和髂总淋巴结。随后，它通过形成腰椎干的腰椎主动脉淋巴结，最后流入胸导管。

五、诊断和分期

出现淋巴水肿临床症状或基线体积改变的患者需要检查淋巴功能，以便制定治疗方案。在淋巴显像、淋巴 MRI 或吲哚菁绿淋巴显像等影像学检查中发现皮肤回流是淋巴水肿的诊断。淋巴显像可以评估深血管和运输水平。淋巴 MRI 能更好地研究淋巴系统的解剖，而吲哚菁绿淋巴造影只能分析浅表淋巴，是淋巴静脉旁路手术计划的有力工具。

六、淋巴水肿的保守治疗

综合减充血疗法

在保守治疗中，综合减充血疗法（complex decongestive therapy，CDT）是减少乳腺癌后上肢淋巴水肿和妇科癌症后下肢淋巴水肿以及其他病因引起淋巴水肿的最佳方法[13–15]。

CDT 是两阶段的治疗，包括四个部分：皮肤护理、手动淋巴引流（manual lymphatic drainage，MLD）、压迫治疗和锻炼。第一阶段（减充血期）

旨在最大限度地减少肢体水肿，包括皮肤护理、MLD、多层包扎和日常锻炼，通常持续4～6周。紧接着开始维护阶段（第二阶段），其目标是保存和优化在初始阶段获得的成果，包括弹性服装的适应、锻炼、皮肤护理和必要时的MLD[16]。

针对不同病因的淋巴水肿研究表明，CDT可减少肢体水肿和症状，改善生活质量，患者对所接受的治疗感到满意，因此该疗法目前被认为是治疗的金标准[17-20]。

在乳腺癌相关淋巴水肿（breast cancer-related lymphedema，BCRL）的女性中，对CDT的充分反应与体重控制、淋巴水肿等级、身体活动和坚持使用压迫疗法有关[21-23]。

1. 手法淋巴引流 MLD是一种特殊的手工疗法，通过精确、轻、顺、慢、有节奏的操作，遵循淋巴系统的解剖学和生理学。

其主要目的是增加淋巴毛细血管对间质中液体和蛋白质的吸收，增加淋巴收集器的收缩性，增加淋巴运输，从而增加通过淋巴系统返回静脉系统的液体量[24]。此外，由于它们是涉及浅表触摸的动作，MLD还可以促进生活质量的改善、睡眠的改善和疼痛、焦虑等症状的减轻[25]。

然而，手工淋巴引流在减少淋巴水肿中的有效性尚不清楚。研究报道了在有或没有MLD的情况下进行CDT时减少肢体体积的类似结果。在巴西患有BCRL接受CDT的妇女中进行了一项临床试验，被随机分为两组：有或没有MLD。两组在第一期治疗结束时均出现肢体体积缩小，但两组间无差异[26]。其他随机临床试验也报道了类似的结果，有或没有MLD的CDT应答没有差异[27, 28]。

2. 加压疗法 使用多层绷带、可调节的压缩装置和弹性服装进行加压治疗。它被认为是淋巴水肿治疗的主要方式，无论是在体积减小阶段还是在维持阶段[16]。

加压疗法对淋巴系统的影响包括由于血液超滤减少而减少多余的间质液、增强吸收和改善肌肉泵送功能。有报道称，加压治疗可改善疼痛、功能和生活质量[29]。

多层包扎在减少肢体体积方面的临床效果最好。肌肉收缩时施加在肢体上的压力（工作压力）取决于材料的类型、伸展或拉伸程度（绑扎时施加的张力）、绷带施加的力（层数）和材料条件（使用时间、洗涤方法）。关于淋巴水肿治疗，建议使用短拉伸绷带，因为它们通过增加间质压力促进更高的工作压力，有利于间质液体吸收。然而，过度的压力可能会导致疼痛和皮肤损伤。理想压力的确定必须考虑淋巴水肿的类型和严重程度、是否存在纤维化和皮肤状况[30]。

在维护阶段，建议使用弹性服装。对于每种临床情况，有必要根据织物的物理和动态方面（弹性和刚度）及每个患者的具体特征（皮肤质地、肢体大小、水肿位置、是否存在纤维化和受影响肢体的功能）来评估合适的压缩等级[29]。

另一种可用于肢体体积恢复和维护阶段的加压疗法是可调节的压迫装置。这些衣服由低弹性织物制成的衣服，包裹着淋巴水肿患者的肢体淋巴水肿，用可调节的尼龙搭扣连接。这些自我调节装置允许患者在肢体体积减小时保持很大的压力[31]。虽然尼龙搭扣装置并不比绷带包扎好，但对于有重大伤口、皮肤变化或经济原因等不坚持其他形式压迫的患者来说，它们可能是患者的另一种选择[32-36]。

3. 运动 对于淋巴水肿患者，积极运动可以通过肌肉泵送增加静脉回流和淋巴吸收。如果采用某种形式的外部加压，效果会更好[16, 37, 38]。

不同类型的运动被认为对淋巴水肿患者是安全的，包括水上运动、伸展运动、普拉提、游泳、散步、阻力运动、瑜伽、重量训练和有氧运动[39, 40]。一项评估被动运动与CDT结合表现的研究显示，分析结果没有差异[41]。

运动的选择应考虑到患者的喜好。只要有可能，应指导患者将日常生活活动作为一种锻炼形式，优先进行能量消耗较大的活动。

4. 皮肤护理 淋巴功能不全的患者可能出现皮肤变化，如增厚、角化过度、乳头状瘤病、皮肤褶皱加深、皮肤皲裂、真皮纤维化和淋巴漏等。这些并发症与较高的感染风险、淋巴水肿加重程度、功能和生活质量有关[42, 43]。

因此，皮肤护理在淋巴水肿的治疗中是必不可少的，必须在CDT的所有阶段进行。应指导患者采取日常卫生措施，仔细清洗，每天保湿，避免皮肤损伤或创伤[43, 44]。

七、补充的保守治疗

（一）肌内效贴布

一些研究已经发表，使用胶布治疗淋巴水肿，主要是在乳腺癌之后，但没有标准化的应用方式。通常，胶带遵循解剖淋巴通路，以促进肌肉收缩时皮肤拉伸对间质液体的吸收[45]。

临床试验的Meta分析显示，在减少肢体体积方面，胶带并不比绷带更有效，尽管可以观察到更好的生活质量、舒适度和便利性，并且对于有压迫治疗禁忌证的患者可能是一种替代技术[46, 47]。尽管被认为是一种安全的技术，但患者可能会因贴敷而出现皮肤损伤[48]。

（二）间歇气动压缩

间歇气动压缩泵（intermittent pneumatic compression pump，IPC）装置是连接到泵的气动袖口，模仿周围淋巴周围肌肉收缩的自然发生的泵效应。它已经被开发用来复制治疗师的手工技术，利用低压力和短时间的重复应用，沿着肢体逐渐移动，来模拟手动淋巴引流，并将肢体根部纳入服装，以清除引流通道[49]。

有各种不同的泵可供选择。气动压缩装置产品分类列表包括非分段式和分段式，家用或专业型号的半肢或全肢，没有或有校准的梯度压力。这些设备在腔室数量、充气时间、充气压力调节、校准的梯度压力、服装形状方面都有所不同[50]。

关于IPC机器的参数，以往的研究使用更高的压力（100～150mmHg），而最近的研究应用压力在30～60mmHg。有限的低到中等质量的证据表明，使用多细胞顺序IPC程序应用45～60min 30～60mmHg治疗上肢和下肢淋巴水肿[51, 52]。

先前的系统综述表明，IPC装置在低至中等压力范围内耐受性良好，并且该装置可以在患者家中进行压缩应用。IPC也是一种安全有效的干预措施，除了穿着加压服装外，还可以提供一种可接受的家庭治疗方式[50]。IPC治疗BCRL可显著减轻水肿和主观症状，但与单独CDT相比，加入IPC并没有显示出优势[53]。

一系列临床试验和系统评价试图调查IPC的益处。然而，这些结果一直存在争议，IPC对淋巴水肿的影响尚未得出最终结论[54–56]。

八、手术治疗

淋巴水肿的手术治疗可分为两类：生理治疗和减容治疗。前者旨在恢复淋巴流量，而减体积手术对功能没有影响，目的是尽量减少后期淋巴水肿的后果[57–59]。

手术切除技术长期以来一直应用于淋巴水肿患者，在不改善淋巴功能的情况下通过不同方式实现肢体体积缩小。由于淋巴功能不仅没有得到改善，甚至可能因瘢痕组织和纤维化而恶化，因此目前仅用于晚期[16]。它们的有效性取决于肢体功能的改善，理想情况下应该允许患者穿上足够的加压服装。Charles手术包括完全切除皮肤和皮下组织，然后进行皮肤移植[58]。它适用于晚期病例，美观效果差。在先前的保守治疗下体积缩小后，局部或多余的肿块可能需要部分切除。吸脂术的报道越来越多，可能适用于没有凹陷性水肿和过多脂肪沉积的患者。吸脂在减少肢体体积方面非常有效，但需要严格遵守术后压迫以保持效果。一旦压迫中断，液体积聚会引起淋巴水肿的复发。

生理手术以淋巴结缔组织旁路（lymphaticovenular bypass，LVB）和血管化淋巴结移植（vascularized lymph node transfers，VLNT）为代表。LVB是一项技术上具有挑战性的手术，不仅需要外科医生的超显微外科技术，还需要特殊的缝线和手术设备（图16–1）。吲哚菁绿淋巴

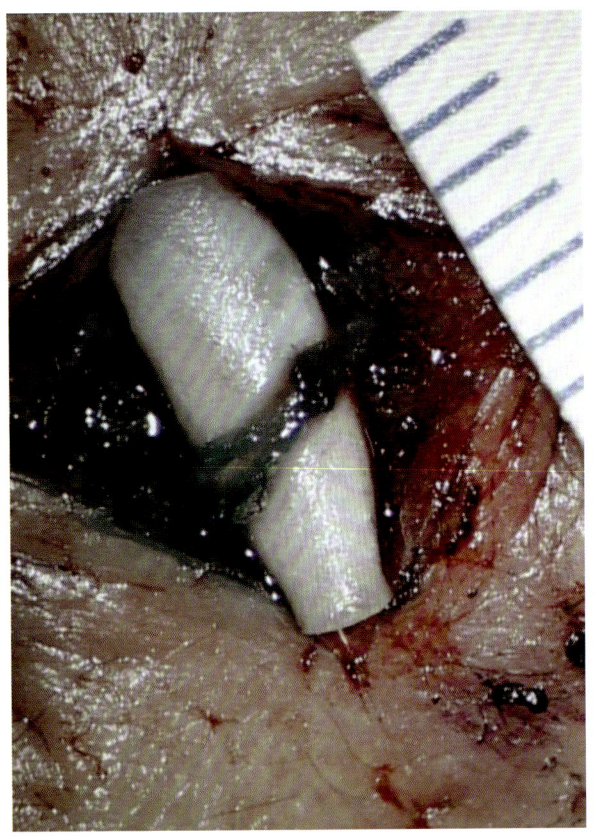

▲ **图 16-1** 淋巴静脉旁路。图像显示有两条淋巴管与一条静脉吻合

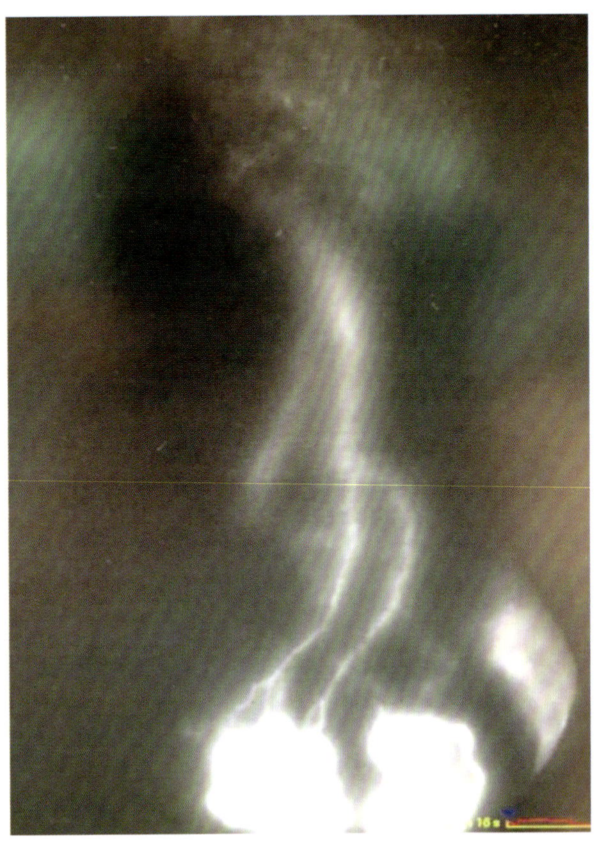

▲ **图 16-2** 术前使用 **SPY Elite** 荧光机进行右手吲哚菁绿（**ICG**）荧光评估。三个指间注射。手背有向上流动的淋巴通道和前臂水平的真皮回流区

管造影对于诊断和正确定位靠近真皮回流区域的旁路至关重要（图 16-2）[60-67]。LVB 发病率低，可在局部麻醉下进行，通常适用于出现淋巴水肿初期的患者。由于这类患者的淋巴管纤维化和淋巴运输减少，晚期患者对该技术几乎没有反应[61, 65, 68]。

VLNT 是癌症治疗后继发淋巴水肿患者的另一种选择。将健康区域的淋巴结移植到患肢以改善淋巴运输（图 16-3 和图 16-4）。

有两种被提议的 VLNT 机制。第一种是当在淋巴管残端之间放置含有淋巴结的皮瓣时，淋巴管通路可以恢复。已知淋巴结中含有 VEGF-C，它促进肿瘤消融后移植淋巴结与剩余淋巴管之间的吻合[68-70]。第二种是“海绵”效应。由于受累肢体和皮瓣之间的压力梯度，淋巴结可以吸收多余的液体，然后通过淋巴系统和静脉系统之间的内分流将液体排入静脉系统。这种机制也被称为淋巴泵[71-73]。

对于与乳腺癌相关的淋巴水肿患者，可采用两种方法之一进行 VLNT。含有淋巴结的孤立皮瓣可用于没有乳房重建愿望的患者或既往乳房重建的患者。没有重建或以前尝试失败的患者可以通过含有淋巴结的复合腹部皮瓣同时进行治疗，这样可以在同一手术中重建乳房和治疗淋巴水肿。

淋巴结可从多个供体区域获得，如腹股沟、胸外侧壁、锁骨上窝和颏下区。腹腔内淋巴结，如大网膜和肠系膜也可以使用。在采集淋巴结时，主要关注的问题是避免继发性医源性淋巴水肿。腹腔内淋巴结切除消除了继发性淋巴水肿的

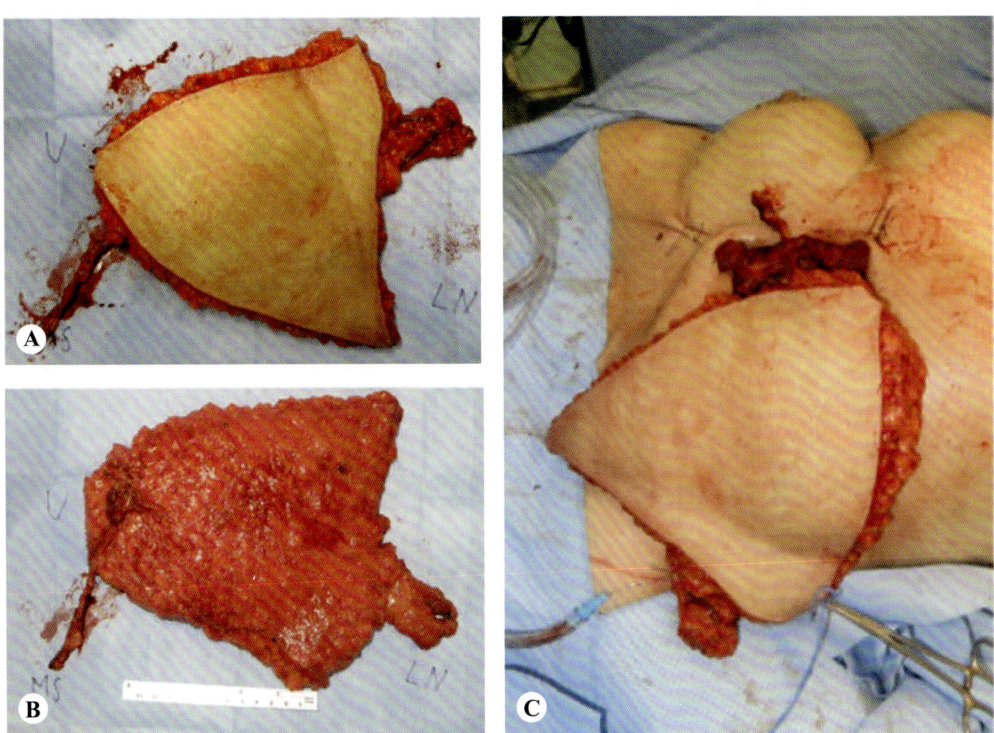

▲ **图 16-3　深腹下穿支（DIEP），淋巴结位于腋窝**

A. 左侧前血管蒂前视图，右侧腹股沟淋巴结；B. 皮瓣后视图；C. 位于腋窝的淋巴模式

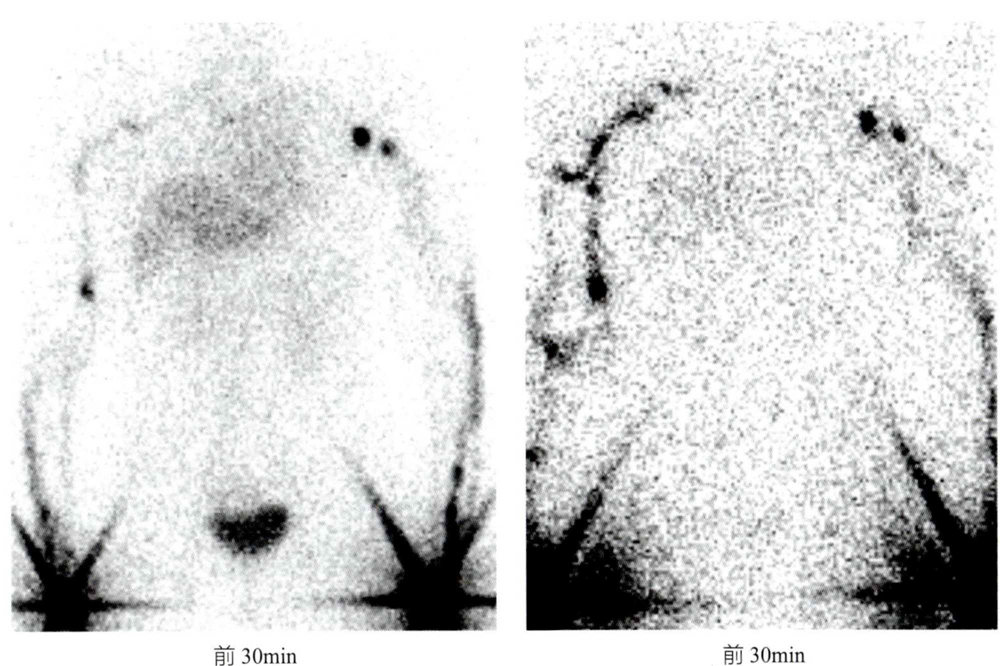

▲ **图 16-4　患者的淋巴显像如图 16-3 所示。血管化淋巴结移植（VLNT）前（左图）和 VLNT 术后 6 个月（右图）**

可能性，但也有其他缺点，如需要开腹手术。

虽然罕见，但医源性淋巴水肿是淋巴结切除的一个可怕并发症，特别是当处理腹股沟和腋窝区域。有淋巴水肿和淋巴运输减少的报道，即使没有临床症状[74, 75]。为了减少继发性淋巴水肿的机会，可以使用一种称为反向映射的技术，在这种技术中，注射两种不同的对比剂，从而识别引流肢体的基本淋巴结[76]。

另一个问题是 VLNT 皮瓣定位，手术消融部位的近端插入是合理的解决方案，但为了使这种方法有效，我们需要一个功能正常的淋巴系统使淋巴流向腋窝。这种方法最初是由 Becker 描述的[77]，治疗乳腺癌相关淋巴水肿。瘢痕释放后，将腹股沟 VLNT 皮瓣置入腋窝。其他作者报道了腹股沟淋巴结与腹部皮瓣联合进行全乳房重建和淋巴水肿治疗的良好临床结果[70, 78]。晚期淋巴水肿伴淋巴系统广泛瘢痕形成，并且很少或没有淋巴向上流动的患者不适合近端 VLNT 定位。这些患者可以接受远端定位，并受益于依靠重力向远端运输淋巴的集水效应[73]。

由于关于淋巴结移植位置的证据很少，我们进行了一项前瞻性研究，比较了接受 VLNT 治疗乳腺癌相关淋巴水肿患者的临床结果。淋巴结瓣位于腋窝或手腕。经过 12 个月的随访，两组患者的体积平均减少 20%。在两组中，脂肪团和丹毒的发作次数也减少了。在体积缩小或感染发作方面，两组间未观察到差异[79]。

手术治疗对一组患者的作用虽小，但越来越重要。未来的前景包括更好地了解淋巴水肿发展的危险因素、预防性手术、药物治疗和纳米技术的使用[80]。

作者评论

淋巴的回流始于淋巴毛细血管和存在于间隙的预收集器，它们将这些物质带到淋巴管。淋巴收集器的阀防止淋巴回流。淋巴在淋巴管壁的平滑肌的推动下通过蠕动运动进入体循环。深静脉系统的引流是通过胸导管进行的，胸导管将下肢、胃肠道、左上肢和左胸壁前后侧（包括左乳房）的淋巴排出。来自右上肢和胸壁右侧的淋巴通过右淋巴管排出。胸导管将其内容物排入左侧锁骨下静脉，靠近颈内静脉的交叉处，而右侧淋巴管则排入右侧锁骨下静脉，也靠近右侧颈内静脉的交叉处（图 16–5）。肢体的浅表淋巴系统将皮肤和皮下细胞组织的淋巴排入深层淋巴系统，再由深层淋巴系统排入腋窝或盆腔淋巴结[81, 82]。

淋巴水肿是由于先天性畸形或淋巴管 / 淋巴结损伤导致淋巴液难以排出，从而导致淋巴液积聚在间隙[83]。淋巴液的慢性积累促进脂肪细胞增殖和细胞外基质中胶原蛋白的沉积。

在癌症患者中，淋巴水肿可以通过压迫淋巴血管和（或）淋巴结上的肿瘤、淋巴系统的肿瘤浸润（癌性淋巴管炎）、放射治疗继发的淋巴损伤或癌症手术（特别是包括淋巴结切除术）引起的淋巴损伤而得到解决。淋巴结切除术是乳腺癌、前列腺癌、子宫内膜癌和黑色素瘤患者淋巴水肿的主要原因[81, 84–86]。与癌症手术后淋巴水肿相关的因素包括高体重指数（body mass index，BMI）、原发肿瘤切除的程度、肿瘤的位置和感染[87]。

与乳腺癌治疗相关的淋巴水肿是最常见的，尽管采用更保守的手术，较少广泛的乳房切除和较少的腋窝排空指征，降低了淋巴引流障碍的风险。腋窝淋巴结的清扫仅限于临床确诊的淋巴结阳性的患者、局部晚期肿瘤患者或炎症性乳腺癌患者，而术前评估中无淋巴结阳性的患者需行前哨淋巴结活检[88–91]。

其他常与淋巴水肿相关的肿瘤有肉瘤、下肢黑色素瘤、妇科肿瘤及泌尿、生殖道肿瘤[87]。

尽管淋巴水肿的保守治疗仍然非常重要，但在大型癌症治疗中心，手术治疗（技术已在本章中描述）已取得进展。

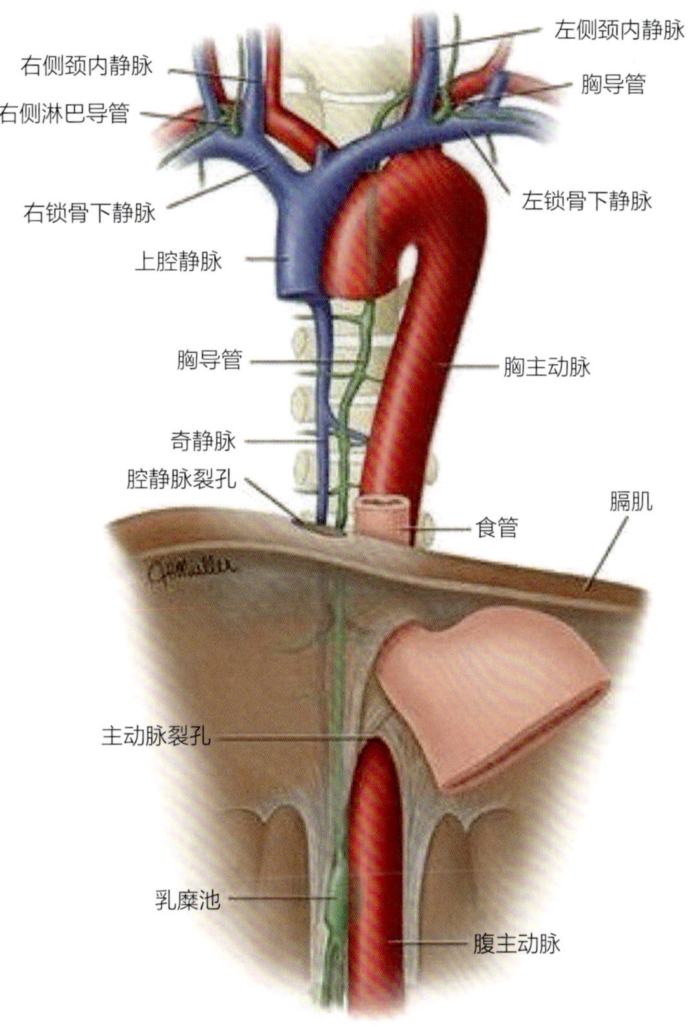

▲ 图 16-5　胸导管和右侧淋巴管的解剖

第 17 章 血管通路

Vascular Access

Glauco Fernandes Saes Antonio Eduardo Zerati Marina Borri Wolosker Jéssica Anastácia Silva Barbosa Telma Christina do Campo Silva 著

王 端 译 李 鹏 戴向晨 校

Harvey 是 17 世纪血管生理学研究的先驱，他在 *Excercitatio Anatomica de Moto Cordis et Sanguinus in Animalbus* 中描述了循环系统 [1, 2]。在几十年后的 1654 年，Folly 通过使用银制导管把供体动脉和受体静脉连接，实现了两只动物间史上第一次的输血 [3]。

1818 年，通过 Blundell 的努力，实现了人类之间的首次输血，他为一名产后出血性休克的女性输注了从另一人身上抽取的血液 [4]。1945 年，通过静脉穿刺置入的第一根聚乙烯导管被发明，并以 Intracath®（BD Worldwide，Franklin Lakes，New Jersey）的商品名进行了商业化 [5]。法国军医 Robert Aubaniac 于 1952 年描述了穿刺深静脉系统的技术 [6]，通过穿刺锁骨下静脉可以在战场上为低血容量性休克患者更多更快地输注液体。1952 年，Seldinger 描述了一种在血管内置入导管的方法。这种方法是首先穿刺血管引入柔性导丝，再通过导丝推送导管进入血管。这是现代血管腔内手术的基础 [7]。

Broviac 推动了长期导管的开发研究。他在 1973 年发明了一种从穿刺部位皮下穿隧道后通过胸前壁将其外部化的装置。该装置由硅胶合成，并带有涤纶环，由于该环与皮下组织的粘连，可提供更好的导管固定 [8]。1979 年，Hickman 对该导管进行了改造，发明了一种新的更粗、能够允许血浆置换和骨髓移植（bone marrow transplantation，BMT）的导管装置 [9]。血管通路发展中的另一个重要进展节点是 20 世纪 70 年代初 Belin 等发明的完全置入式静脉导管，它是一种带有皮下囊腔的中心静脉导管用于胃肠外营养输注 [10]。1982 年，Niederhuber 等报道了 30 个完全置入式静脉导管在癌症患者中的使用结果 [11]。这类完全置入式静脉导管在癌症患者的治疗中被广泛使用，构成本章的主题。

一、导管的适应证和类型

接受癌症治疗的患者由于各种原因需要持续的静脉系统通路。这些原因包括血液采集用于实验室化验、输注化疗药物和治疗相对频繁时出现的临床并发症。

血管通路的选择必须考虑以下几个因素以便为患者提供舒适和安全的血管通路（表 17–1）。如确定使用哪些药物、预期的治疗持续时间、通路的使用频率、是否有血制品的输注需求和输注频率、患者外周静脉的可用性。

短期外周导管由特氟隆或硅胶制成，长 35～52mm，通过外周静脉穿刺插入，风险极低。它们使用成本低，期限短，是住院患者的日常临

表 17-1　主要静脉导管装置和置入选择标准

导管类型	针头插管	长插管	中线导管	PICC	非隧道 CVC	隧道式 CVC	输液港
主要适应证	即刻静脉通路，一般输液	即刻静脉通路，一般输液	即刻静脉通路，一般输液	• 化疗 • 血液成分输注 • 肠外营养	• 血流动力学监测 • 化疗 • 血液成分分离术（自体移植） • 透析 • 血液成分输注 • 肠外营养	• 化疗 • 血液成分分离术（自体移植） • 透析 • 血液成分输注 • 肠外营养	化疗
药物类型	与外围输液兼容	与外围输液兼容	与外围输液兼容	与外周输液兼容或不兼容	与外周输液兼容或不兼容	与外周输液兼容或不兼容	与外周输液兼容或不兼容
使用期限	≤5 天	6～14 天	6～14 天	＞15～30 天	6～14 天	＞15～30 天	＞15～30 天
禁忌证	在肢体上存在神经系统疾病或循环系统疾病或供透析使用的动静脉瘘管	在肢体上存在神经系统疾病或循环系统疾病或供透析使用的动静脉瘘管	• 在肢体上存在神经系统疾病或循环系统疾病或供透析使用的动静脉瘘管 • 上肢 DVT 病史	• 在肢体上存在神经系统疾病或循环系统疾病或供透析使用的动静脉瘘管 • 上肢 DVT 病史	凝血功能障碍	凝血功能障碍	• 病态肥胖症 • 凝血功能障碍
感染风险	0.2～0.5/1000 导管留置天数	0.2～0.5/1000 导管留置天数	0.2～0.8/1000 导管留置天数	2.1/1000 导管留置天数	2～5/1000 导管留置天数	1.6/1000 导管留置天数	0～0.4/1000 导管留置天数

PICC. 经外周中心静脉导管；CVC. 中心静脉导管；DVT. 深静脉血栓形成

床工作中使用最多的。

短期中心静脉导管是聚氨酯制成，长 20～30cm，最粗 8F，通过穿刺中心静脉（颈内静脉、锁骨下静脉、腋静脉或股静脉）置入。其导管尖端靠近心房腔静脉交界处。有单腔或多腔导管可供选择。因为感染和移位的风险较大，通常仅供住院患者的连续使用，建议在家中使用短期中心静脉导管。更粗的型号（12F）称为 Schiley，可以满足血液透析或单采血浆所需的高血流量需求；但因为它是非隧道式导管，仅供短期使用。

PICC 是通过穿刺浅表静脉，通常选择上肢浅静脉（肘前静脉、贵要静脉、头静脉），或通过超声引导下穿刺肱静脉置入的静脉导管。PICC 是非隧道式导管，但使用期限较长，其尖端保持在中心的位置。PICC 可以在住院患者或家庭护理患者中连续或间歇使用。由于其长度长（50～65cm）和尺寸小（最大 5F），该导管不允许高流量输注。PICC 的优点是易于拆卸，但它在美观和舒适度方面存在欠缺。

因为皮下隧道提供了抗感染的保护因素，隧道式导管具有更好的耐用性。此外，皮下隧道还提供了更好的装置固定[12, 13]。半置入式导管从皮肤上的入口（通常选择前胸壁）引入，通过皮下隧道到达静脉穿刺部位，其导管头端位于心房腔静脉交界处。半置入式导管有两种主要类型：一种具有柔韧性，具有对称的管腔头端（通常为 2 个），称为 Hickman；另一种具有更高的刚性，能够允许 350～450ml/min 的平均流量，最大限度地减少血液再循环（管腔对称式头端，如 Palindrome™、Covidien®；非对称式头端，如 Mahurkar™、Covidien®；分离式头端，如 Splitcath®、Medcomp®），通称为双回路导管。Hickman 导管和双回路导管都有涤纶环，涤纶环位于皮下隧道里，理想情况下其距离皮肤切口 2cm。该环会引起炎症反应和组织粘连，在置入约 1 个月后为导管提供了更好的固定。

另一种长期导管是完全置入式导管，称为“输液港”或“港”。这是一种直径小于 10F 的导管，可以通过外周静脉或中央静脉置入，通过皮下路径连接到置入肌肉筋膜上的储液器。由于该装置任何部分都没有暴露于体外，与半置入式导管相比，其感染风险更低，耐用性更高[12]。储液器由钛或塑料制成，具有单腔或双腔结构。输液港也分为带阀和不带阀两类。在输液港的某些型号中，阀门位于储液器里，而在其他型号中，阀门位于导管尖端。带阀输液港可以防止血液反流，降低了因导管内血栓形成引起的导管失功的发生。然而，带阀导管的优越性尚未得到确切证实[14, 15]。

一些新型导管型号具有更高的耐高压性，允许至高 5ml/s 或 300psi 的高流量液体输注，如 Dignity®–Medcomp，PowerPort®–Bard。

由硅酮或聚氨酯制成的长期导管（PICC，半置入式或全置入式）具有不同的特性，如硅酮具有更好的生物相容性和更低的血栓形成风险，聚氨酯导管管壁更薄，与相同外径的硅酮导管相比，聚氨酯导管内径更大，堵塞风险更低[13, 16]。

二、手术技术

隧道式导管置入术

隧道式导管的置入必须在适当的环境下进行，患者需要在有生命体征监测和影像支持（特别是放射线透视设备）下进行导管置入。这些条件通常由手术室或介入放射科提供。

手术麻醉方式取决于患者的身体情况和手术团队的偏好。一般来说，局部麻醉联合镇静药物是足够完成手术的。尽管为清洁手术，但癌症患者通常为免疫抑制的状态，我们仍给予预防性抗生素。

置入部位的选择应考虑导管插入的静脉及储液器保存的位置。癌症患者通常需要进行确定癌症分期的胸部影像检查，可以通过分析这些影像检查结果来评估判断静脉血栓形成或导管压迫的情况。实验室化验也需要分析评估，尤其是血小板和中性粒细胞。如果中性粒细胞低于 0.5×10^9/L，患者不适合置入隧道式导管；如果血小板计

数低于 50×10^9/L，患者应在手术前接受血小板输入治疗。

静脉穿刺位置：主要的入路静脉有颈内静脉、锁骨下静脉、颈外静脉、头静脉、贵要静脉、隐静脉和股静脉。尽管通过下肢静脉置入导管也能获得不错的临床效果，但首选仍是上腔静脉引流系统的血管[17, 18]。

置入技术取决于所选择的入路血管。通常浅静脉（颈外静脉、头静脉、贵要静脉和隐静脉）通过解剖游离的方式置入导管，而深静脉（颈内静脉、锁骨下静脉和股静脉）建议使用穿刺的方法置入导管。材料（针、导丝）的改进与超声引导技术的普及使深静脉穿刺成为大多数中心的首选方式。

当选择进行浅静脉解剖时，进行浅静脉切开，以便将导管插入保证尖端达到中心位置。在远端结扎血管，近端用缝线环绕固定，注意不要使导管缩窄。对于口径较大的静脉，在静脉切口周围缝合，代替结扎，可以维持血流，防止静脉炎。

因为右侧的静脉通向心房的路径更直，也是优先选择在右侧置入导管的原因。对一侧肿瘤（如乳腺肿瘤）的患者首选肿瘤对侧置入导管。导管尖端位于心房腔静脉交界处。在手术过程中，我们必须关注由导管引起的心律失常可能。在许多情况下，导管头端可以位于右心房内，而不影响患者。

上腔静脉血栓形成或上腔静脉显著受压是选择下腔静脉引流系统（股静脉或内隐静脉）进行置入的指征。

将导管置入静脉系统后，我们在胸肌筋膜前方的胸前壁制作输液港囊袋。在肥胖患者中，囊袋需要制作的更加浅表，然后将导管从静脉置入部位穿过皮下到达输液港囊袋。输液港储液器与导管连接并放置在囊袋内，固定在囊袋的下界[2]。当导管通过股静脉或隐静脉放置时，导管尖端也需置于相同位置（心房腔静脉交界处），储液器放置在腹部（髂前上棘内侧）或大腿前外侧皮下[2]。

1. 超声引导下静脉穿刺　术中使用超声可以精确定位血管位置并检查静脉血栓或解剖变异情况，使手术更加安全（图 17–1）。

过度向对侧转头会产生颈内静脉覆盖在颈动脉上的解剖变形。这种变形缩短了两者之间的距离，增加了意外穿刺动脉的风险。

2. 颈内静脉穿刺术

- 患者呈头低脚高 15° 仰卧位，头部略微抬高（支撑在小垫子上），保持头部靠近中线，略微向对侧旋转。注意使用超声探头的压力避免颈内静脉的塌陷。
- 头低脚高位和（或）Valsalva 动作可以使颈内静脉的横截面积增加近 40%。
- 彩色多普勒工具很少是必需的，因为对静脉的可压缩性的检查足以证明其通畅性（图 17–2）。

颈内静脉（internal jugular vein，IJV）的后侧入路穿刺需要超声探头平行于穿刺针，这样可以看到整个穿刺针的图像。这是一种完美的穿刺方法，特别是当为了置入长期导管时，这种穿刺方式允许选择更低的穿刺平面，并且皮下隧道完成后导管曲线更平滑（图 17–3）。

在颈内静脉的前侧入路穿刺中，探头横向在血管上定位，其穿刺部位较高（图 17–4）。当使用隧道时导管，导管穿过皮下隧道朝向胸部时，较高的穿刺部位可能会导致导管过度成角。这种过度成角会损害设备的功能。

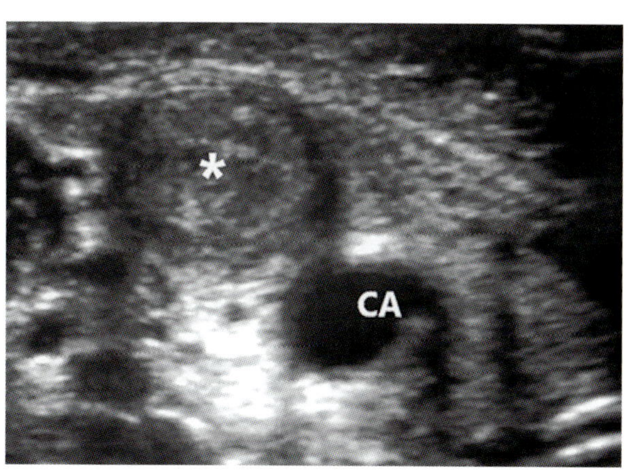

▲ **图 17–1　颈部血管超声的横断面图像**
CA. 颈动脉；*. 颈内静脉血栓

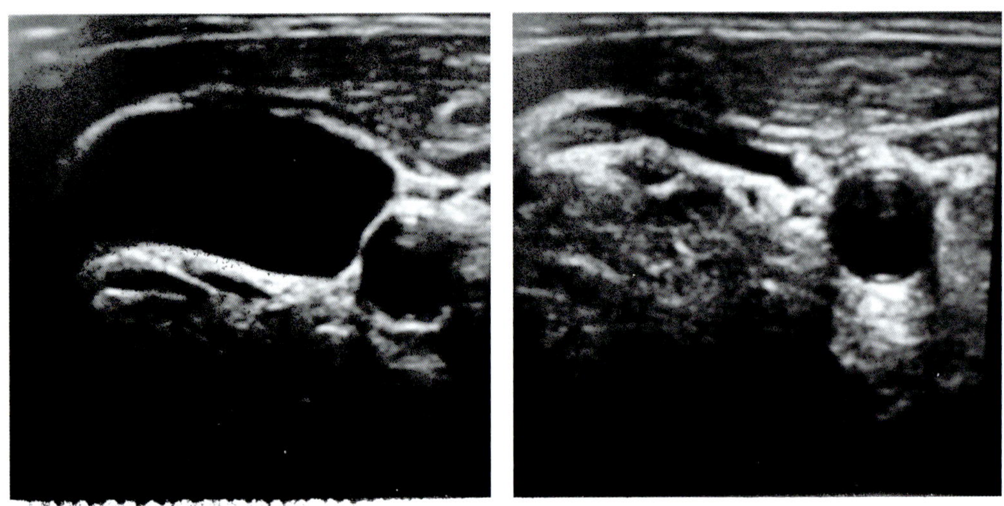

▲ 图 17-2 超声图像。可被压迫的颈内静脉

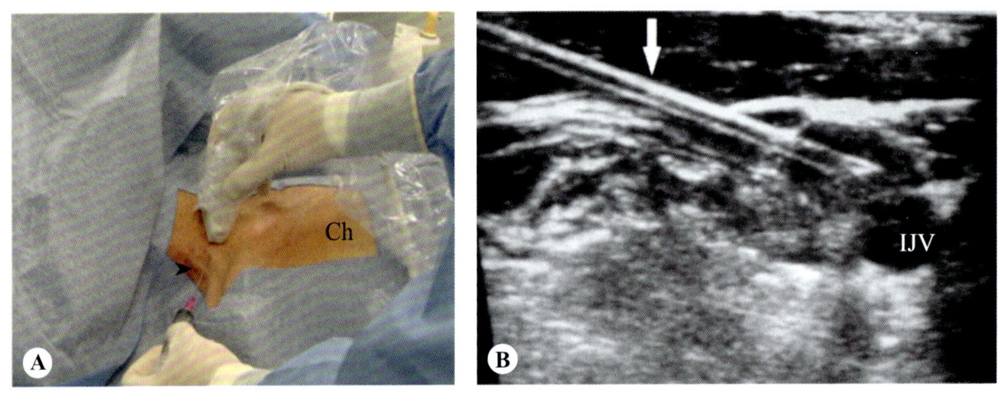

▲ 图 17-3 后侧穿刺颈内静脉

A. 在颈外静脉（箭头）和胸锁乳突肌之间进针；B. 穿刺时对应的超声图像。Ch. 患者胸部；IJV. 颈内静脉；白箭 . 穿刺针

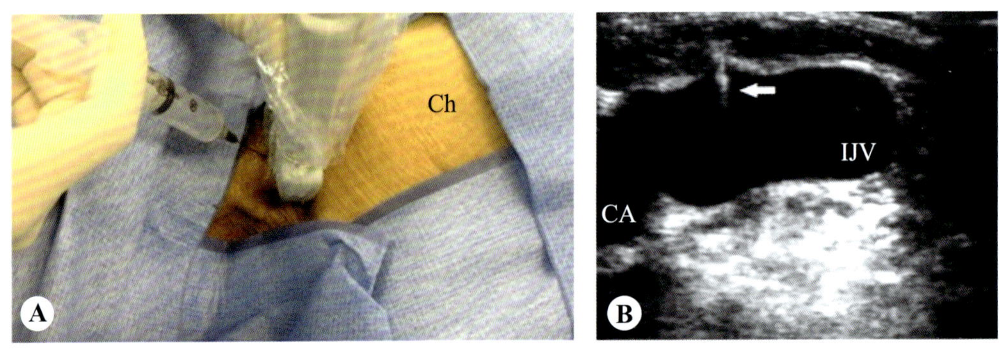

▲ 图 17-4 前侧穿刺颈内静脉

A. 患者胸部；B. 穿刺时对应的超声图像。Ch. 患者胸部；CA. 颈动脉；IJV. 颈内静脉；白箭 . 穿刺针

颈内静脉的内侧入路是一种较少使用的方式，但优点是将颈动脉从颈静脉后方移开，降低了意外穿刺动脉的风险（图 17–5）。

对颈内静脉进行纵向穿刺，需要避免选择患者头端的穿刺点，过高的穿刺点会导致导管皮下穿行后成角过大（图 17–6）。

一些颈部淋巴结肿大的患者，可能会影响前方或后方 / 侧方的穿刺，只要颈静脉没有内侧淋巴结压迫，就可以从这种方法中受益。

3. 锁骨下静脉穿刺术　在穿刺锁骨下静脉时，非常重要的是避免在更靠近内侧的位置穿刺，因为在此位置锁骨和第一肋骨之间的空间狭窄，这会导致导管受压和断裂。长期导管的锁骨下入路需要更靠近外侧的穿刺部位（图 17–7）。

4. 输液港：囊袋的制作　囊袋必须在结实牢固的位置制作，并远离皮肤不健康的区域，如放射性皮炎或溃疡肿瘤病变部位或造孔部位。只要能够操作，储液器就尽量放置在胸大肌筋膜前方的前胸壁内。对于皮下组织非常厚的肥胖患者，储液器在肌肉筋膜上的定位可能会非常深，并妨碍对其穿刺。在这种情况下，囊袋应制作得更浅表，但需要保持最小 2cm 的皮下组织厚度。

对于胸壁无法使用的患者（如广泛的放射性皮炎），替代方案是将输液港储液器置入到手臂内（通过外周静脉或中心静脉引入导管）或将导管置入下腔静脉系统的静脉（股静脉或隐静脉），

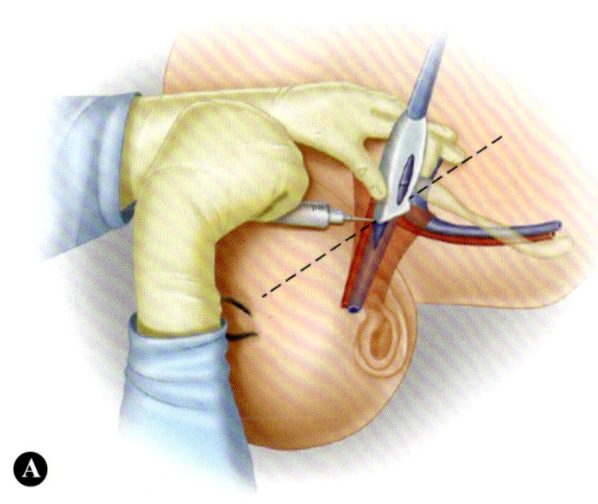

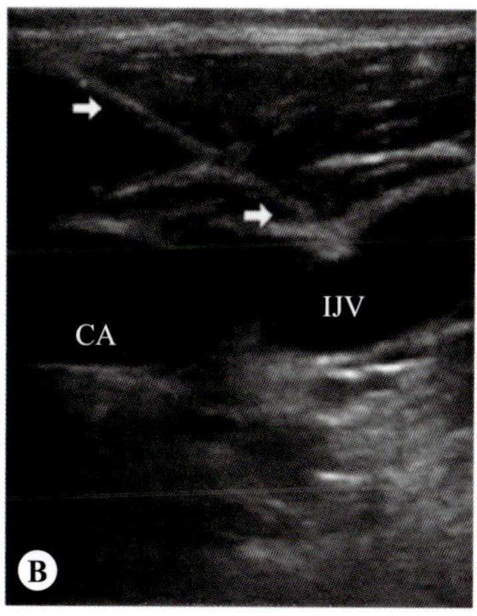

▲ 图 17–5　**A.** 内侧穿刺颈静脉，探头在斜向静脉且与穿刺针平行的位置；**B.** 穿刺时对应的超声图像

CA. 颈动脉；IJV. 颈内静脉；白箭 . 穿刺针

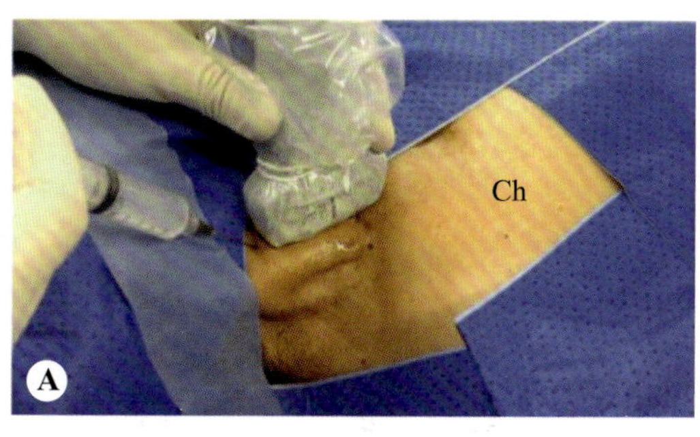

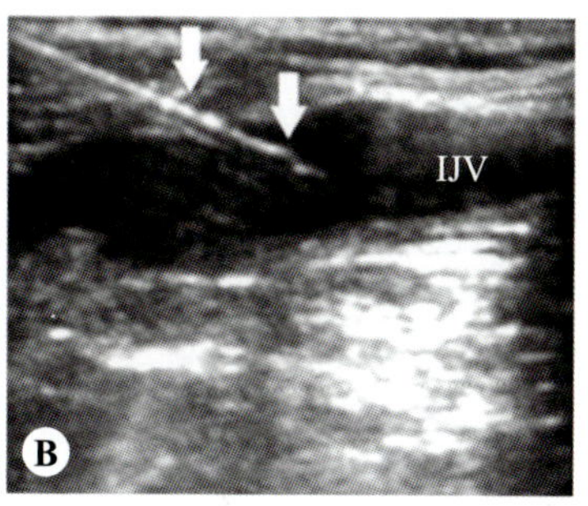

▲ 图 17–6　纵向穿刺颈内静脉

A. 患者胸部；B. 穿刺时对应的超声图像。IJV. 颈内静脉；白箭 . 穿刺针

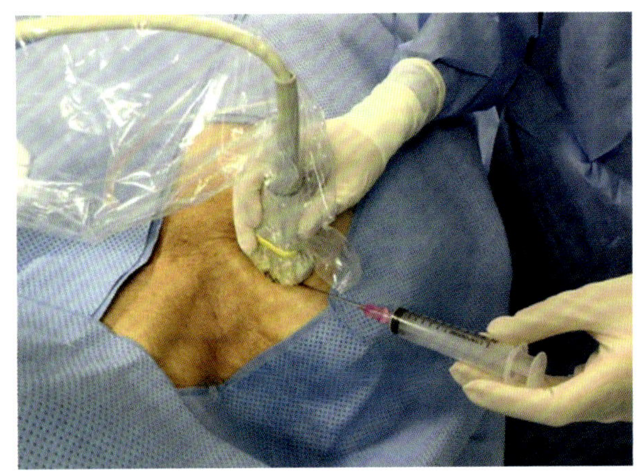

▲ 图 17-7 超声引导下穿刺锁骨下静脉

在腹壁或大腿内制作囊袋（图 17-8）[19]。如果上腔静脉血栓形成，可以选择通过股静脉或隐静脉置入装置。

三、隧道式导管的并发症

（一）感染并发症

感染性并发症是与长期导管相关的并发症中最常见的，也是早期（治疗结束前）拔除导管的主要原因。感染发生的主要危险因素是装置置入时的中性粒细胞减少症（$<0.5 \times 10^9/L$）、血液系统肿瘤、装置置入时其他部位存在感染、导管用于化疗以外的用途、住院患者的导管置入[20]。

感染可能发生在导管置入床（输液港囊袋/皮下隧道）或血流中。

1. 囊袋/隧道感染 当储液器或皮下隧道区域出现炎症感染迹象（如疼痛、充血、局部皮温升高）时，通过临床查体可进行诊断。当囊袋可能积脓时，有时会伴有伤口裂开和脓液流出。

保守治疗通常不会有良好的预后，在大多数情况下需要移除导管并联合全身抗生素的治疗。

2. 导管相关血行感染 对于使用长期导管的患者，导管相关血行感染（catheter-related bloodstream infection，CR-BI）的诊断仍然是一个难点问题。发热和寒战通常与 CR-BI 有关，但都是非特异性症状。当怀疑存在 CR-BI 时，应从长期导管和外周静脉分别取血进行血培养（需氧和厌氧）。BI 的诊断条件如下。

- 导管取血和外周取血的血细菌培养中出现相同微生物（菌株和抗生素）的生长。
  - 阳性差异时间（differential time to positivity，DTP）：导管取血和外周取血的培养结果为同一微生物，并且与外周静脉采集的样本相

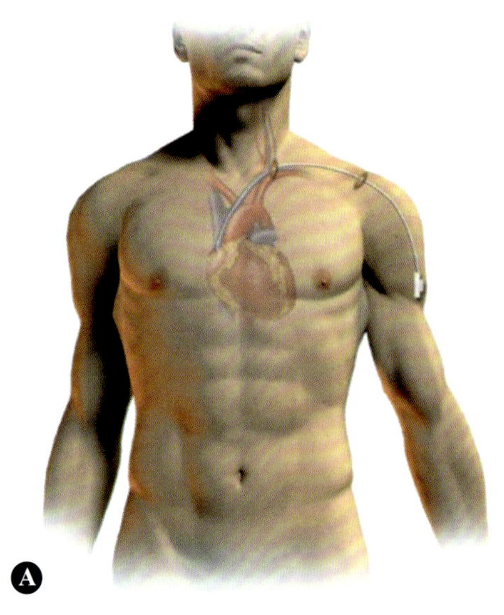

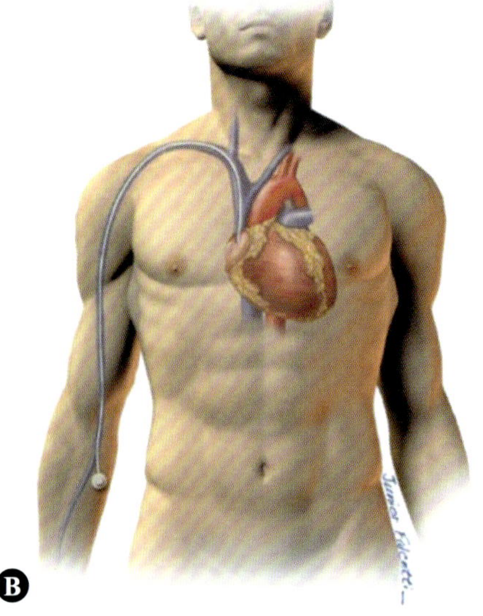

▲ 图 17-8 前胸壁不足时，制备储液器囊袋的替代方案。手臂置入储液器

A. 中心静脉置管术；B. 外周静脉置管术

比，导管采集的样本在转阳时间提前 120min（DTP≥120min），诊断为 CR-BI。

– 定量细菌培养：从患者下腔静脉抽取的血液中分离出的每毫升菌落形成单位（CFU/ml）≥从外周血中分离出的每毫升菌落形成单位的 4 倍。

• 中央导管取血 HMC 为阳性，周围静脉取血 HMC 为阴性。

• 出现败血症，而没有任何其他部位可疑的感染灶。

在等待血培养结果的同时，经验性治疗应使用抗菌谱覆盖革兰阳性和革兰阴性的抗生素。在确定感染病原体后，应根据培养结果调整治疗方案，并维持全身抗生素治疗 7～14 天[2]。在有效抗生素锁疗法 72h 后，无论临床反应如何都应再从中心导管采血进行培养。如果同一病原体持续阳性，则必须移除导管。

需要立即拔除导管而不尝试保留的情况，见表 17–2。

表 17–2 长期导管移除的适应证
血流动力学不稳定
血培养金黄色葡萄球菌、念珠菌属阳性
在接受适当抗生素治疗 48h 后存在败血症或持续性菌血症
全身并发症（如脓毒性栓子栓塞、骨髓炎、心内膜炎）

预防：首选门诊患者进行导管置入，不要对中性粒细胞减少症患者（中性粒细胞计数低于 $0.5 \times 10^9/L$）进行导管置入，活动性感染患者在抗生素治疗结束之前不要进行导管置入，避免将导管用于化疗或单采 / 血液透析以外的目的。

（二）非感染并发症

1. 深静脉血栓形成 除了如高凝状态、化疗引起的内皮损伤和肿瘤引起的静脉压迫等与癌症相关的静脉血栓风险因素外，导管的存在被视为另一个危险因素。

导管相关深静脉血栓形成可以引起相关的症状和体征，如静脉通路疼痛、肢体水肿、面部水肿、胸壁存在侧支静脉循环等。通过颈部、上肢和下肢、腹部静脉的双功能超声扫描等影像学检查可以做出诊断。如果怀疑头臂静脉或上腔静脉血栓形成，选择 CT 或 MRI 血管造影检查更合适。然而，很多患者通常无临床症状，往往是在癌症治疗或分期时进行的常规检查中发现的。

一旦诊断为 DVT，应立即开始全量抗凝治疗（前提是没有临床抗凝的禁忌证）。症状严重且血栓分布广泛的患者，如上腔静脉综合征患者，在充分权衡出血风险后建议进行溶栓治疗。

对于功能良好的导管应予以保留。因为移除它没有任何获益，还增加了更换新导管引起新静脉血栓形成的风险。移除导管仅限于导管失功的患者，如 DVT 广泛并且累及导管尖端时的情况。

预防：即使是通过股静脉或隐动脉置入的导管，也要将导管尖端保持在心房腔静脉交界处或右心房内。

2. 失功 导管可能仅存在回血障碍或同时存在回血和注射（药物输注）不足障碍。导管失功可能由手术置入时的技术失败引起，如导管头端定位不准确、过度成角或导管受压等情况（图 17–9）。当导管通过锁骨下静脉穿刺时，因为第一肋骨和锁骨之间的空间狭窄，故导管受压狭窄的情况更为常见。首次使用时就出现导管失功表明手术置入时技术失败。

导管在血管内会引起导管尖端出现纤维蛋白附着，在抽吸时导管内负压形成，纤维蛋白的附着充当活瓣可预防反流。在末端带有开槽阀的导管中，纤维蛋白层不仅可以防止反流，还会影响药物注入。

另一个引起导管失功的情况是导管腔内血栓的形成，这是由血液反流引起的。例如，当穿刺针从储液器中抽出时产生的负压引起血液反流。

对失功导管的评估首先应检查储液器的穿刺情况。流量不足通常是由储液器穿刺深度不足引起的。下一步是进行胸部 X 线检查以评估导管情况。导管尖端可能因置入时的技术失败或导管移

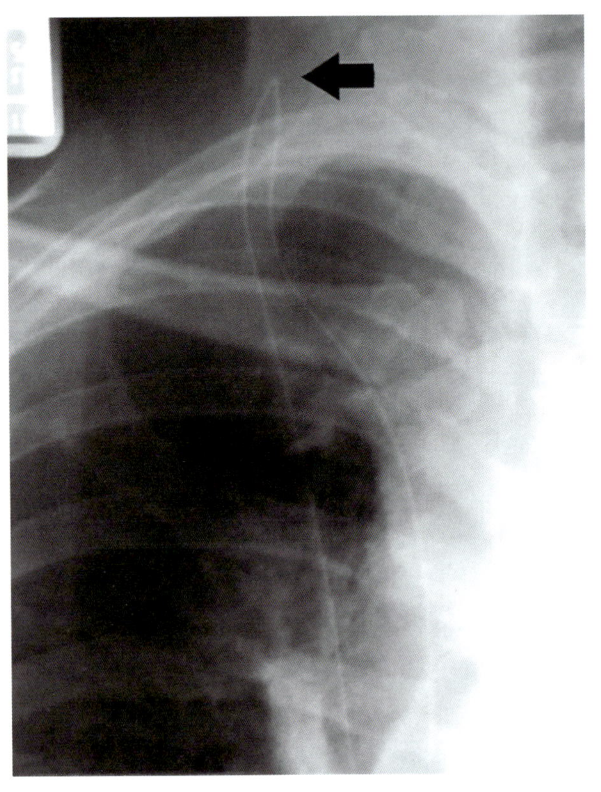

▲ 图 17-9　完全置入式静脉导管失功的 X 线。注意颈静脉入口附近的导管段成锐角（黑箭）

位而错位（图 17-10）。如果导管定位正确，没有过度成角，也没有折断或受压的迹象，对于血栓形成 15 天内的患者可以尝试溶栓治疗，会获得更好的临床效果。

如前所述，DVT 如果累及导管头端则可能会导致导管失功。

预防：置入或日常操作静脉导管时小心谨慎。

3. 导管断裂　当通过穿刺锁骨下静脉置入导管时，这种并发症的发生更为频繁。

当导管没有出现反流且患者在输注药物时感到疼痛时，应引起怀疑。胸部 X 线可以显示导管完全断裂或导管移位情况。导管的局部受损只能通过注射对比剂显示对比剂外溢点来确诊（图 17-11）。

出现这些情况，必须移除导管。如果导管完全断裂，可以通过血管腔内手术取出导管。

预防：如果选择锁骨下静脉入路，应尽可能

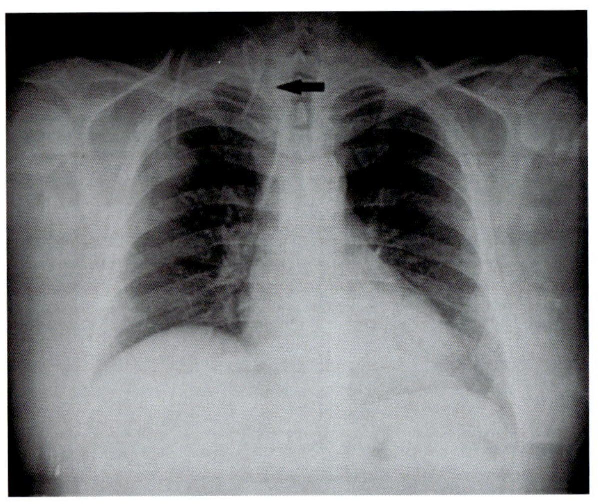

▲ 图 17-10　完全置入式静脉导管失功的 X 线。导管尖端的迟发性移位（黑箭）

从侧面进行穿刺。

4. 输液港旋转　储液器绕其自身长轴旋转导致其无法被穿刺。

侧位胸片可以显示金属储液港的旋转，正位胸片可能无法看清确诊（图 17-12）。如果储液器是射线可穿透的（如塑料装置），通过触诊可以确诊。即使针尖不可能穿透储液器，也会增加其旋转的可能性。

治疗需要手术复位和储液器固定。

预防：用两根不可吸收线将储液器固定在肌肉筋膜上。

5. 港体外露　皮肤裂开和港体外露可能由感染引起，也可能由储液器置入过浅，皮下厚度不足时造成的皮肤坏死引起（图 17-13）。

预防：一定要选择好制作港体囊袋的最佳位置，避免靠近胸骨柄等脂肪组织少的区域。对于恶病质患者最好选择小号的港体，这样可以将储液器置于肌肉筋膜下方。

四、血管通路护理

（一）PICC

使用中心静脉导管对于治疗患有各种疾病的住院患者至关重要。这些导管可以是隧道式、非隧道式或完全置入式[21]。置入这些导管可能会

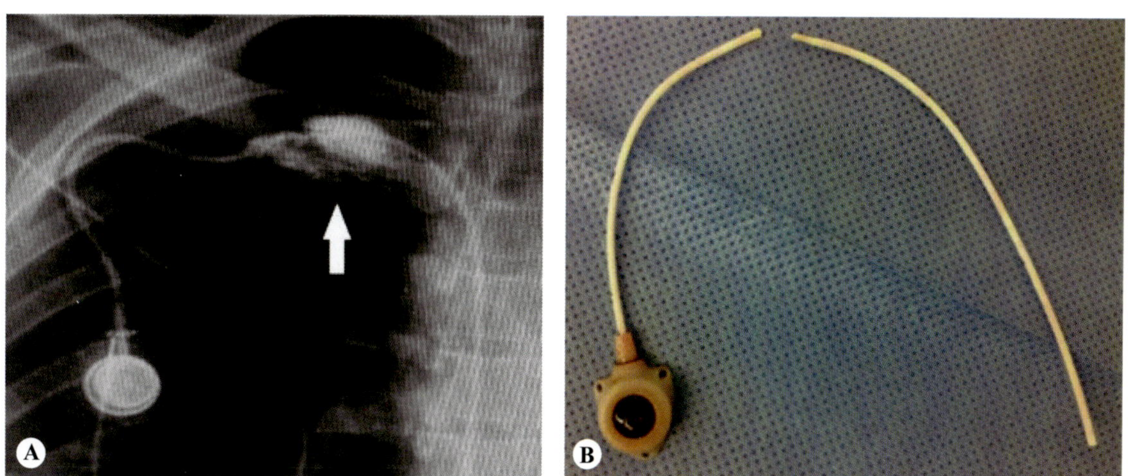

▲ **图 17-11 通过右锁骨下静脉穿刺置入的完全置入式导管的断裂**

A. 造影显示锁骨和第一肋骨之间的间隙处有对比剂渗漏（白箭）；B. 断裂导管的两段

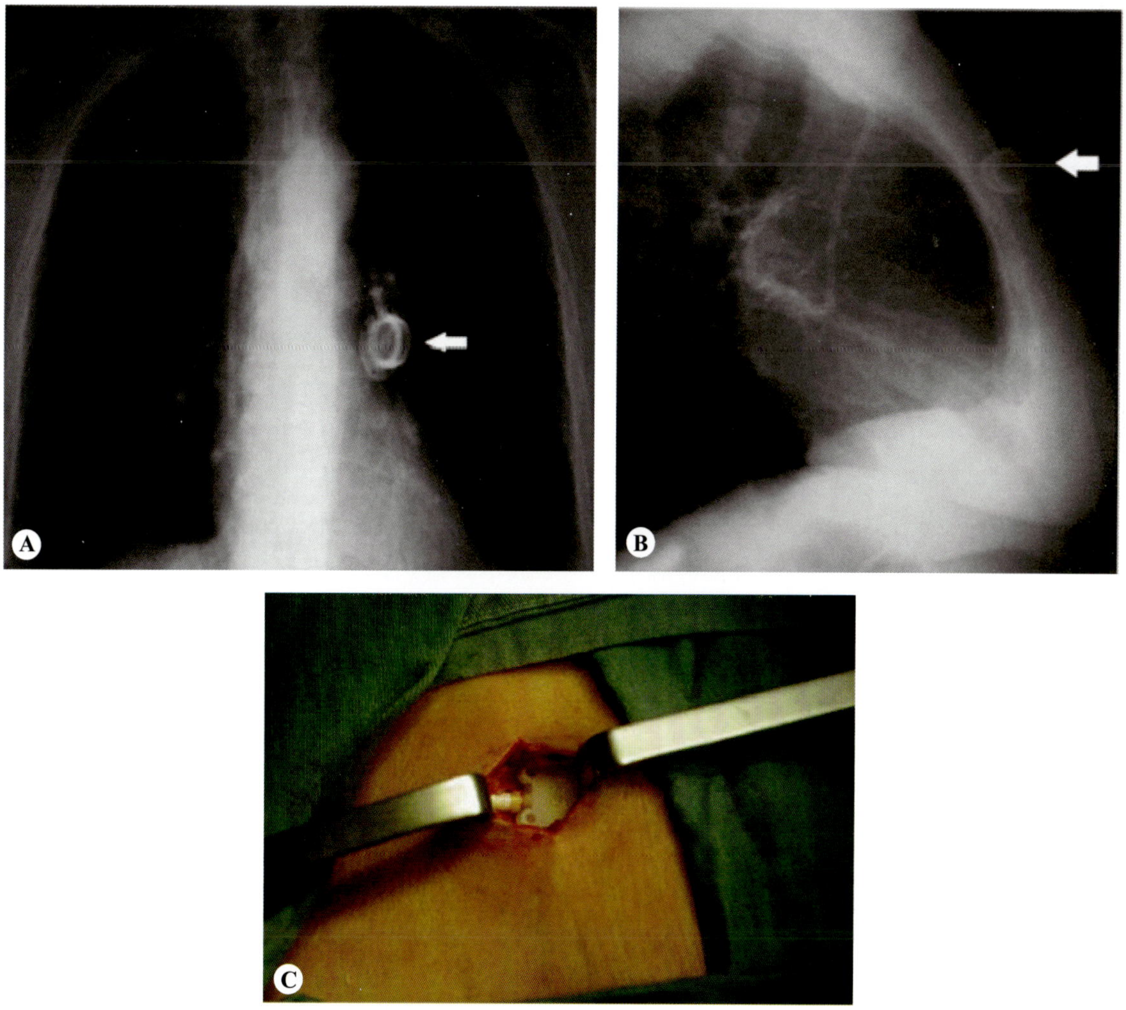

▲ **图 17-12 A 和 B. 储液器旋转后前位（A）和侧位（B）胸部 X 线，注意储液器（白箭）的旋转在侧位片中更为明显；C. 储液器旋转的手术图片**

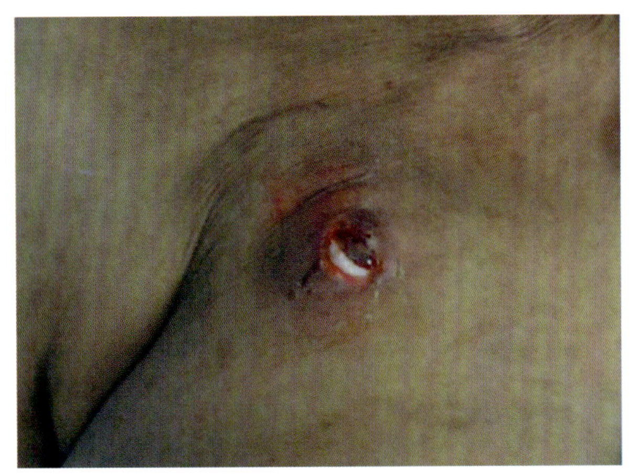

▲ 图 17-13 储液器外露

给患者带来各种风险和并发症，如气胸、动脉穿刺、血胸和心律失常。导管也可引起并发症，如血行感染、深静脉血栓形成，导管容易发生移位[21, 22]。

1. 什么是 PICC　对于需要长期静脉输液治疗的患者，PICC 是一种先进的技术。PICC 是通过浅静脉或深静脉穿刺置入的静脉导管，大多数情况下选择在上肢静脉穿刺，并将导管头端送达中心位置，即腔静脉和右心房之间交界区的技术[23-25]。

PICC 的主要适应证：静脉注射治疗 14 天或以上的患者；临床病情稳定，需要静脉药物治疗，但外周静脉功能不足者；出血性疾病的危重患者；持续输注药物，如胃肠外营养或在活动期癌症的周期性化疗过程中，需要与外周静脉不兼容的刺激性药物持续时间超过 3 个月，治疗完成后拔除 PICC；烧伤患者，因为早期使用 PICC 可降低菌血症的风险；慢性贫血；囊性纤维化或短肠综合征患者；每年住院 6 次以上患者；需要静脉治疗的姑息治疗患者[23]。

PICC 可以有 1～3 个管腔，分为带阀（近端或远端）或不带阀。PICC 具有良好的组织相容性、柔顺性和不透射线性，可由硅酮、聚乙烯、聚氨酯、热塑性聚氨酯或聚氨酯复合物制成[23-25]。

2. 穿刺技术　PICC 的置入方法有三种：①通过视诊和触诊下的“直接”静脉穿刺法，也称为“盲穿技术”；②超声引导下使用改良的 Seldinger 技术进行静脉穿刺，与直接静脉穿刺相比具有许多优点；③隧道式 PICC[23]。

(1) 直接静脉穿刺：直接穿刺一般选择肘前窝的浅静脉（通常是头静脉或头静脉和贵要静脉之间的交通静脉），通过触诊触及并识别。穿刺技术使用直接经皮穿刺针将导管引入静脉中的短套管。这种穿刺方法不建议用于活动度较大的部位，仅适用于可看见或可触及的浅静脉。此外，这种穿刺技术有较高的血栓和感染并发症风险[23]。

(2) 超声引导下的改良 Seldinger 静脉穿刺技术：微穿套件和第三代聚氨酯新型生物相容性材料的应用促进了先进的穿刺技术的发展。改良 Seldinger 技术基于使用与超声相关的微穿套件，提高了手术质量。超声引导穿刺提高了成功率，最大限度地降低了失败率和肱动脉或正中神经意外损伤，并降低了出血并发症的风险[23]。

(3) 隧道式 PICC：在某些情况下，建议 PICC 插入部位与静脉穿刺部位不一致，通常是在手臂近 1/3 处有唯一合适大小的静脉时，或在静脉穿刺部位发生皮肤过敏的情况下。在这些情况下，PICC 的可以短段通过皮下隧道。这种隧道是向前的，即 PICC 从穿刺部位滑入皮下区域，再到达静脉穿刺部位，然后通过导引器置入静脉[23]。

3. 导管尖端位置　腔内心电图（electrocardiogram, ECG）法是目前评估远端 PICC 尖端位置的最佳成本效益选择。在置入 PICC 时，进行腔内心电图检查，不仅可以防止胸部放射线检查，使患者免受辐射，还在成本、导管灵活性和无创性方面有优势[23]。

目前，普遍共识认为，通过上肢置入 PICC 时导管尖端的理想位置是腔静脉与心房的交界处。理想位置非常重要，因为不正确的置入位置会使导管失功、DVT、心律失常和血管损伤的风险提高[23]。

4. 置入 PICC 的一般原则　抗生素治疗不作为置入前后的预防措施。建议进行术前超声检查，评估手臂的所有静脉，并根据口径、位置和最合适的穿刺部位选择最合适的静脉[23]。

正确的无菌技术要求操作人员洗手，并使用最大限度的保护措施，如无菌手套、非无菌口罩、非无菌帽、无菌覆盖范围广和无菌超声探头套。皮肤应使用2%氯己定进行消毒[23]。

局部麻醉后，在所选静脉的横轴上进行平面外超声引导的静脉穿刺。穿刺后，使用改良的Seldinger技术进行置管操作。理想的置入部位一般位于手臂长度的1/3处，在肘部和腋窝之间，称为绿色区域或置入法区域[26]。

应尽量避免使用缝合线进行导管固定，来防止慢性皮肤肉芽肿的发生，从而降低静脉通路的管腔外污染。应使用皮肤黏合剂或皮下系统进行固定[23]。

为术者和患者提供最大程度的屏障保护：①非无菌帽；②未消毒的干净口罩；③用2%氯己定进行手术消毒；④无菌手套；⑤无菌超声探头套；⑥大型无菌区（患者80%或更多范围）；⑦在患者皮肤上使用2%的氯己定[23]。

5. PICC维护 遵循以下规范来维护血管通路装置并确保患者安全。

(1) 在给药前，应使用70%酒精对使用的连接管进行消毒5～60s。

(2) 必须使用无针连接管。

(3) 使用含有异丙醇等试剂的消毒帽可降低微生物感染和管腔内污染及血行感染的风险。

(4) 连接管必须间隔96h更换1次。

(5) 建议使用胶带或皮下组织锚固件进行PICC固定。

(6) 在每次输注前后，对血管通路装置进行清洗和抽吸，以评估输注情况和预防并发症。

(7) 血管通路装置在最后冲洗后需要封闭，以降低管腔内闭塞和导管相关血行感染的风险。

(8) 导管应使用0.9%生理盐水进行脉冲式冲管。

(9) 建议在导管置入期间使用氯己定浸渍敷料。

总之，PICC在现代医学中的应用迅速增长的原因有三个：①实用的床边置管过程；②与其他CVC相比更具有成本效益；③不断扩大的由专业护士组成的静脉注射治疗小组[27]。

（二）完全置入导管：输液港

1. 规范的管理 导管置入后将被包括患者在内的许多对象接触使用，因此每个人都应了解错误接触使用导管所带来的风险。医疗机构应遵循指南要求并履行既定的规范和程序，以确保所有相关部门都执行标准化的导管使用[28]。

此外，需要建立一个长期的教育体系来进行专业培训和再培训，根据最新的科学证据来更新操作流程。最好是让患者成为参与导管自我护理的一环，而不仅仅作为一个需要被小心对待的对象。

2. 完全置入型导管 完全置入型导管，又称为输液港，通过手术置入皮下组织。在置入的皮下组织内有带有硅胶隔膜的储液器或港体被穿刺使用。这种港体的结构由钛、塑料或不锈钢构成，优先放置在骨性突起上方。导管尖端位于大口径静脉内，优选位于腔静脉心房交界处[28]。

在外科手术结束时，如果需要立即使用该装置，建议在患者仍处于麻醉状态时穿刺输液港。当患者接受住院或门诊化疗时，将由护士进行穿刺。穿刺后，港体应具有良好的血液流动和回流功能，以便充分安全的使用[28]。

3. 输液港穿刺 皮肤消毒剂：在穿刺患者导管部位的皮肤之前，需要进行消毒预防措施，因为破坏皮肤保护屏障就像为感染打开大门。含氯己定的消毒溶液通常用于清洁皮肤，最新的使用建议是从皮肤一侧到另一侧涂抹溶液，摩擦充分消毒皮肤表层[29]。使用消毒剂后，应让皮肤完全干燥。干燥不彻底会导致相应并发症，如接触性皮炎，敷料对皮肤的黏附性降低，或在某些情况下，由于敷料下积聚的水分液会增加感染风险[29]。

4. 插入针头 必需使用特殊的Huber针在腔室上进行皮肤穿刺。这种针可以减少硅胶膜的损坏或破裂，允许进行多次穿刺并增加导管的耐用性。重要的是用Huber针在硅胶上旋转穿刺部位，以使皮肤愈合并避免暴露硅胶隔膜[30]。

护士应通过触诊导管上方的皮肤来选择针头尺寸，小心地将整个针头插入储液器，并触及腔室底部。这种保护对于防止针头不能完全插入港体而引起的溢液非常重要[31]。

5. 输液港敷料固定　港体的敷料固定应考虑诸多因素，如需将穿刺针头在皮肤上进行固定，防止患者在移动和活动时发生针头移动，避免连接导管的输液管牵引等[32]。建议在中心导管上使用葡萄糖酸氯己定浸渍敷料，以降低管腔外源性感染风险[33]。

6. 导管维护　穿刺导管并妥善固定敷料后，就可以使用输液港。在处理患者前后，应按照手卫生的5个时刻的要求进行手消毒。导管接头、阀门和橡胶塞应进行至少5s的擦拭消毒[34]。

在给药、化疗和输注肠外营养的前后，应使用预装生理盐水的10ml注射器冲洗导管。在采血前应使用20ml生理盐水冲洗导管[35]。

肝素或生理盐水溶液被用于维持导管通畅性。在化疗周期结束后，需根据机构的规范进行导管生理盐水冲洗或肝素化，之后再拔除针头。肝素被广泛使用，但许多研究表明，对于导管堵塞的案例，肝素盐水冲管并不优于生理盐水溶液，两者无显著统计学差异[35, 36]。

（三）透析导管 Permcath

过去十年，全球肾脏疾病的患病率持续升高，超过200万患者接受肾脏替代治疗（renal replacement therapy，RRT）。血液透析是目前主流的RRT方式，70%～90%为需要血管通路来进行血液透析的患者[37]。

许多慢性疾病都与衰老相关。在这些疾病中，慢性肾脏疾病具有发病率高、生活质量低的特点。血液透析、腹膜透析和肾移植是目前主流的RRT选择。慢性肾病患者的生存期和生活质量取决于进行透析治疗的血管通路的质量。目前这种治疗有三种导管选择[38]：①短期导管；②长期导管；③动静脉瘘。

1. 短期静脉通路　如Shilley® 这类静脉通路导管适用于急性情况的使用且可在床旁经皮穿刺置入。大多数透析患者患有与肾脏疾病相关的并发症，这增加了短期静脉通路导管的感染风险。建议临时使用这类导管最长1周[39, 40]。

2. 长期静脉通路　长期导管有两种类型：一种是完全置入式，另一种是半置入式（如Permcath®），适用于透析治疗时间超过1周且没有动静脉瘘的患者、有并发症的患者、老年患者和血管解剖不良的患者。与短期导管相比，Permcath® 具有更低的感染风险和更高的透析流量。

3. 基本原理　血液透析导管通常由硅胶制成，有两个主要内腔连接到两个端口（蓝色和红色）。也可以存在第三个内腔用于抽血和给药[39, 40]。红色端口代表从身体抽出血液的动脉管腔，蓝色端口表示从透析机到血液的静脉回流的静脉管腔[39, 40]。

表面涂层导管，如肝素涂层、银离子涂层、氯己定涂层、利福平涂层和米诺环素涂层的导管，可预防血透导管血栓形成或血透导管相关感染。虽然已经发现其他抗栓涂层或抗菌涂层的导管也是有效的，但针对血透导管的相关研究很少，仅能提供短期结果[40]。

4. 导管定位　在患者仰卧时，血液透析导管的尖端应位于右上心房内。在患者变为直立位时，导管会缩回2～4cm。当导管通过左侧放置时，导管回缩会增加。如果使用另一种测量方法定位导管，可能会导致导管尖端定位在上腔静脉或头臂静脉里，这可能会导致导管失功[40]。

5. 穿刺技术　透析导管必须在合适的环境下由合格的专业技术人员（如肾脏内科或血管外科医生）进行置入。该手术在局麻下进行，使用影像检查获得最佳位置。建议不要将透析导管置入动静脉瘘的同侧。推荐置入静脉是右颈内静脉、左侧颈内静脉或颈外静脉、锁骨下静脉和股静脉。使用超声引导穿刺血管是该手术的金标准，能够减少并发症的发生[39]。

6. 导管维护　导管置入和拔除的部位需要2～3周愈合。建议使用缝线固定导管，在愈合期间在皮肤上使用胶带保持导管稳定，并确保导管套装固定稳固。在开始血液透析之前，应从每个导管上抽吸封管液，并用生理盐水用力清洗每个管腔。用氯己定消毒后，应立即将导管头端连接到透析机上，避免暴露于空气中[40]。

7. 透析后导管冲洗和封闭　透析结束后，应断开导管与透析机的连接，必须向每个导管腔注入10ml生理盐水，并在管腔内使用封管液。正确冲洗和使用封管液可以降低导管相关血栓形成的风险。冲洗是预防导管失功的最关键因素[40]。

- 肝素：肝素是一种传统且最常用的降低导管失功的封管液，主要是因为肝素易于使用、便于获得和相对较低的成本[40]。
- 枸橼酸盐：可预防肝素相关的出血并发症的发生，为血小板减少症患者提供一种有效的替代方案，并且经济实惠。枸橼酸盐还具有抗菌活性的优点。有证据表明，4%的浓度可以预防导管相关的血行感染[40]。
- rt-PA：阿替普酶滴注可以改善血流量并降低导管凝血的发生率，但价格昂贵且不能常规储存。

因为动静脉两端的管腔容积不同，静脉端的容积通常会高于动脉端，每个导管的管腔都应在透析结束时充满制造厂商指定确切剂量的封管液[40]。

为了尽可能减少透析导管相关感染的发生率，应避免在没有明确指征的情况下使用透析导管。在使用操作透析导管时注意无菌技术[40]。患者应了解有关导管的基本信息，包括在家中保持导管卫生的正确方法[40]。

（四）什么是适当的通路？护理观点

血管通路在许多疾病的治疗中起到重要作用，如血行感染、复杂且长期疾病（如癌症）。此外，血管通路在手术治疗、诊断检查和门诊治疗中也很重要。理想的血管通路可以提供足够的流量，较长的留存时间和较低的并发症发病率。

在1973年，Broviac制作了一种带有用于皮下固定涤纶环的硅胶导管，成为第一根用于肠外营养支持的中心静脉导管。1979年，直径较大的Hickman导管首次应用于化疗患者。20世纪80年代初，完全置入式导管输液港被首次应用[41]。

血管通路对于多种疾病的治疗非常重要，从感染、脱水和营养不良到更复杂和持久的疾病，如肾衰竭和癌症。持续使用浅静脉注射溶液或药物不可避免的会导致其功能丧失，从而引起外周静脉炎和药物渗出。当使用发疱性药物时，如在化疗时，这些问题会更加严重[23]。

理想的血管通路可以提供良好的血液流量、较长的留存时间和较低的并发症发病率[42]。当导管能够达到其设计和使用的临床目标时，其被认为是有效的；当导管在不浪费资源的情况下达到临床目标时，其被认为是高效的；当与其他装置相比较具有成本优势时，则被认为是性价比高的[23]。

由医院跨学科专家小组制定的静脉通路管理规范必须以国内或国际文献中发表的具体指南为依据。每个操作单位应根据其特定的需求和设备的可用性来实施本地的程序。文献中的一些静脉通路流量技术将静脉治疗的风险降至最低[23]。

护理和多学科团队的存在可以在医院、临床和门诊全面系统地实施流程方案和使用最佳装置。由经验丰富且训练有素的专业人员进行置管可以减少导管使用相关的并发症的发生并降低成本[23]。血管通路团队通过实施以下机制提高了患者安全性，降低了医院持续输液治疗相关的并发症和成本。

- 采购材料和设备装置的成本降低。
- 通过提高置入成功率，减少了材料浪费。
- 通过预防措施和有效地治疗机械和感染并发症引起的导管拔除来达到合理使用装置。
- 通过仔细选择血管通路装置来实施血管通路计划。
- 缩短平均住院时间。
- 减少与反复穿刺外周静脉通路相关的护理工作时间。

总之，由于其成本效益显著，PICC 是提高护理质量、患者安全和患者福祉的有效可行选择。血管装置的选取应基于护士的临床判断、技巧、关于适应证和禁忌证的科学依据、患者特征、静脉给药的处方药物、穿刺静脉的可用性、静脉注射治疗的时间、患者的偏好、患者的风险和获益[43]。

作者评论

超声引导静脉通路

充足的静脉通路对许多患者，尤其是入院患者至关重要。最佳通路和导管类型的选择主要与输注药物的种类、治疗持续时间和是否存在足够的外周静脉网有关。

静脉通路最好通过穿刺而非切开获得，因为穿刺产生的组织操作少，并发症率低。

除了可见的浅表静脉和口径够粗的静脉外，穿刺必须采用超声引导。除了上述目的外，超声引导的应用之一是验证导丝前进方向是否正确，特别是在床边进行的操作。例如，当穿刺腋静脉或锁骨下静脉时，超声探头放在胸锁关节高度的颈根部，可以快速识别导丝是否沿错误路径进入同侧颈内静脉，或通过合适的路径进入同侧无名静脉。如果超声显示导丝已进入颈内静脉，则首先后撤导丝，直到其“J” 端退出颈内静脉。将“J”端沿导丝中心方向旋转，然后用一只手按压超声探头，用另一只手进导丝，将导丝头端引导至无名静脉。同样，可以检查导丝头端或尾端进入通路的情况，并最终进行重新定位。

有两种可以实现穿刺针可视化的技术：平面内或平面外。在平面内技术中，穿刺针和超声波束在整个路径上完全平行，从进入皮肤到目标血管的整个路径都是可见的。在平面外技术中，穿刺针与超声波束是非平行的，只是超声波束与穿刺针的交叉点可见，因此在进针过程中，无法完整看到它。只有当交叉点发生在目标血管的中心时才实现穿刺针末端的可视化。

在静脉通路方面，一种技术并没有对另一种技术有绝对的优势[44, 45]。

有两种方法可以观察血管：横轴（超声探头垂直于血管束）或纵轴(超声探头平行于血管束)。

超声引导穿刺技术是针头视图和血管视图的组合。最佳组合选择取决于导管类型、靶血管的解剖位置和专业经验，例如，颈内静脉在纵轴上的平面内穿刺。因为颈内静脉穿刺是一种非常危险的穿刺，这种穿刺方法的优点是几乎不可能发生气胸。短期导管的明显缺点是由于导管远远超出颈根部而引起的不适，长期导管的缺点是皮下隧道所需的弯曲度不足。另一个例子是腋静脉的平面内穿刺。对于短期导管，导管的体外部分舒适度是有利的，但对于长期导管，导管存在弯曲是不利的。

导管头端定位

在建立中心静脉通路后，必须同时或马上进行某些影像检查，以准确定位其末端，最常用的方法是 X 线透视检查、腔内心电图和放射线照相。

中心导管尖端必须位于腔静脉交界处或右心房[46, 47]，尤其是在长期通路中。如导管失功和深静脉血栓形成的严重并发症，与末端定位不佳有关（导管末端位于无名静脉或近端上腔静脉)，这归因于血管 / 导管的直径、血流速度和溶液(如化疗药物、肠外营养)的腐蚀性或高渗性等因素。

预防性抗凝

众所周知，恶性肿瘤患者血栓形成事件的发生率较高，包括存在中心静脉导管在内的多种因素。

对于使用中心静脉导管的患者的药物预防在临床结果、抗凝血药的类型（口服或肠外给药）、药物剂量和使用时间方面都存在争议。一些研究表明，药物预防减少了有症状和无症状事件的发生数量[48, 49]，另一些研究表明药物预防没有优势，不建议常规使用[50, 51]。

输液港维护

所有中心静脉导管使用结束后，都必须使用生理盐水冲洗，并使用封管液封管，直至导管下一次使用。这样做的目的是避免管腔内药物晶体或血液的沉积，导致导管失功和（或）导管闭塞。

对于输液港，肝素封管常规在化疗间期使用，但有不同的稀释度和使用间隔。肝素的使用是基于它是一种抗凝血药的事实，因此可以最大限度地减少上述并发症的发生。

很少有研究对使用肝素或生理盐水进行导管维护进行比较，没有研究表明使用肝素更有优势。

一项回顾性研究比较了肝素（50U/ml）与生理盐水封管的导管闭塞率，结果显示两者没有差异[52]。

一项随机研究比较了肝素（100U/ml）与生理盐水封管的反流功能障碍指数，结果显示两者没有差异[53]。

另一项回顾性研究比较了肝素（100U/ml）与生理盐水封管的反流功能障碍率、流量功能障碍和闭塞情况，结果显示两者没有差异[54]。

第 18 章 肿瘤浸润血管的影像学评估与诊断

Diagnostic Imaging Assessment of Tumor Vascular Involvement

Marcelo Assis Rocha JúliaNoschang Carlos Augusto Ventura Pinto
Ronaldo Hueb Baroni Adriano Tachibana 著
潘红瑞 译 李 鹏 戴向晨 校

一、影像学方法

（一）超声检查

1. 优点 超声（ultrasonography，US）检查的方式具有多样性，包括 B 模式、多普勒（彩色血流、脉冲波和振幅流）及与微泡对比剂相结合。US 由于其经济实惠且容易获得，并且具备实时动态评估能力，使其在医学领域广泛应用。相比于磁共振成像（magnetic resonance imaging，MRI）和计算机体层成像（computed tomography，CT）需要静止状态下进行，US 无该限制且由于没有电离辐射的影响，尤其适用于儿童。对于行动不便的患者而言，US 因具备便携性也成为是唯一可行的影像学方法。

在一些肿瘤的诊断或监测中，超声通常是首选的成像方法，用于检测是否存在血管血栓形成（无论出血或肿瘤）和血管壁的浸润。

超声造影（contrast-enhanced US，CEUS）由微泡组成，能够提高回声的反射率。因此，CEUS 提高了在非常小的血管（微循环或滋养血管）中对血流的检测能力。在实践中，超声对比剂几乎没有严重不良反应。对于肾衰竭患者而言，CT 和 MRI 对比剂是已知的禁忌证，而 CEUS 可以安全使用，因为微泡对比剂与肾毒性无关，其排泄不是由肾脏进行，而是通过由肺和肝脏[1, 2]。因此，有潜在心肺疾病的患者可能是 CEUS 的禁忌证。

已发表的数据表明，CEUS 在某些情况下具备与 CT 和 MRI 相当的性能[1, 3]，在瘤栓和血栓的鉴别诊断方面具有良好的准确性，并有助于评估肿瘤对血管壁的浸润程度[2, 3]。

内镜超声（endoscopic US，EUS）是一种替代性的超声成像方法，在评估胰胆管疾病中具有重要作用，包括由肿瘤引起的血管病变的评估。

腹腔镜超声（laparoscopic US，LUS）也称为术中超声，具备最近距离下扫描病变的优势，极大地提高了超声评估效果。LUS 可能成为外科医生动态评估肿瘤对血管浸润程度的一个重要辅助工具。LUS 在发现局部晚期肾细胞癌和交界性胰腺癌所致的下腔静脉内癌栓中取得了良好的应用效果，发挥了重要作用[4, 5]。

2. 缺点 US 在主要局限性是在评估含有气体的组织或区域。由于空气作为障碍物阻止了超声波在气体积聚处后方形成图像，因此肠道环形膨胀和皮下气肿等情况下可能会影响 US 的表现。需要注意的是，肺部超声可以准确地使用气体产生的伪影来评估肺实质，在肺充气时，其无法评估更深层的实质组织。此外，肥胖患者因其较厚的脂肪组织，也会限制超声对更深层结构进行评估。在实践中，操作者的经验也可能影响超声的评估效果。

（二）CT和CT血管造影

肿瘤切除手术的发展需要更精确和详细的术前形态学评估，这主要依赖于影像学检查。

CT因其广泛可用性和诊断价值，已成为肿瘤评估的首选影像学方法。与MRI相比，CT图像获取速度更快、可重复性更好，并且在大多数情况下具有更高的空间分辨率。该检查相对于MRI来说也更易于评估，因为通常只需进行一期（CT）或两期（CT血管造影中的动脉期和静脉期）。此外，CT所创建的图像集能够更容易地通过不同的软件平台进行操作，从而获得高质量的三维重建和3D打印，有助于提高复杂肿瘤的外科治疗效果[6]（图18–1）。

通过计算机体层成像血管造影（computed tomography angiography，CTA）可以很容易地评估大动脉与肿瘤之间的关系，因为在病变和动脉之间存在明显的对比度，能够有效地评估肿瘤包绕血管的情况[7]。虽然静脉也可以进行评估，但对比剂一旦进入静脉回流期，就不太容易清晰界定静脉和肿瘤。

明确肿瘤与骨结构的关系是CT的明显优势。CT利用X线对骨骼的高衰减来构建图像，通过高对比度区分肿瘤与软组织和血管[8]。然而，当怀疑骨髓内浸润时，MRI因具备更出色的组织对比度成为首选。

肿瘤边缘可以通过CT进行判定，尤其在增强阶段，为手术切除计划提供充足的信息。与MRI相比，CT对大多数肿瘤（尤其是软组织肿瘤）的边缘判定能力较差，因为MRI可以通过多个具有不同加权序列获得固有高对比度的图像（MRI）。

在怀疑肿瘤活动性出血时，CTA在显示出血部位方面有着重要作用，其主要通过描绘血管造影期间（活动性动脉出血）或延迟期（缓慢动脉或静脉出血）的对比剂外渗来确定出血部位[9]。此外，CTA通常能够显示出血动脉的分支，帮助指导适当的血管介入治疗或手术治疗。

人工智能（artifcial intelligence，AI）带来的图像分析技术进展，可以在几乎无须人为干预的情况下从CTA中更快地提取更多信息。初步实践表明，AI能够为手术计划提供全面的数据，包括肿瘤定位、判定和血管关系，从而提高治疗效率[10]。

进行增强CT或CTA扫描时需关注的技术问题主要与辐射和使用含碘静脉对比剂相关。在肿瘤学背景下，如果检查适当，进行CT检查通常利大于弊。对于需要多次复查的可治愈/良性疾

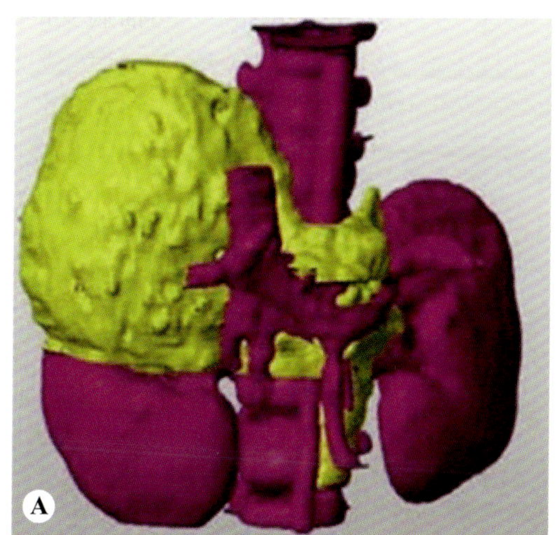

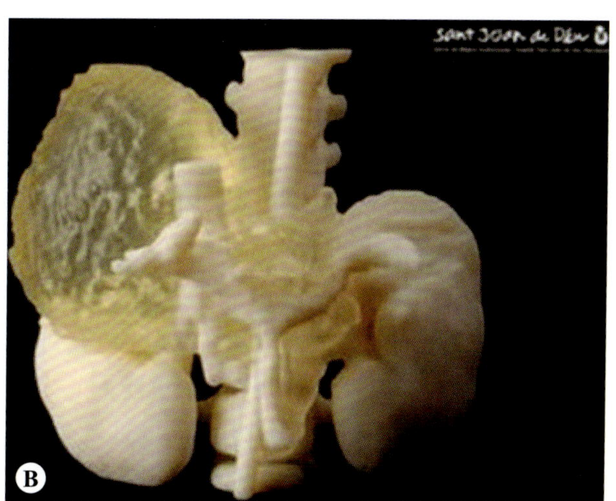

▲ 图18–1 **A.** 通过CT和MRI图像融合的肿瘤包绕大血管的三维重建图像；**B.** 3D打印模型，肿瘤呈半透明状，可进行手术切除

病的儿科和年轻患者，建议首选 MRI。

过敏反应从轻微到危及生命不等。目前使用的静脉注射碘对比剂（低渗透压、非离子型）引起的严重急性反应非常罕见，估计发生率为 4/10 000（0.04%）[11, 12]。

CTA 还存在由于使用碘对比剂而导致对比剂诱导性肾病（contrast-induced nephropathy，CIN）的风险。最近的研究表明，CIN 比之前报道的要少得多：在估算肾小球滤过率（estimated glomerular fltration rate，eGFR）≥45ml/（min・1.73m²）的患者中，静脉注射碘对比剂不是肾毒性的独立危险因素；在 eGFR 稳定在 30～44ml/（min・1.73m²）的患者中，静脉注射碘化对比剂几乎没有或很少出现肾毒性。因此，在 eGFR＞30ml/(min・1.73m²）的患者中可以安全地进行 CTA 检查[13-15]。

（三）MRI

MRI 涉及磁共振扫描仪产生的强磁场与人体组织中水分子的氢质子之间的相互作用。图像是通过处理接收线圈发射和收集的射频脉冲来生成的[16]。

为了确保患者的安全，强磁场的使用对检查增加了一些限制。常见的绝对禁忌包括传统起搏器和金属助听器，而其他相对禁忌则在不断进行修订，并在专门探讨 MRI 安全问题的杂志和网站上发布[17]。因此，在为具有某种类型植入物或其他金属假体的患者开具 MRI 检查之前，转诊医生应该与放射科医师或负责该检查的部门进行讨论。

当正确使用时，MRI 被认为是一种安全的方法，它不使用电离辐射、碘对比剂或动脉内注射血管成像。与 CT 相比，MRI 具有不同组织之间固有的对比分辨优势，并且还允许直接在多个平面上获取图像（这些因素可能有助于评估肿瘤情况）。需要强调的是，肿瘤病变与周围血管结构的关系可以在常规 MRI 上进行，无须专门进行“血管”成像[18]。

1. 弥散加权成像 除了使用结构成像（通常为 T_1 和 T_2 加权像）外，MRI 还可以使用弥散加权成像（diffusion-weighted imaging，DWI），该技术对水分子的正常无序微小运动（布朗运动）具有敏感性。弥散提供了关于组织的形态功能信息，包括细胞密度、细胞外空间特征、细胞膜界面和腺体组织等级。例如，在具有细胞密度较高的肿瘤中，水分子的运动会受到更多限制。因此，除了用于肿瘤检测和特征描述外，DWI 还可帮助确定肿瘤的浸润性[18]。

2. 磁共振血管成像和动态对比增强技术 磁共振血管成像（magnetic resonance angiography，MRA）是为无创评估血管疾病而开发的技术，其可以提供血管解剖和血流动力学数据（血流量、血流速度）的信息。三维采集可以在任何轴上进行重构，并且该检查可以与专门用于靶器官联合评估的序列相关联[19]。

但是，该方法也存在一定的局限性，如易受各种伪影干扰，常见的与患者运动、心脏搏动及某些类型的血管内移植物有关。相较于 CTA，MRA 成像仍然存在一些缺点，如可用性较低、总检查时间较长、更容易出现运动伪影（在躁动患者中尤其常见），以及难以显示血管壁钙化[19]。

非增强 MRA 技术能够探查血流的真实情况；虽然这对于钆剂（Gd）禁忌的患者非常有用，但需要更长时间来获取图像，尤其在解剖结构复杂、血管曲折或者血流异常的情况下，通常会高估狭窄程度[20]。

动态对比增强（dynamic contrast-enhanced，DCE）技术通常应用于全身多处肿瘤病变的患者，在此过程中利用不同肿瘤具有不同增强特征（通常基于新生血管形成程度不同）来检测和描述病变[21]。

3. 钆基 MRI 对比剂 钆是镧系元素中的一种金属，其螯合物作为顺磁对比剂在 MRI 中广泛应用。需要注意的是，MRI 并不显示 Gd 本身，而是显示其顺磁效应，即改变周围组织的信号强度。目前有多种类型的 Gd 基化合物，其中大环螯合物被认为更安全可取。

Gd 引起的严重的急性不良反应（如喉痉挛）是罕见的（发生率仅为 0.01%，而离子碘对比剂则达到了 0.17%）[22]。最常见的轻度不良反应包括恶心、头痛和呕吐。

在过去的 20 年中，以报道了与使用钆基对比剂相关的不良反应。2006 年，作者揭示了肾源性全身纤维化（一种具有高致死性的进行性疾病）与在严重肾功能不全患者中使用 Gd 相关[23]。如今，在给肝肾综合征或肾小球滤过率低于 30ml/（min·1.73m^2）的透析患者注射 Gd 基对比剂之前，应进行仔细筛查并获得同意（最好不要在这些情况下使用此类对比剂；如果需要，则应该使用大环 Gd 对比剂）[24]。此外，Gd 基对比剂不适用于妊娠期的任何阶段[25]。最近的研究表明，游离的 Gd 可以沉积在身体组织中，尤其是大脑组织，在肾功能不全和多次长期注射的患者中更为常见。目前还不清楚这种情况是否具有临床意义，但众所周知，基于大环 Gd 的对比剂更加安全，可以将组织沉积的风险降至最低[26]。

（四）PET-CT 和 MRI

正电子发射体层摄影（positron emission tomography，PET）是一种核医学功能成像技术，已在肿瘤学领域证明了其临床价值。最常用的示踪剂是 ^{18}F-FDG，它与葡萄糖竞争并积聚在癌细胞中。FDG-PET 提供了关于癌症患者肿瘤代谢的独特信息，这是 CT 或 MRI 等传统影像学检查无法提供的。PET 通过提供有关肿瘤分期和预后的信息改善了肿瘤患者的管理治疗。将 PET 与 CT（PET/CT）或 MRI（PET/MRI）结合使用，通过同步获取量化代谢活动及形态和解剖相关的图像，使其在癌症成像中得到广泛应用[27, 28]。

如今，绝大多数 PET/MRI 系统安装在教学或三级医院，其中大部分用于研究；然而，临床 PET/MRI 的使用数量正在逐渐增加。与标准混合成像系统 PET/CT 相比，PET/MRI 具有较低的辐射暴露和更高的软组织对比度（这是 MRI 相对于 CT 的内在优势）[29]。

有研究报道指出，根据癌症的类型、身体部位和 PET 放射性示踪剂的选择，PET/CT 和 PET/MRI 在表现上相似，或者说 PET/MRI 具有轻–中度优势。然而，在为特定肿瘤患者选择检查方法之前，还需要考虑许多其他因素，如可用性、价格（通常 PET/CT 较低）、持续时间（PET/MRI 较长）、对对比剂的需求及可能出现的伪影问题（MRI 上更为常见）等[30]。此外，这两种模式还可以添加完整的增强 CT 或 MRI（包括 CTA 和 MRA），并具备专门用于血管和肿瘤关系分析的重建能力。

根据肿瘤位置提出的肿瘤影像学评估策略（表 18–1）。

二、肿瘤患者的影像诊断

放射科医生对于肿瘤（确诊或疑似病例）影像学检查的阅片过程可以描述为将患者信息（体征、症状）、疾病知识（生物行为、转移模式）和影像发现（器官内的肿块）进行整合的过程，这是一种将放射科医师实践背后的推理分解开来的教学方法（不排除其他方法），在评估肿瘤浸润血管的病例中同样适用。在后文中，我们将阐明这个观点，并突出每个步骤中最重要的部分。传播这些知识可能会改善卫生专业人员和患者间的沟通。

（一）患者信息交流与影像诊断解读

优秀的影像诊断解读取决于多个方面，而涵盖这个问题的全部复杂性超出了本章的范围。然而，我们希望从一个放射科医生的角度来探讨几个方面。为了实现高质量患者护理，医疗专业人员必须进行有效沟通。从放射科医生的角度来看，这种沟通可以分为两部分：第一部分是向专业医师提供患者信息；第二部分是解读报告由这个专业医师出具，报告内容受第一部分影响。

关于第一部分，美国放射协会（American College of Radiology，ACR）认为，诊断医师与开单医师或医疗服务人员之间的信息交流对于完成优秀的报告至关重要[31]。向诊断医师提供高质量的患者信息是实现高水准影像诊断结果解读的关键步骤。这个问题在肿瘤患者中尤为重要，无论是在诊断、治疗还是随访阶段都是如此。我们

表 18-1 根据肿瘤位置提出的影像学评估策略，建议静脉注射对比剂

肿瘤位置	成像方法			建 议
	US	CT	MRI	
中枢神经系统	0	+	+++	
头颈	+	++	+++	甲状腺的最佳初始评估通常是 US
肺	0	+++	0	
纵隔	0	+++	++	最佳初始评估通常是 CT
肝脏	++	++	+++	
胆道	+	++	+++	胆囊的最佳初始评估通常是 US
胰腺	+	++	+++	
脾脏	+	++	+++	
胃肠道	+	+++	+	对于癌症，MRI 是最好的选择
肾脏	++	+++	+++	
泌尿道	+	+++	++	US 适用于膀胱评估
前列腺	0	0	+++	
肾上腺	+	+++	+++	
腹膜后	+	+++	+++	
软组织	+	++	+++	
骨	0	+	++	X 线通常是首选；MRI 是次选

注：本表格旨在提供一个适用于大多数情况的概括。在特殊情况下，可能会偏离所提出的原则，因此需要进行单独分析。在某些情况下，建议先与放射科医生讨论。在选择影像检查策略之前，应对特定影像检查方法和（或）确定性对比剂的禁忌证进行调查

评分解析：0. 通常不适用；+. 可能适用；++. 通常适用；+++. 通常最佳选择

CT. 计算机断层扫描；MRI. 磁共振成像；US. 超声检查

建议尽可能向诊断医生提供相关信息清单，以优化患者护理。

• 临床信息（如临床症状和体征、家族史、个人病史、既往手术史等）和实验室检查结果。

• 已确认或最有可能的诊断，以及需要考虑的重要鉴别诊断（如肿瘤、感染性 / 炎症性疾病）。

• 参考之前的诊断报告和图像并与当前检查进行对比。

• 如有可能，应对患者进行手术治疗（如在新辅助治疗后重新评估分期）。

• 了解之前是否对待评估病变进行过手术或其他操作（如活检、放射治疗、化学治疗、免疫治疗、放射栓性栓塞和化学栓塞等）。

关于第二部分，ACR 在关于影像诊断结果沟通的指导文件 [31] 中指出，有效的沟通方法应：①促进最佳患者护理，并支持开单医生 / 医疗服

务人员加强该方面；②量身定制，以满足及时性需求；③尽量减少沟通错误的风险。除了沟通内容以外，通过适当的方式及时接收信息也是实现有效性的决定因素。放射学报告是最常用的影像检查结果的书面文件。尽管人们一直不断努力地通过放射学报告[32-34]来改善沟通，但它仍存在局限性。放射科医生和参与患者护理的非放射科医生应始终保留开放的口头交流渠道以弥补这些局限性。即使确保了所有这些前提条件得到落实，影像检查报告的质量仍可能受到向报告医师提供的患者信息的影响。

（二）肿瘤特征

肿瘤浸润血管的评估是肿瘤学研究中的常规部分。无论是确诊还是怀疑的病例，对于肿瘤扩展至邻近结构的报告在不同程度上会受到对该疾病了解程度的影响。换言之，某些肿瘤特征（如生物学行为、转移方式和影像检查中的界定等）构成了特定病例中肿瘤浸润的预检验概率。尤其在交界性病例中，报告医师对放射学报告做出最终意见时会在一定程度上受到这种预检验概率的影响。同时，他们对自己观点正确与否的信心水平同样会影响最终意见。

通过胆管癌的案例可以清楚地认识到评估疾病特征的重要性。这种恶性肿瘤在形态学分类中主要分为三种不同类型：肿块型、周围导管浸润型和导管内生长型[35]。因此，胆管癌可呈现为肝内肿块，也可能表现为胆管汇合处壁增厚（如Klatskin肿瘤），或者胆管扩张伴胆汁淤积。每一种表现方式都具有不同的预后，并且可能发生在胆道系统的多个部位，通常与相关血管受侵所带来的不同风险相关。了解这些知识对解释报告至关重要。

另一个有趣的研究是肿瘤特性如何影响肿瘤与血管之间接触的概率，这种接触可能表示浸润或仅仅是邻近。例如，胰腺癌在影像检查中通常难以明确，在10%的病例中甚至无法看到胰腺肿块[36]。此外，它具有浸润行为，只有不到20%的病例可以通过手术切除来诊断，并且其与腹部主要血管受侵[37]。当肿块（有时几乎看不见）与相邻血管发生接触时，对于浸润具有很大的影响。另一方面，在淋巴瘤中，肿块体积对邻近结构的影响存在已知的不一致性[38]。这一现象通常可以在纵隔和腹膜后淋巴瘤肿块中见到，它们会包裹血管而不浸润[39]。总之，对肿瘤的不同行为的了解会直接影响放射科医生对肿瘤和血管间是否存在浸润性的解读。

（三）影像学结果分析

在讨论了患者信息和肿瘤特征的重要性之后，还应关注影像学特征。随着计算机处理技术的发展和人工智能算法的进步，我们越来越明显地感觉到，可以从医学影像检查中提取大量数据。形态分析、组织评估和定量方法都是医学影像研究中产生数据的典型例子。该研究领域具有广阔的发展前景，目前主要工作集中在提取具有与疾病相关的生物标志物价值的数据。

1. 肿瘤浸润血管 准确判断血管受侵在癌症诊断和分期中扮演着至关重要的角色，它是确定交界性或局部晚期肿瘤是否可手术切除的最重要因素之一。

有些肿瘤没有明显地血管浸润，在影像检查中可以清晰地看到肿瘤与血管之间存在一个明确的分离面，通常由脂肪组织构成。而其他一些肿瘤则会完全包绕血管，并导致其变形和（或）浸润。这两种情况都很容易被放射科医生识别并进行解读。然而，放射科医生很难对与血管接触（无论程度轻微还是严重）的肿瘤是否可手术切除做出决定。

有些肿瘤需要明确是否存在血管浸润才能进行充分的治疗，胰腺癌就是一个典型例子。为了提高放射学意见与外科定义在评估肿瘤浸润血管程度方面的一致性，已经出版了多个放射学分类法[40]。根据这些分类法，可以使用形态学影像模式，该模式主要与不同程度的肿瘤残留有关（R分类）[41]。

- 在血管–肿瘤界面存在正常脂肪组织决定了该血管不会被肿瘤浸润（图18–2A）。

• 当肿瘤与血管接触时（脂肪层已被浸润），但血管无形变、狭窄或阻塞时，这些可能是交界性病例（可能可切除）。研究表明，当肿瘤与血管接触面积≤50%（即血管周长 180° 或更小）时，手术可切除的可能性较高（交界性可切除肿瘤）[42]（图 18–2B）。

• 正常血管形态的改变、血管轮廓的不规则性、肿瘤包绕（即肿瘤与血管之间超过 180° 的周围接触）是局部晚期或无法切除的肿瘤的征象[43]（图 18–2C）。另一个强烈提示存在局部晚期肿瘤的是肿块浸润血管腔，其特征是肿瘤栓塞。

上述关于肿瘤与血管接触或浸润的发现是基于胰腺癌方面的相关报道，该疾病以其浸润性行为而被熟知。然而，我们相信这些模式可以结合肿瘤特性（如生物学行为、转移方式和影像检查中的界定）作为评估其他肿瘤与血管关系的指南。

2. 癌栓与血栓　如果存在癌栓，将会显著影响肿瘤的分期和治疗。血管血栓是指充盈缺损，部分或完全阻塞血管管腔。对于癌症患者，放射学评估不仅要确定癌栓的存在和位置，还需要区分是由肿瘤（即癌栓）还是血凝块（无恶性特征的血栓）所引起。

它们之间的主要区别在于癌栓，以及肿瘤本身是有血管生成（至少部分）的，而血栓通常是没有血管生成的。在影像学检查中，我们通过增强的方式来记录肿块（包括血栓）内的血管生成情况。增强定义为从预对比相到后对比相 CT 上衰减增加≥20HU 或 MRI 上信号强度增加≥15%[44]。另一个癌栓的特征性影像学表现是肿瘤与血管内血栓之间存在连续性。当两者同时出现时，高度提示为癌栓，其特异性为 100%，敏感性为 86%[44, 45]。

有些肿瘤通常与癌栓形成有关，如肾细胞癌，高达 10% 的晚期肾肿瘤患者可能会存在下腔静脉血栓[46]。在这些情况下，可能需要进行下腔静脉部分切除甚至人工血管置换以防止复发或切缘阳性[47]。肝细胞癌是另一种阐明了在影像检查中明确癌栓存在的重要肿瘤。治疗方法可能会因为存在癌栓而不是血栓发生巨大的改变。患有癌栓的患者不再适合进行根治性治疗，如肝硬化和肝细胞癌的主要手术方式，即肝移植[48]。

因此，在治疗过程中通常需要通过影像学方法区分癌栓或血栓，这对治疗有重要意义。

三、放射报告图解

（一）头颈部

见图 18–3。

（二）纵隔

见图 18–4。

（三）胸部

见图 18–5。

（四）胃肠道

见图 18–6 至图 18–11。

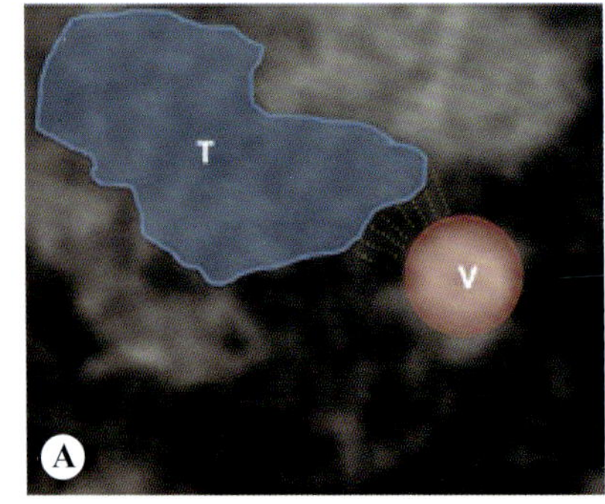

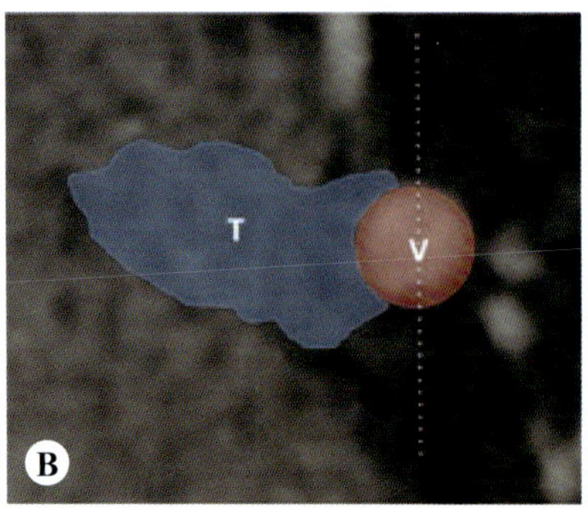

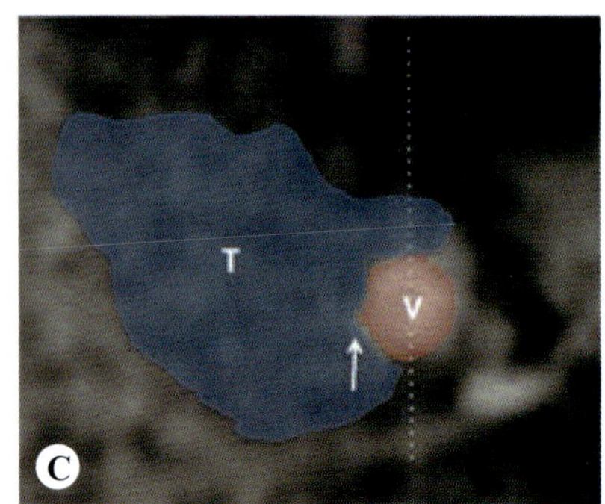

▲ 图 18–2　血管肿瘤接触

A. 在血管 – 肿瘤界面存在脂肪组织；B. ≤180° 无变形的肿瘤接触；C. 超过 180° 有变形的肿瘤接触（箭）

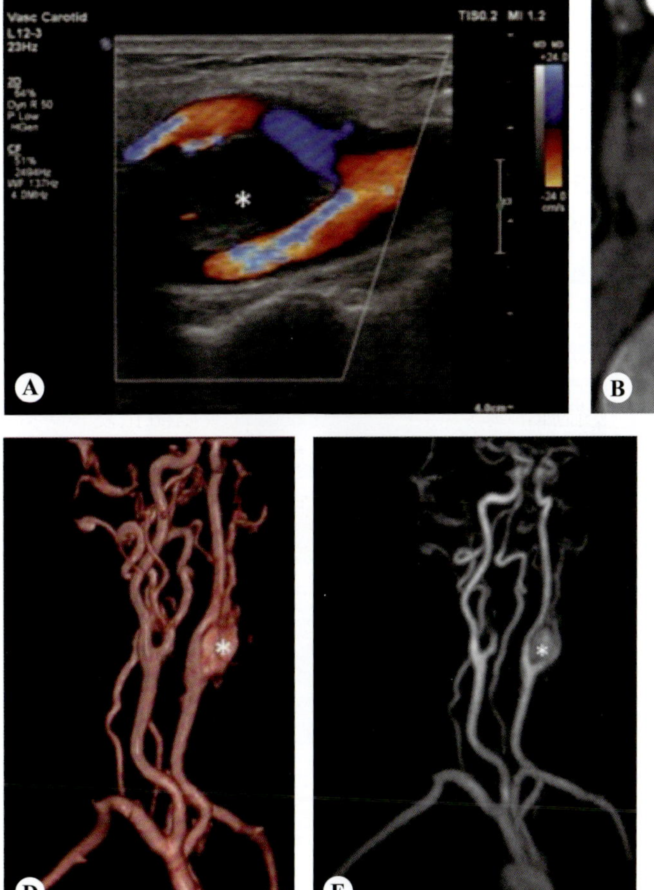

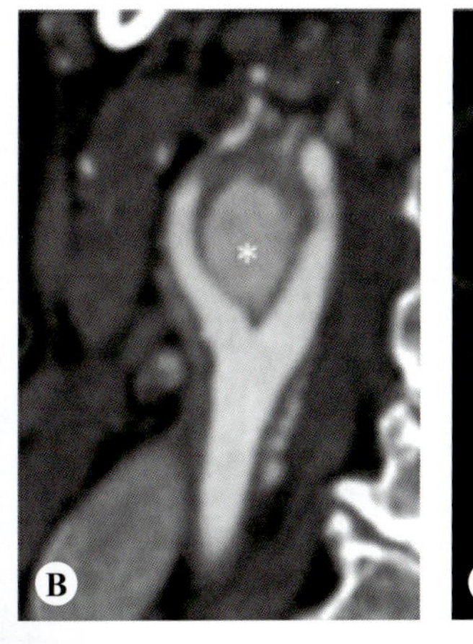

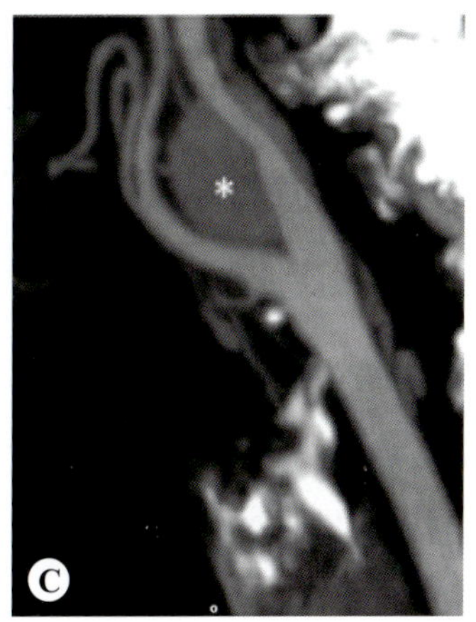

◀ **图 18-3　颈动脉分叉处的副神经节瘤**

左侧颈动脉分叉处实性椭圆形肿瘤性病变（*），多普勒超声（A）显示其呈低回声，而斜位 CT 血管成像（B）和 3D MIP（C）重建图像显示其具有高血管化特征。此外，在 3D VR（D）和 3D MIP（E）的磁共振血管成像中也能观察到相同表现。该病变使颈内动脉和颈外动脉起始段之间的间隙变宽，并使颈内静脉向后方移位（血流通畅）

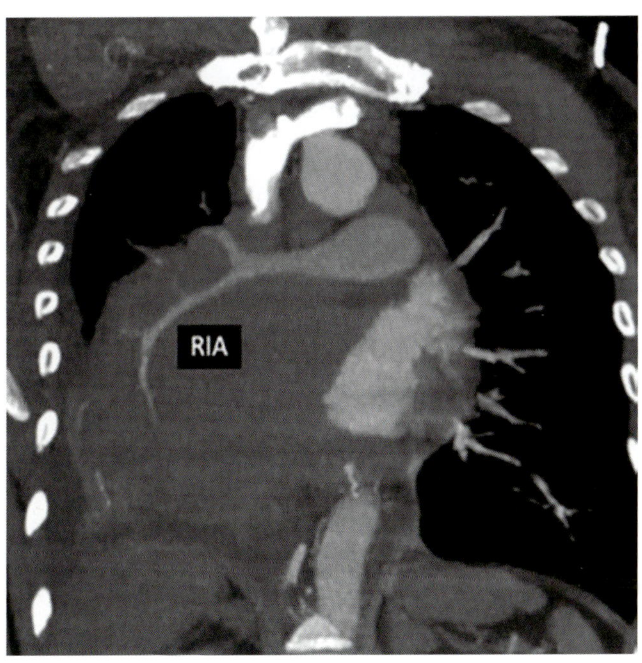

◀ **图 18-4**　一例人类免疫缺陷病毒（HIV）阳性的伯基特淋巴瘤患者的胸部 CT 血管成像。右肺间叶动脉（RIA）被肿瘤包绕和牵拉，但未见浸润。这是该类型病变的典型表现

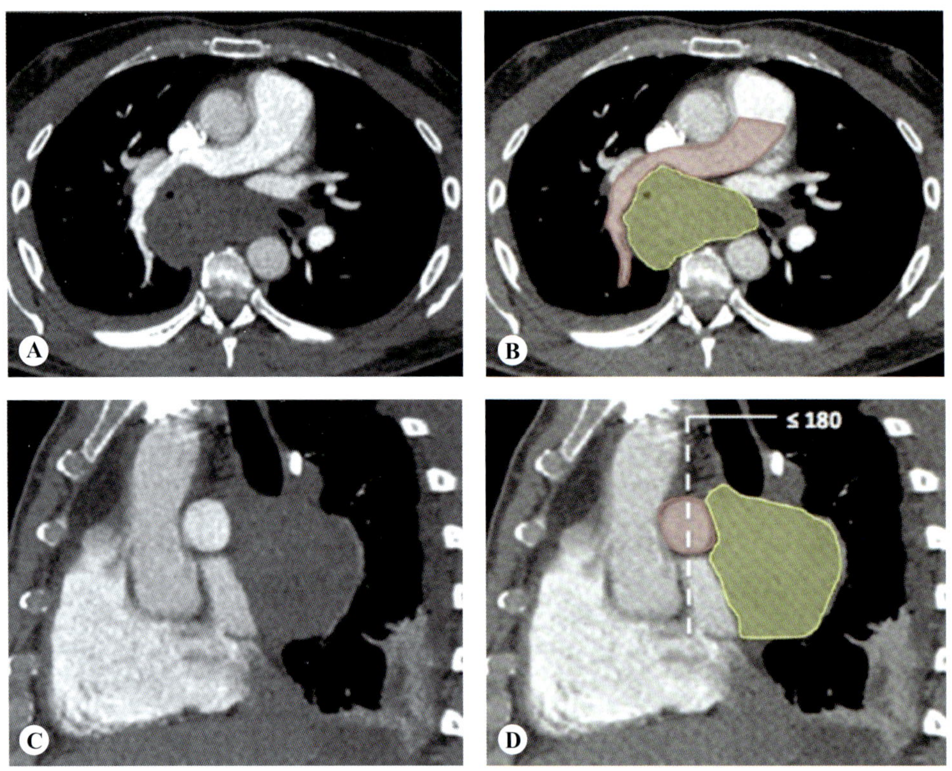

▲ 图 18-5　一例非小细胞肺癌患者的胸部 CT 血管成像。右侧肺门病变呈现分叶状，与主动脉发生广泛接触并使其向前推移，但没有肿瘤浸润血管的确切征象

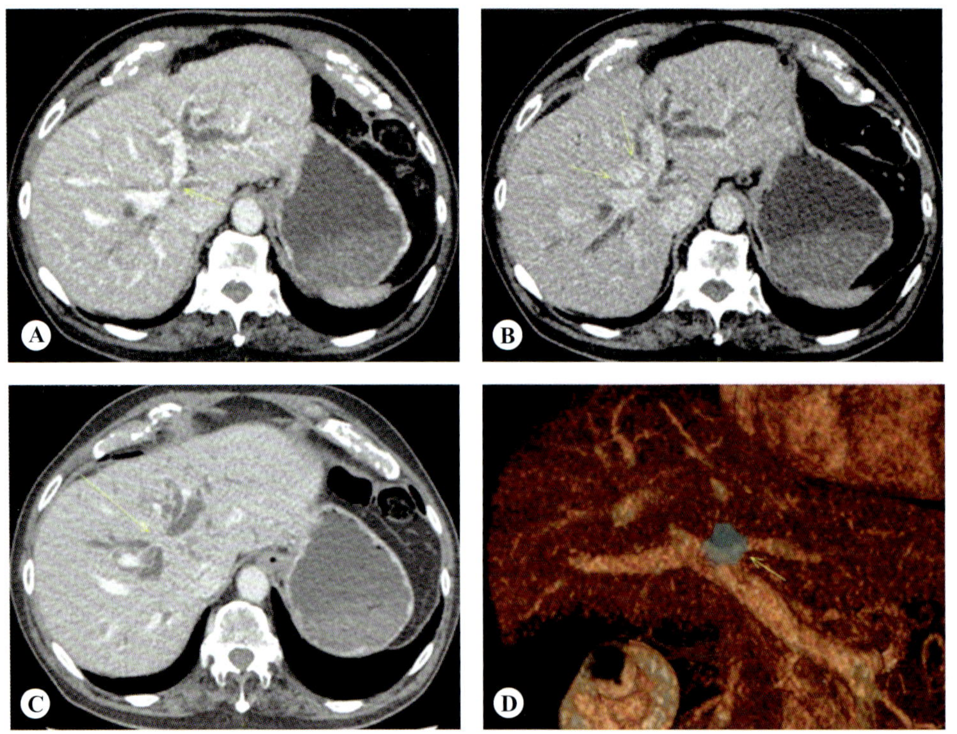

▲ 图 18-6　一例中央型胆管癌患者的 CT

A. 肿瘤浸润导致门静脉左支狭窄（箭）；B. 肿瘤延迟增强（箭）；C. 病变引起主胆管阻塞（箭）；D. 三维重建显示肿瘤与门静脉之间的关系

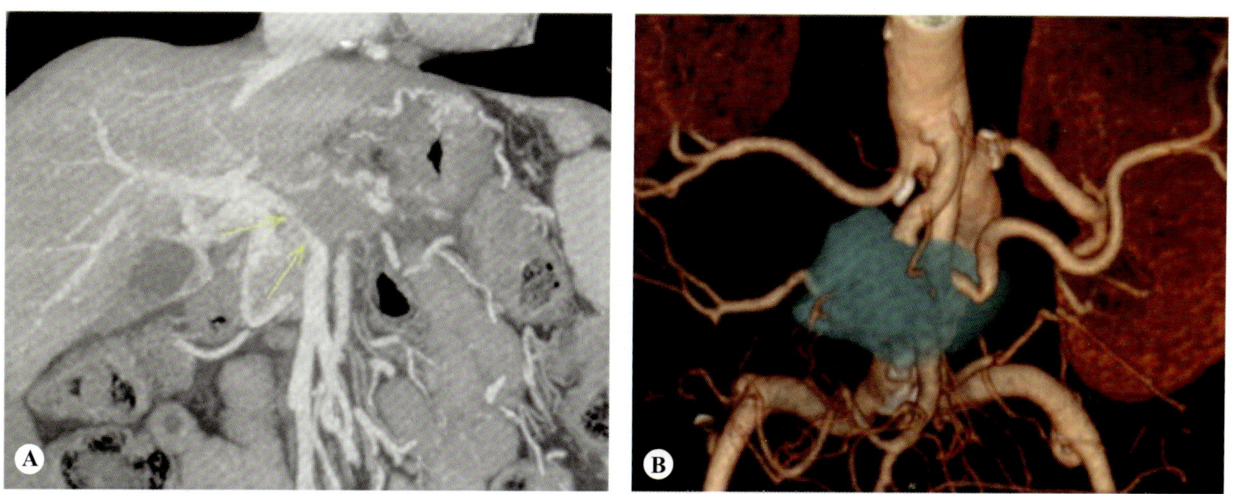

▲ 图 18-7　**MRI 显示肝癌呈弥漫性生长，并伴有门静脉分支的癌栓（箭）**

A. 门脉期显示静脉内充盈缺损；B. 对应的动脉期显示癌栓血管生成

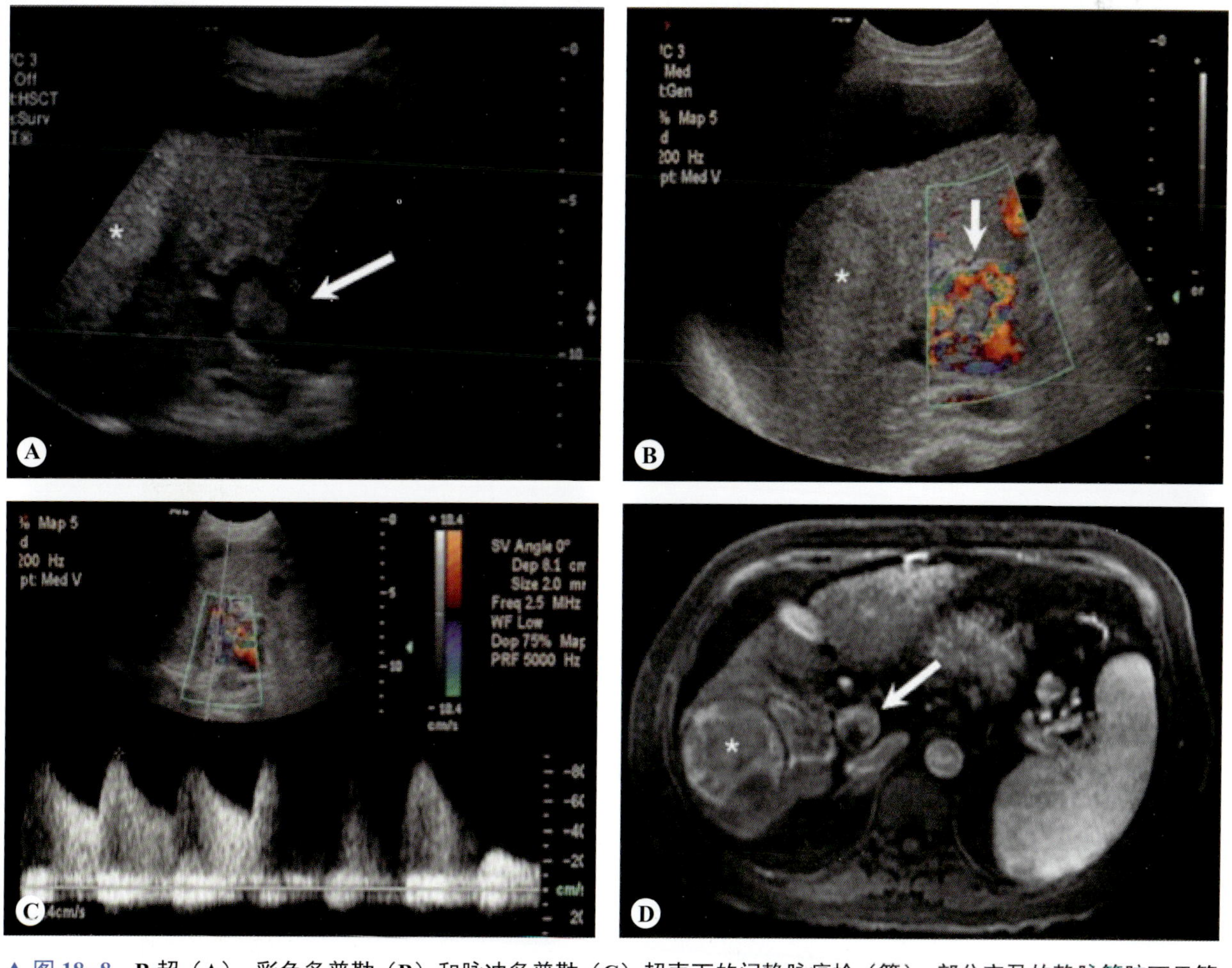

▲ 图 18-8　**B 超（A）、彩色多普勒（B）和脉冲多普勒（C）超声下的门静脉癌栓（箭），部分充盈的静脉管腔可见等回声内容物，同时伴有低阻力的动脉血流。增强 MRI 图像（D）显示了同样的结果：肝癌（*），以及门静脉中的癌栓（箭）**

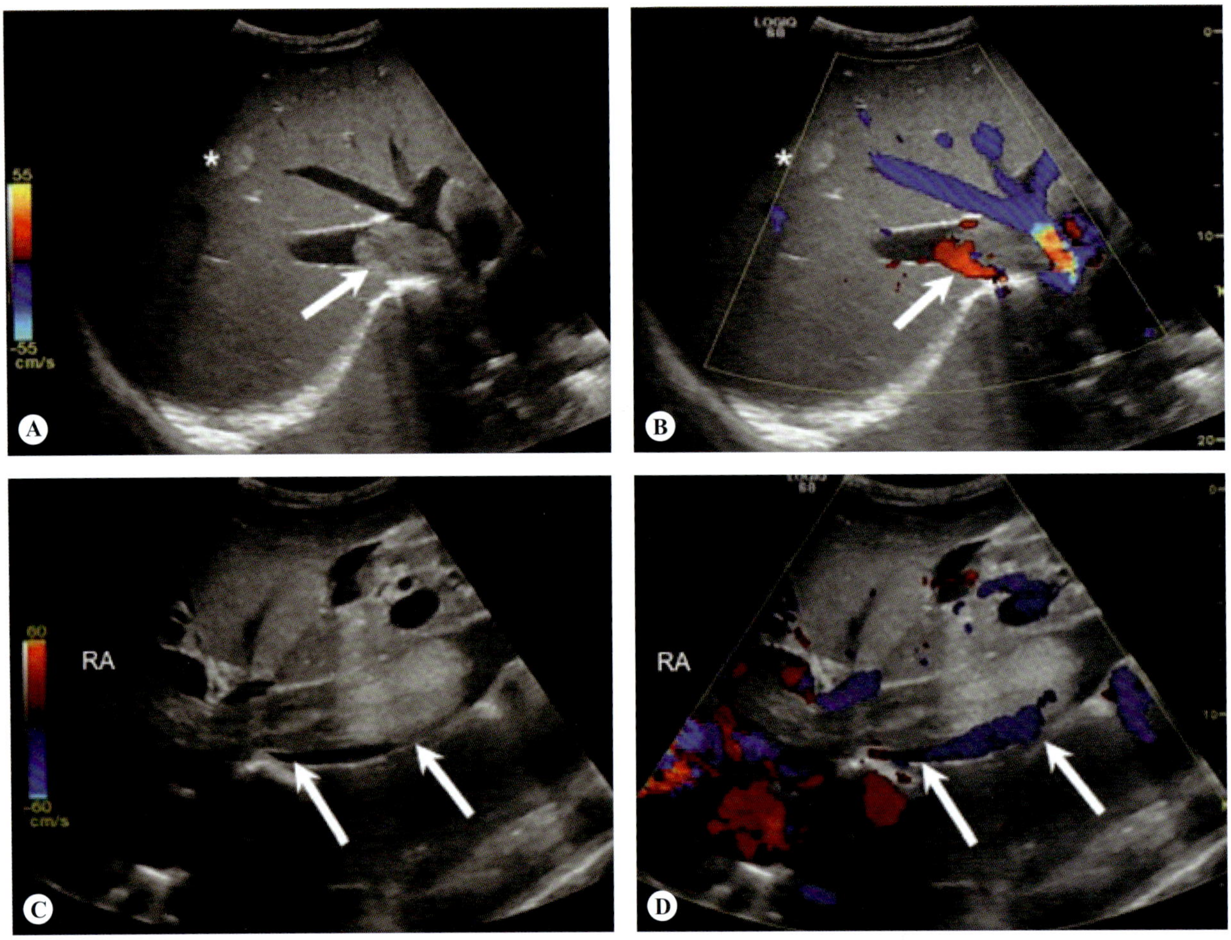

▲ 图 18-9　肝转移（*）伴有肝内下腔静脉血栓形成（箭）并延伸至右心房。B 超声图像（A 和 C）和彩色多普勒超声图像（B 和 D）

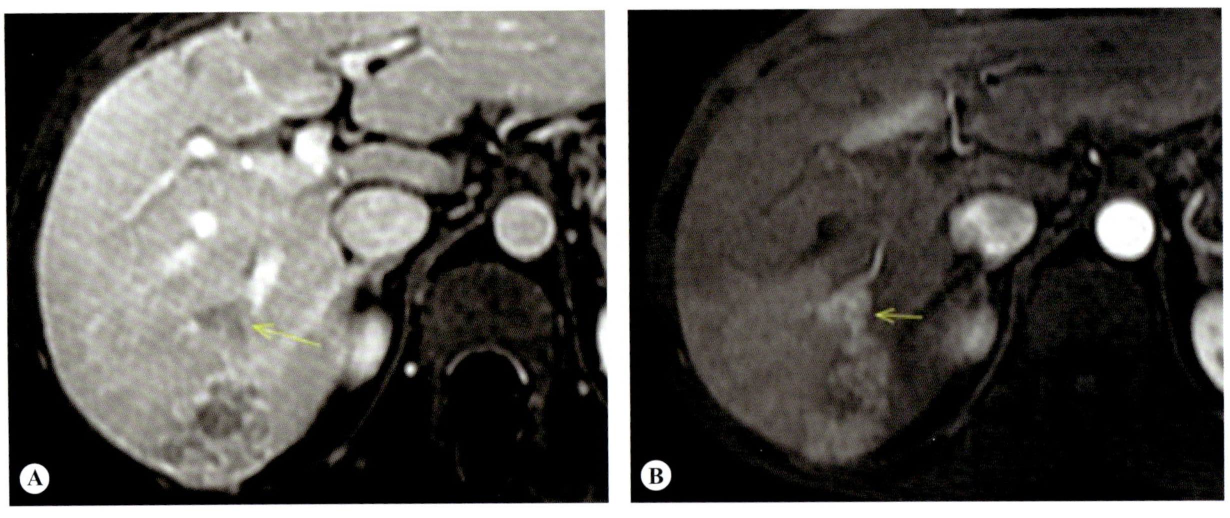

▲ 图 18-10　胰腺癌的 CTA 图像

A. 病变浸润门静脉（箭），胃旁静脉侧支循环明显；B. 三维重建显示肿瘤浸润腹腔干及其分支动脉（箭）

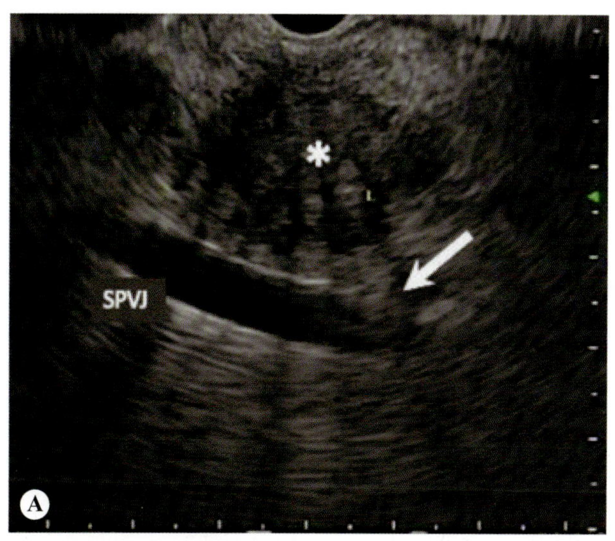

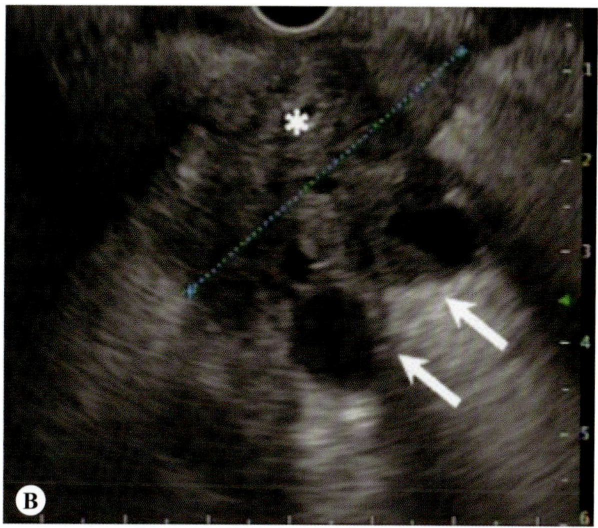

▲ 图 18-11　内镜超声显示胰头癌

*. 肿瘤病变；A. 脾门静脉交界处（SPVJ）嵌顿迹象，即肿瘤与静脉之间的界面丧失（箭）；B. 脾静脉浸润（箭）

（五）泌尿生殖系统

见图 18-12 至图 18-14。

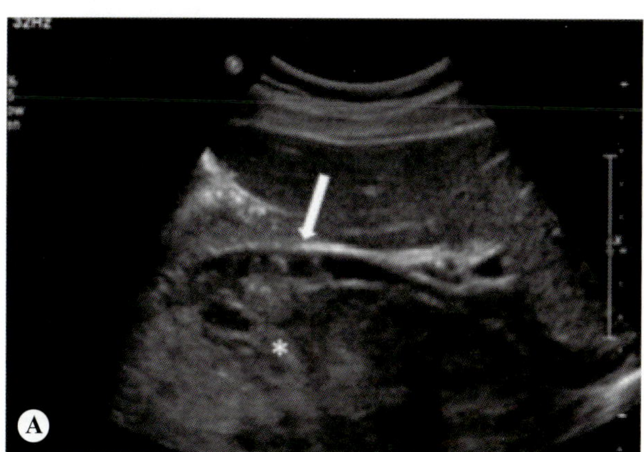

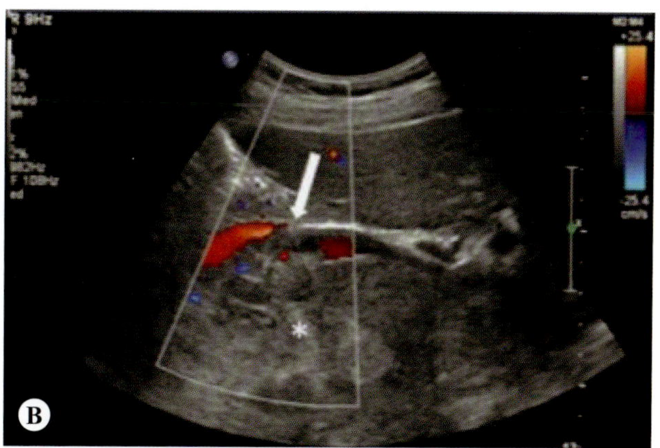

▲ 图 18-12　右侧肾上腺癌

在右侧肾上腺区存在一个巨大的不均匀的肿瘤病变（*），超声显示为低回声（A），多普勒超声显示下腔静脉受压同时伴有血栓形成（B 中的箭）。该肿块在 T_2WI 图像中显示不均匀信号强度（C）和在 T_1WI 中的增强效果（D），在右侧肾上腺静脉内还存在向下腔静脉延伸的癌栓（箭）

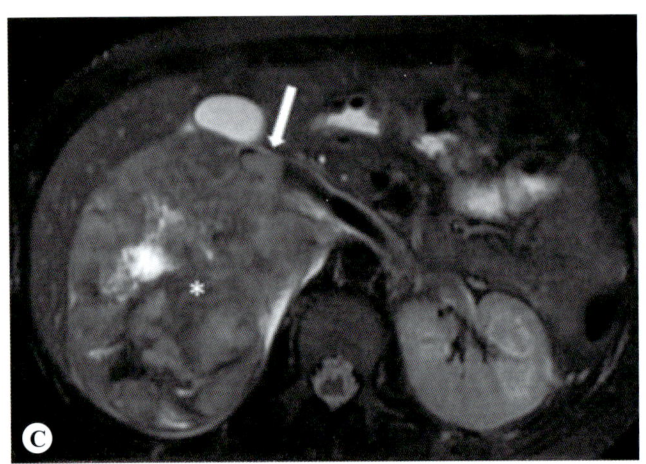

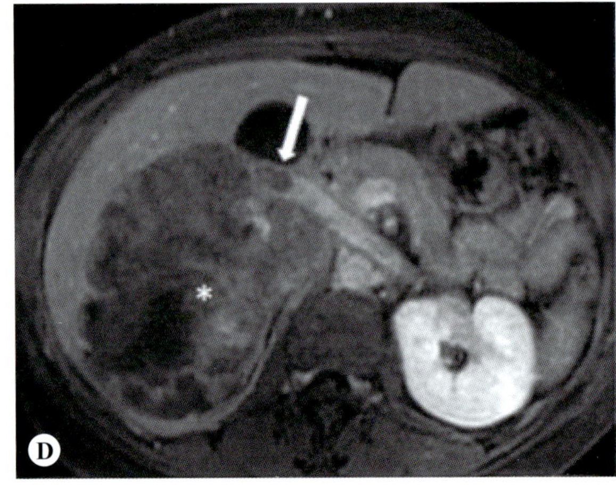

▲ 图 18-12（续） 右侧肾上腺癌

在右侧肾上腺区存在一个巨大的不均匀的肿瘤病变（*），超声显示为低回声（A），多普勒超声显示下腔静脉受压同时伴有血栓形成（B 中的箭）。该肿块在 T_2WI 图像中显示不均匀信号强度（C）和在 T_1WI 中的增强效果（D），在右侧肾上腺静脉内还存在向下腔静脉延伸的癌栓（箭）

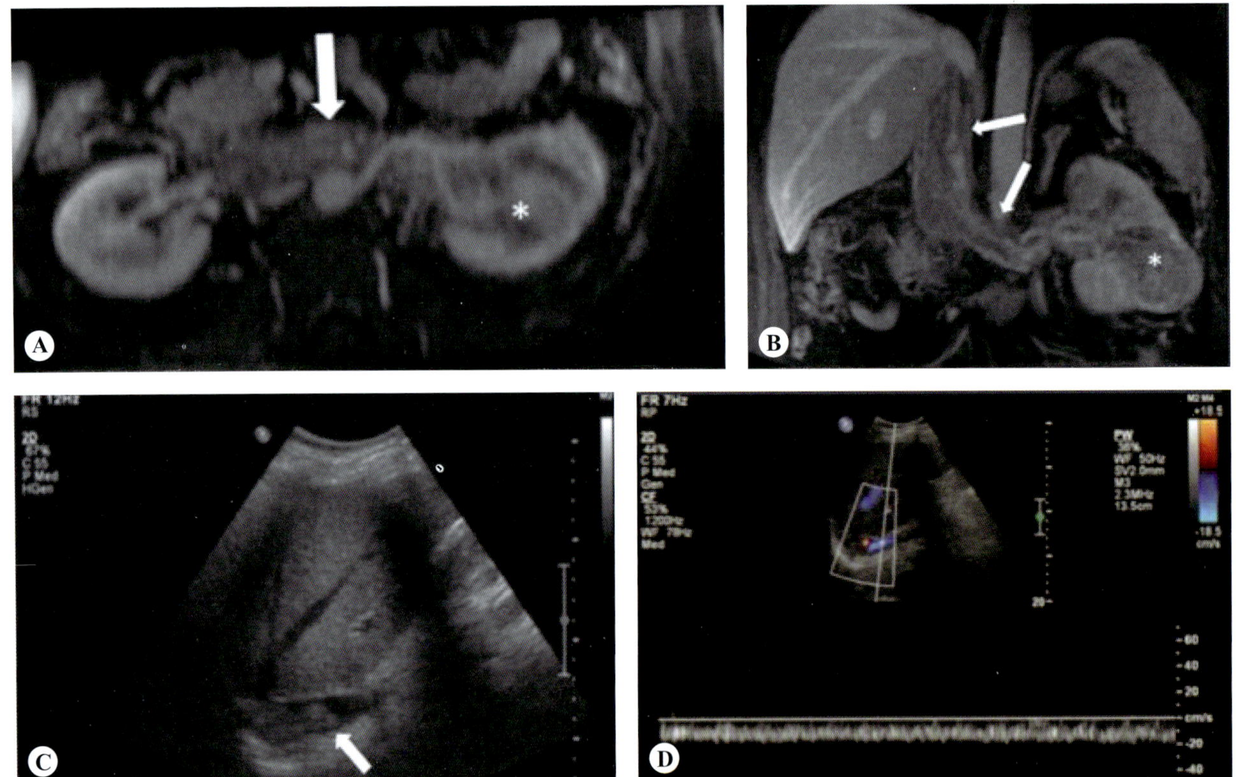

▲ 图 18-13 肾透明细胞癌，增强 **MRI** 的轴位（**A**）和冠状位（**B**）显示，左肾中 **1/3** 处出现血管浸润的实性肿块（*），并且浸润了肾窦，增强的癌栓延伸至下腔静脉直到膈肌水平（箭）。超声检查证实了下腔静脉内存在血栓（**C** 中的箭），多普勒显示存在血流信号（**D**），确认其为肿瘤性质

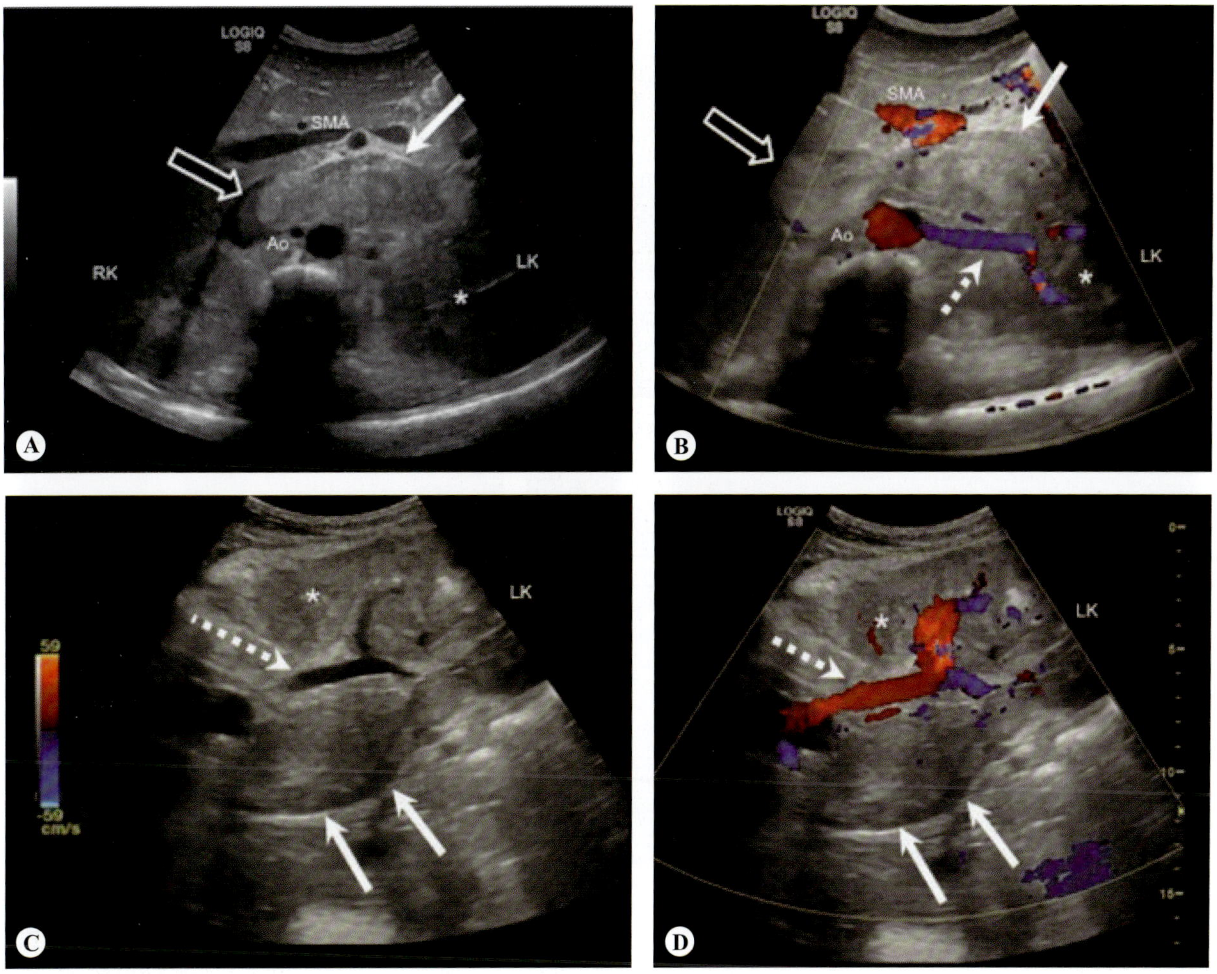

▲ **图 18-14　左肾肿瘤（*）伴整个左肾静脉闭塞性血栓形成（白箭），并延伸至下腔静脉（黑箭）**

B 超图像（A 和 C）和彩色多普勒超声图像（B 和 D），上腹部轴向切面（A 和 B），经腰椎左肾门图像（C 和 D）。LK. 左肾；RK. 右肾

（六）腹膜后

见图 18-15 和图 18-16。

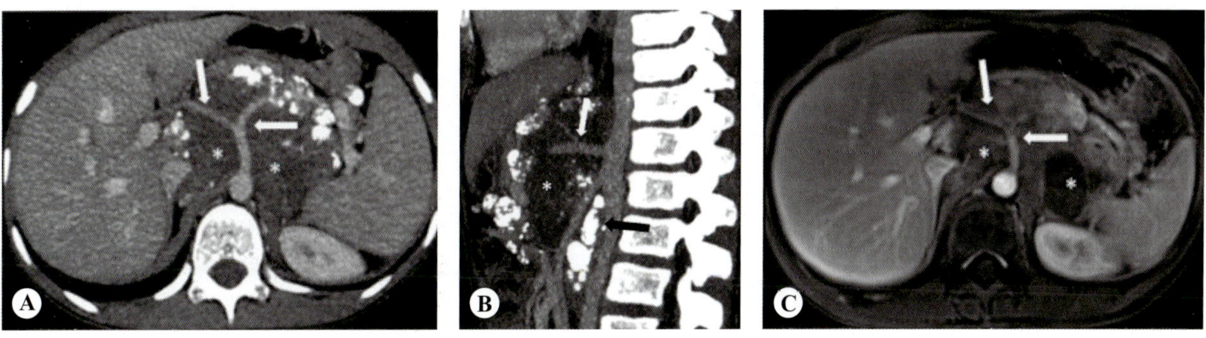

▲ **图 18-15　神经母细胞瘤**

上腹部 / 胃体区域（*）巨大腹膜后钙化肿块，在 CT（A 和 B）和 MRI（C）上显示腹腔干及其分支动脉受累（白箭），并且腹主动脉与肠系膜上动脉之间的间隙扩大（B 中的黑箭）

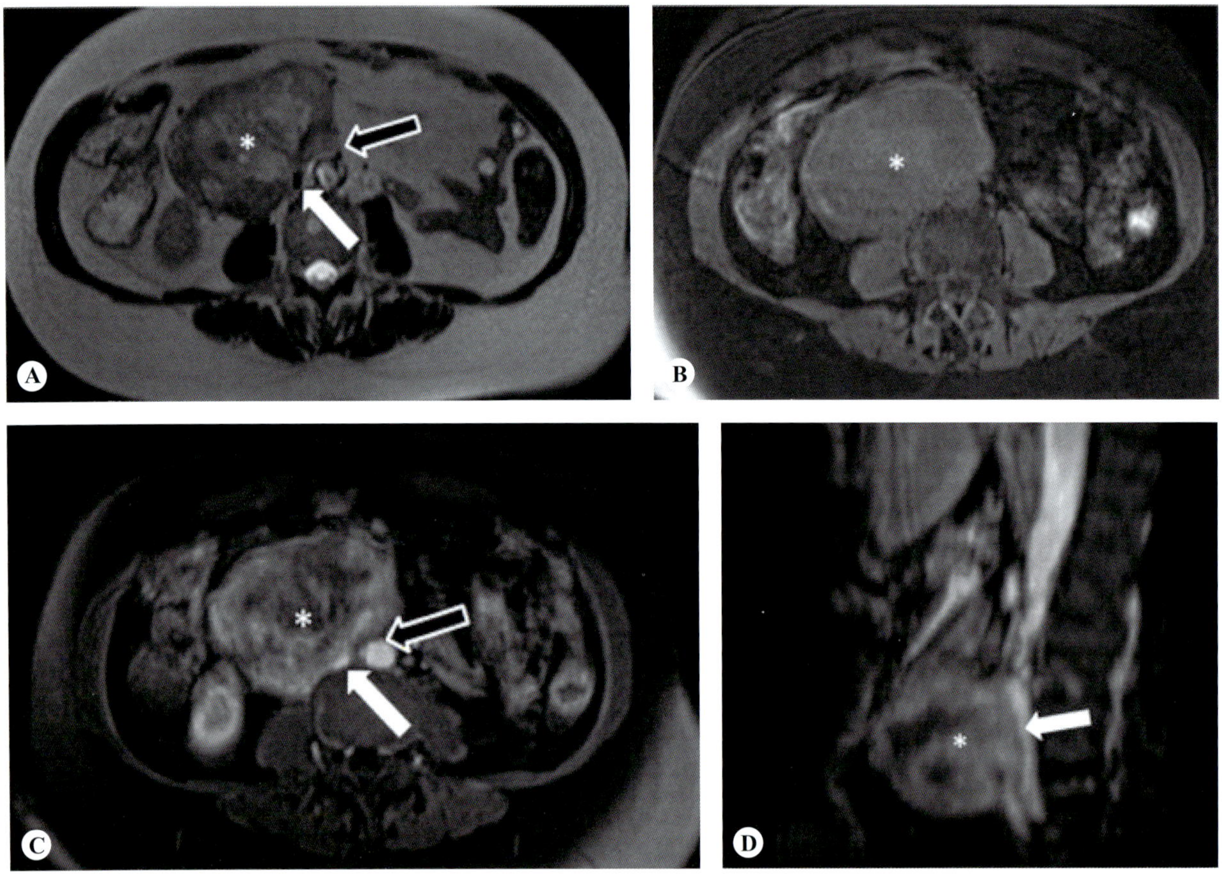

▲ 图 18-16　腹膜后平滑肌肉瘤

右侧肾下腹膜后实质性肿块（*），在轴向 T_2WI（A）、T_1WI（B）和矢状面增强 T_1WI（D）上呈现出不均匀的信号强度，局部受压，并可能起源于下腔静脉（A 和 C 中的白箭）。该肿块与腹主动脉远端接触，但没有明确的浸润征象（A 和 C 中的黑箭）

（七）肌肉与骨骼

见图 18-17 和图 18-18。

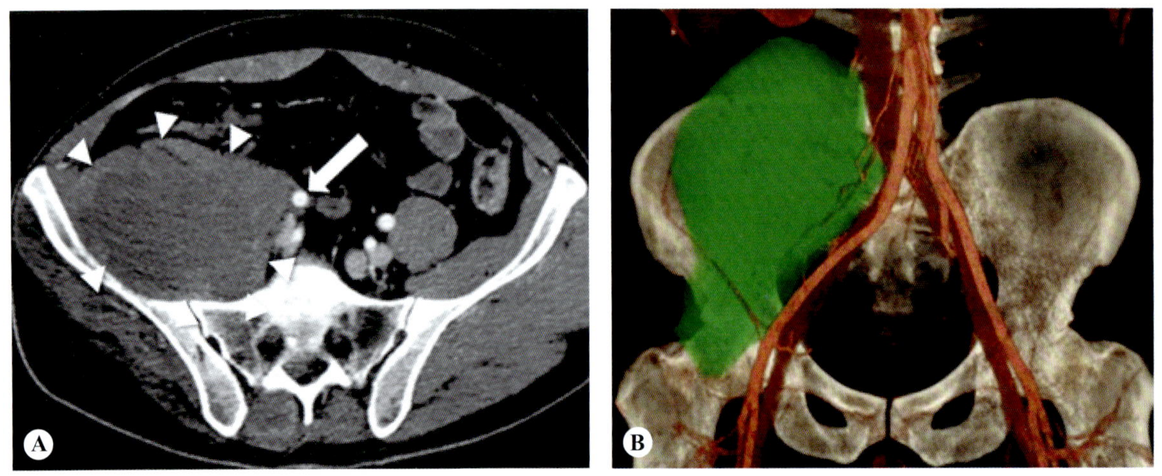

▲ 图 18-17　一例盆腔周围恶性神经鞘瘤患者的 **CTA**（箭头）

A. 肿瘤靠近髂外动脉（箭）；B. 三维重建显示肿瘤与髂动脉、髂静脉的关系，这对于手术规划非常重要

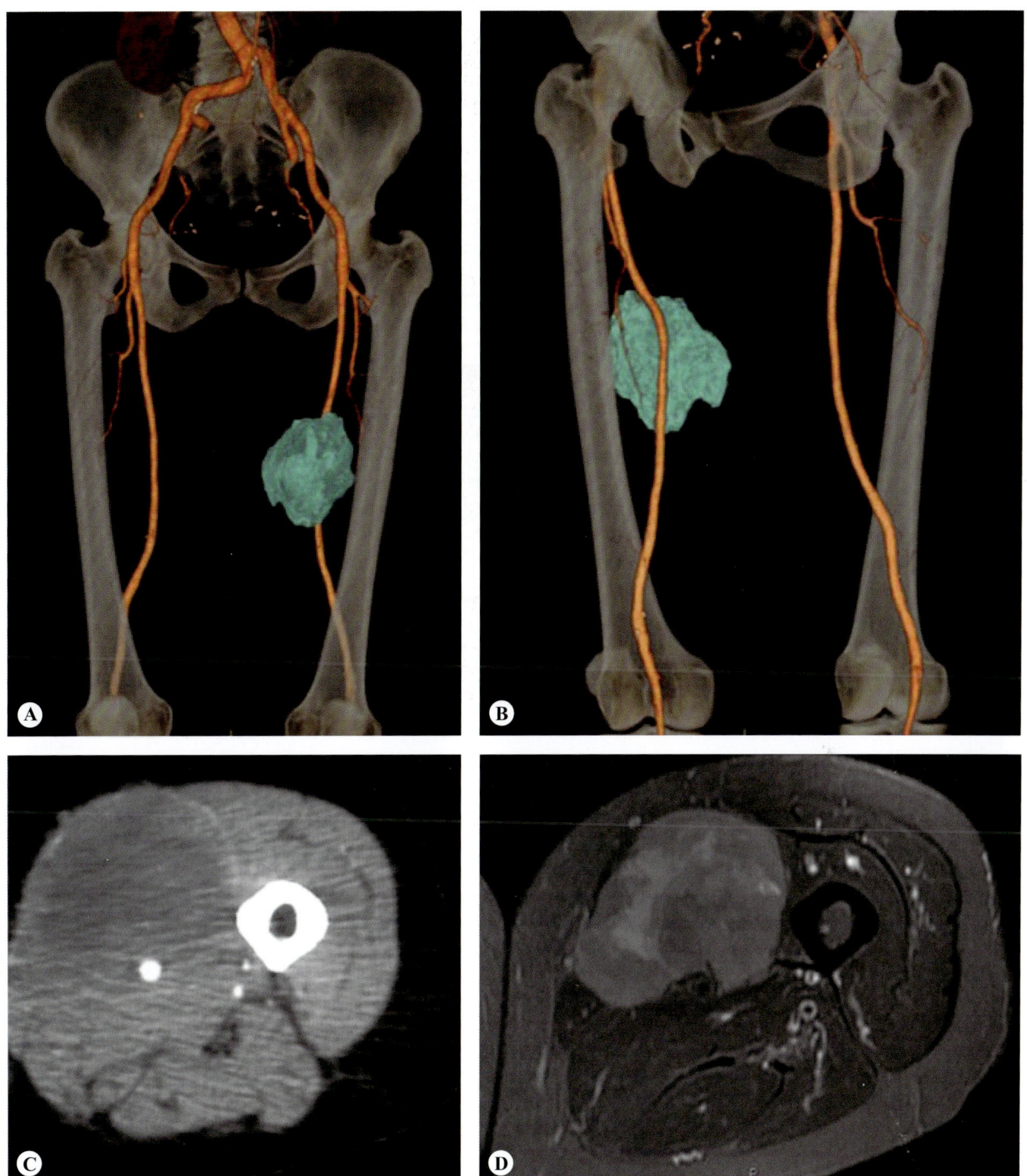

▲ 图 18-18　A 和 B. CTA 三维重建显示左下肢高级别梭形细胞肉瘤及与股动脉间的关系，CTA 轴向图显示肿瘤与血管间接触约 180°；C 和 D. MR 轴向 T_2 加权（C）能够显示脂肪饱和度（D），由于该方法具有高组织对比度，比 CTA 更能够清楚地显示肿瘤边界

作者评论

血管重建术可以将无法切除的肿瘤转变为可切除的肿瘤。尽管血管重建的重要性在癌症手术前就已经确定了，但这种情况通常在手术中发生，如肿瘤与大血管之间的粘连紧密时。

术前影像学检查对于最终的血管重建计划至关重要，因为它们显示了有关血管是否通畅或闭塞、肿瘤与血管结构之间的关系程度，以及其他可能受到肿瘤影响的灌注或引流器官/组织的动静脉情况。

本章探讨了评估肿瘤受累血管的主要影像学检查方法，包括区分癌栓和血栓的影像学特征。

本章也涵盖了超声、CT、MRI 和 PET 在某些方面下评估相关情况的优缺点。

血管内超声、腔内超声和血管造影等检查方法除了由放射科医生操作和解读外，通常也由血管外科医生负责。在某些情况下，IVUS 可以提高肿瘤对血管浸润诊断的准确性，如评估胰腺癌浸润门静脉、腹腔干动脉和肠系膜上动脉的范围[49, 50]。

由于 IVUS 是一种有创的影像学检查，因此在诊断血管浸润时具有显著的临床应用价值，能够改变治疗方案。如果发现血管浸润不适合立即手术，则采用新辅助治疗方法更加合适，虽然 IVUS 具有一定的有创性，但是可以被临床所接受。

血管造影越来越局限于术中评估，主要用于评估新植入物管腔状态、手术操作及钳夹血管所带来的并发症，如远端动脉栓塞、动脉夹层和低流量血栓形成。

除了大血管与肿瘤相关的问题之外，影像学检查在血管外科手术规划中也具有重要的作用，可用于评估自体移植血管的情况。例如，可以通过术前双功超声来评估隐静脉、颈静脉、上肢静脉及双侧股静脉的通透性和直径。

图像质量的快速和持续改进为癌症患者制定最佳治疗方案提供了巨大帮助。

相 关 图 书 推 荐

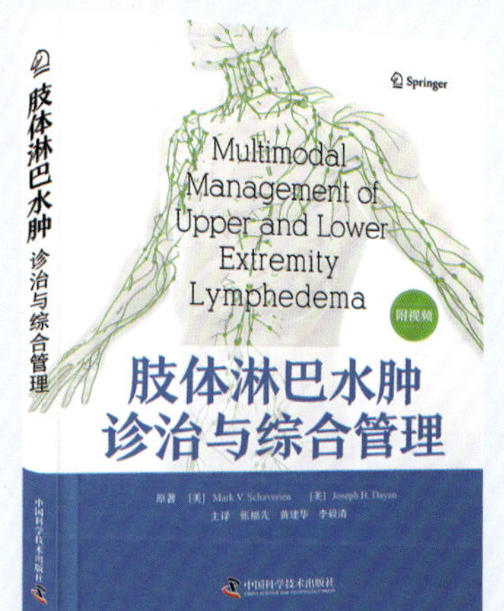

原著 [美] Mark V. Schaverien 等
主译 张福先 黄建华 李毅清
定价 168.00 元

本书引进自 Springer 出版社，由当前国际淋巴水肿疾病诊治领域的知名专家共同撰写。全书共 28 章，详细介绍了淋巴管系统解剖生理学，淋巴水肿的病理生理学、分类、发病情况与治疗，包括保守治疗、外科治疗、综合治疗与淋巴水肿的综合管理，以及淋巴水肿诊治的新进展与展望。书中还就外科领域容易造成淋巴水肿的手术（如乳腺肿瘤和盆腔肿瘤患者的淋巴结廓清术等），其术中和术后如何预防淋巴水肿发生进行了细致阐述。全书图文并茂、内容详尽、注重实用，对外科、肿瘤外科、血管外科、淋巴外科、妇产科医生等开展临床工作有较好的指导和参考作用，是从事外科各个专业，特别是从事肢体淋巴水肿诊治工作医务人员的案头必备书。

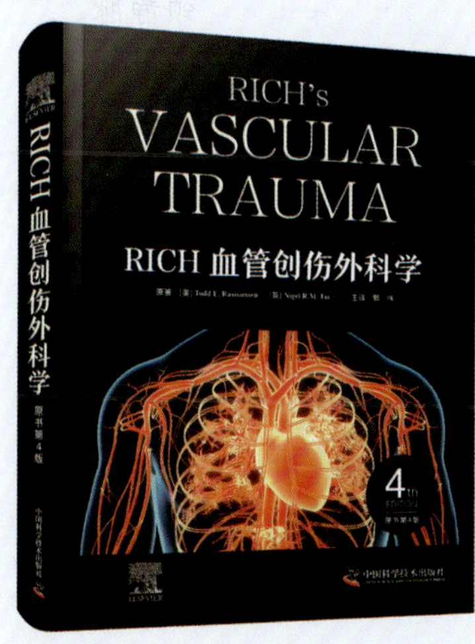

原著 [美] Todd E. Rasmussen 等
主译 郭 伟
定价 238.00 元

本书引进自 ELSEVIER 出版集团，聚焦血管损伤领域的全新治疗进展，详尽介绍了血管损伤的分类、诊断、治疗和预后等内容。全书共五篇 37 章，先着重介绍了外周血管损伤的基础知识，包括发展历史、流行病学及诊断治疗的基础理论，然后聚焦救治技术，深入剖析了各类技术及器械（如常规器材、复苏性主动脉球囊阻断术、选择性主动脉弓灌注、体外器官支持等）在血管损伤救治中的应用，接下来对不同部位血管损伤的处理原则、手术要点及术后护理进行了详尽讲解，并分享了来自多个国家的血管损伤救治现状，帮助读者拓展国际视野。本书内容全面，图表丰富，紧跟前沿，可供国内从事血管损伤相关专业的临床医师借鉴。

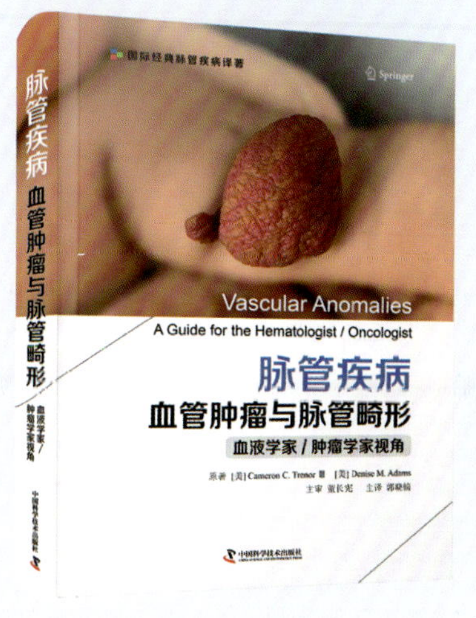

原著 [美] Cameron C. Trenor Ⅲ Denise M. Adams
主译 郭晓楠
定价 148.00 元

本书引自 Springer 出版社，由美国哈佛大学医学院 Cameron C. Trenor Ⅲ 教授和 Denise M. Adams 教授精心编著。全书共 14 章，对临床中常见的各种脉管疾病进行了详细论述，包括各种血管肿瘤（如常见的婴幼儿血管瘤、先天性血管瘤及各种罕见的血管肿瘤）、各种类型脉管畸形（如毛细血管畸形、静脉畸形、淋巴管畸形和动静脉畸形）及各种脉管疾病相关综合征。每种疾病独立成章，从自然病程、发病机制和遗传学基础、临床表现、诊断、鉴别诊断和治疗等方面进行系统描述，同时配有总结性的表格和丰富的图片，帮助读者快速掌握疾病相关知识。书中引用了大量文献支持相关数据和观点，可为读者提供全面深入的视角，对想要进一步深入学习和研究脉管疾病的临床一线医师有重要的参考价值。

相　关　图　书　推　荐

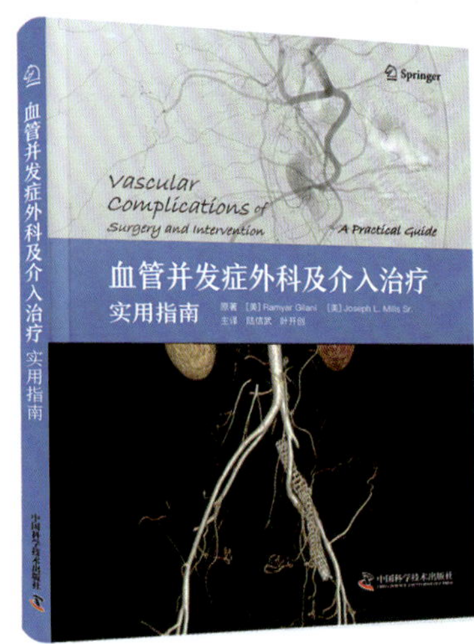

原著　[美] Ramyar Gilani 等
主译　陆信武　叶开创
定价　128.00 元

本书引进自 Springer 出版社，由美国贝勒医学院 Michael E. DeBakey 外科学系专家 Ramyar Gilani 和 Joseph L. Mills Sr. 联袂编写。著者聚焦各种血管并发症，分四篇 18 章系统介绍了血管并发症诊治的一般原则、围术期常见血管并发症的诊治，以及与外科手术、介入治疗相关的直接或间接血管并发症、迟发性血管并发症等内容，同时结合实际病例，总结操作流程规范，提出了规避意外事件的可行性建议，并详细介绍了针对已发生的血管并发症的处理策略。本书内容实用、阐释简洁、图文并茂，可供血管外科临床医生在日常防治血管并发症时借鉴参考。

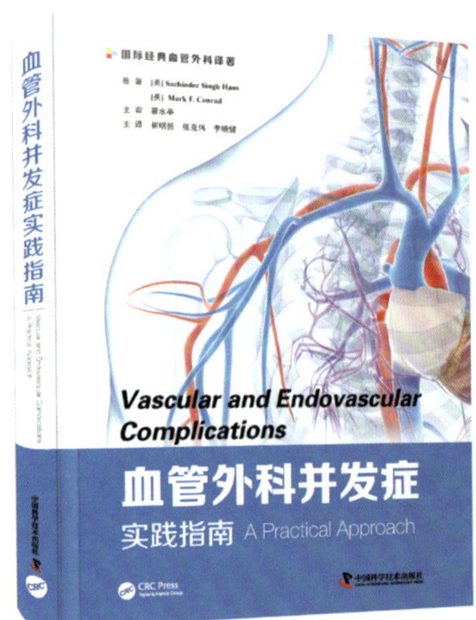

原著　[美] Sachinder Singh Hans 等
主译　崔明哲　张克伟　李晓健
定价　198.00 元

本书引进自世界知名的 CRC 出版社，是一部有关血管外科及腔内血管外科并发症的著作，由美国血管外科专家 Sachinder Singh Hans 教授和 Mark F. Conrad 教授共同编写。全书共 36 章，系统介绍了临床常用的血管外科开放手术及血管腔内手术，并对常发生的临床不良事件进行了总结，同时提供了避免不良事件发生及挽救的相关技巧。本书内容全面实用，配图精美丰富，是血管外科相关专业临床医生和技术人员实践的理想参考用书，同时也是一部不可多得的解答血管外科并发症相关问题的操作指导宝典。

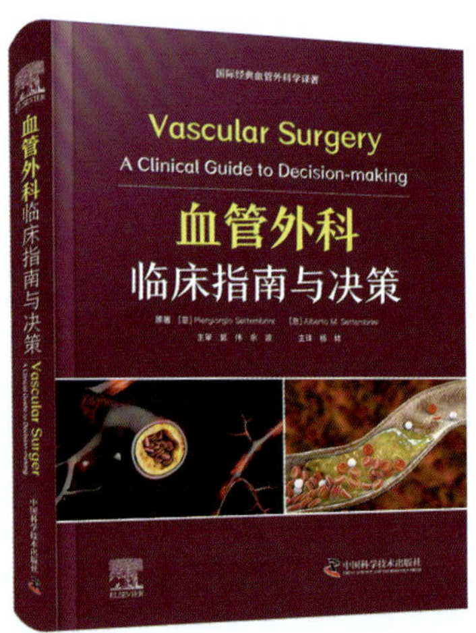

原著　[意] Piergiorgio Settembrin 等
主译　杨　林
定价　268.00 元

本书引进自 ELSEVIER 出版集团，是一部全面介绍血管外科学的经典著作。全书共 28 章，书中所述均基于真实病例及术者经验，并配有多张手术前后高清照片及手绘插图，生动描述了不同部位血管病变的各项临床策略，同时阐明了重要概念及技巧，使得手术步骤阐释浅显易懂。著者在腹主动脉瘤、内脏血管病变及糖尿病等常见疾病并发症等方面有独特的观点与技术，在很多手术方面的一些小技巧也非常实用，是著者在大量实践与创新基础上的理论总结。本书内容实用，阐释简明，图片丰富，对国内从事血管外科工作的医生很有帮助，可作为住院医生和刚入门的外科医生的指导书。

相 关 图 书 推 荐

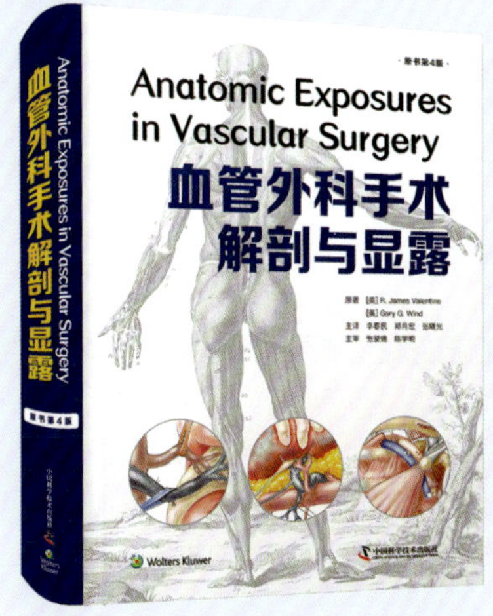

原著　[美] R. James Valentine 等
主译　李春民　郑月宏　张曙光
定价　328.00 元

本书引进自世界知名的 Wolters Kluwer 出版社，由来自美国的 R. James Valentine 教授和 Gary G. Wind 教授联袂编写，是一部专业覆盖全面、实用性很强的血管外科手术参考书。本书分六篇 20 章，涵盖了头颈、胸腹、四肢及血管变异、血管胚胎发育等；从血管局部解剖、手术入路、解剖层次、常见手术解剖并发症等方面，系统介绍了血管外科各个血管手术的局部解剖知识，全面讨论了血管外科常见手术的解剖及显露方法。本书图片精美、阐释明晰、深入浅出，既可供血管外科医师和与血管手术相关的从业人员临床手术操作时查阅参考，又可作为青年外科医师、研究生获取血管相关解剖资料依据的参考书。

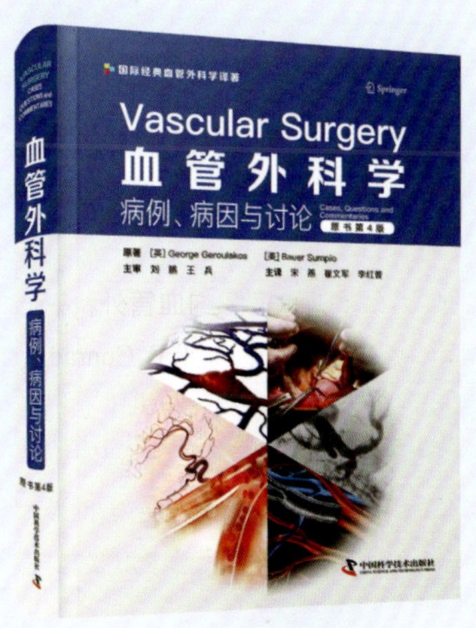

原著　[英] George Geroulakos 等
主译　宋　燕　崔文军　李红普
定价　298.00 元

本书系统、全面、重点地介绍了血管外科作为一个独立学科主要面临的临床问题，涵盖了大多数血管疾病的手术管理，并在培训年轻外科医生、自我评估及提供继续医学教育方面提供了参考。本书根据现实中存在的问题，采用“苏格拉底”式的方法来探索问题和答案。每一章都会展示临床实践中出现的病例报告，还会根据病例的特点提出不同方面的问题，帮助读者探寻答案。无论答案是对是错都不予批判，因为错误的答案可能更有利于学习，可以帮助读者修正学习误区，从而更好地获取知识，这其中也包含大多数血管外科的经验。每章末都会附上答案的分析、评论和总结，指出目前对临床问题的认识情况，有助于读者更好地领会和掌握。

原著　[德] Peter Vajkoczy
主译　陈劲草　章剑剑
定价　160.00 元

木书引进自 Thieme 出版社，是一部详细介绍烟雾血管病手术技巧的实用指南。全书共五篇 23 章，从烟雾血管病的直接、间接和联合血运重建，以及再次手术的补救性策略等方面探讨了各种烟雾血管病的手术方法。每种手术方案均列出了适应证、禁忌证、手术的优缺点及关键手术步骤，并总结了术中易犯的错误、补救措施，还设有典型病例分析。全书包含大量临床图片及手绘插图，使手术步骤更加直观、更易理解。本书内容翔实，图文并茂，逻辑清晰，可作为临床神经外科和血管外科医师的实用参考资料。

读书笔记

出版社
官方微信二维码